当代中医专科专病诊疗大系

颈肩腰腿痛诊疗全书

主　审　张　磊　唐祖宣

主　编　韦绪性　庞国明

中国健康传媒集团

中国医药科技出版社

内 容 提 要

本书分为基础篇、临床篇和附录三部分，基础篇主要介绍了颈肩腰腿痛疾病的相关理论知识，临床篇详细介绍了常见颈肩腰腿痛疾病的中西医结合认识、诊治、预防调护等内容，附录包括临床常用检查参考值、开设颈肩腰腿痛专病专科应注意的问题。全书内容丰富，言简意赅，重点突出，具有极高的学术价值和实用价值，适合中医临床工作者学习阅读参考。

图书在版编目（CIP）数据

颈肩腰腿痛诊疗全书 / 韦绪性，庞国明主编 . — 北京：中国医药科技出版社，2024.1
（当代中医专科专病诊疗大系）
ISBN 978-7-5214-4165-9

Ⅰ.①颈…　Ⅱ.①韦…②庞…　Ⅲ.①颈肩痛—中医诊断学 ②颈肩痛—中医治疗法 ③腰腿痛—中医诊断学④腰腿痛—中医治疗法　Ⅳ.① R274.915

中国国家版本馆 CIP 数据核字（2023）第 190943 号

美术编辑　陈君杞
版式设计　也　在

出版　**中国健康传媒集团** | 中国医药科技出版社
地址　北京市海淀区文慧园北路甲 22 号
邮编　100082
电话　发行：010-62227427　邮购：010-62236938
网址　www.cmstp.com
规格　787×1092mm ¹/₁₆
印张　25 ³/₄
字数　640 千字
版次　2024 年 1 月第 1 版
印次　2024 年 1 月第 1 次印刷
印刷　三河市万龙印装有限公司
经销　全国各地新华书店
书号　ISBN 978-7-5214-4165-9
定价　210.00 元

获取新书信息、投稿、为图书纠错，请扫码联系我们。

《当代中医专科专病诊疗大系》
编 委 会

朱恪材	朱章志	朱智德	乔树芳	任　文	刘　明
刘　洋	刘　辉	刘三权	刘仁毅	刘世恩	刘向哲
刘杏枝	刘佃温	刘建青	刘建航	刘树权	刘树林
刘洪宇	刘静生	刘静宇	闫金才	闫清海	闫惠霞
许凯霞	孙文正	孙文冰	孙永强	孙自学	孙英凯
纪春玲	严　振	苏广兴	李　军	李　扬	李　玲
李　洋	李　真	李　萍	李　超	李　婷	李　静
李　蔚	李　慧	李　鑫	李小荣	李少阶	李少源
李永平	李延萍	李华章	李全忠	李红哲	李红梅
李志强	李启荣	李昕蓉	李建平	李俊辰	李恒飞
李晓雷	李浩玮	李燕梅	杨　荣	杨　柳	杨　楠
杨克勤	连永红	肖　伟	吴　坚	吴人照	吴志德
吴启相	吴维炎	何庆勇	何春红	冷恩荣	沈　璐
宋剑涛	张　芳	张　侗	张　挺	张　健	张文富
张亚军	张国胜	张建伟	张春珍	张胜强	张闻东
张艳超	张振贤	张振鹏	张峻岭	张理涛	张琼瑶
张攀科	陆素琴	陈　白	陈　秋	陈太全	陈文一
陈世波	陈忠良	陈勇峰	邵丽黎	武　楠	范志刚
林　峰	林佳明	杭丹丹	卓　睿	卓进盛	易铁钢
罗　建	罗试计	和艳红	岳　林	周天寒	周冬梅
周海森	郑仁东	郑启仲	郑晓东	赵　琰	赵文霞
赵俊峰	赵海燕	胡天赤	胡汉楚	胡穗发	柳忠全
姜树民	姚　斐	秦蔚然	贾虎林	夏淑洁	党中勤
党毓起	徐　奎	徐　涛	徐林梧	徐雪芳	徐寅平
徐寒松	高　楠	高志卿	高言歌	高海兴	高铸烨
郭乃刚	郭子华	郭书文	郭世岳	郭光昕	郭欣璐
郭泉滢	唐红珍	谈太鹏	陶弘武	黄　菲	黄启勇
梅荣军	曹　奕	崔　云	崔　菲	梁　田	梁　超
寇绍杰	隆红艳	董昌武	韩文朝	韩建书	韩建涛
韩素萍	程　源	程艳彬	程常富	焦智民	储浩然
曾凡勇	曾庆云	温艳艳	谢卫平	谢宏赞	谢忠礼

3

孙会秀	孙治安	孙艳淑	孙继建	孙绪敏	孙善斌
杜 鹃	杜云波	杜欣冉	杜梦冉	杜跃亮	杜璐瑶
李 伟	李 柱	李 勇	李 铁	李 萌	李 梦
李 霄	李 馨	李丁蕾	李又耕	李义松	李云霞
李太政	李方旭	李玉晓	李正斌	李帅垒	李亚楠
李传印	李军武	李志恒	李志毅	李杨林	李丽花
李国霞	李钍华	李佳修	李佩芳	李金辉	李学军
李春禄	李茜羽	李晓辉	李晓静	李家云	李梦阁
李彩玲	李维云	李雯雯	李鹏超	李鹏辉	李满意
李增变	杨 丹	杨 兰	杨 洋	杨文学	杨旭光
杨旭凯	杨如鹏	杨红晓	杨沙丽	杨国防	杨明俊
杨荣源	杨科朋	杨俊红	杨济森	杨海燕	杨蕊冰
肖育志	肖耀军	吴 伟	吴平荣	吴进府	吴佐联
员富圆	邱 彤	何 苗	何光明	何慧敏	佘晓静
辛瑶瑶	汪 青	汪 梅	汪明强	沈 洁	宋震宇
张 丹	张 平	张 阳	张 苍	张 芳	张 征
张 挺	张 科	张 琼	张 锐	张大铮	张小朵
张小林	张义龙	张少明	张仁俊	张欠欠	张世林
张亚乐	张先茂	张向东	张军帅	张观刚	张克清
张林超	张国妮	张咏梅	张建立	张建福	张俊杰
张晓云	张雪梅	张富兵	张腾云	张新玲	张燕平
陆 萍	陈 娟	陈 密	陈子扬	陈丹丹	陈文莉
陈央娣	陈立民	陈永娜	陈成华	陈芹梅	陈宏灿
陈金红	陈海云	陈朝晖	陈强松	陈群英	邵玲玲
武 改	苗灵娟	范 宇	林 森	林子程	林佩芸
林学英	林学凯	尚东方	呼兴华	罗永华	罗贤亮
罗继红	罗瑞娟	周 双	周 全	周 丽	周 剑
周 涛	周 菲	周延良	周红霞	周克飞	周丽霞
周解放	岳彩生	庞 鑫	庞国胜	庞勇杰	郑 娟
郑 程	郑文静	郑雅方	单培鑫	孟 彦	赵 阳
赵 磊	赵子云	赵自娇	赵庆华	赵金岭	赵学军

赵晨露　胡　斌　胡永昭　胡欢欢　胡英华　胡家容

胡雪丽　胡筱娟　南凤尾　南秋爽　南晓红　侯浩强

侯静云　俞红五　闻海军　娄　静　娄英歌　宫慧萍

费爱华　姚卫锋　姚沛雨　姚爱春　秦　虹　秦立伟

秦孟甲　袁　玲　袁　峰　袁帅旗　聂振华　栗　申

贾林梦　贾爱华　夏明明　顾婉莹　钱　莹　徐艳芬

徐继国　徐鲁洲　徐道志　徐耀京　凌文津　高　云

高美军　高险峰　高嘉良　高韶晖　郭士岳　郭存霞

郭伟杰　郭红霞　郭佳裕　郭晓霞　唐桂军　桑艳红

接传红　黄　姗　黄　洋　黄亚丽　黄丽群　黄河银

黄学勇　黄俊铭　黄雪青　曹正喜　曹亚芳　曹秋平

龚长志　龚永明　崔伟峰　崔凯恒　崔建华　崔春晶

崔莉芳　康进忠　阎　亮　梁　伟　梁　勇　梁大全

梁亚林　梁增坤　彭　华　彭丽霞　彭贵军　葛立业

葛晓东　董　洁　董　赟　董世旭　董俊霞　董德保

蒋　靖　蒋小红　韩圣宾　韩红卫　韩丽华　韩柳春

覃　婕　景晓婧　嵇　朋　程　妍　程爱俊　程常福

曾永蕾　谢圣芳　靳东亮　路永坤　詹　杰　鲍陶陶

解红霞　窦连仁　蔡国锋　蔡慧卿　裴　晗　裴琛璐

廖永安　廖琼颖　樊立鹏　滕　涛　潘文斌　薛川松

魏　佳　魏　巍　魏昌林　瞿朝旭

编撰办公室主任　高　泉　王凯锋

编撰办公室副主任　王亚煌　庞　鑫　张　侗　黄　洋

编撰办公室成员　高言歌　李方旭　李丽花　许　亦　李　馨

　　　　　　　　　李亚楠

5

《颈肩腰腿痛诊疗全书》
编委会

坚持中医思维　彰显特色优势
提高临床疗效　服务人民健康

王　序

中医药学是中华民族的伟大创造，是中国古代科学的瑰宝，也是打开中华文明宝库的钥匙，为中华民族的繁衍生息作出了巨大贡献。党和政府历来高度重视中医药工作，特别是党的十八大以来，以习近平同志为核心的党中央把中医药工作摆在了更加突出的位置，中医药改革发展取得了显著成绩。2019年10月20日发布的《中共中央 国务院关于促进中医药传承创新发展的意见》指出，传承创新发展中医药是新时代中国特色社会主义事业的重要内容，是中华民族伟大复兴的大事，对于坚持中西医并重，打造中医药和西医药相互补充协调发展的中国特色卫生健康发展模式，发挥中医药原创优势、推动我国生命科学实现创新突破，弘扬中华优秀传统文化、增强民族自信和文化自信，促进文明互鉴和民心相通、推动构建人类命运共同体具有重要意义。

传承创新发展中医药，必须发挥中医药在维护和促进人民健康中的重要作用，彰显中医药在疾病治疗中的独特优势。中医专科专病建设是坚持中医原创思维，突出中医药特色优势，提高临床疗效的重要途径和组成部分。长期以来，国家中医药管理局高度重视和大力推动中医专科专病的建设，从制定中长期发展规划到重大项目、资金安排，都将中医专科专病建设作为重要任务和重点工作进行安排部署，并不断完善和健全管理制度与诊疗规范。经过中医药界广大专家学者和中医医务工作者长期不懈的努力，全国中医专科专病建设取得了显著的成就。

实践表明：专科专病建设是突出中医药特色优势，遵循中医药自身发展规律和前进方向的重要途径；是打造中医医院核心竞争力，实现育名医、建名科、塑名院之"三名"战略的必由之路；是提升临床疗效和诊疗水平的重要手段；是培养优秀中医临床人才，打造学科专科优秀团队的重要平台；是推动学术传承创新、提升科研能力水平、促进科技成果转化的重要途径；是各级中医医院、中西医结合医院提升社会效益和经济效益的有效举措。

事实证明：中医专科专病建设的学术发展、传承创新、经验总结和推广应用，对建设综合服务功能强、中医特色突出、专科优势明显的现代中医医院和中医专科医院，建设国家中医临床研究基地，创建国家和区域中医（专科）诊疗中心及中西医结合旗舰医院，提升基层中医药特色诊疗水平和综合服务能力等方面都发挥着不可替代的基础保障和重要支撑作用。

《中共中央 国务院关于促进中医药传承创新发展的意见》对彰显中医药在疾病治疗中的优势，加强中医优势专科专病建设作出了规划和部署，强调要做优做强骨伤、肛肠、儿科、皮科、妇科、针灸、推拿以及心脑血管病、肾病、周围血管病、糖尿病等专科专病，要求及时总结形成诊疗方案，巩固扩大优势，带动特色发展，并明确提出用3年左右时间，筛选50个中医治疗优势病种和100项适宜技术等任务要求。2022年3月国务院办公厅发布的《"十四五"中医药发展规划》也强调指出，要开展国家优势专科建设，以满足重大疑难疾病防治临床需求为导向，做优做强骨伤、肛肠、儿科、皮肤科、妇科、针灸、推拿及脾胃病、心脑血管病、肾病、肿瘤、周围血管病、糖尿病等中医优势专科专病。要制定完善并推广实施一批中医优势病种诊疗方案和临床路径，逐步提高重大疑难疾病诊疗能力和疗效水平。可以说《当代中医专科专病诊疗大系》（以下简称《大系》）的出版，是在促进中医药传承创新发展的新形势下应运而生，恰逢其时，也是贯彻落实党中央国务院决策部署的具体举措和生动实践。

《大系》是由享受国务院政府特殊津贴专家、全国第六批老中医药学术继承指导老师、全国名中医，第十三届和十四届全国人大代表庞国明教授发起，并组织全国中医药高等院校和相关的中医医疗、教学科研机构1000余名临床各科专家学者共同编著。全体编著者紧紧围绕国家中医药事业发展大局，根据国家和区域中医专科医疗中心建设、国家重点中医专科建设，以及省、市、县中医重点与特色专科建设的实际需要，坚持充分"彰显中医药在疾病治疗中的优势"，坚持"突出中医思维，彰显特色主线，立足临床实用，助提专科内涵，打造品牌专科集群"的编撰宗旨。《大系》共30个分册，由包括国医大师和院士在内的多位专家学者分别担任自己最擅长的专科专病诊疗全书的主审，为各分册指迷导津、把关定向。由包括全国名中医、岐黄学者在内的100多位各专科领域的学科专科带头人分别担任各分册主编。经过千余名专家学者异域同耕，历尽艰辛，寒暑不辍，五载春秋，终于成就了《大系》。《大系》的隆重出版不仅是中医特色专科专病建设的一大成果，也是中医药传承精华，守正创新进程中的一件大事，承前启后，继往开来，难能可贵，值得庆贺！

在 2020 年"全国两会"闭幕后，庞国明同志将《大系》的编写大纲、体例及《糖尿病诊疗全书》等书稿一并送我，并邀我写序。我不是这方面的专家，也未能尽览《大系》的全稿，但作为多年来推动中医专科专病建设的参与者和见证人，仅从大纲、体例、样稿及部分分册书稿内涵质量看，《大系》坚持了持续强化中医思维和中医专科专病特色优势的宗旨，突出了坚持提高临床疗效和诊疗水平及注重实践、实际、实用的原则。尽管我深知中医专科专病建设仍然不尽完善，做优做强专科专病依然任重道远。但我相信，《大系》的出版必将为推动我国的中医专科专病建设和进一步彰显中医药在疾病治疗中的独特优势，为充分发挥中医药在维护和促进人民健康中的重要作用，产生重大而深远的影响。

故乐以此为序。

国家中医药管理局原局长
第六届中华中医药学会会长 王明佳

2023 年 3 月 18 日

陈 序

由我国优秀的中医学家、全国名中医庞国明教授等一批富有临床经验的中医药界专家们共同协力合作，以传承精华、守正创新为宗旨，以助力国家中医专科医学中心、专科医疗中心、专科区域诊疗中心、优势专科、重点专科、特色专科建设为目标，编撰并将出版的这套《当代中医专科专病诊疗大系》丛书（以下简称《大系》)，是在2000年、2016年由中国医药科技出版社出版《大系》第一版、第二版的基础上，以服务于当今中医专科专病建设、突出中医特色、强化中医思维、彰显中医专科优势为出发点和落脚点，对原书进行了修编补充、拾遗补阙、完善提升而成的，丛书名由第一版、第二版的《中国中西医专科专病临床大系》更名为《当代中医专科专病诊疗大系》。其内容涵盖了内科、外科、妇科、儿科、急诊、皮肤以及骨科、康复、针灸等30个学科门类，实属不易！

该丛书的特点，主要体现在学科门类较为齐全，紧密结合专科专病建设临床实际需求，融古贯今，承髓纳新，突出中医特色，既尊重传统，又与时俱进，吸收新进展、新理论和新经验，是一套理论联系实际、贴合临床需要，可供中医、中西医结合临床、教学、科研参考应用的一套很好的工具书，很是可贵，值得推荐。

今国明教授诚邀我在为《大系》第一版、第二版所写序言基础上，为新一版《大系》作序，我认为编著者诸君在中华中医药学会常务理事兼慢病分会主任委员、中国中医药研究促进会专科专病建设工作委员会会长庞国明教授的带领下，精诚团结、友好合作，艰苦努力多年，立足中医专科专病建设，服务于临床诊疗，很接地气，完成如此庞大巨著，实为不可多得，难能可贵，爱乐为之序。

中国科学院院士
国医大师　陈可冀

2023年9月1日

王 序

    传承创新发展中医药，是新时代中国特色社会主义事业的重要内容，《中共中央 国务院关于促进中医药传承创新发展的意见》明确指出"彰显中医药在疾病治疗中的优势，加强中医优势专科建设"。因此，对中医专科专病临床研究进行系统整理、加以提高，以窥全貌，就显得十分重要。

    2000年，以庞国明主任医师、林天东国医大师等共同担任总主编，组织全国1000余位临床专家编撰的《中国中西医专科专病临床大系》发行海内外，影响深远。二十年过去，国明主任医师再次牵头启动《大系》修编工程，以"传承精华，守正创新"为宗旨，以助力建设国家、省、市、县重点专科与特色专科为目标，丰富更新了大量内容和取得的成就，反映了中医专科研究与发展的进程，具有较强的时代性、实用性，并将书名易为《当代中医专科专病诊疗大系》，凡三十个分册，每册篇章结构，栏目设计令人耳目一新。

    学无新，则无以远。这套书立意明确，就其为专科专病建设而言，无疑对全国中医、中西医结合之临床、教学、科研工作，具有重要的参考意义。编书难，编大型专著尤难，编著者们在繁忙的医疗、教学、科研工作之余，倾心打造的这部巨著必将功益杏林，更希望这部经过辛勤汗水浇灌的杏林之树（书）"融会新知绿荫蓬，今年总胜去年红"。中医之学路迢迢，莫负春光常追梦，当惜佳时再登高。

中国工程院院士
国医大师 王琦
北京中医药大学终身教授

2023 年 7 月 20 日于北京

打造中医品牌专科　带动医院跨越发展

——代前言

"工欲善其事，必先利其器。"同样，肩负着人民生命健康和健康中国建设重任的中医、中西医结合工作者，也必当首先要有善其事之利器，即过硬的诊疗技术和解除亿万民众病痛的真本领。《当代中医专科专病诊疗大系》丛书（以下简称《大系》），就是奉献给广大中医、中西医结合专科专病建设和临床诊疗工作者"利器"的载体。期望通过她的指迷导津、方向引领，把专科建设和临床诊疗效果推向一个更加崭新的阶段；期望通过向她的问道，把自己工作的专科专病科室，打造成享誉当地乃至国内外的品牌专科，实施品牌专科带动战略、促助医院跨越式发展，助力中医药事业振兴发展。

专科专病科室是相对于传统模式下的大内科、大外科等科室名称而言的。应当指出的是，专科专病科室亦不是当代人的发明，早在《周礼·天官冢宰》就有"凡邦之有疾病者……则使医分而治之"。"分而治之"就是让精于专科专病研究的医生去分别诊疗。因此，设有"食医""疾医""疡医"等专科医生，只不过是没把"专科专病"诊疗分得那么细和进行广泛宣传罢了。从历代医家著述和学术贡献看，亦可以说张仲景、华佗、叶天士等都是专科专病的诊疗大家。因仲景擅伤寒、叶天士擅温病、华佗擅"开颅术"等，后世与近代的医学家们更是以擅治某病而誉满华夏，如焦树德擅痹病、任继学擅脑病等。因此，诸多名医先贤大家们多是专科专病诊疗的行家里手。

那么，进入 21 世纪以来，为什么说加强中医专科专病建设的呼声一浪高过一浪呢？究其原因大致有四：

首先是振兴中医事业发展、突出中医特色优势的需要。20 世纪 80 年代以后的中医界提出振兴中医的口号，国家也制定了相应的政策，中医事业得到了快速发展。但需要做的事还有很多很多。通过专科专病建设，可以培育、造就一大批高水平的中医、中西医结合专业人才，突出中医特色，总结实用科学的临床经验，推动中医、中西医结合专科专病的深入研究，助力中医药事业振兴发展！

第二是促进中西医协同、开拓医疗新领域的需要。中医、西医、中西医结合是健康中国建设中的三支主要力量，尽管中西医结合在某些领域和某些课题的研究方面取得了一些重大成就和进展，但仍存在着较浅层次"人为"结合的现象，而深层次的基础医学、临床医学等有机结合方面还有大量工作要做。同时，由于现在一些医院因人、财、物等条件的限制，也很难全面开展中西医结合的研究和临床实践。而通过开展专科专病建设，从某些病的基础、临床、药物等系统研究着手，或许将成为开展中西医协同、中西医结合的突破口，逐步建立起基于实践、符合实际的中西医协同、中西医结合的诊疗新体系，以开拓中医、中西医结合临床、教学、科研工作的新领域，实现真正意义上的中西医协同、中西医结合。

第三是服务于健康中国建设和人民大众对中医优质医疗日益增长新要求的需要。随着经济社会的发展和现代科学技术的进步，传统的医疗模式已满足不了人民群众医疗保健的需要，广大民众更加渴望绿色的、自然的、科学的、高效的和经济便捷的传统中医药。因此，开展中医专科专病诊疗，可以引导病人的就医趋向，便于病人得到及时、精准、有效的诊治；专科专病科室的开设，易于积累临床经验、聚焦研究方向、多出研究成果，必将大大促进中医医疗、医药、器械研发的进程，加快满足人民群众对中医药日益增长的医疗保健需求的步伐。

第四是提高两个效益的需要。目前有不少中医、中西医结合医院，尤其是市、县（区）级中医院，在当代医疗市场的激烈竞争中显得"神疲乏力"、缺少建设与发展中的"精气神"，竞争不强的原因虽然是多方面的，但没有专科特色、没有品牌专科活力是其重要的原因之一。"办好一个专科，救活一家医院，带动跨越发展"，已被许许多多中医、中西医医院的实践所证实。可以说，没有品牌专科的医院，是不可能成为快速发展的医院，更不可能成为有特色医院的。加强专科专病建设的实践表明：通过办好专科专病科室，能够快速彰显医院的专业优势与特色优势；能够快速提高医院的知名度，形成品牌影响力；能够快速带动医院经济效益和社会效益的提升；能够快速带动和促进医院的跨越式发展。

有鉴于上述四点，《大系》丛书，应运而生、神采问世，冀以成为全国中医、中西医结合专科专病建设工作者的良师益友。

《大系》篇幅宏大，内容精博，内涵深邃，覆盖面广，共 30 个分册。每分册分基础篇、临床篇和附录三大部分。基础篇主要对该专科专病国内外研究现状、诊疗进展以及提高临床疗效的思路方法等进行了全面阐述；临床篇是每分册的核心，以病为纲，分列条目，每个病下设病因病机、临床诊断、鉴别诊断、临床治疗、预后转归、预防调护、专方选要、研究进展等栏目，辨证论治、理法方药一线贯穿，使中医专科专病的诊疗系统化、规范化、特色化；附录介绍临床常用检查参考值和专科建设的注意事项（数字资源），对读者临床诊疗具有重要参考价值。

《大系》新全详精，实用性强。参考国内外书籍、杂志等达十万余册，涉及方药数万种，名医论点有出处，方药选择有依据，多有临床验证和研究报告，详略有序，条理清晰，充分反映了当代中医、中西医结合专科专病的临床实践和研究成果概况，其中不乏知名专家的精辟论述、新创方药和作者的独到见解。为了保持其原貌，《大系》各分册中所收集的古方、验方等凡涉及国家规定的稀有禁用中药没有做删改，特请读者在实际使用时注意调换药物，改换替代药品，执行国家有关法规。

本《大系》业已告竣，她是国内 1000 余位专家、学者、编者辛苦劳动的成果和智慧的结晶。她的出版，必将对弘扬祖国中医药学，开展中医、中西医结合专科专病建设，深入开展中医、中西医结合之医疗、教学、科研起到积极的推动作用，并为中医药事业的传承精华、守正创新和人类的医疗卫生保健事业做出积极贡献。

鉴于该《大系》编著带有较强的系统性、艰巨性、广泛性以及编者的认知差别，书中难免存在一些问题，真诚希望读者朋友不吝赐教，以便修订再版。

庞国明

2023 年 7 月 20 日于北京

编写说明

疼痛是一个广涉临床各科、人体各部、危害严重的疾病。在中医学对疼痛的理论研究尚未形成学科体系和临床诊疗亦未形成独立学科时，为填补这一重大学科空白，主编韦绪性以强烈的社会责任感和高度的历史使命感，从20世纪80年代就踏上了"中医疼痛学"的探索之路。经长期深入临床观察，寒暑不辍，笔耕不止，在系统总结韦献贵名老中医诊疗疼痛经验和大量临床资料、学术理论的基础上，于20世纪90年代初相继主编了我国大型疼痛学专著《中医痛证诊疗大全》和《中西医临床疼痛学》，这标志着我国中医疼痛学新学科的创建，填补了国内中医疼痛学研究的空白。

颈肩腰腿痛多为慢性劳损及无菌性炎症引起的以疼痛、肿胀，甚至功能受限为主的一类疾病。常见疾病有颈椎病、肩周炎、腱鞘炎、腰椎间盘突出、腰肌劳损、骨质增生症等。由于颈肩腰腿痛发病多比较隐蔽，症状不典型或疼痛时轻时重，有时可自行缓解，从而易错过治疗的最佳时机。其病因有外因和内因，外因主要是指外力伤害，如跌仆、坠落、撞击、闪挫、压轧等，且与外感六淫有密切关系。内伤有"久坐伤肉，久立伤骨，久行伤筋"之说，久行、久坐、久立，或长期以不正确姿势劳动，或不良生活习惯，使人体某一部位长时间过度用力等，都能伤筋、伤骨，从而引发疼痛。

本书共分为基础篇、临床篇和附录三部分，基础篇主要介绍了颈肩腰腿痛疾病的相关理论知识，临床篇详细介绍了常见颈肩腰腿痛疾病的中西医结合认识、诊治、预防调护等内容，附录包括临床常用检查参考值、开设颈肩腰腿痛专病专科应注意的问题。

在未来的颈肩腰腿痛理论研究中，要密切结合临床实际，尊重客观事实，探索新思路、新技术、新疗法，遵循中医理论体系，充分利用现代科学技术，进行大量的基础研究和临床研究，以提高临床诊疗水平，进一步探索颈肩腰腿痛的辨证论治规律，制定统一的诊断和疗效评判标准，促使颈肩腰腿痛疾病向客观化、规范化方向发展，还要注重专方专药系列化、高效化研究，以提高疗效，争取有更多的发展和突破。

本书融汇中、西医，突出创新性、实用性，注重传承经典理论，发展颈肩腰腿痛学说。为保留方剂原貌，玳瑁、穿山甲等现已禁止使用的药品，未予改动，读者在临床应用时应使用相应的代用品。由于本书参编者较多，受水平所限，书中难免存在疏漏之处，恳请读者提出宝贵意见，以便修订再版。

编委会

2023 年 6 月

目　录

基础篇

临床篇

数字资源

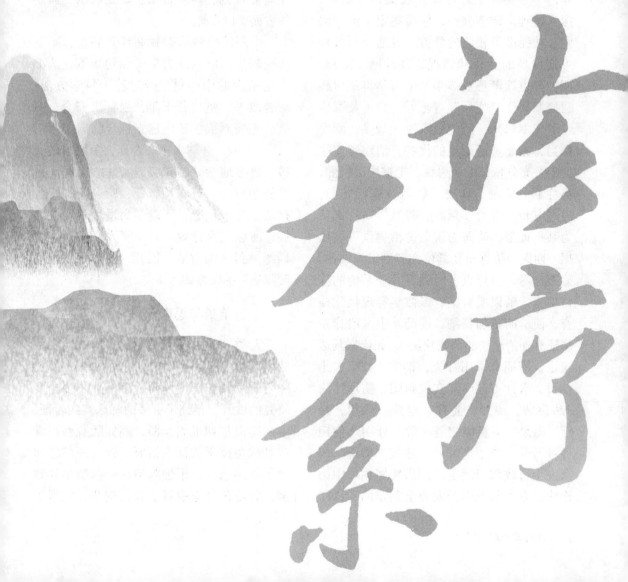

基础篇

第一章　研究现状及前景

一、现状与成就

颈肩腰腿痛为临床常见病、多发病，严重影响人们的健康水平和生活质量。历代中西医学工作者，都对其进行了深入的理论研究和不懈的临床探索，认识到颈肩腰腿痛是由于身体虚弱，起居不慎，过度劳累，抗病能力下降，从而导致外感风、寒、湿邪，由皮肤侵及肌肉，进而侵及颈肩腰腿各部之经络，经络逐渐痹阻不通，不通则痛，或气血虚弱，肢体经络失养，不荣则痛。医者广泛收集四诊资料，深入整理，详细分类，然后制定了治疗法则，并提供了相应的处方，灵活应对各种可能出现的变化和情况，其诊断、治疗、调护等也逐渐形成体系。中医学将颈肩腰腿痛归属于"痹病"等范畴。自《黄帝内经》成书以来，历代医家论述颇多，阐发精当，彰显辨证论治的优势。治疗颈肩腰腿痛要充分依靠中医思维，把握中医精髓，将症状、体征、病史、病因及病机转归，经过分析、综合、判断、凝练，高度概括为某一证型，从而为辨证论治提供可靠依据。西医学依据病变部位和解剖组织结构，诊断详尽，治疗患者时进行专业系统的体格检查，辅以实验室、影像学等现代化检查，使诊断更加精细、准确。中医治疗本病还有外治法（非药物疗法），如依据其适应证，辨证地采用针灸、推拿、按摩、小针刀、水针刀、局部穴位封闭、物理疗法（超声波、磁疗、光疗、电疗、热疗、蜡疗、温泉、夹板固定等）等。外用药使用各种膏药，或中药外敷、热熨、熏洗。国家卫生行政部门制定的颈肩腰腿痛《中医诊疗方案》和卫生行业协会制定的《诊疗指南》，均具有权威性和实用性，都体现了"颈肩腰腿痛病"的现代诊疗水平，也反映了现阶段"颈肩腰腿痛"的全国中西医诊疗现状及成就。

二、问题与对策

"颈肩腰腿痛"的基础理论研究相对滞后，缺乏技术创新和理论研究的重大突破，鲜能出现临床突破性的诊疗变革，更难以在短时间内出现显著效果。因此，加强基础理论和诊疗技术研究势在必行，应从人才培养计划、经费资助、研究机制、体制等方面予以完善。

中药治疗颈肩腰腿痛疗效确切，不良反应较少，应以此为契机和切入点，选准一定范围的中药材，经过若干科学方法，综合攻关，坚持若干年，制备出安全、高效的止痛制剂。还应建立符合临床实际的"证"模型，开展多中心合作，争取新的突破，更好地指导临床实践。并收集民间有效特色疗法，寻求简、便、验、廉的特色疗法。鉴于颈肩腰腿痛多为慢性长期性疾病，所以提高疗效，防止复发，进行康复训练显得尤为重要。因此，要加强"颈肩腰腿痛"的康复训练研究。

三、前景与思考

人类在进步，科学在发展。"颈肩腰腿痛"的中西医诊疗，展现了美好的前景。随着颈肩腰腿痛多学科、多专业、多角度研究的展开，得到了更多的临床实践验证，本病得以早期准确诊断，例如随着西医学对基础免疫学的深入研究，针对颈肩腰腿痛的基因治疗、干细胞治疗、新型生物制剂、肽疫苗等也取得了长足进步，发展迅速。新特效药物的研发成功，为颈肩腰腿痛患者带来新的希望。

颈肩腰腿痛诊疗专业的发展前景广阔，充满希望，令人鼓舞。建议有关政府部门设立相应组织架构，或在学会类组织中设立研究分会，建设学术交流平台，聚集和培养一批自愿从事颈肩腰腿痛研究的专业人才队伍。其工作内容多种多样，例如可以从历代中医典籍中挖掘出若干有价值的方药，经临床验证，或能有新的启示和发现，也可以联合多学科医学工作者，对颈肩腰腿痛疾病相关的各科研项目联合协同攻关，创新融合发展。用现代化手段对名老中医的临床经验进行系统、科学、深入的总结剖析，从中获取有益信息。将散在民间的各种特色疗法，或独门绝技，整理总结，寻找新发现。同时将颈肩腰腿痛诊疗的各项研究成果，撰写成医学指南或临床规范。加强颈肩腰腿痛健康知识的科学普及宣传，提高患者及民众的认知度。开展有益的群众性体育运动或养生活动，预防颈肩腰腿痛的发生，为建设"健康中国"助砖添瓦。

第二章　诊断思路与方法

第一节　诊断思路

一、明病识证，病证结合

颈肩腰腿痛为一类病，按中医学分类统称为"痹病"。西医学对本病分类较为详细，按机体部位分为以下几个方面。

颈项痛：外伤性颈部综合征，颈肌筋膜综合征，项韧带钙化，颈后纵韧带骨化，颈椎病，颈椎间盘突出症，寰枢关节脱位，颈源性头痛等。

肩及上肢痛：前斜角肌综合征，肩周炎，肱二头肌长头肌腱炎，肩峰下滑囊炎，冈上肌肌腱炎，冈下肌肌腱炎，肩袖损伤，肩-手综合征，肩部撞击症，肘部滑囊炎，肱骨外上髁炎，桡骨茎突狭窄性腱鞘炎，腱鞘囊肿，腕管综合征，指屈肌腱狭窄性腱鞘炎。

腰背部痛：急性腰扭伤，腰椎小关节紊乱症，腰肌筋膜炎，慢性腰肌筋膜炎，腰椎间盘突出症，腰椎管狭窄症，黄韧带肥厚症，第三腰椎横突综合征，腰椎骨质增生症，腰骶椎先天性发育异常，骶髂关节损伤，强直性脊柱炎。

下肢痛：髋部一过性滑膜炎，弹响髋，梨状肌综合征，股骨头缺血性坏死，坐骨结节滑囊炎，膝关节骨性关节炎，膝关节半月板损伤，髌下脂肪垫炎，膝关节内、外侧副韧带损伤，腓总神经卡压综合征，腘绳肌痉挛和腘绳肌损伤，踝管综合征，跟痛症，跖神经疼痛综合征。

其他相关疾病：风湿性关节炎，类风湿关节炎，痛风性关节炎，骨质疏松症，内脏源性颈肩腰腿痛等。

颈肩腰腿痛多由风、寒、湿、热之邪杂合而至，痹阻肌肤、经络、筋脉、骨骼，临床多分为风湿、风寒、风寒湿、湿热、痰瘀互结、气血虚弱、肝肾不足、脾肾阳虚等证型。病证结合，既要把握颈肩腰腿痛发生发展变化的规律，又要控制不同"病"的阶段性病情（证）变化，从而提高临床疗效。

二、审视病势，把握规律

颈肩腰腿痛病情的发展规律是有迹可循的。因患者体质强弱、受邪轻重，病情各有不同，治疗也有不同，所以病情有多种形式和途径的转化，临床诊疗时当全面观察，灵活把握。

疼痛的发生发展是一个不断变化的过程。疼痛的病势不仅能反映出病位的浅深、病情的轻重，还可以揭示病机的转化和颈肩腰腿痛的预后。如新病多急，久病多缓；外感疼痛病势多较急，内伤疼痛病势多较缓；感受火热之邪疼痛病势多急，感受寒湿之邪疼痛病势多缓；体质强而感邪重者病势多急，体质弱而感邪轻者病势多缓；体质强和感邪轻者病势较轻，体质弱或感邪重者病势较重，感邪轻浅者预后较好，感邪深重者预后较差。正气胜邪气者病向愈，邪气胜正气者病恶化。治疗调养得当者病向愈，反之疼痛加重，病情深入。根据颈肩腰腿痛各部位病势发展的不同，可判断其预后转归，及时采取截断措施，稳定病情，缓解疼痛，减少残疾。需合理调护，避免劳累，注意保暖，适当加强体育功能锻炼，采取多种非药物疗法，综合施治，提高临床疗效，最大程度止"痛"，减轻和消除其痛苦。

三、审证求因，分析病机

颈肩腰腿痛大抵属于"痹病"之范畴。《黄帝内经》中所论痹病之含义甚广，具体来说，痹病是指机体营卫气血失调后，又感受风寒湿等邪气，久留体内，致使经络、肌肤、血脉、筋骨气血运行不畅，乃至由浅入深，甚至累及五脏六腑，导致气血闭塞不通，气滞血凝，出现肢体疼痛酸楚、麻木沉重等功能障碍，且活动受限为特点的一类病证的总称。《灵枢·经脉》中曰："经脉者，决生死，处百病，调虚实，不可不通。"书中高度强调了经络的重要性，说明"经络"是运行气血，联系脏腑、体表及全身各部位的通道。

《黄帝内经》中对"痹病"的病因论述甚详，如《素问·痹论》中有"风寒湿三气杂至，合而为痹也。其风气胜者为行痹，寒气胜者为痛痹，湿气胜者为著痹也……以冬遇此者为骨痹，以春遇此者为筋痹，以夏遇此者为脉痹，以至阴遇此者为肌痹，以秋遇此者为皮痹"的论述，以及《灵枢·周痹》中"风寒湿气，客于外分肉之间，迫切而为沫，沫得寒则聚，聚则排分肉而分裂也，分裂则痛"等原文结合分析不难看出，《黄帝内经》所论的痹病，是既有外感，又有内伤导致的疾病。《灵枢·周痹》曰"周痹者，在于血脉之中，随脉以上，随脉以下，不能左右，各当其所""此内不在脏，而外未发于皮，独居分肉之间，真气不能周，故名曰周痹"。《医学正传》释之曰："因气虚而风寒湿三气乘之，故周身掣痛麻木并作者，古方谓之周痹。"临床以周身疼痛，上下游行，或沉重麻木，项背拘急，脉濡涩等为特征，这也是颈肩腰腿痛的常见临床表现。《灵枢·顺气一日分为四时》曰："夫百病之所始生者，必起于燥湿寒暑风雨，阴阳喜怒，饮食居住。"这一论述，阐述了颈肩腰腿痛的发病病因，将

其简要分析如下。

（一）病因析要

1. 外感因素

《素问·痹论》曰"风寒湿三气杂至，合而为痹也""荣卫之气亦令人痹乎……不与风寒湿气合，故不为痹"。原文明确指出营卫失常是痹病的重要病机，只有营卫失调时恰逢风寒湿邪侵袭方可形成痹病。

不良的环境对机体健康有很大的影响，如果居住环境恶劣，阴冷潮湿，感受风寒湿邪而发生"痹病"。《灵枢·贼风》所谓"有所伤于湿，气藏于血脉之中，分肉之间，久留而不去……则为寒痹"，就是强调不良的环境因素，是此病发生的潜在因素。大量临床资料表明，在气候寒冷环境潮湿的地区，发生此类疾病的概率明显高于其他地区，且病情相对较重。

2. 体质因素

人"有刚有柔，有弱有强，有短有长，有阴有阳"等不同的体质类型，在临床发病学中，有的人易患"病在阳"之"风"类疾病，有的人则容易罹患"病在阴"之"痹"类疾病（《灵枢·贼风》）。患了"痹病"，也可因患者的体质差异，会有诸如"或痛，或不痛，或不仁，或寒，或热，或燥，或湿"等不同类型临床表现的"痹病"，这是因为"其寒者，阳气少，阴气多，与病相益，故寒也。其热者，阳气多，阴气少，病气胜，阳遭阴，故为痹热。其多汗而濡者，此其逢湿甚也，阳气少，阴气盛，两气相感，故汗出而濡也"的缘故（《素问·痹论》）。所以，体质因素是该病不可忽视的重要病因。

3. 外伤因素

受到外伤之后，在体内留下不同程度的气血瘀滞，这是痹病的潜在因素，如《灵枢·贼风》曰："若有所堕坠，恶血在内而不去……遇风寒，则血气凝结，与故邪

相袭，则为寒痹。"《黄帝内经》中将上述诸种因素称之为"故邪"，"故邪"或使人"气血凝结"，或使人"营卫失调"，一旦与人体新感风寒湿邪叠加，就会发生痹病。此即《灵枢·贼风》所谓"有所伤于湿，气藏于血脉之中，分肉之间，久留而不去，若有所堕坠，恶血在内而不去，卒然喜怒不节，饮食不适，寒温不时，腠理闭而不通，其开而遇风寒，则血气凝结，与故邪相袭，则为寒痹，其有热，则汗出，汗出则受风，虽不遇贼风邪气，必有因加而发焉"的高度概括。

（二）基本病机

长期以来，中医临床论治疼痛，多以"不通则痛"立论，实有以偏概全之嫌，局限了中医辨证论治的思维，影响了临床疗效。编者认为可以历代中医文献为依据，并结合临床实际，将疼痛的病机总结为"不通则痛论""不荣则痛论""不通不荣相关论""诸痛属心论""久痛入络论"五论，兹择要介绍如下。

1."不通则痛"论

《医学三字经》提出"痛不通，气血壅"之论，并释之曰"不通则痛"，揭示"不通"是疼痛发生的主要病机。导致不通的原因很多，如外感六淫、内伤七情、痰饮、瘀血、虫扰、食积、外伤等，皆可使脏腑，经络功能失调，气血运行不畅，从而导致全身或局部疼痛，其中以寒邪为主因。《素问·举痛论》指出"寒气入经而稽迟，泣而不行，客于脉外则血少，客于脉中则气不通，故卒然而痛"。所谓"稽迟""泣而不行""不通"概因经脉气血为寒邪凝闭阻滞而运行不畅，故卒发疼痛。《素问·痹论》指出："痛者，寒气多也，有寒故痛也。"若因于湿阻，湿为阴邪，重浊黏滞，每致气机遏阻、血行不畅而发生疼痛。如《金匮要略》云："关节疼痛而烦，脉沉

而细，此名湿痹。"《丹溪心法》亦曰："有湿郁而周身走痛，或关节间痛。若因于热壅。"《金匮要略》曰："热之所过，血为之凝滞。"热邪壅盛，正邪相搏，则影响气血之行，加之血受热邪煎熬，血热阴伤，以致气血运行不畅而壅滞，可发为疼痛。《丹溪心法》进一步阐发曰"痛甚者火多"。热壅于上，可见头痛、牙痛、咽喉肿痛、口舌糜烂疼痛等；热入经络、关节，与气血相搏而致经络瘀阻，可见关节剧痛；热壅血瘀，瘀热互结，可见蓄血腹痛；热壅气血不畅，血瘀肉腐，则可发为疮痈肿痛，如肺痈胸痛，肠痈腹痛，以及体表疮痈局部肿痛等。若情志内伤，强烈或持久的情志刺激，使脏腑气机功能紊乱，气血运行不畅而发生各种疼痛。《杂病源流犀烛·心病源流》认为，七情除"喜之气能散外，余皆足令心气郁结而为心痛也"。若因各种外伤、跌仆闪挫等，不仅可使皮肉、筋骨、血脉损伤而痛，还可使气血不畅瘀塞而致痛。《圣济总录·伤折门》曰："若因伤折，内动经络，血行之道不得宣通，瘀积不散，则为肿为痛。"

此外，结石内阻尿道或胆道，食积停于胃肠，虫积扰于肠道或胆道等，亦可致气血不畅而发为疼痛。

2.不荣则痛论

"不荣则痛"是指"痛不荣，气血空，荣则不痛，痛则不荣"。不荣即缺乏或失去营养、濡润功能。气血阴阳是人体生命活动的物质基础，素体虚弱及后天调养失宜，久病损及正气，引起气血阴阳不足或偏衰，常常导致脏腑经脉失去充盈、营养、濡润、温煦，亦是引起疼痛的主要原因之一。清代吴澄在《不居集·诸痛》中不拘于"不通则痛"之说，对因虚致痛做了深入阐发，如谓："虚劳之人，精不化气，气不化精，先天之真元不足则周身之道路不通，阻碍气血不能营养经络而为痛也。是故水不养

木而胁痛，精血衰少而腰痛，真阴竭绝而骨痛，机关不利而颈部疼痛，骨髓空虚而脊背痛，三阴亏损而腿膝痛，此皆非外邪有余，实由肝肾不足所致也。"

3. 不通不荣相关论

不通、不荣两者可相互影响，互为因果，不可截然分开。既可因实致虚而见实中夹虚之候，亦可因虚致实而出现虚中夹实的证候。如外感热邪、五志过极、嗜食辛辣之品等，导致脏腑功能失调，气血运行不畅，因"不通"而致痛；若病久不愈，耗伤精血津液，使血脉虚涩，机体各脏腑组织器官可因失于濡养而痛。若寒邪直中伤阳，湿邪入里阻遏阳气，可使脏腑经脉失于温煦而疼痛。如心阳不足，无力温运血脉则见胸痹；脾胃阳虚，失于温养则胃脘痛；肾阳亏虚则见腰膝冷痛等。此皆为因实致虚而成虚实夹杂之候。因虚致实者，如气虚日久，运血无力，则瘀血停积于内，或阴血亏虚，无以载气，而致气机阻滞于中，发为疼痛。《景岳全书·胁痛》曰："夫人之气血犹源泉也，盛则流畅，少则壅滞，故气血不虚不滞，虚则无有不滞者。"

4. 诸痛属心论

《素问·至真要大论》中有"诸痛痒疮，皆属于心"之说，说明疼痛的产生、疼痛的轻重及转归均与"心神""心脉"有密切关系。《灵枢·本神》来说："心藏脉，脉舍神。"《灵枢·营卫生会》中说："血者，神气也。"心神正常则痛觉敏锐，耐痛力亦强，神怯多感觉迟钝，耐痛力亦差，神昏则不知疼痛；亦可因痛剧损伤心神而昏厥。临床多见慢性疼痛患者往往伴有抑郁和焦虑，表明诸痛属心与心主血脉、心主神明的功能有关。治疗痛证亦需要调节心神，《灵枢·周痹》中"痛则神归之，神归之则热，热则痛解"的论述，即说明了这一点。《证治准绳》则强调心神失常与情志内伤致痛密切相关，如谓："夫心统性情，始由

怵惕思虑则伤神，神伤，脏乃应而心虚矣。心虚则邪干之，故手心主包络受其邪而痛也。"《杂病源流犀烛》中进一步指出，七情内伤除"喜之气能散外，余皆足令心气郁结而为痛也"。由于肝气通于心气，肝气滞则心气涩，所以情志内伤是引起疼痛的常见病因。提示临床治疗疼痛性疾病，重视运用"调神""调情志""养血脉"或"通血脉"药物，有助于提高疗效。

5. 久痛入络论

清代医家叶天士对于痛证的病机，提出了著名的"久痛入络"理论，此论是其临床经验的总结，强调了络脉血瘀致痛，奠定了"久痛入络"的病机基础。有关理论散见于《临证指南医案》中。络脉广泛分布于全身表里内外，是联系沟通表里内外，运行气血津液的通道，所以当机体感受外邪时，络脉极易成为外邪留而不去之所。即《灵枢·百病始生》所云："是故虚邪之中人也，始于皮肤……留而不去，则传舍于络脉，在络之时，痛于肌肉，其痛之时息，大经乃代。留而不去，传舍于经……稽留而不去，息而成积，或着孙络，或着络脉。"同时，由于络脉细小狭窄，气血津液在其中运行缓慢，致使感受外邪后，易致邪留于络而成络病。又因感受外邪，耗伤正气，正气虚衰，不足以抗邪外出，病邪"留而不去"以致深入络脉。其病机以络脉瘀阻和络脉绌急为特点，导致"不通则痛"。"久痛入络"有一个由气及血的发病过程，疾病初起时一般以卫分、气分为主，久病则多入血分，伤及络脉。气为血之帅，气行则血行，气虚或气滞则血失其帅而瘀滞。所以《灵枢·终始》提出了久病治血络主张，如谓"久病者……去其血脉"。《灵枢·寿夭刚柔》中亦说"久痹不去身者，视其血络，尽出其血"。叶天士在《临证指南医案》中所说的"痛为脉络中气血不和，医当分经别络""初病在

经，久痛入络，经主气，络主血……气既久阻，血亦应病，循行之脉络自痹""积伤入络，气血皆瘀，则流行失司，所谓痛则不通也"等相关论述，概源于此。至于劳伤跌挫，损伤络脉，更是络脉损伤的重要因素。即《素问·缪刺论》所说："人有所堕坠，恶血留内……此上伤厥阴之脉，下伤少阴之络。""久痛入络"证与瘀血证不能等同，瘀血证为有形实邪为患，故以实证为主，而"久痛入络"证为疼痛迁延不愈，正气已虚，血络损伤所致，为本虚标实之证，多顽固难愈。

第二节 诊断方法

一、辨病诊断

一般来说，证从属于病，病贯始终，证为阶段。疾病是机体对病因刺激的反应，是症和证的综合，一般包括致病因素、病理性质、主要症状和体征、演变规律及预后等。辨病是对疾病病机转化的客观概括性了解，它注重整个病程的病理变化特点，注重某个疾病本身不同于其他疾病的"个性"。

通过辨病，把握疾病全过程的主要矛盾，使诊断更加深入明确，它不局限于疾病某个阶段、某个特定环境的证候群，临床根据辨病确立基本治则。中医学辨病诊断理论源远流长，早在《黄帝内经》中就有关于"病"的论述，如热论、咳论、痿论、痹论、厥论、风论、疟论、癫狂、痈疽等。而"内经十三方"所治疗的相应疾病，即是中医病的辨证论治。如生铁落饮治疗狂病（《素问·病能论》），鸡矢醴治疗鼓胀病（《素问·腹中论》）等。《神农本草经》中的药物主治亦是以病为主，如石菖蒲"主风寒湿痹，咳逆上气，开心孔，补五脏，通九窍，明耳目，出声音"，还有

"常山截疟""黄连治痢"等，无不以辨病诊断为前提。张仲景创立了"六经辨证"体系，突出"知犯何逆，随证治之"的治疗学思想，在《伤寒论》中处处体现着辨病诊断的内容，如辨太阳病脉证并治、辨阳明病脉证并治等，以三阴病、三阳病为提纲，以明确诊断疾病。如"太阳病，头痛发热，汗出恶风者，桂枝汤主之""阳明之为病，胃家实是也""少阳之为病，口苦，咽干，目眩也"等。后世之《诸病源候论》《千金要方》《三因极一病证方论》《温病条辨》等著作，也多以辨病诊断为治疗疾病的依据，如治疗肺痿、肺痈、肠痈、湿疹、疟疾、麻疹、水痘、天花、蛔虫、绦虫病等。

西医学辨病诊断，具有其独特优势，这是由其自身学科特点决定的，它汲取了现代科学技术知识，探索出了疾病的流行病学特征。如颈肩腰腿痛的起病情况、发展过程、诱发因素、环境影响、多发年龄、性别差异等，均有其学科特点。重视颈肩腰腿痛各病种、各阶段的不同临床表现，以及特异性症状，全面采集病史，如体格检查之望、触、叩、听，实验室检查，放射学检查，超声学检查等，都能提供重要的诊断依据。

二、辨证诊断

通过辨证诊断，把握颈肩腰腿痛的主要矛盾，使诊断更加深入细致。要着眼于疾病某个阶段、某个特定环境的证候群，临床根据辨证确立基本治法，有针对性地治疗。根据疼痛部位、疼痛性质、疼痛特点、疼痛类型、伴随症状、病程的久暂、治疗的效果、是否容易复发、诊疗经过等综合分析，高度凝练，辨证诊断。为进一步有针对性地精准治疗，提供可靠的诊断依据。现将颈肩腰腿痛常见证的辨证诊断，简要概述如下。

1. 辨风湿痹阻证

辨证要点：颈肩腰腿各部位疼痛，酸胀，游走不定，时发时止，伴有恶风，汗出，头痛，肢体沉重，舌质淡红，苔薄白腻，脉浮紧。

2. 辨寒湿痹阻证

辨证要点：颈肩腰腿各部位冷痛，触之不温，皮色不红，疼痛遇寒加重，得热痛减，伴关节拘急，屈伸不利，肢冷，口淡不渴，舌体略胖，舌质淡，苔薄白或腻，脉弦或紧。

3. 辨湿热痹阻证

辨证要点：颈肩腰腿各部位肿痛，局部触之热感或自觉热感，或伴关节局部皮肤色红，发热心烦，口渴不欲饮，小便黄，舌质红，舌苔黄腻，脉弦滑或滑数。

4. 辨痰瘀痹阻证

辨证要点：颈肩腰腿各部位肿痛日久不消，关节局部肤色黯，或有皮下结节，伴关节，肌肉刺痛，或关节僵硬变形，面色黧黑，唇青，舌质黯，舌苔薄白腻，脉略弦。

5. 辨气阴两虚证

辨证要点：颈肩腰腿各部位肿痛，气短乏力，肌肉酸痛，口干眼涩，伴自汗或盗汗，手足心热，形体瘦弱，肌肤不泽，虚烦多梦，舌质淡红或有裂纹，舌苔少，脉沉弦细无力。

6. 辨气血亏虚证

辨证要点：颈肩腰腿各部位酸痛或隐痛，倦怠乏力，面色不华，伴心悸气短，眩晕，爪甲色淡，食少纳差，舌质淡，苔薄白，脉沉弦细无力。

7. 辨肝肾不足证

辨证要点：颈肩腰腿各部位疼痛，或膝关节僵硬变形，腰膝酸软或腰背酸痛，伴足跟痛，眩晕耳鸣，潮热盗汗，尿频，夜尿多，舌质红，苔白或少苔，脉弦细数。

8. 辨瘀血阻络证

辨证要点：颈肩腰腿各部位刺痛，痛有定处，疼痛夜甚，四肢关节屈伸不利，伴肌肤干燥不泽或甲错，唇黯或目周围色黯，或心悸失眠，入暮潮热，舌质黯红或有瘀斑，苔薄白，脉弦。

第三章　辨病辨证治疗

一、辨病治疗

（一）详细询问病史

详细询问病史要从疼痛的诱因、特点、性质、发展变化中，重点抓住决定诊断的关键线索和显著特征，从而在短时间内明确诊断，辨病治疗。

（二）观察患者动态细微变化

观察患者动态细微变化，应在询问病史的同时，仔细观察患者，增加分析、判断的资料。

（三）查颈肩腰腿痛部位

颈肩腰腿疼痛的部位都有其独特的症状和体征，这是辨病的关键。因此要熟悉相关解剖学知识，对每个部位可能发生的疼痛做到心中有数。然后根据患者主诉及所患病部位进行细致检查，确定病位是否在皮肤、血脉、筋骨、脏腑之间，结合局部表现从温度、形态、质地、活动情况、是否有触痛、变化快慢等方面，逐一加以分析，从而明确诊断，为辨病治疗提供依据。

（四）全面分析

辨病时望、闻、问、切四诊和现代相关检查的资料是否完整，直接影响到辨病的准确性。临床中由于原始资料不完备、不准确而导致误诊的病例较多，即使四诊全面准确，临证时也可能会辨病失误。对于学识广博、经验丰富、思维缜密的医者，可以对临床资料做到全面分析，细致入微，丝丝入扣，从而准确地辨病治疗。

（五）鉴别诊断

鉴别诊断有助于确立最终诊断，临床有许多疾病存在相似的临床表现，常误诊。有的疾病受客观条件的限制，甚至需要时间观察，进一步从疼痛的变化中鉴别诊断。

二、辨证治疗

所谓辨证治疗，就是收集望、闻、问、切四诊和西医学（如生化、影像、病理等）临床资料，应用中医学理论、方法，从不同的方面和角度综合分析，归纳判断疾病所属证型，根据这个证，然后确立治法。目前对颈肩腰腿痛的辨证论治，常用的辨证方法有脏腑辨证、部位辨证、经络辨证等。

三、病证结合治疗

辨病与辨证都是认识疾病的思维过程。辨病是对疾病的辨析，以诊断疾病为目的，从而为治疗提供依据。辨证是对证候的辨析，以确定"证"为目的，从而根据证来确立治法，据法处方，治疗颈肩腰腿痛。辨证与辨病都是以真实的临床表现为依据，区别在于辨病为确诊"病"，是把握全局，辨证为确立"证"，是针对疾病某一阶段的论治，只有将两者有机结合，才能治疗疾病。一般而言，辨证论治是对辨病论治的深化与发展，辨病论治是认同性思维，强调的是治病的原则性，而辨证论治则是差异性思维，突出的是治病的灵活性，是个体化治疗，两者各具特色，因而需要配合应用。

证候是对疾病过程中某一阶段或某一类型的病理概括，同一种病可能因患者的不同阶段而有多种不同的证，而同一种证也可能存在于多种疾病中。因此，在诊治疾病中，要掌握同病异治和异病同治的原则。同病异治是指同一种病，由于发病的时间、地域不同，或所处的疾病的阶段或证型不同，或患者的体质有异，故表现出不同的证候，因而治疗各异。如类风湿关节炎在不同的阶段有不同的证，初期宜祛风除湿散寒，后期宜补气养血、滋补肝肾。异病同治是指不同的疾病，在其发展变化过程中出现了大致相同的病机，大致相同的证，故可用大致相同的治法和方药治疗。如腰椎间盘突出症、股骨头缺血性坏死以及骨质疏松症，三种疾病后期若都出现肝肾不足证，均可采取补益肝肾的方法治疗。

第四章　提高临床疗效的思路方法

子贡曰:"夫子之墙数仞,不得其门而入,不见宗庙之美,百官之富。"意指研究任何问题,都要理清思路和方法,颈肩腰腿痛的临床研究亦然。为了提高颈肩腰腿痛的治疗效果,现提出如下思路与方法,供临床参阅。

一、加强古代文献的挖掘整理

中国经典医籍有万余种,在这个宝库中蕴藏着无限的宝藏,从文献学出发,整理出对颈肩腰腿痛有价值的资料,利用好这把金钥匙,下大力气,以期有创新发现。诺贝尔奖获得者屠呦呦教授,从葛洪《肘后备急方》"青蒿一握,以水二升,渍,绞取汁,尽服之"中获得灵感,采取乙醚低温提取法,发明了青蒿素,救治患者无数,这是很好的例证。

二、系统总结名老中医的经验

全国近现代名老中医们在治学、医疗实践中,积累了丰富的临床经验和方法,其中不乏治疗颈肩腰腿痛的临床经验和方药。若组织专业学术团队,认真总结其学术精华和运用规律,然后向全国医疗机构推广,必将造福更多颈肩腰腿痛患者。同时开展名老中医运用单味止痛中药的研究,寻找特效止痛中药,从而进一步提高疗效。若能从中药提取物中研究出有效、特效的成分,寻找到显效、安全、经济、简便的止痛中药,将是颈肩腰腿痛患者的福音。

三、开展循证医学效验方剂研究

方剂是历代医家治疗颈肩腰腿痛病的主要手段,选择有可靠疗效,具有一定前景的经方、时方、验方、偏方,经过多中心、多医疗机构协同研究,筛选出高效无毒的"不止痛而治痛"的方剂。现代科技发展日新月异,各学科交叉融合,迸发出新的火花,能创造出比单学科发展更辉煌的成就。中医药学也不能故步自封,更不能止步不前,要以博大的胸襟,拥抱相关学科的介入,呈现出多学科、多领域、多角度研究颈肩腰腿痛的崭新局面。

四、将现代科技融入新的诊疗模式

中医药治疗颈肩腰腿痛具有独特优势和显著特点,但要大幅度提升其临床疗效,就不能只囿于现有的辨证论治原则和常用的治疗方法,要跳出固定的模式和范围,用其他自然科学和人文科学的方式方法,研究本病,以期研制出新的治疗方法。如音乐疗法可以降低疼痛的阈值,有止痛效果。

中医药学伴随着人类社会的发展而发展。当前科学技术突飞猛进,可以利用这些新技术发展中医药学科。如现代核磁共振技术可视为中医望诊的进一步延伸和拓展,其他如生命科学、生物医药、现代信息技术等都有可能与中医学融合发展,很多新领域等待我们去探索和发现,颈肩腰腿痛的临床诊疗也可能有更多发展。

五、重视颈肩腰腿痛预防和康复

预防颈肩腰腿痛病的常见病因和可能的影响因素,采取相应措施。如注意饮食平衡,增强体质和抗病能力,适应四季气候变化规律,及时增减衣服,改善居住环境和工作环境,不能过度劳累和从事有害工种，保持乐观良好的情绪，这些都是抗病的"良药"。对本病要早发现，早诊断，早治疗，否则病情迁延日久，进一步发展，导致临床疗效欠佳。"未病先防，既病防变，瘥后防复"是预防本病的指导思想。

康复是提高临床疗效的重要环节，由于颈肩腰腿痛病因复杂，病程较长，除采取综合治疗方法外，康复治疗也要贯穿在本病的全过程。根据颈肩腰腿痛病的不同病种、不同阶段，辨证地将一些非药物疗法、适宜技术等辅以治疗，有助于提高临床疗效，降低医药费用，减轻患者痛苦。

主要参考文献

［1］王永炎，严世芸．实用中医内科学［M］．上海：上海科学技术出版社，2019．

［2］彭江云．骨关节炎［M］．北京：中国中医药出版社，2019．

［3］姜泉．类风湿关节炎［M］．北京：中国中医药出版社，2019．

［4］冯兴华．强直性脊柱炎［M］．北京：中国中医药出版社，2019．

［5］范永升．系统性红斑狼疮［M］．北京：中国中医药出版社，2019．

［6］崔敏，刘爱军，王国辉，等．全国名老中医韦绪性辨治疼痛病精要［M］．北京：中国中医药出版社，2016．

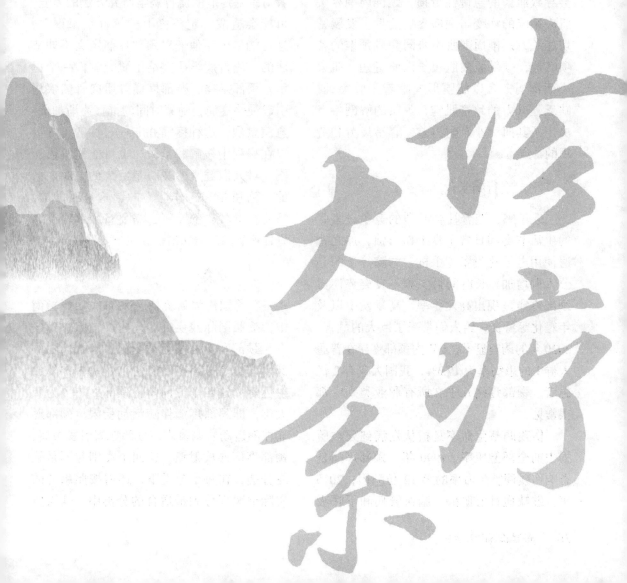

临床篇

诊疗大系

第五章　颈部痛

第一节　概述

西医学认为引起颈部疼痛的主要病因为长期保持固定不变的姿势，导致椎间盘退变，引起颈部疼痛、上肢疼痛、肌肉酸痛乏力等症状。肌肉的急性或慢性劳损机制，主要是肌肉过度工作后，肌纤维收缩蛋白的分解代谢强于肌纤维合成代谢，导致肌肉收缩结构改变甚至解体，在肌肉收缩结构改变的情况下，继续超负荷工作就会导致肌肉的急慢性劳损。颈椎周围相关肌肉系统的病变与颈部疼痛的发生发展密切相关，颈椎周围肌肉协同完成颈椎的各项功能，颈部肌肉肌腹长而肌腱短，肌束小而薄弱，多以筋膜形式附着于骨突处，缺乏强有力的致密肌腱，颈肌的解剖特点决定了其肌力小、耐力差、容易疲劳和劳损的特点。

一、流行病学

近年来，随着社会激烈的竞争，紧张的生活节奏和日常不良工作习惯，加之普遍使用电子化设备（手机、电脑等）的办公人群增加，长时间低头等不良姿势使得颈部疼痛呈现出高发生率、高复发率以及年轻化等特征，给人们带来了巨大的危害。2020年的调查显示，1年内颈部疼痛在普通人群中的患病率为17.3%，我国大概有2亿患者，颈部疼痛几乎在所有职业类别中都很常见。

伤残调整生命率是指从发病到死亡所损失的全部健康率。1990年，颈部疼痛是影响伤残调整生命率的第12位病因；2015年，继缺血性心脏病、脑血管病和下呼吸道感染之后，颈部疼痛是影响伤残调整生命率的第4位病因。Hogg-Johnson等总结了2000年至2010年有关颈部疼痛患病率调查的469项研究，发现颈部疼痛在成年人中很常见，患病率估计为30%至50%，在儿童和青少年中，患病率估计范围为21%至42%。从上述数据中不难看出，颈部疼痛的患病率与致残率逐年上升，患病率和致残率与年龄相关，中年患者颈部疼痛致残率更高，更易造成功能丧失，这种情况的出现可能与全球老龄化有关。不同研究者对颈部疼痛的流行病学研究方法的差异，可能会造成一定程度上的统计结果误差，这可能是由于他们对颈部疼痛定义不同造成的。流行病学研究给了研究者们一个提示，颈部疼痛、腰部疼痛等肌肉骨骼疾病引起慢性疼痛会随着时间的推移逐渐加重，愈演愈烈，这种疼痛并非一过性的，既可以在病程中缓解和消失，也可能复发或加剧，对人们健康的威胁是巨大的，对人们的生活质量和工作能力的影响是巨大的，需要社会各界的重视，需要将颈部疼痛等脊柱疾病的预防和治疗放在重要位置。

二、分类

在美国疼痛研究协会发布的疼痛指南中，按照国际残疾分类，建议临床医生按有无颈部和上胸段活动受限、是否伴随头部疼痛、是否存在外伤史以及是否伴随放射性疼痛这四个方向，将颈部疼痛分为四大类，即颈部疼痛伴随活动受限、颈部疼痛伴随运动协调障碍、颈部疼痛引发头痛、颈部疼痛伴放射痛。这四个类别并不是最终分类，在每个分类下，还需按照患者的实际情况划分到最适合的分类中，这需要结合临床医生的评估和判断。

不同的分类方法往往意味着颈部疼痛的不同病因模型。一部分研究者认为颈部疼痛通常有一个特定的病理原因，并且这个原因可以被识别和治疗。另一部分研究者认为，颈部疼痛是一类主要以非器质性心理问题和社会问题导致的疾病。还有部分研究者根据颈部疼痛与特定事件或诱发因素的联系，将其分为几类，如由外伤引起的挥鞭样相关疾病、非外伤引起的各种职业性颈部疼痛，如伏案工作、运动性颈部疼痛以及不明原因的颈部疼痛。也有研究者按照颈部疼痛的严重程度将颈部疼痛分为四大类，并且对颈部疼痛进一步系统分类时，并没有把外伤性和非外伤性颈部疼痛区分开来，认为颈部疼痛是由多发因素造成的，但对颈部疼痛的持续时间做了划分，即疼痛持续时间少于 7 天的短暂性颈部疼痛、疼痛持续时间多于 7 天但少于 3 个月短时间颈部疼痛、超过或等于 3 个月的长期颈部疼痛。也可按病程分类如慢性颈部疼痛、亚急性颈部疼痛和急性颈部疼痛。

依据近年来有关颈部疼痛分类的研究发现，颈部疼痛在不同案例中定义不同、研究方法不同、研究背景不同，分类方式不同，但无论是哪一种分类方式，都得到了部分研究者的认同，研究颈部疼痛分类的价值在于给颈部疼痛的预防、治疗、临床诊治奠定基础。

三、危险因素

（一）性别和年龄

性别和年龄是不可变的颈部疼痛危险因素。2017 年颈部疼痛指南中的证据表明女性和有颈部疼痛病史是非创伤性颈部疼痛的持续危险因素，且年龄较大、工作强度高、既往有吸烟和腰痛史也可能是危险因素。

（二）工作及生活方式

有研究者对数千名上班族展开问卷调查和随访，颈部或肩部疼痛在伏案工作者中尤为普遍，尤其是经常使用电脑的伏案工作者更易患颈部疼痛等肌肉骨骼疾病。

已有大量的研究证实，长期维持一个工作姿势和体位、进行重复性工作或精确度高的工种、伴随肩部和手臂的使用以及不良的人体工程学（键盘位置、座椅高度等）等因素都是引起或加重颈部疼痛的危险因素。

（三）肌肉骨骼因素

有研究指出肌肉疲劳在慢性颈部疼痛的发病过程中可能起到重要作用，有学者认为颈后深部肌肉对维持颈段脊柱的生理姿势和运动有重要作用，肌纤维病理学改变是退变性颈椎失稳发病的重要因素之一。颈后深部肌纤维的病理改变继发于颈椎失稳，同时肌纤维变性也加重了颈椎失稳。对比慢性颈部疼痛患者与健康人群颈部肌肉力量发现，颈部肌肉力量对维持颈椎稳定性起到重要作用。颈部肌肉劳损是一种慢性损伤，主要由颈椎长期异常运动行为导致，劳损肌肉持续疼痛，可导致肌肉运动模式改变，如深层肌肉萎缩激活下降、表面肌肉替代深层肌肉工作而激活增加。

四、临床诊断

目前国内常用"第二届颈椎病专题座谈会"中确定的颈椎病的判定标准来诊断颈椎病，患者需同时具备下列条件。①颈椎病的临床表现。②影像学检查显示颈椎间盘或椎间关节有退行性改变。③影像学征象与临床表现相应。但根据急性或慢性（创伤性或非创伤性）颈部疼痛患者的诊断影像学使用指南，颈椎血管损伤和胸腰椎损伤的筛查标准的敏感性和特异性较低。在脊柱损伤时，暂时缺乏有效的神经损伤筛选标准。对于脊柱损伤的初步评估，CT检查比 X 线片更为可取。CT 血管造影和核磁血管造影均可用于颈部血管损伤的评估。有研究者发现，对于没有神经系统损伤或功能障碍的患者，采用常规的影像学检查诊断颈部疼痛可能缺乏有效证据。

所以诊断急性和慢性阶段的创伤性和非创伤性颈部疼痛时，应利用现有指南和适当性标准进行判定，对于伴随脊髓、血管、神经根症状或体征的颈部疼痛通常首选 MRI 进行诊断。对于没有明显神经根症状或体征的颈部疼痛，但是有正常功能表现的患者，不用进一步采用影像学检查进行诊断。在做临床诊断时，要对患者进行全面的、系统的评估，包括评估患病时间、组织结构、部位、功能、活动受限、疼痛、残障水平、心理等方面。

五、颈部疼痛评估

除症状和影像学资料外，还有适用于评估颈部疼痛的严重程度以及预后的评价方法。

（一）疼痛评估

北美脊柱外科协会通过系统回顾和循证医学研究强烈推荐使用 NDI、视觉模拟量表来评估退行性疾病引起的颈神经根疼的治疗效果，还可将改良的 Prolo、改良的 Million 指数、患者特定功能量表、健康状况问卷、McGill 疼痛评分和改良的 Oswestry 残疾指数作为评估退行性颈椎病治疗效果的辅助指标。

（二）生活质量或功能评估

北美脊柱外科协会推荐用健康调查量表 SF~36 和医疗结果研究 12 项短期健康调查来评价治疗效果。

2017 年颈部疼痛指南建议临床医生应使用经过验证的自我报告调查表，例如颈部功能障碍指数或患者特定功能量表 PSFS 来评估颈部疼痛患者。这些量表可用于识别患者相对于疼痛、功能和残疾的基线状态，还可以在整个治疗过程中观察患者的状态变化。同时，该指南建议应关注与患者颈部疼痛相关的易于重复的活动受限和参与受限功能，用来评估患者在治疗过程中功能水平的变化。

（三）关节活动度评估

有学者系统回顾测量评估颈椎病患者颈椎活动度的有关研究后发现，关节活动受限和活动不足与阳性结果相关，而较好的关节活动度与阴性结果相关，但是目前对干预后关节活动度是增加还是减少仍存在争议。

六、中医学对颈部疼痛的病名认识及辨证论治

（一）对颈部疼痛病名的认识

在古代医学文献中，并没有颈部疼痛这一病名的记载，但根据颈部疼痛的临床表现，大抵属于中医学"项强""颈肩痛""痹证""眩晕""颈筋急""骨痹"等范畴，在现存文献中，最早关于"痹"证的描述见于马王堆汉墓出土的《足臂十一脉灸经》，其中还有"项痛""夹脊痛"等描述。其相关"麻、痹"的论述和记载正与颈部病变的临床症状特征相似。《素问·痹论》始称为"痹"，广义的痹证，泛指因机体正气不足，卫外失固，外邪侵入，脏腑经络气血痹阻不通引起的疾病，如《黄帝内经》中所说的肺痹、心痹等脏腑痹以及筋痹、肉痹等经络肢体痹病。狭义的痹证，如感受风、寒、湿邪导致的痹证，书中的痛痹、行痹、着痹，皆属于狭义的痹

证。《黄帝内经》中对痹证的具体部位及症状也有描述，如《素问·长刺节论》中记载"筋痹"之疾："病在筋，筋挛节痛，不可以行，名曰筋痹。"《灵枢·经筋》谓："颈筋急，则为筋痿颈肿，寒热在颈者。"医圣张仲景《伤寒论》在太阳病篇第十四条中，有"头项强痛""项背强几几"等记载。在《灵枢·经脉》篇中，手太阳小肠经的是动则病，"不可以顾，肩似拔，臑似折……颈颔肩臑肘臂外后廉痛"，说明颈部活动功能受限，常引发疼痛不适等症状。后世对本病也有认识和发展，如清代林佩琴在《类证治裁》中曰"肩背痛，不可顾，此手太阴经气郁不行之故，宜风药散之"，指出本病的治法。此外还有"项背强"（《普济方》）"颈项强"（《证治准绳》）等的描述。由此可知，本病在广义上大抵属于痹证范畴，根据其发病部位在临床中称为"项痹"。

（二）颈部疼痛的辨证要点

颈部疼痛的辨证，择其要者有五。①风寒湿证，以颈肩疼痛、项强、转侧不利、遇寒痛剧、得热则缓为特征，伴上肢酸痛麻，或牵涉到上背痛，头沉重，恶寒，颈椎旁偶可摸到软组织结节，舌质淡，苔薄白，脉浮紧。②气滞血瘀证，多有外伤史，颈项、上肢痛如锥刺或胀痛而拒按，且痛有定处，伴肩背、手臂麻木，颈部僵硬，活动困难，舌质黯红有瘀斑，苔薄白，脉弦。③痰湿阻络证，以颈肩疼痛、头重如裹、颈项不适或肢体麻木为特征，伴时眩晕、恶心、胸闷、纳呆，舌质淡，舌体略胖边有齿痕，舌苔白腻，脉弦滑。④肝肾不足证，以颈部僵痛、反复发作、劳则尤甚、头痛、眩晕为特征，或伴四肢麻木，失眠多梦，耳鸣耳聋，舌质红少津，苔少，脉沉细或弦细。⑤气血亏虚证，以颈肩酸痛、四肢麻木、反复发作、遇劳尤甚为特征，伴头晕，目眩，失眠，心悸气短，面

色萎黄，倦怠乏力，舌质淡，舌苔薄白，脉沉缓。

（三）颈部疼痛的治则治法

颈部疼痛首当辨虚实，初起以邪实为主，治疗当以祛邪为基本原则，再进一步辨风寒湿、痰湿阻络或气滞血瘀等。若是风寒湿，则应祛风散寒，除湿止痛，同时根据"治风先治血，血行风自灭"理论，适当养血活血；若是痰湿阻络，当以化痰祛湿，通络止痛；若为气滞血瘀，可行气活血，化瘀通络。病久多以脏腑虚弱、气血亏虚为主，治当补宜为主，由于肝肾同源，精血互生，脾乃后天之本，气血生化之源，故在治疗上应补益气血，滋补肝肾，温补脾肾。中医外治疗法治疗颈部疼痛，有着独特的优势，其疗效确切，操作简便，临床应用广泛，且安全经济。常用的外治疗法，有敷贴疗法、针灸疗法、推拿疗法、牵引疗法，还有拔罐、刮痧、定向透药疗法等。临床可综合治疗，将整体与局部、外治与内治相结合，优势互补，提高疗效。

七、中医学对颈部疼痛病因病机的认识

中医学认为"颈部疼痛"的病机为正气亏损，营卫不和，不能抵御外邪，使风、寒、湿邪侵袭人体，致使气血不通，筋脉痹阻，不通则痛。若病程日久，肝脾肾俱损，则会气血虚弱，筋骨失荣，不荣则痛。病初以邪实为主，邪在经脉，累及肌肉、筋骨、关节。久病多虚、多瘀，多表现为虚实夹杂证。

（一）外邪侵袭

《素问·痹论》中云："风寒湿三气杂至，合而为痹。"《素问·至真要大论》中记载："诸痉项强，皆属于湿。"《诸病源候论》中云："若中风寒……筋则挛急，不能

屈伸。"《医碥》中曰:"项强痛,多由风寒邪客三阳,亦有痰滞湿停。"本病因风寒湿邪侵袭,导致机体经络闭阻,气血运行不畅,"不通则痛",出现筋脉拘急挛痛,且因不同病邪的特点出现相应症状,形成不同证型的痹病。足太阳膀胱经和督脉是该病的主要发病部位。若风邪致病,其痹病部位不集中;若寒邪致病,其疼痛剧烈;若湿邪致病,其痛重着。王肯堂在《证治准绳》中提及:"颈项强急之证,多由邪客三阳经也,寒搏则筋急,风搏则筋弛。"可见颈项发生疼痛、强硬、拘急多因内、外邪气相搏于三阳经所致,并可出现颈部两侧肌肉紧张或松弛,这与西医学认为颈部疼痛因局部肌肉痉挛或萎缩,导致力学失衡的病理变化观点一致。《素问·痹论》中言:"各以其时,重感于风寒湿之气也。"指出外感六淫引起本病与季节变化密切相关。《灵枢·经筋》中有"经筋之病,寒则反折筋急,热则筋弛纵不收""阳急则反折,阴急则俯不伸"的描述,说明机体的经筋在病邪作用下,会发生僵硬或松弛无力等病理变化而导致疼痛。这一改变发生在颈椎部位,则表现为颈部疼痛、肌肉僵硬、活动受限等不适症状。

(二)正气亏虚

正气不足,卫外之气不固,邪气乘虚侵入,导致足太阳膀胱经的经气不和,督脉之气失去平衡,气血瘀滞,头、颈部疼痛。《素问·上古天真论》中云女子"五七,阳明脉衰,面始焦,发始堕",男子"七八,肝气衰,筋不能动……形体皆极"。《素问·阴阳应象大论》中曰:"年四十,而阴气自半也。"从以上论述可知,随着年龄的增长,身体精气渐衰,阴阳虚于内,机体抗邪能力下降,或因卫外失固、跌仆损伤、劳伤筋骨等因素,均可导致痹病的发生。《素问·评热病论》云:"邪之所凑,其气必虚。"《灵枢·百病始生》云:"风雨寒热,不得虚,邪不能独伤人……两虚相得,乃客其形。"故人体正气亏虚于内,外邪乘虚侵袭入里,是疾病产生的基础。《素问·痹论》云"大经空虚,发为肌痹"。《灵枢·五变》云:"腠理而肉不坚者,善病痹。"可见素体经脉空虚、腠理不坚、肌肤筋肉失养是痹病产生的基础。头为诸阳之会,颈项部又是督脉、膀胱经、胆经、三焦经诸多经脉通行之道,若诸经正虚于内,气血失充,加之邪伤经络,令气血失和甚至经脉闭阻,经气枢转不利,则会不通则痛或不荣则痛。

(三)气滞血瘀

若因挫伤、落枕或用力过度等,使肌肉、肌腱、韧带损伤,造成经络的损伤,离经之血滞留在脉外,气血阻滞不通,局部经脉闭塞,则见颈肩部疼痛,并可导致头痛,背部、上肢疼痛麻木,其痛多为刺痛,固定不移,不能按压,舌质紫黯或有瘀斑。日久还可导致手部肌肉萎缩,指甲凹陷没有光泽。

(四)劳损外伤

久劳外伤最易损伤形体,导致颈部出现疼痛症状。中医学认为,颈部疼痛与急慢性劳损密切相关。在《素问·宣明五气》中曰"久坐伤肉,久立伤骨,久行伤筋",明确指出人体"久劳"在外表现为形体损伤,在里表现为机体气血、脏腑损伤。《张氏医通》中记载"肾气不循故道,气逆夹脊而上,致肩背痛"及"观书对弈久坐致脊背痛"等描述,说明日常不良生活习惯或身体保持单一姿势,是导致身体慢性损伤的重要原因。每种职业都有自己独特的劳动姿势、负重程度及受力形式,长期保持固定的动作,会发生多方面的损伤,如久视、低头等不良姿势容易使脊柱的生理弯曲度改变，使脊柱周围的肌肉、韧带等受到异常牵拉，导致血液循环不畅，从而导致颈部疼痛。固定的劳损，导致颈部足太阳经、手少阳经、足少阳经及督脉交汇之处气血不畅，引起疼痛。在《理伤续断秘方》中有"劳伤筋骨，最易疼痛"的描述。《医林改错》中也有跌倒损伤，气滞血瘀，新血不生，诸般劳损，发为虚证，易感外邪等论述。说明劳损或外伤等都能对人体筋骨造成损伤，亦能导致颈项部疼痛等不适等症状。

综上所述，从颈部疼痛的病因病机，可知引发疼痛的原因包括内、外因素。外因主要为风、寒、湿等实邪侵袭经络脏腑，或跌仆损伤机体；内因主要是劳逸不当，素体虚弱，以致正气不足，卫外不固，外邪乘虚侵犯人体形成痹病。外因是致病的条件，内因是发病的基础，当内外因素相互作用，使机体经脉、经筋、脏腑气血失和，或久病瘀血停积，更易发病。本虚标实是颈部疼痛的病机特点。

八、颈部疼痛干预方式

（一）心理治疗与健康教育

慢性非特异性颈部疼痛病程迁延，易给患者带来焦虑、抑郁、悲观等负面情绪，严重影响患者的生活质量。因此，对患者的心理治疗以及普及疼痛教育和疾病管理等方面的宣传教育，是治疗该疾病必不可少的一环。有学者运用认知行为疗法、支持心理疗法以及引导进行放松练习等方法，对患者进行心理干预，发现心理治疗能够有效地改善患者的负面情绪，缓解疼痛症状。

（二）物理因子治疗

物理因子治疗，是一种使用声、光、电、磁、热等物理因子来治疗疾病的方法，是治疗慢性非特异性颈部疼痛的有效方法之一。

1. 激光治疗

激光是由电子跃迁所释放的能量，以光子的形式产生的一种物质，具有良好的热效应和生物效应。目前激光已经被广泛地运用在医疗行业，有不少学者应用激光治疗疼痛。在用高强度激光治疗慢性非特异性颈部疼痛的研究中发现，经过 6 周高强度激光治疗，患者颈部的关节活动度、疼痛程度及颈椎残疾指数均能得到较大改善，表明了高强度的激光能够有效治疗慢性非特异性颈部疼痛。

2. 电疗

电疗是指利用不同类型电流和电磁场治疗疾病的方法，是物理治疗中最常用的方法之一。电疗主要有直流电疗法、低频脉冲电疗法、中频脉冲电疗法、高频电疗法和静电疗法等。常用治疗慢性颈部疼痛的刺激部位是患者的颈肩部以及几块主要颈部肌肉（如胸锁乳突肌、斜角肌等）的起止点上。

（三）牵引治疗

颈椎牵引是常见的治疗颈部疼痛的康复方法之一。牵引疗法可通过对颈椎施以向上的作用力，以限制颈椎活动，缓解肌肉痉挛，纠正椎间小关节移位，扩大椎间隙和椎间孔，减轻椎间盘压力，改善突出椎间盘等对血管、脊髓神经的压迫与刺激，纠正"筋出槽骨错缝"，恢复"骨正筋柔、气血以流"正常的生理功能。决定牵引效果的因素有很多，不同的牵引模式会产生不同，牵引时间、重量、角度是影响牵引疗效的重要因素，这些参数的不同组合，对治疗慢性颈部疼痛的效果也不同，但是目前并没有用牵引治疗慢性颈部疼痛参数的最佳组合。而颈椎骨折脱位、骨质有破坏或者是接受牵引治疗后症状未见好转反而加重，都是牵引的禁忌证。

（四）非药物疗法

（1）推拿疗法 推拿疗法一般包括"正骨""理筋"两部分。推拿有推、拿、提、捏、点、按等多种操作方式，医者运用双手作用于特定的经络、穴位等处，并施以不同的手法，推拿产生的局部刺激可舒筋活络，化瘀止痛，松解粘连，缓解肌肉痉挛，从而起到理筋整复，疏通经络，调和气血，固本培元等的效果。结合正骨手法能够使颈椎骨与小关节移位与紊乱恢复正常，解放被压迫神经、血管，促进循环、消除水肿和炎症，达到治疗目的。

（2）针灸疗法 针灸疗法治疗颈部疼痛疾病目前已广泛应用于临床。针刺是指在中医学理论的指导下，将针具按照一定的手法和角度刺入人体特定穴位的方法。传统中医中有"气血瘀滞，不通则痛"的理论，而针刺按照不同的行针方法，不同的配伍组合和针刺不同的经络位置，能够发挥"疏通经络，调行气血"的作用，达到缓解疼痛、治疗疾病的效果。通过针刺局部腧穴，反射性地将交感神经兴奋性降低，促进病变部位血液循环，消除局部炎症和水肿，解除组织压迫，缓解痉挛，纠正小关节紊乱，使生物力学平衡，恢复颈椎生理曲度。

（3）小针刀疗法 小针刀是由朱汉章教授发明的一项新型治疗方法，针刀治疗能松解瘢痕挛缩和局部软组织粘连，恢复颈椎的动静力平衡状态，目前广泛地应用于颈椎病、肩周炎、腰椎间盘突出、软组织损伤等疾病。有学者运用小针刀治疗慢性颈部疼痛，效果很好。

（4）拔罐疗法 拔罐，是一种运用某些方法（抽气、燃气等）产生负压使玻璃罐、竹罐等器皿牢牢地贴于体表，以此来治疗疾病的方法。最常见的吸附方法为热吸法，即通过燃烧消耗容器内的空气产生负压，从而使容器紧贴皮肤。传统中医认为拔罐能够通经活络，祛湿散寒，行气活血，使疼痛部位的气血运行得到疏通，疼痛减轻，达到治疗疾病的效果。走罐是拔罐疗法中的一种常用技术，在中医理论中，走罐可以在患者身上按照一定的方向沿着经络移动，引导气血运行，通经活络，行气活血，从而达到治疗疾病的疗效。

（5）传统功法治疗 传统功法是一种保健、养生、祛病的方法，练习功法能够帮助人们调节身心平衡，达到治疗疾病，强身健体的作用。主要的锻炼功法有太极拳、五禽戏、八段锦等。

（6）运动疗法 运动疗法是治疗慢性颈部疼痛不可或缺的方法。在众多的治疗方法中，运动疗法可以使患者进行主动的自我调理、自我治疗以及自我康复。国内外大量文献研究表明运动疗法治疗慢性非特异性颈部疼痛有很好的疗效，例如渐进性肩颈运动可以提高慢性颈部疼痛患者的颈深、浅肌群的力量，增加肌肉功能，肩颈部的肌肉得到强化，发生慢性颈部疼痛的概率也能随之减少。颈肩抗阻运动能够缓解颈部疼痛，提高颈椎关节活动度，并且颈肩抗阻运动在提高颈部屈肌耐力和肩膀外展肌力量方面具有一定的优势。普通拉提运动可以减轻疼痛，降低颈椎残疾指数，缓解抑郁症状，提高生活质量，同时该运动还能够显著增强半棘肌的厚度。大部分慢性颈部疼痛的患者都会出现颈深肌群活动减少，颈浅屈肌活动增强，而患者在接受稳定性运动治疗后，屈肌耐力明显提高，肌电图图像也显示了胸锁乳突肌、前斜角肌和头夹肌等颈部浅肌群的肌电活动降低，稳定性运动可以增加患者颈深屈肌的耐力，并减少慢性颈部疼痛患者颈浅屈肌的活动，有利于治疗慢性颈部疼痛。

（7）脊柱手法治疗 整脊术的治疗部位通常都在颈胸段，医生可以在疼痛部位周围操作整脊，纠正脊柱关节的移位，拉伸、挤压、推按受损肌肉，促进该部位的血液循环，减少乳酸堆积，缓解疼痛。

（五）药物治疗

（1）口服中药　口服中药汤剂治疗颈椎病，根据发病的病因病机和患者的临床证候，分别运用祛风散寒、化痰除湿、行气活血、补益气血、滋补肝肾脾等方法。临床上常用的方剂或中成药有葛根汤、血府逐瘀汤、羌活胜湿汤、补阳还五汤、补肾活血汤、补中益气汤等。合理选用这些方药，可以有效缓解患者症状，疗效明显。

（2）外治中药　外治法是治疗颈部疼痛的常用方法，包括外敷法、热熨法、熏蒸法等。这类方法的原理是将中药的有效成分通过热力等透达病所，改善局部肌肉、韧带的血液循环，促使神经恢复，使肌肉组织间的炎症和水肿消退，达到温经通络、散寒除湿、舒筋活血、通络止痛的功效。

（3）口服西药　目前治疗慢性非特异性颈部疼痛的口服药物主要有对乙酰氨基酚、非甾体抗炎药以及阿片样药物。虽然大多数的口服药物会产生一些不良反应，但仍有学者认为镇痛是治疗退行性疾病的主要干预手段。非甾体抗炎药是当前使用最多的药物之一，一项评估非甾体抗炎药治疗慢性非特异性颈部疼痛的研究结果显示，单纯运用非甾体抗炎药而不进行其他任何治疗，也可减轻疼痛，促进颈部功能恢复。并且，有学者对不同种类的口服非甾体抗炎药做了研究，发现各种非甾体抗炎药治疗慢性颈部疼痛的疗效相似，并无明显差异。口服药物的主要不良作用是胃肠道反应，可引起上腹部的不适、恶心、呕吐等，长期服用会增加发生消化性溃疡的风险，同时口服药物也会加重对肝脏的负担。相比之下，外用药物产生的不良反应会较小

一点，如用双氯酚酸二乙胺乳胶剂缓解颈部肌肉、软组织的劳损及扭伤。

（六）手术治疗

颈部疼痛经保守治疗后一般可得到缓解或治愈，但经保守治疗后无效，病情严重影响患者日常工作及生活，且诊断明确、符合手术指征（各型颈椎病的手术指征不同）者则需行手术治疗。手术治疗的目的是充分去除压迫、重建颈椎的椎间高度及生理曲度，缓解患者的症状，同时保证颈椎的生物力学稳定性。

第二节　颈肌筋膜综合征

颈肌筋膜综合征（MPS），指颈部慢性痉挛、疼痛、僵硬、活动受限等症状，晨起或天气变化及受凉后症状加重，活动后疼痛减轻，常反复发作。本病多发于东北及华北寒冷和潮湿地区，多见于长期野外作业的各类人员，是临床颈肩部疼痛疾患中最常见的一种。多见于中青年，男性多于女性。

本病大抵属于中医学"肌筋痹"范畴。《素问·长刺节论》云："病在筋……不可以行，名曰筋痹。"《中医筋伤科学》中指出，"筋"即骨骼肌，也认为"筋"应指肌腱、韧带。《素问·痹论》中曰："痹……在于筋，则屈不伸。"又指出："痹在于骨则重……在于筋则屈不伸。"据此说明，本病的病变部位在肌肉、筋膜。

一、病因病机

（一）西医学认识

本病的病变部位主要在筋膜，表现为胶原纤维增生、增厚和纤维化，胶原呈透明、玻璃样变或均质化，血管周围有灶性淋巴细胞、组织细胞和浆细胞浸润，数量

不等的嗜酸性粒细胞浸润，可见血管扩张和增生。筋膜中增生的胶原组织可伸向皮下脂肪小叶间隔内，将部分脂肪小叶包裹在硬化损害内，还可波及下面的肌肉，发生浅表肌肉炎症，肌束间血管周围有淋巴细胞、浆细胞和嗜酸性粒细胞浸润。少数病例真皮亦可有上述轻度病变，表皮正常，少数可有轻度萎缩和基底层色素细胞增多。该病可与上呼吸道感染并发，有肌肉感冒之称。如遭遇天气变化、寒冷潮湿或身体过度劳累及精神紧张等因素的刺激就可能加重，易被漏诊或过度检查治疗。其发病因素如下。

1.急性创伤史

曾经在劳动或活动中发生急性颈部软组织创伤，未及时治疗或治疗不彻底，留下隐患形成激痛点。

2.慢性劳损

本病多发于长期伏案低头工作者，如会计、作家、检验员、电脑程序员、打字员等。因长时间伏案工作，活动较少，或长期处于单一的特定姿势，或肩部持续性负重，过度劳累，天长日久形成慢性劳损。

3.诱因

除了有急性创伤史和慢性劳损外，还有下列诱因。

（1）机械性压力　如身体结构不健全，包括颈椎生理曲度异常、小关节移位、不正常的咬合习惯、肌力不平衡等导致肌肉长期受到压迫。

（2）系统因素　包括营养不均衡、铁钙钾等矿物质不足、神经内分泌功能不全、代谢异常、睡眠质量不良等。

（3）心理因素　如抑郁、强迫症、慢性焦虑状态。

（4）环境因素　寒冷潮湿，盛夏贪凉，露卧当风，或剧烈活动后，迫不及待地吹风、淋浴，或长期从事水下、野外作业，或冒雨涉水，住处阴暗潮湿，或气候变化无常，冷热交错，不慎衣着等，都会严重影响肌肉筋膜的营养和代谢。

（二）中医学认识

《素问·长刺节论》中曰："病在筋，筋挛节痛，不可以行，名曰筋痹。"又曰："病在肌肤，肌肤尽痛，名曰肌痹，伤于寒湿。"肌痹与筋痹的病因一般由虚、寒、湿、瘀三因素所致。但筋与肌肉的关系密切，故一般多将两者合并讨论。中医学认为，颈肌筋膜综合征的外因是感受风寒湿邪、外伤劳损等，导致筋膜受损，瘀血凝滞，肌肉痉挛，经络阻闭，气血运行不畅，内因则多因肝脾肾亏损，筋脉、经络失养，从而发病。

1.外感六淫

运气学说认为，阴阳相移，寒暑更替，气候变化具有一定的规律，一旦变化异常，六气太过，就会形成六淫。其中风、寒、湿三邪为诱发本病的重要外因，三邪致病往往并存。根据六淫的致病特点，风邪为百病之长，常兼他邪伤人，因其具有轻扬开泄之性，故为致病的先导，又属阳邪，易使人体的腠理毛孔开张，湿邪、寒邪更易依附于风邪侵入人体。其中湿性黏滞、重浊，易阻滞气机，致机体困重乏力，病程缠绵。且湿邪为阴性，易伤阳气，尤其易伤脾阳，脾阳受损，清阳不升，湿浊不降，导致湿邪留滞筋肉之间。《素问·举痛论》曰："寒气客于脉外则脉寒……缩蜷则脉细急……故卒然而痛。"说明寒性凝滞，收引，可使气血津液凝滞，经络血脉阻滞。因此，风、寒、湿三邪致病，随风邪侵入人体，而且湿邪黏滞，寒邪凝滞收引，致经络气血不通，不通则痛。加之肢体筋脉拘紧，肌筋亦细急缩蜷，因此本病证型多属寒证。

2.肌筋劳损

肌肉、筋膜的劳损存在静态式和动态

式两种。《素问·宣明五气》中提到"久坐伤肉，久行伤筋"。"久坐伤肉"是指肌肉因长时间挤压，局部气血失于输注，此为肌筋的静态式损伤，多与现代人长久伏案工作、体姿不正及缺乏运动有关，导致颈部肌肉经久受累而发病。"久行伤筋"为肌肉损伤之动态式，肌筋维系着人体肢节的固定及运动，且肢节运动有度则安，过度则损，若环周之肌肉、筋膜过劳或受到暴力，屈伸无度，引发致病。《医宗金鉴·正骨心法要旨》中曰："若素受风寒湿气，再遇跌打损伤，瘀血凝滞肿硬筋翻。"再度强调了肌筋正气虚弱或受损时，易被外感淫邪侵袭。

3. 脏腑病变

本病的形成，与肝脾功能密切相关。《脾胃论·脾胃胜衰论》中曰："……脾胃俱虚，则不能食而瘦……脾虚则肌肉消。"若脾胃虚弱，气血生化乏源，肌肉、筋脉失养，可致肢体活动受限。诚如《素问·太阴阳明论》中曰："今脾病不能为胃行其津液……脉道不利，筋骨肌肉，皆无气以生，故不用焉。"若病程日久，可表里传变，诚如《素问·痹论》中所言："肌痹不已，复感于邪，内舍于脾。"肌肉、筋膜发病，复感风寒湿邪，易致脾气虚弱，若如此往复传变，则气血亏损，易致神疲乏力，纳差食少，少气懒言，大便溏薄，舌质淡，舌苔薄白，脉沉缓无力等严重的脾胃气虚之象。《素问·上古天真论》中载："七八，肝气衰，筋不能动。"由此说明，肝主筋，肝气充盈，筋方能柔韧伸屈，维系四肢百骸功能有序有度，反之，肝气虚弱，则筋失所养而引起筋软无力或僵硬等。肝气郁结迁延日久，肝气失于疏泄，可致肝阳偏盛，或损及脾肾。若寒、湿之邪乘虚伤及筋"上工治未病……见肝之病，知肝传脾"。故四肢困重，疲乏无力，胃脘痞满，面色萎黄，舌质黯淡，形成筋脉挛缩引发痛疾。

《素问·痹论》中载"筋痹不已，复感于邪，内舍于肝"。筋脉的异常可影响气血运行，因此十二经脉的气血运行与肝主疏泄、疏通筋脉的功能有关。

二、临床诊断

（一）辨病诊断

1. 诊断要点

本病的诊断，主要依据临床症状和体征。

（1）临床症状和体征　主要表现为颈部肌肉慢性疼痛，晨起或天气变化及受凉后症状加重，活动后则疼痛减轻，常反复发作。急性发作时，局部肌肉痉挛，颈项僵直，活动受限。疼痛区域内有激痛点，按压激痛点可出现传导痛，有时可放射至肩臂部、上背部及头部，是引起颈肩部疼痛的常见病。体格检查时可摸到明显的痛点、痛性结节（筋膜脂肪疝）、索状物。压痛部位位置较深，靠近关节部。

（2）病程　发病缓慢，病程较长，可持续数周或数月，也因受凉或头颈长期处于不协调或强迫姿势后而发病。

2. 相关检查

（1）X线或红外热像检查　X线或红外热像检查仅能初步诊断病情，X线检查可无明显异常，仅表现颈椎生理弧度改变。

（2）实验室检查

①血常规：红细胞和血小板计数可轻度减少，部分患者可有嗜酸粒细胞增高。

②血沉：血沉或抗"O"试验稍增高（约半数患者血沉增快）。若并发血液学障碍，则可见相应的血细胞异常及骨髓异常。

（3）超声影像检查　可显示肌肉的厚度较正常侧增大、肌筋膜的回声增强、肌肉增厚伴回声减弱、肌肉增厚伴肌肉明显变形以及肌肉变薄回声增强等。

（4）皮肤电位测定　皮肤电位测定可

发现激痛点呈高电位特性。

（二）辨证诊断

1. 风寒湿型

（1）临床证候 颈项强痛，活动不利，恶寒，头重痛如裹，舌质淡，苔薄白腻，脉浮紧。

（2）辨证要点 颈项强痛，恶寒，头重痛如裹。

2. 脾肾虚弱型

（1）临床证候 颈部酸痛，少气懒言，倦怠无力，食欲不振，畏寒，小便清长，大便稀溏，舌质淡，舌体胖，苔薄白腻或白滑，脉沉弦。

（2）辨证要点 颈部酸痛，倦怠无力，畏寒，小便清长。

3. 肝郁气滞型

（1）临床证候 颈部疼痛，气机不畅，活动不利，两胁不舒，善太息，舌淡苔薄白，小便不利，脉弦。

（2）辨证要点 颈部疼痛，活动不利，两胁不舒，舌淡苔薄白，脉弦。

三、鉴别诊断

（一）西医学鉴别诊断

1. 颈椎病

颈椎病是因颈椎骨关节增生造成的颈项僵硬、活动障碍和肩臂痛，其症状亦可以颈肩某处疼痛为主，甚至可延及上肢，但无固定压痛点。X线片有相应改变，颈牵引可缓解疼痛。

2. 颈项部扭伤

颈项部扭伤有明显的颈项部外伤史，病程短。颈项部无结节，按摩治疗疗效较好。颈肌筋膜综合征有炎症指标的改变。

3. 落枕

落枕急性起病，病程短，休息1~2天即可自愈。严重者经推拿、按摩、热敷等，

1周以内多能痊愈。多与不良的睡眠姿势有关。

4. 前斜角肌综合征

前斜角肌综合征多为女性，动脉搏动与上肢体位改变有明显的关系，有神经根受损症状，甚至肌肉营养改变，但无结节。

5. 其他

头颈部其他急性炎症、重感冒、风湿热及其他发热病可以引起颈部肌肉广泛疼痛或僵硬，但原发病治愈后，肌肉症状也随之消失。

（二）中医学鉴别诊断

流痰（颈项部脊柱结核）

该病多发于脊柱，其次下肢，可走窜他处，一般为单发，脓肿形成后常可走窜，患处隐痛，起病慢，化脓迟，但溃后不易收敛，且关节骨性变形较少。

四、临床治疗

（一）提高临床疗效的基本要素

本病以经络气血阻滞为主，但因患者体质不同及患病期间感受风寒湿之异，而各有不同症状。宜综合治疗，内外兼顾。综合治疗时去除病因是治疗的前提和基础，对"激痛点"的治疗是关键，运动疗法是巩固疗效和恢复机体功能的重要手段。中药内服、中药外敷、针灸、推拿、导引等各具特点的治法综合治疗疗效更好。根据本病反复发作的特点，运用中医药长期治疗，可寓防于治，防治结合，标本同治。

（二）辨病治疗

临床治疗本病，有非手术治疗和手术治疗两大类，但以非手术疗法为主。

1. 药物疗法

目前常用治疗本病的药物包括骨骼肌松弛药、苯二氮䓬类药物、非甾体抗炎药、

抗抑郁药物及外用镇痛药物等。

（1）骨骼肌松弛药　骨骼肌松弛药常见的有替扎尼定、盐酸乙哌立松等，对于急性损伤有一定疗效，然而对部分慢性颈肩肌筋膜疼痛综合征的患者因肌肉并不紧张，所以效果不佳。

（2）苯二氮䓬类药物　苯二氮䓬类药物具有松弛肌肉和抗焦虑的作用，但临床应用时需注意该类药物的不良反应。

（3）非甾体抗炎药　非甾体抗炎药具有止痛、抗炎、解热以及抗血小板的作用。塞米昔布、对乙酰氨基酚等是临床上常用的止痛药物，但对胃肠道不良反应大，且不能根治本病。

（4）抗抑郁药　抗抑郁药物在治疗肌筋膜疼痛中并不少见，常见的药物有5-羟色胺选择性重摄取抑制剂，如"盐酸度洛西汀"常被用于治疗肌筋膜疼痛，但目前尚未能解释抗抑郁药物对中枢系统的止痛机制，可以肯定的是长期慢性疼痛与抑郁症存在一定的关系。

2. 局部阻滞疗法

局部阻滞疗法是目前临床上治疗MPS效果较为明显的疗法，通常的做法是对肌筋膜激痛点进行阻滞治疗。目前常用的阻滞药物主要为利多卡因、营养神经药物、透明质酸酶等，这些药物具有消炎止痛、降低局部软组织张力的作用，同时具有加快炎症物质吸收和破坏疼痛传导通路的作用。虽然局部阻滞疗法疗效确切，但是亦有不少不良反应，包括肌肉及软组织损伤、过敏反应、胃肠道反应、循环及呼吸功能衰竭等。

3. 干针疗法

干针疗法是指仅用注射针头，而不使用任何药物，在激痛点循不同方向反复穿刺的疗法，目前主要用于治疗MPS。干针疗法可以将粘连的肌组织松解，破坏激发点，达到治疗MPS的目的，同时避免了药物注射的不良反应。

4. 物理疗法

物理治疗，又称理疗，是指利用各种物理因素刺激机体，起到调节、恢复机体生理功能的作用。主要分为两大类，自然因素理疗和人为因素理疗。自然因素的理疗利用日光、大气、海水等自然因素进行物理治疗。人工因素的理疗主要包括电疗、光疗、热疗、声疗等。物理疗法具有如下作用：①解除局部肌肉紧缩状态。②促进局部微细血管扩张，改善局部血液循环。③加速炎症物质的消散。④降低感觉神经的兴奋性作用。理疗因其无创、安全性高、不良反应少而受到广大患者青睐，医师需针对患者病情的，为患者选取合适的理疗。目前新兴的物理疗法形式多样，在物理治疗中经皮电刺激疗法、远红外线疗法、运动疗法以及体外冲击波治疗是主要的四大基础疗法。

（1）远红外线疗法　有学者根据热学说作为理论依据，认为红外线产生的热能可以改善局部的微循环，并且降低感觉神经的兴奋性，从而达到消炎止痛、修复组织的作用。治疗颈部疼痛时采用红外线灯照射后颈部及压痛点处，照射距离为30~60cm，每次照射时间15~30分钟，以皮肤颜色潮红出现红斑而患者感觉舒适为宜，每日1次，10~20次为1个疗程。

（2）经皮电刺激疗法　经皮电刺激疗法是依据加拿大心理学家Melzack和英国生理学家Wall提出的闸门控制理论学说，认为高频、低强度的电刺激（一般认为80~110Hz为高频，波宽0.1~0.2ms为低强度）可以刺激Aβ纤维产生兴奋，抑制细胞纤维的疼痛刺激传导，该理论结合了中医的针灸学说进行了扩展。

（3）体外冲击波疗法　用体外冲击波治疗颈肩肌筋膜疼痛依据的是机械波学说，体外冲击波根据其形成的机械效益，对人体肌肉肌筋膜组织产生拉应力和压应力，拉应力松解组织，压应力改变细胞形态，促进细胞摄氧。

（4）运动疗法　肌肉拉伸疗法对早期的激痛点十分有效，拉伸必须循序渐进，不能超过患者肌肉活动耐受范围，其原理在于通过拉伸拉长了肌节，减少肌球蛋白和肌动蛋白之间的重叠，减少能量消耗，"能源危机"被中断。然而，因为激痛点会限制肌肉活动范围，拉伸超出该范围将导致疼痛，诱发不自主肌肉收缩使其恢复到舒适的长度，并且增加交感神经活性，刺激痛点。因此，应该先在被拉伸肌肉皮肤表面给予冷冻喷雾剂再进行肌肉拉伸，皮肤突然冷却和喷雾剂的触觉刺激能抑制疼痛，当反射运动和自主神经运动的疼痛被抑制后，可以给予更有效的放松和肌肉拉伸。

（三）辨证治疗

1.辨证施治

（1）风寒湿型

［治法］散寒祛湿，养血祛风。

［方药］羌活胜湿汤加减。羌活 15g，独活 12g，藁本 9g，防风 12g，川芎 12g，蔓荆子 3g，炙甘草 6g。

［加减］若恶寒较重者，可加川乌、桂枝，以散寒止痛；若湿邪偏重，麻木不仁，周身酸困者，加白术、杜仲、苍术、薏苡仁，以健脾益肾，祛湿通络。

（2）脾肾虚弱型

［治法］温补脾肾，强筋壮骨。

［方药］四神丸合当归四逆汤加减。肉豆蔻 12g，补骨脂 15g，吴茱萸 12g，续断 15g，盐杜仲 15g，当归 15g，桂枝 12g，细辛 3g，通草 9g，炙甘草 3g。

［加减］若手足逆冷，畏寒甚者，加附片、干姜，以温补脾肾；大便溏薄者，加党参、白术、薏苡仁，以健脾化湿；若久

治不愈，反复发作者，加地龙、全蝎，以加强通络之功。

（3）肝郁气滞型

［治法］疏肝理气。

［方药］柴胡疏肝散加减。柴胡 12g，白芍 15g，枳壳 12g，陈皮 12g，川芎 12g，香附 12g，炙甘草 3g。

［加减］颈部疼痛甚者，加葛根、羌活、片姜黄，以解肌活络止痛；两胁胀满甚者，加醋三棱、醋莪术，以疏肝活血止痛；久病不愈者，加黄芪、党参、当归、桂枝、鸡血藤，以益气养血通络。

2.外治疗法

（1）针刺治疗　肩外俞（双），阿是穴，膏肓（双），风门（双），风池（双），后溪（双）。患者俯卧位，颈背部皮肤暴露，常规针刺得气后，采用电麻仪，分接于风门、肩外俞、阿是穴上，采用疏密波，刺激强度以患者能接受为度，时间为 30 分钟，每日 1 次，10 次为 1 个疗程，休息 3 日，继续下 1 个疗程。

（2）手法整复　病理性颈椎棘突偏歪者，需用颈椎定点旋转手法整复。扳法：患者取端坐位，医生站立在患者的后侧，以左（或右）手拇指放在患棘突的右（或左）侧，其余四指放在患者颈肩左（或右）侧，右（或左）手手掌置于患者左（或右）颈部，掌心在左（或右）下颌角处，令患者头颈前屈 30°~45°，头面部向右（或左）并偏屈 30°~40°，随后徐徐向右（或左）后侧旋转，使患者的右（或左）侧头面部靠着医生的腹部稍用力，即左（或右）手拇指向右（或左）侧扳动，右（或左）手向右（或左）后侧旋提，爆发力用在一瞬间，常可听到"咔"的一声（但不必强求"咔"声），手法告毕，切勿粗暴用力。

（3）封闭治疗　用 1% 普鲁卡因和醋酸泼尼松 1ml 行局部痛点封闭。取肩井、天

宗、臂臑、曲池、合谷、尺泽、太渊、阳池穴。每次选3~4穴。

（4）中药离子导入疗法　处方为制草乌15g，干姜20g，威灵仙30g，羌活20g，川芎20g，当归20g，透骨草30g，地龙20g，细辛10g，汉防己40g，乳香10g，没药10g。上药加水1600ml，浸泡2小时后，文火煎30分钟，滤出药液约800ml，第2煎加水1000ml，沸后文火煎20分钟，滤出药液约600ml，两煎合液备用。治疗时用8层白纱布，外包1层白绒布，做成8cm×12cm的布垫，将其置于40~50℃的药液中浸透后稍拧干，放置于颈部压痛点，通过铅板电极连接电疗机阳极，将阴极置于一侧天宗穴或疼痛传导所致的部位。电流量2~10mA，时间20~30分钟，每日1次，12次为1个疗程，2个疗程间休息3~5天。

（5）小针刀疗法　寻找局部最明显的压痛点、触发结节、皮下硬结，做好标记。用4号针刀在标记点快速的刺入，纵形提插数次后沿肌纤维走行纵形疏通剥离数次。然后覆盖无菌的敷料。

（6）贴法　局部有明显压痛点或肿胀者可选用祛风除湿、活血化瘀的膏药，如风湿止痛膏（中成药）、麝香壮骨膏（中成药）等外贴。

（7）搽法　病情较轻，疼痛不剧者，也可选用简便的方法，如外搽正红花油（中成药）。

（8）热熨法　多用于疾病慢性期，反复发作，疼痛一般，颈项疲劳不适者。方药为荆芥、防风各15g，桂枝、海桐皮、川楝子、桑枝、防己、透骨草各9g，羌活、独活各6g。上药共为末，装在布袋内，扎紧袋口，煎热，烫熨在损伤局部，以达到活血舒筋之功效，注意勿使烫伤。

（9）痛点埋线疗法　先找到病灶痛点，用9号针头套住2寸长的针灸针，将0号羊肠线置于针管内，长度1~1.5cm，将针头刺入标记的痛点，得气后将线推入皮下肌肉层，同时退针，最后在针孔外敷盖消毒纱布，该疗法10天埋线1次，每次埋线2个痛点，治疗3次为1个疗程。

（10）拔罐疗法　先沿着背部膀胱经走罐，待皮肤潮红后，在压痛点或结节处刺络放血，再加拔火罐，放血量2~10ml不等，5次为1个疗程。

（11）推拿疗法　取患者背部最敏感的压痛点，以其为重点进行揉按，用肘尖弹拨患处竖脊肌，最后辅以擦法、推法，5次为1个疗程。

（12）火针疗法　取华佗夹脊穴、压痛点及条索结节处施火针。操作要点：先将针烧至针尖发红，再向夹脊穴速刺，进针深度一般0.3~0.5寸，针刺时注意避开血管，每次3~5处穴位，3天治疗1次，20次为1个疗程。

（四）医家诊疗经验

1. 张磊

张磊教授用补中益气汤加味配合手法治疗项背肌筋膜炎，疗效显著（黄芪30g，党参10g，当归12g，炒白芍12g，羌活、防风、丹参各9g，陈皮、升麻、柴胡各10g，生甘草5g）。外感风寒者加葛根、桔梗；天气变化痛甚者，加海风藤、威灵仙；有外伤者，加姜黄、苏木。手法治疗用指揉、掌指按揉弹拨、擦法等手法。

2. 韦绪性

韦绪性教授纵览历代医家治痹用药之道，多以祛邪通络为原则，然伏邪痹病绝非祛邪诸法所能根治。究其原因，除了重视传统的久痛多瘀、久病入络之说外，还应重视下列"三必"因素。一是久痹湿必伏，由于湿性重着黏腻，故临证治痹，风邪可祛，寒邪能散，热邪易清，但湿邪难除，湿聚成痰更易成为痼疾；二是久痹肾必伤，使精气亏虚，骨节失养而不用，关节也易成为留邪之所，而五脏之虚，唯元气难补；三是风药必伤阴（血），用麻黄、羌活、独活之类风药治疗痹病，虽可缓一时之痛，但因其辛温燥烈，久用势必耗伤阴血，阴血愈虚，邪气愈恋，深入筋骨，而痹难愈。因此，治疗久痹应以温肾散寒、搜风祛湿、宣痹通络为法，治疗伏邪痹病应重在因势利导，疏达外透，依据"太阳为少阴出路"之说而立法，即使太阳证不显，亦应在扶正的基础上，加桂枝等以疏达太阳经脉，使邪外透。同时，还宜重视养血活血，即所谓"治风先治血，血行风自灭"。

五、预后转归

本病的预后较好，但应注意病情避免反复。若疑末梢神经卡压、局部脂肪脱垂且上述治疗效果不显者，可考虑局部手术治疗。

六、预防调护

（一）预防

冬季及早春季，应注意保暖御寒，深秋季节避免居住场所潮湿。野外作业时注意多穿衣保暖。夜间睡眠，避免受凉。夏日勿贪凉，尤其注意勿大汗后立即冲冷水浴。长期固定体位工作的人员，应注意活动颈、肩、背部。可在参考颈椎运动方式的基础上，做旋动双肩，伸展上肢，交叉摸肩，扩展双臂等动作。一旦发病，积极治疗，以免造成更大的痛苦。做到未病先防，既病防变。

（二）调护

运动锻炼，MPS可因患者不注意而再次发病，适当的体育运动对本病的恢复有促进作用。因此，为了预防MPS的再次发生，医师应指导患者进行正确有效的功能锻炼。目前功能锻炼的方法主要包括悬吊单杠及功能锻炼操。功能锻炼可以拉开颈项部痉挛的肌肉，松解粘连的肌筋膜，改善肌肉筋膜软组织的血液循环，消除大量的炎症物质，因此能有效地预防复发。但应注意不宜过度锻炼。

主要参考文献

［1］石跃. 合谷刺法治疗颈肩肌筋炎［J］. 时珍国医国药，2016，17（11）：2288-2289.

［2］王婧，刘敏，时国臣. 电针颈肩部阳经穴加针刺后溪治疗颈肩肌筋膜炎疗效观察［J］. 实用中医药杂志，2014，30（5）：445.

［3］赖建辉. 内热针治疗颈肩肌筋膜炎临床观察［J］. 光明中医，2018，33（12）：1777-1778.

［4］张剑飞，黄艳霞，盛正和，等. 燔针劫刺法治疗颈肩肌筋膜炎的临床观察［J］. 医学信息，2017，30（2）：167-169.

［5］李新伟，杜嘉，谭克平，等. 浮针疗法治疗项背肌筋膜炎临床疗效评价［J］. 上海针灸杂志，2016，35（10）：1242-1244.

［6］谢建谋，虞露长，陈庆辉，等. 毫火针治疗项背肌筋膜炎的临床疗效观察［J］. 中医外治杂志，2016，25（5）：7-8.

［7］王震生. 银质针治疗项背肌筋膜炎的效果［J］. 实用疼痛学杂志，2014，10（2）：147.

［8］朱博文，苏一帆，金煜，等. 合谷刺法治疗项背肌筋膜炎的疗效观察［J］. 中国中医急症，2018，27（5）：891-893.

［9］黄迪，刘锦. 排刺法治疗项背肌筋膜炎52例临床疗效观察［J］. 内蒙古中医药，2018，37（3）：62-63.

［10］梁木荣，石慧芳，龚声敏. 冲击波肌筋膜疼痛触发点治疗颈肩肌筋膜疼痛综合征的疗效观察［J］. 医学理论与实践，2020，33（14）：2311-2312.

第三节　项韧带钙化

项韧带钙化系指颈后筋肉（主要指项韧带）由于外伤、颈项部积累性劳损使韧带撕裂，广泛出血，日久韧带变性，钙化，而出现颈项痛，表现出类似颈椎病的症状。它是颈肩疼痛的常见原因之一，多见于成年人。大抵属于中医学"筋骨痹"之范畴。

一、病因病机

（一）西医学认识

头的过度前屈、长时间枕高枕头、仰卧或持续低头工作，易使项韧带疲劳而产生积累性损伤。韧带在被牵拉状态下，其附着点处是受力最集中的地方。因此，其附着点处就容易被牵拉伤，韧带少量轻微撕裂、断裂、出血，在不断的损伤和修复过程中，韧带和其他组织之间发生粘连、结痂。人体颈项部在不断劳损的状况下，为了加强韧带和附着点的力度、强度，将大量的钙质、磷质输送到这里，钙盐不断沉积，形成项韧带钙化。因此，持续反应的牵拉性损伤易使在下位颈椎的附着点处、枕骨粗隆下缘附着点处或在项韧带两侧的肌肉附着处，出现韧带变性、变硬，甚至钙化，拇指触诊时常有弹响声。若患者有颈椎病，在颈椎间盘及颈椎关节退行性病变后，颈椎失稳，增加项韧带的负荷和受伤概率。

（二）中医学认识

中医学认为，人体若"肾气平均，筋骨强劲""肌肉丰满"，气血疏通，精气充盛，筋骨强壮，则"正气存内，邪不可干"。若精血不足，肝肾素亏，则筋肉失养，不荣则痛。若颈部活动过度，易致筋肉和脊柱劳损，引起筋脉不舒，气血凝滞，

不通则痛。过劳则耗气，或肝肾精血虚弱，或筋肉反复损伤，以致局部瘀血，粘连成块，致肢体筋脉不舒。以上病因病机，以肝肾不足为本病的内因，也是其关键因素。此外，除了因年龄导致肾气渐衰、肝肾功能不足外，人体内外诸如正气虚衰、精血亏损、外邪侵袭、跌仆损伤等致病因素，亦可以使肝肾生理性退变。

二、临床诊断

（一）辨病诊断

1. 诊断要点

患者有项韧带钙化时，可以毫无症状，往往在常规体格检查时才被发现。患者一般都有颈部疼痛，疼痛可向肩背部放射，颈项屈伸时疼痛加剧，抬头或颈项后伸时减轻，酸胀不适，有项韧带纤维结节形成。于项韧带分布区触及项韧带有条索感或有弹响音。局部常有压痛存在，多局限为一个颈椎棘突尖。还有一部分患者平时表现为颈项痛，程度不一，有的主要表现为颈椎病类似症状，并有椎体退行性变化，其变化阶段常与项韧带钙化在同一水平。

因外伤所引起者，有明确外伤、肿胀、瘀血等病史，呈现颈项部慢性钝痛。项韧带钙化或骨化，多位于棘突游离缘之外，其排列方向与棘突所指方向相垂直。多数"挥鞭"性损伤为颈椎屈曲性，但也可出现在后伸加速度损伤中。后伸时，枕部向后可撞击至后背，这种大幅度后伸已超出正常功能范围，故损伤程度也与屈曲性挥鞭伤相似，两种挥鞭伤伤势都较重，但损伤的部位不同。后伸性损伤者，在急性期可发生颈前软组织严重损伤，如食管损伤、咽后壁血肿，晚期可能出现吞咽困难、声音嘶哑，累及交感神经时，可出现瞳孔缩小、视力模糊、椎动脉痉挛、眩晕、耳鸣

等症状。如项韧带钙化又伴有上述症状时，可能在受伤时遭受两种暴力，不过这种现象比较少见。

2. 相关检查

X线摄片：侧位片可见有明显软组织密度增高。

（二）辨证诊断

1. 肝肾不足型

（1）临床证候　颈部疼痛，僵硬，屈伸不利，活动时疼痛明显，静止时疼痛减轻或消失，同时兼有腰膝酸软，头晕眼花，耳鸣，耳聋，倦怠乏力，舌质淡，舌苔薄白，脉弦或弦细。

（2）辨证要点　颈部疼痛，僵硬，腰酸膝软。

2. 风寒湿阻型

（1）临床证候　颈部疼痛沉重，疼痛遇寒加重，酸困重着，喜温恶寒，得温则缓，苔薄白或薄白腻，脉浮或浮缓。

（2）辨证要点　颈部疼痛沉重，疼痛遇寒加重，酸困重着。

3. 气血痹阻型

（1）临床证候　颈部疼痛日久，痛如针刺，屈伸不利，入夜痛甚，舌质黯或有瘀斑，苔薄白，脉弦。

（2）辨证要点　颈部疼痛日久，痛如针刺。

三、鉴别诊断

（一）西医学鉴别诊断

1. 颈椎病

颈椎病患者无明显外伤史，呈慢性起病，臂丛神经牵拉试验、头部叩击试验、椎间孔挤压试验等阳性是其特征之一；可伴有其他神经功能障碍。X线片侧位可见生理前凸消失，骨赘形成，椎间隙变窄等。MRI检查可清晰地显示髓核后突的部位、形态及深度，X线平片显示椎体后缘有骨赘形成，或正位上显示钩椎增生明显，斜位片除骨质增生外，椎间孔矢径与上、下径均减少。而项韧带钙化无颈椎骨关节影像学改变。

2. 颈棘间韧带和项韧带损伤

颈棘间韧带和项韧带损伤有颈屈位受伤史，特别是有颈部"挥鞭"样损伤，颈后疼痛剧烈而持久，颈后常有固定压痛点。项韧带钙化是一个慢性发病过程，X线可见颈后的项韧带钙化点。

（二）中医学鉴别诊断

本病需要与痿病相鉴别。虽同有肢体疾患，但痿病以手足软弱无力，甚至肌肉枯萎瘦削为特征，关节相对"变大"，但无疼痛及活动受限。

四、临床治疗

（一）提高临床疗效的基本要素

在准确地与颈椎病、颈棘间韧带和项韧带损伤鉴别诊断的基础上，四诊合参，准确辨证。本病多因精血不足，肝肾素亏，筋肉失养所致，或颈部活动过度，致筋肉和脊柱劳损，引起筋脉不舒，气血凝滞致痛发病，或过劳伤气，气虚而精血虚弱，使局部瘀血，粘连成块，肢体筋脉不舒而发病，肝肾不足为本病的内因，也是关键因素。在治疗上，以中医学的手法治疗为主，同时酌情配合活血化瘀、补益肝肾等药物，内治、外治结合。

（二）辨病治疗

本病的诸多治疗方法中，主要以中医疗法为主。中医治疗本病的方法很多，手法理筋、针灸、针刀、药物、热敷等均有良好的效果。

1. 手法治疗

取穴天柱、风池、哑门、大椎、阿是

穴、颈夹脊穴、肩中俞、肩井穴，项部两侧肌肉，棘间韧带和项韧带部。手法有一指禅推法、㨰法、按法、揉法、拿法、弹拨法、振法、点按法、捏拿法。用轻柔的按揉、一指禅推法、振法在颈项及肩部治疗 5 分钟，配合轻缓的头部前屈、后伸及左右旋转活动，使局部组织放松。用较重的按压、一指禅推法、弹拨等手法在颈部项韧带及钙化区域治疗约 5 分钟。然后用揉捏、点按、㨰法等轻柔手法在颈项及肩部施术 3 分钟。最后用擦法在项部治疗，重点在项韧带钙化区，以透热为度。可涂适量的润滑油或配制药膏，通过药物渗透加强疗效。

2. 物理治疗

中药离子导入疗法。方药川乌、草乌各 1000g，丹参 60g，以 50% 乙醇 1000ml 浸泡 7 天后去渣存液备用。用超激光照射治疗，选用 70%~100% 功率，采用 C 型镜头，与照射部位保持一定的距离，照射 5 秒，停 2~5 秒，共照射 8 分钟，10 次为 1 个疗程，对慢性顽固性疼痛有明显的缓解效果，是一种简便、安全、有效的方法，如配合神经阻滞治疗效果更佳。

3. 小针刀疗法

令患者俯卧，颈稍前屈，选压痛点部位为进针点，在严格无菌操作下，针刀刀口线和颈椎棘突顶线平行一致，和颈部平面呈垂直角度刺入，到达病灶，可用切开法剥离数刀，然后再横行铲剥两下，但剥离时应尽量将骨化周围彻底剥离。针刀治疗可以促进骨化组织吸收，还能恢复项韧带的应力平衡，使附着于项韧带的各组肌肉之间应力协调，以减轻疼痛。一般针刀治疗每周 2 次，间隔 3~4 天。

4. 封闭疗法

将药物注射于钙化组织周围及钙化组织内。常用 1% 普鲁卡因 5~8ml，加泼尼松 25mg，痛处局部注射封闭，5~7 天 1 次，3 次为 1 个疗程。

5. 神经阻滞疗法

患者俯卧或坐位，头稍前屈。因项韧带位于颈后正中线，相当于其他椎体的棘上韧带，但更坚强。常用注射部位选择第五、第六颈椎水平处。X 线片显示钙化部，也是常选用的注射进针处，针刺入后，徐徐深入可至棘突上缘，进行注射，同时亦可分次向两侧的筋膜层浸润，必要时也可浸润到椎板浅层。上下范围可根据病情而定。注射药液配制为 2% 利多卡因 5ml 联合维生素 B_{12} 0.5~1mg，注射用生理盐水加至 20ml，对症状较重者可适当加入地塞米松 5~10mg。不主张一律应用激素，只对急性痛或顽固性疼痛者适当应用，还应短期并控制剂量使用。注射时应注意进针不要过深，要注意回吸，当无血、无脑脊液时方可注入药物。早期注射治疗较晚期注射治疗效果好。

（三）辨证治疗

1. 辨证施治

（1）肝肾不足型

［治法］滋补肝肾，强壮筋骨。

［方药］补肾壮筋汤加味。熟地黄 15g，白芍 15g，当归 15g，吴茱萸 12g，茯苓 15g，续断 15g，杜仲 15g，怀牛膝 15g，五加皮 12g，炙甘草 3g。

［加减］颈部疼痛重者，加鹿角霜、葛根、桂枝，以补益肝肾，舒筋活络；自汗者，可加黄芪、浮小麦，以益气固表；若久病不愈，腰酸膝软甚者，加鹿角胶、菟丝子，以增强滋补肝肾，强筋壮骨之力。

（2）风寒湿阻型

［治法］散寒化湿，养血祛风。

［方药］羌活胜湿汤加味。羌活 15g，独活 15g，藁本 12g，防风 12g，桂枝 15g，川芎 12g，当归 15g，炙甘草 15g。

［加减］若痛连肩背者，可加葛根，重

用羌活，以舒筋活络；兼有血瘀者，可加醋没药、醋延胡索，以活血化瘀，通络止痛。

（3）瘀血阻络型

[治法] 活血化瘀，通络止痛

[方药] 桃红四物汤加减。白芍 15g，当归 20g，川芎 12g，桃仁 15g，红花 12g，熟地黄 15g，川牛膝 9g，牡丹皮 12g，杜仲 12g。

[加减] 若痛甚者，加醋乳香、醋没药，以化瘀止痛；瘀血化热者，加生地黄、赤芍、忍冬藤，以清热凉血化瘀。

2. 外治疗法

（1）外敷法　温经通络膏用乳香 250g，没药 250g，麻黄 250g，马钱子 250g。共为细末，用饴糖或蜂蜜调敷。本方适用于颈椎及颈经络损伤，兼有风寒外邪者，或寒湿伤筋，或冻伤劳损者。

（2）热熨法　取羌活 3g，防风 3g，白芷 3g，当归 3g，细辛 3g，芫花 3g，白芍 3g，吴茱萸 3g，官桂 6g，葱白 240g，醋适量。葱捣烂，各药共为细末，与葱和匀加醋炒热，用布包裹，热熨患处，稍冷即换。

（3）熏洗法　伸筋草 9g，海桐皮 9g，秦艽 9g，当归 9g，钩藤 9g，乳香 6g，没药 6g，川红花 6g。水煎，温洗颈项，本方能舒筋活血止痛，主治损伤后筋络挛缩疼痛。

（4）针刺法　手指麻木严重者，取三棱针在十宣穴点刺出血，风池、曲池可用丹参注射液小剂量穴位注射，阳陵泉施以直接灸法，每天 1 次，10 天为 1 个疗程，主治颈肩损伤后出现的颈项酸痛，手指麻木，上肢无力。或取穴百会，印堂，上星，风池，翳风，曲池，外关，合谷，中渚，后溪，足三里，阳陵泉，太冲，肩井，天宗，先用推拿手法放松头、颈、肩胛、上肢部，取毫针针刺上述穴位，针刺得气后

留针 20 分钟左右，每天可以辨证取穴，酌情轮换，10 天为 1 个疗程。主治：损伤后并发颈性头痛之证。

（5）药枕法　独活、秦艽、防风各 10g，桑寄生、当归、赤芍、党参、茯苓、肉桂各 15g，细辛、川芎、川牛膝、甘草各 12g，研末装入布袋做成枕头，睡觉时垫于枕下。主治：颈筋损伤引起的颈部疼痛。

3. 成药应用

（1）舒筋活络丸

[组成] 五加皮，威灵仙，羌活，豨莶草，天南星，川芎，独活，桂枝，木瓜，当归，牛膝等。

[功能] 祛风止痛。

[适应证] 用于治疗筋络损伤后，风寒湿邪侵入，拘挛作痛。

[用法] 每服 1~2 丸，日服 2~3 次。

[注意事项] 忌烟、酒及辛辣、生冷、油腻食物。

（2）小活络丸

[组成] 天南星，制川乌，制草乌，地龙，制乳香，制没药。

[功能] 祛风除湿，活络通痹。

[适应证] 用于风寒湿痹，肢体疼痛，麻木拘挛。

[用法] 黄酒或温开水送服，一次 1 丸，一日 2 次。

[注意事项] 孕妇禁用。

（四）医家诊疗经验

邵福元

邵福元教授对于项韧带钙化，粘连明显者，选用小针刀和中药内治法。小针刀疗法可以剥离、切碎项韧带钙化区，使韧带得以松解，并逐渐修复，进而减轻或消除颈项部活动、感觉异常等症状。通过内服中药法可以全面地改善和纠正人体在疾病发生、发展过程中的阴阳气血和脏腑功能的失调。随机采用补肾养肝、活血通络、

祛除外邪或扶正祛邪之法。两种疗法相得益彰，可以有效地去除病灶，松解粘连，改善或消除症状。对于疼痛较重者，选用推拿加针灸治疗。针灸治疗可以疏通经络，活血镇痉止痛。

五、预后转归

项韧带钙化是颈肩疼痛的常见原因之一，是一种颈部积累性损伤或是急性外伤后慢性迁延性的结果，本病没有自愈的倾向，需要及时采取治疗措施。重点在于预防，若存在颈椎病时，应找专科医生检查，以便及早发现、治疗。通过中西医结合治疗，局部症状常可很快得到缓解，且早期治疗较晚期治疗效果好。

六、预防调护

（一）预防

预防本病需要注意日常保养及加强颈部功能锻炼。

1. 颈部保暖

当颈部受到寒冷刺激时，肌肉血管痉挛，会加重颈部疼痛。在秋冬季节，最好穿高领衣服；天气稍热，夜间睡眠时应注意防止颈肩部受凉；炎热季节，空调温度不能太低。

2. 姿势正确

良好的姿势能减少劳累，避免损伤。最佳的伏案工作姿势是颈部保持正直，微微地前倾，不要扭转、倾斜，工作时间超过1个小时，应该休息几分钟，做些颈部运动或按摩，不能把头靠在床头或沙发扶手上看书，看电视。

（二）调护

自我按摩，以手掌在颈部自上而下反复按摩5分钟，按压痛点并揉拨1分钟，握虚拳轻叩击30次。睡眠时枕头高度适中，不宜用高枕。不宜长期弯腰低头工作，防止颈项部劳损。

七、专方选要

颈痹汤

［组成］葛根18g，威灵仙18g，秦艽12g，透骨草21g，羌活12g，鸡血藤21g，当归18g，地黄18g，白芍15g，香附15g。

［功能］活血通络，解痉止痛。

［适应证］适用于颈项疼痛者。

［用法］寒者加桂枝；热者加忍冬藤、败酱草；痛者加制乳没；气虚者加黄芪。水煎服，每日1剂。

［出处］《痹证治验》。

主要参考文献

[1] 任超展，徐彦龙，张星华，等. 矩阵针灸治疗颈椎病伴项韧带钙化的疗效及对视觉模拟评分，颈部功能障碍指数的影响［J］. 中医研究，2022，35（8）：23-26.

[2] 徐彦龙，张洪涛，徐秀梅，等. 矩阵针法治疗神经根型颈椎病伴项韧带钙化的临床疗效观察［J］. 针刺研究，2022，47（6）：544-548.

[3] 缪克团，缪克状，王萧枫，等. 水针刀围刺项韧带钙化灶治疗颈型颈椎病的临床研究［J］. 现代中西医结合杂志，2021，30（7）：755-758.

[4] 徐栋华. 项韧带钙化会变"石雕"吗［J］. 家庭医学，2020（4）：17.

[5] 王效，徐宏光，肖良，等. 项韧带钙化与颈椎后纵韧带骨化的相关研究［J］. 包头医学院学报，2018，34（8）：29-31.

[6] 韩安. 小针刀疗法对项韧带钙化的干预作用［D］. 沈阳：辽宁中医药大学，2018.

[7] 韩安，杨英昕. 小针刀治疗项韧带钙化的临床效果观察［J］. 按摩与康复医学，2018，9（4）：29-30.

[8] 常建全，杨才德，包金莲. 中国穴位埋线

疗法系列讲座（56）杨氏 3A+ 疗法项五针埋线针刀治疗项韧带钙化［J］. 中国中医药现代远程教育，2017，15（15）：119-120.

［9］常建全，杨才德，宋建成，等. 中国穴位埋线疗法系列讲座（三十八）杨氏 3A+"项五针"埋线针刀治疗项韧带钙化［J］. 中国中医药现代远程教育，2016，14（21）：91-93.

［10］常建全，杨才德，宋建成，等. 杨氏 3A+"项五针"埋线针刀治疗项韧带钙化［C］//. 甘肃省针灸学会 2016 年度学术年会暨针灸推拿科研思路设计培训班郑氏针法的临床应用培训班论文集，2016：118-122.

第四节　落枕

落枕又称"失枕"，西医学称为急性颈椎关节周围炎或颈部肌肉扭伤，是一种常见病，多发于青壮年，以冬春季多见。落枕患者入睡前并无任何症状，晨起后却感到项背部明显酸痛，颈部活动受限。这说明本病起于睡眠之后，与睡枕及睡眠姿势有密切关系。

一般表现为起床后感觉颈后部，上背部疼痛不适，以一侧为多，或有两侧俱痛者，或一侧重，一侧轻，起床后身体由平躺改为直立，颈部肌群力量改变，可引起进行性加重，甚至累及肩部及胸背部。多数患者可回想到昨夜睡眠位置欠佳，检查时颈部肌肉有触痛。由于疼痛，使颈项活动不利，不能自由转侧，严重者俯仰也有困难，甚至头部强直于异常位置，头偏向病侧。检查时颈部肌肉有触痛，浅层肌肉有痉挛、僵硬，触之有"条索感"。该病属于"急性颈部疼痛"范畴。根据国际疼痛研究协会的定义，若颈部疼痛，肌肉痉挛，活动受限，且持续时间小于 7 天可称为急性颈部疼痛。有关研究表明大多数急性颈部疼痛预后良好，但超过 50% 的患者在之后的生活中仍会感到疼痛或疼痛反复发作。若颈部疼痛在急性期未能及时得到治疗或失治误治，疾病迁延不愈，持续时间超过 3 个月则会转化为慢性颈部疼痛。

一、病因病机

（一）西医学认识

1. 肌肉痉挛

在夜晚不合适的睡眠姿势致使头颈部在睡眠中过久地处于极度旋转或屈伸的状态，颈背部肌肉、筋膜和周围的其他软组织同时受到失当的牵拉。患处因代谢功能的失调引起肌肉组织出现瘀血肿胀。因瘀血不能被有效地清除于体外，会刺激肌腱引发疼痛，形成非良性的反馈，最后导致颈部肌肉痉挛强直，运动受限。

2. 小关节紊乱

颈椎小关节紊乱会导致颈椎稳定性较差，当颈部处于极限生理位置的时候忽然扭转或恢复正常体位的情况下，很可能出现颈部小关节扭转移位、滑脱或滑膜嵌顿于关节之间，引发剧烈疼痛和活动障碍等症状。还有人认为落枕是因肌筋膜局部发生挛缩导致的，可伴有一个或多个肌筋膜激痛点，因触发激痛点引起牵涉痛，它的发生可归咎于骨骼肌内张力带的形成，导致长久以来肌群之间力量的失衡失稳。颈部肌群的肌力失衡从而引起骨骼肌出现痉挛，肌肉强力的痉挛使椎骨发生移位，最终导致颈椎椎体失去稳定性，局部出现疼痛以及运动扭转不利等。

（二）中医学认识

1. 外感风寒湿邪，经筋不利

落枕的记载首见于《素问·骨空论》，

书中谓："风从外入……大风颈项痛……失枕，在肩上横骨间。"说明风邪侵袭颈项可导致落枕的发生。随着历代医家对落枕研究的深入，他们系统地归纳分析了落枕的临床表现、病因病机和证候分型，如《针灸资生经》中谓："寒热风痹，项痛肩背急。"《普济本事方》谓："筋急项强，不可转侧。"《诸病源候论》谓之"头项有风，在于筋脉间……故失枕"。由此可见，风寒侵袭，经络不通，气血凝滞，筋络痹阻，不通则痛。《诸病源候论·失枕候》曰："头项有风，在于筋脉间，风卧而气虚者，值风发动，故失枕。"吴崑谓："失枕者，风在颈项，颈部疼痛不利，不能就枕也。"皆强调了风邪致病。《素问·至真要大论》中提及了"诸痉项强，皆属于湿"。湿邪重着，黏滞经脉可致颈项强直。钱秀昌在《伤科补要》中指出："寒则筋挛，热则筋纵……感冒风寒，以患失颈。"寒邪为六淫之一，主收引。寒客经络，则经筋拘急。

2. 枕具不适或睡姿不当致经筋受挫

《伤科大成》中曰："失枕有因卧者，有一时之误者。"表明挫闪，卧不当也会引起落枕。《妇人大全良方》中谓之"颈项强急……若因鼾睡失枕而致"。《证治要诀》谓之"人多有挫闪，及久坐并失枕，而致项强不可转移者"。《冯氏锦囊秘录》谓之"有闪挫及失枕而项强痛者"。或伏案劳作，久坐闪挫，筋肉劳损，气血运行不畅，筋肉舒缩活动失调，或起居失常，日夜颠倒，阴阳失调，营卫不和而致。

3. 气血亏虚，肝肾不足，复感外邪

《伤科补要》中谓："夫人之筋，赖气血充养，筋失营养，伸舒不便。"《证治准绳·卷八》中亦谓："人多有挫闪及久坐失枕而致项强不可转移者，皆由肾虚不能生肝，肝虚无以养筋，故机关不利。"因此，肝血不足，肾气亏虚，气血不得濡养筋脉，

风邪乘虚而入，发为失枕。

二、临床诊断

（一）辨病诊断

1. 诊断要点

（1）临床表现　多表现为清早起床后感到颈部酸胀、疼痛，多见于单侧，严重者疼痛可向肩背部或一侧上臂放射。颈部活动受限表现，左右旋转活动困难，严重者俯仰也有困难。颈部肌肉紧张、僵硬，头常偏向患侧，呈"斜颈"状。

（2）体格检查　触诊颈部肌肉多僵硬，可有条索感、块状感，压之疼痛，斜方肌及大小菱形肌部位亦常有压痛。颈椎的前屈、后伸、侧屈、旋转等活动受限。

2. 相关检查

颈椎 X 线片检查常无明显异常，少数患者侧位片可见颈椎生理性前凸减小或变直，关节间隙增宽等。

（二）辨证诊断

1. 风寒袭络型

（1）临床证候　颈项强痛，恶风，微发热，头痛，脉浮，舌质淡，苔薄白，脉浮紧。

（2）辨证要点　颈项强痛，恶风，脉浮紧。

2. 瘀血阻络型

（1）临床证候　颈项部疼痛如针刺，触之如条索，痛有定处，夜间尤甚，舌质黯或有瘀斑，苔薄白，脉弦。

（2）辨证要点　颈项痛有定处，且痛如针刺，夜间尤甚。

三、鉴别诊断

（一）西医学鉴别诊断

急性椎间盘突出症

因本病发生突然，多见于外伤后，且

伴有脊髓症状，故需鉴别。但髓核脱出时其外伤并不一定严重，甚至一般的咳嗽也可引起，脊髓受累以椎体束为主，少有感觉分离现象，MRI检查有确诊意义。与本病不难鉴别。

（二）中医学鉴别诊断

漏肩风

该病主要表现为肩关节疼痛，酸胀不适，有发冷感，活动受限等相关的表现，往往是由于过度劳损、寒冷刺激等不利因素引起，可以借助核磁共振检查来明确具体的病情。

四、临床治疗

（一）提高临床疗效的基本要素

要杂合以治，如用针刺配合其他疗法，包括运动、刺络、耳穴贴压、推拿、艾灸、拔罐、灸法、推拿等，同时可以配合红外等现代理疗方法，提高临床疗效。

（二）辨病治疗

西医学对于落枕的治疗手段比较单一，主要为药物治疗、物理疗法、运动疗法。

1. 药物治疗

口服药物以非甾体抗炎药与中枢性骨骼肌松弛剂为主，大多为塞来昔布胶囊和盐酸乙哌立松。注射药物主要是阻滞颈丛神经，同时阻断了痛觉的传导通路，避免了疼痛－痉挛－加剧疼痛－加剧痉挛的恶性循环，还阻断了γ－环路以截断此环路发出冲动引起的痉挛性强直。

2. 物理疗法

（1）热敷疗法　采用热水袋、电热手炉、热毛巾热敷均可起到止痛作用。但必须注意防止烫伤。此外亦可应用醋敷法，取食醋100g，加热至不烫手为宜，然后用纱布蘸热醋在颈背痛处热敷，可用两块纱布轮换进行，痛处保持湿热感，同时活动颈部，每次20分钟，每日2至3次。

（2）冲击波疗法　是一种无创的物理疗法，依赖机械应力效应，促进局部微循环以改善肌肉紧张状态。

3. 运动疗法

（1）低头仰头　坐在椅子上，挺起胸部，头先向下低，以下颌骨挨着胸部为止，然后向上仰头，眼朝天上看。停3秒钟再低头，如此反复20次。

（2）左右摆头　坐在椅子上，两臂自然下垂，头先向左摆，然后再向右摆，这样反复20次。

（3）摇摆下颌　坐在椅子上，两臂自然下垂，胸部挺起，用力向左右摇摆下颌，连续20次。

（4）伸缩颈部　坐在椅子上，胸部挺起，先将颈部尽量向上伸长，再将颈部尽量向下收缩，连续伸缩20次。

（5）旋转颈部　坐在椅子上，身体不动，先向左旋转颈部90°，再向右旋转颈部90°，连做20次。

4. 机械疗法

可选用TDP神灯局部照射，局部旋磁疗法及局部冷疗法或湿热敷法治疗。此外，轻微的落枕也可自行使用电动按摩棒治疗。按摩棒强而有力地捶打按摩功能渗透肌肉组织，可有效减轻肌肉酸痛。按摩棒的重量全集中在按摩头上，大幅度加强了按摩力度，效果颇佳。

（三）辨证治疗

1. 辨证施治

（1）风寒袭络型

[治法] 养血祛风，散寒止痛。

[方药] 荆防败毒散加减。荆芥穗12g，防风12g，羌活15g，党参15g，白术15g，茯苓20g，炒枳壳12g，川芎12g，藁本

12g，炙甘草6g。

[加减]若颈项痛甚，舌质紫黯者，加制川乌、干姜、桃仁、红花，以温阳散寒，活血止痛；太阳头痛明显者，加川芎；阳明头痛者，加白芷；少阳头痛者，加柴胡。

（2）瘀血阻络型

[治法]活血化瘀，通络止痛。

[方药]和营止痛汤加减。赤芍15g，当归15g，川芎12g，苏木15g，陈皮15g，桃仁12g，续断12g，乌药9g，醋乳香12g，醋没药12g，炙甘草6g。

[加减]若感受风寒冷痛甚者，可加细辛、桑枝、羌活，以疏风散寒止痛；素体脾虚，体倦乏力者，加党参、黄芪、白术，以健脾益气；失眠多梦者，加炒酸枣仁、茯神、首乌藤，以养心安神。

2. 外治疗法

中医治疗落枕的外治疗法很多，按摩理筋、针灸、热敷等均有良好的效果，尤以按摩理筋法为佳。

（1）按摩理筋疗法　落枕一般经1~2次治疗即可缓解，轻者即可治愈。但部分患者实际上是在颈部长期病变的基础上发病，如颈部肌肉长期劳损或颈椎有退行性病变等，即使通过治疗使紊乱的关节复位，但颈部软组织的充血、水肿、增厚等炎性变化也会继续造成颈部不适，需要2周甚至1个月以上的时间治疗、休息才能痊愈。按摩理筋有以下几种方法。

①按摩者立于落枕者身后，用一指轻按颈部，找出最痛点，然后用拇指从该侧颈上方开始，直到肩背部为止，依次按摩，对最痛点用力按摩，直至患者感受明显酸胀即表示力量已够，如此反复按摩2~3遍，再以空心拳轻叩按摩过的部位，重复2~3遍，可迅速使痉挛的颈肌松弛而止痛。

②将左手或右手中、食、无名指并拢，

在颈部疼痛处寻找压痛点（多在胸锁乳突肌，斜方肌等处），由轻到重按揉5分钟左右。可左右手交替进行，用小鱼际由肩颈部从上到下，从下到上轻快迅速击打两分钟左右，用拇指和食指拿捏左右风池穴、肩井穴1~2分钟，以拇指或食指点按落枕穴（手背第2、第3掌骨间，指掌关节后5分处），待有酸胀感觉时再持续点按2~3分钟，最后进行头颈部前屈、后仰、左右侧偏及旋转等活动，此动作应缓慢进行，切不可用力过猛。

③两手同时点揉承浆、风府穴约1分钟，手法轻柔，然后双手点揉患部对侧之合谷、后溪穴，强刺激（以患者耐受为度），同时令患者轻缓左右扭颈，尽量扭转至最大限度，约1分钟，然后低头，仰头，活动颈部。若落枕症状较轻，此手法即可获效。头痛严重，颈部不能转动者，可先按揉患侧肩井穴2~3分钟，并嘱患者缓缓转动颈项，等疼痛稍减后，再行治疗，效果更佳。

④用两手掌在枕部用力按摩，直到局部发热为止。此外，对于颈椎棘突有偏歪者，还可以应用扳法，这对外伤型落枕更为有效。操作时要求用力稳而有突发性，以听到有弹响声为佳，但切不可强求有弹响声，要适可而止，不能粗暴用力。行扳法前要明确诊断，排除骨折、脱位或肿瘤等疾病，以免造成不必要的伤害。

（2）针灸疗法　针灸治疗本病方法颇多，如针刺、指针、电针、耳穴压丸等。

①针刺主穴为悬钟，养老，后溪。配穴为内关，外关，中渚，阳陵泉。以主穴为主，每次仅取一穴，效果欠佳时，加用或改用配穴。悬钟穴，直刺1.5~1.8寸，用强或中等刺激，得气后留针15~20分钟；养老穴，针尖向上斜刺1.5寸，使针感传至肩部；后溪，直刺0.5~0.8寸，得气后捻转

运针。针刺穴位时，均须要求患者主动活动颈部，范围由小渐大。留针均为15分钟，每日1次。

②指针主穴：取穴外关，内关，阿是穴，风池，肩井，肩贞，养老，天柱，风府，大椎。先轻拍或指按疼痛处即阿是穴1分钟。施术者以拇指掐压患者内关穴，中指或食指抵于外关穴，每次2~3分钟，用力由轻而重，使压力从内关透达外关，患者可有酸、麻、胀、热感，或有得气上传的感觉。掐压过程中，宜嘱患者左右旋转颈部。单手拿风池穴20次，双手拿肩井穴20次，余穴可采用指压法，或上下左右推按，每穴1~2分钟。上述方法每日1次，3次为1个疗程。

③电针主穴：分2组。第一组为养老，新设，外关，肩中俞；第二组为风池，肩井，大椎，肩外俞。应用直流感应电疗机，取直径为3cm的圆形手柄电极操作。其中阳极取第1组穴，阴极取第2组穴。通电前先轻揉穴位片刻，再通感应电，电量逐渐加大，以患者能耐受为度，每次通电3~5秒钟。当看到患侧肌肉收缩，即改为直流电治疗，每次亦通电3~5秒钟，治疗时令患者做颈部活动。全部治疗时间5~10分钟。每日1次，3次1个疗程。

④耳穴压丸主穴：颈、神门。取绿豆1~2粒，置于活血止痛膏或伤湿止痛膏剪成的方块中，贴于所选耳穴上，将边缘压紧。之后，按压该耳穴0.5~1分钟，手法由轻到重，以有热胀及疼感为佳，并嘱患活动颈部2~3分钟。要求患者每日自行按压3次，贴至痊愈后去掉。

（3）拔罐疗法配合刺络放血疗法　取阿是穴，风门，肩井。阿是穴，用力揉按片刻，常规消毒后，以三棱针快速点刺3~5下，或用皮肤针中等度叩打，叩打面积，可相当于罐具口径。然后，选用适当口径之罐具吸拔。

（4）药物疗法　本病多采用外用药物治疗，如膏药，药膏等。膏药多外贴颈部痛处，每天更换一次，止痛效果较理想，但患者自感贴膏后颈部活动受到一定限制，需注意，某些膏药中含有辛香走窜、动血滑胎之药，故孕妇忌用。药膏可选用按摩乳、青鹏软膏等，在痛处擦揉，每天2~3次，有一定效果。

3. 成药应用

（1）颈复康颗粒

［组成］羌活，川芎，葛根，秦艽，威灵仙，苍术，丹参，白芍，地龙（酒制），红花，乳香（制），黄芪，党参，地黄，石决明，花蕊石（煅），黄柏，王不留行（炒），桃仁（去皮），没药（制），土鳖虫（酒制）。

［功能］活血通络，散风止痛。

［适应证］用于风湿瘀阻证，症见头晕，肩酸背痛，手臂麻木。

［用法］一次1~2袋，开水冲服，每日2次，饭后服用。

［注意事项］忌生冷、油腻食物；消化道溃疡、肾性高血压患者慎服。

（2）舒筋活血胶囊

［组成］红花，狗脊（制），槲寄生，泽兰叶，鸡血藤，络石藤，伸筋草，香附（制），香加皮，自然铜（煅）。

［功能］舒筋活络，活血散瘀。

［适应证］用于颈部疼痛，肢体拘挛，腰背酸痛，跌打损伤。

［用法］一次5粒，每日3次，口服。

［注意事项］过敏体质者或对本品过敏者慎用。

（3）三七伤药片

［组成］三七，草乌（蒸），雪上一枝蒿，骨碎补，红花，接骨木，赤芍，冰片。

［功能］舒筋活血，散瘀止痛。

［适应证］跌打损伤，风湿瘀阻，关节痹痛；急慢性扭挫伤、神经痛见上述

症状者。

[用法]一次 3 片，一日 3 次，口服。

[注意事项]本品药性强烈，应按规定用量服用。心血管疾病患者及过敏体质者慎用。

（4）活血止痛胶囊

[组成]当归，三七，醋乳香，冰片，土鳖虫，煅自然铜。

[功能]活血散瘀，消肿止痛。

[适应证]落枕损伤，瘀血肿痛。

[用法]用温黄酒或温开水送服。一次 3 粒，每日 2 次。

[注意事项]饮酒不适者可用温开水送服；对本品过敏者禁用，过敏体质者慎用。

（四）医家诊疗经验

1. 邵铭熙

江苏省名中医邵铭熙运用四指推法按摩患者颈项肩背部，着重点按风池穴、肩井穴、曲垣穴、手三里穴等。该手法刚柔并济，深透至肌层，经长期临床验证，四指推法可有效镇痛。

2. 罗凛

罗凛教授自创罗氏动伸推拿法，通过变换患者体位分别拉伸患者前后左右肌肉，并分别予以揉法、拿法放松，最后以扳法整复关节紊乱。该手法具有减少毛细血管痉挛，加速血流等作用。

五、预后转归

落枕本身有自愈的趋势，只要及时采取治疗措施，症状是可以很快消失的。本病起病虽较急，但经过系统治疗，病程也很短，1 周以内多能痊愈。及时治疗可缩短病程，不经治疗者也可自愈，但复发概率较大。落枕症状反复发作或长时间不愈，应考虑是否存在颈椎病，应到专科医院就诊，以便尽早发现，及时治疗。

六、预防调护

（一）预防

预防落枕应注意日常保养及加强颈部功能锻炼。应当注重日常防护，睡觉时避免受风寒，同时加强颈椎的锻炼。但在锻炼时应该慎重，要避免无目的地快速旋转或摇摆，尤其是在颈椎病急性期或患有椎动脉型颈椎病以及脊髓型颈椎病。

头颈部锻炼时，头前屈至极限，回复到中立位，后伸至极限，回复到中立位，左旋至极限，回复到中立位，右旋至极限，回复到中立位，左侧屈至极限，回复到中立位，右侧屈至极限，回复到中立位。动作宜缓慢，稍稍用力。锻炼时，有的患者颈部可感觉到响声，如果伴有疼痛，应减少锻炼的次数或停止锻炼，如果没有疼痛，则可以继续锻炼。还可以取头中立位双手十指相叉抱在颈后，头做缓慢的前屈和后伸运动，与此同时，双手用力对抗头的运动，以锻炼颈椎后侧的肌肉力量。

（二）调护

1. 用枕适当

枕头的高低软硬对颈椎有直接影响，最佳的枕头应该是能支撑颈椎的生理曲线，并保持颈椎的平直。枕头要有弹性稳定，枕芯以热压缩海绵枕芯为宜。喜欢仰卧的，枕头的高度为 8cm 左右；喜欢侧卧的，高度为 10cm 左右。仰卧位时，枕头的下缘最好垫在肩胛骨的上缘，不能使颈部脱空。其实，枕头的真正名字叫"枕颈"。枕头不合适，常造成落枕，反复落枕往往是颈椎病的先兆，要及时诊治。另外要注意使用的枕席以草编为佳，竹席一则太凉，二则太硬，最好不用。

2. 颈部保暖

颈部受寒冷刺激时肌肉血管会痉挛，

加重颈部疼痛。在秋冬季节，最好穿高领衣服，天气稍热，夜间睡眠时应注意防止颈肩部受凉，炎热季节，空调温度不能太低。

3. 姿势正确

颈椎病的主要诱因是工作学习的姿势不正确，良好的姿势能减少劳累，避免损伤。若低头时间过长，肌肉疲劳，颈椎间盘出现老化，并出现慢性劳损，会继发一系列症状。最佳的伏案工作姿势是颈部保持正直，微微地前倾，不要扭转，倾斜。

4. 避免损伤

颈部的损伤也会诱发本病，除了注意姿势以外，乘坐交通工具，遇到急刹车时，头部向前冲去，会发生"挥鞭样"损伤，因此，要注意保护自己，不要在车上打瞌睡，坐座位时可适当地扭转身体，侧面向前。体育比赛时更要避免颈椎损伤。颈椎病急性发作时，要减少活动，避免快速地转头，必要时用颈托保护。

七、专方选要

1. 桂枝加葛根汤

[组成] 葛根15g，桂枝15g，白芍18g，生姜6g，大枣10g，炙甘草6g。

[功能] 解肌祛风，生津舒筋。

[适应证] 表虚汗出，颈项强痛，脉浮缓。

[加减] 表虚自汗重者，加党参、黄芪；气血瘀滞明显者，加川芎行气活血，通达经络；瘀血明显者，加丹参、姜黄、鸡血藤，以化瘀通络止痛。

[用法] 每日1剂，诸药用水浸泡1个小时，武火煎开，文火煎煮30分钟，倒出药液，加水如上述煎法再煎30分钟，取药液400ml，分早晚饭后半小时温服。

[出处]《伤寒论》。

2. 葛根汤

[组成] 葛根30g，麻黄15g，桂枝15g，白芍15g，生姜10g，大枣10g，炙甘草10g。

[功能] 发汗解表，生津舒经。

[适应证] 用于风寒表实证，表现有颈、肩背、臂部疼痛，颈部活动受限，舌苔薄白，脉浮紧。

[加减] 瘀滞明显，见舌紫黯，脉弦者，加桃仁、红花；汗出多者，去麻黄，加黄芪、防风；头痛明显者，随所在经络加减。

[用法] 每日1剂，诸药用水浸泡1个小时，武火煎开，文火煎煮30分钟，倒出药液，加水如上述煎法再煎30分钟，取药液400ml，分早晚饭后半小时温服。

[出处]《伤寒论》。

3. 加味芍甘汤

[组成] 赤芍、白芍各30g，甘草12g，葛根20g，木瓜15g，防风10g，威灵仙12g。

[功能] 祛风散寒，舒筋活络。

[适应证] 风寒痹阻型落枕，出现肩背疼痛，拘紧麻木，舌质淡，苔薄白，脉弦紧。

[加减] 寒重者，宜加桂枝；久病或外伤者加地龙、没药。

[用法] 每日1剂，诸药用水浸泡1个小时，武火煎开，文火煎煮30分钟，倒出药液，加水如上述煎法再煎30分钟，取药液400ml，分早晚饭后半小时温服。

[出处]《河北中医》1992年第2期。

4. 葛根木瓜汤

[组成] 葛根15g，木瓜15g，羌活12g，当归15g，赤芍12g，桃仁15g，桂枝15g，延胡索10g，生甘草5g，醋适量。

[功能] 活血止痛，祛风逐痹。

[适应证] 气血瘀滞型落枕，出现颈项僵硬，不能转侧，肩背疼痛，舌质淡红，苔薄白，脉浮涩。

[加减] 上肢麻木者，加威灵仙（醋炒）、姜黄、桑枝；头痛者，加入川芎、蔓

荆子；眩晕，转项时加剧者，重用葛根、并加入黄芪、当归、升麻；腰膝酸软，四肢麻木无力或僵硬笨拙者，加入杜仲、狗脊、鹿角胶（烊化）、怀牛膝、熟地黄。

[用法]每日1剂，诸药用水浸泡1小时，武火煎开，文火煎煮30分钟，倒出药液，加水如上述煎法再煎30分钟，取药液400ml，分早晚饭后半小时温服。一般两剂即愈。

[出处]《实用中医简便验方》。

主要参考文献

[1] 韩磊，李艺，赵平. 颈椎定点旋转复位法联合颈肌理筋镇定法治疗落枕[J]. 中医正骨，2018，30（3）：59-60+63.

[2] 周丹凤. 针刺运动针法治验举隅[J]. 实用中医药杂志，2016，32（7）：731-732.

[3] 王任明，胡永红，曾升友. 针灸配合肩颈联合运动治疗86例落枕患者的临床疗效观察[J]. 黔南民族医专学报，2016，29（3）：167-168.

[4] 王志红. 刺络拔罐配合针刺疗法治疗落枕临床护理观察[J]. 世界最新医学信息文摘，2018，18（56）：287.

[5] 王燕伟，白玉，付爱玲，等. "六点四项疗法"治疗落枕[J]. 中医学报，2019，34（5）：1109-1112.

[6] 鲁刚，李杰. 针刺配合推拿治疗反复落枕50例疗效观察[J]. 西医学与健康研究电子杂志，2019，3（5）：74-75.

[7] 兰英，史明霞. 马秀玲运用疏通经络法治疗落枕验案4例[J]. 中国民间疗法，2018，26（3）：50.

[8] 吴绍伟，丁丽萍，董学超. 吴氏手法治疗落枕的方法要领和注意事项[J]. 颈腰痛杂志，2011，32（4）：314-315.

[9] 李星，何玲，朱江. 循经艾灸治疗落枕疗效观察[J]. 湖北中医杂志，2017，39（5）：52-53.

[10] 陈琳，王洪峰. 近十年针刺治疗落枕的临床选配穴规律分析[J]. 中国中医急症，2018，27（11）：1900-1902.

第五节　颈椎病

颈椎病是由于颈椎骨质增生、颈项韧带钙化、颈椎间盘萎缩退化等因素，引起颈部神经、脊髓、血管等部位受到刺激或压迫而产生一系列症状和体征的综合征。颈椎病主要有两种分类方法，一种是按病位，把颈椎病分为颈型颈椎病、神经根型颈椎病、椎动脉型颈椎病、脊髓型颈椎病和交感神经型颈椎病五种。二是从专科角度，按照颈椎病病理分期把颈椎病分为颈椎间盘源性颈椎病期、骨源性颈椎病期和脊髓变性颈椎病期。颈椎是脊柱中体积最小，但灵活性最大，活动频率最高的节段。因此，自人出生后，随着人体的发育、生长、成熟，不断地承受着各种负荷、劳损，甚至因外伤而逐渐出现退行性病变。尤其是颈椎间盘，不仅退变开始较早，还是诱发和促进颈椎其他部位组织退行性变的重要因素，由于颈椎长期劳损，骨质增生，或椎间盘脱出，韧带增厚，致使颈椎脊髓、神经根或椎动脉受压，出现一系列功能障碍的临床综合征。本病又称为颈椎综合征，是颈椎骨关节炎、增生性颈椎炎、颈神经根综合征、颈椎间盘脱出症的总称，是一种以退行性病理改变为基础的疾患。

在中医学文献中，颈椎病可归属于"痹证""痿证""项强""颈肩痛""眩晕""颈筋急""骨痹"等范畴。致病外因主要是风、寒、湿、热等邪气侵袭经络脏腑，或跌仆损伤机体；致病内因主要是劳逸不当，素体虚弱，以致正气不足，卫外不固。外因是致病的条件，内因是发病的基础，当内、外因素相互作用，影响经脉、经筋、脏腑，气血失和，闭阻不通，不通则痛。或久病气血亏虚，气血不能濡养筋脉，不荣则痛。虚实往往相兼，本虚标实是颈椎病的病机特点。

一、病因病机

（一）西医学认识

1.发病因素

（1）颈椎的退行性变　此为颈椎病发生的主要原因，尤其是椎节的退变更为直接，是其后一系列病变的起因。

①椎间盘变性：椎间盘的退行性变是颈椎病发生与发展的主要因素。椎间盘变性可能会导致其形态和功能的改变，最终影响或破坏颈椎骨性结构的内在平衡，使其曲度、高度等发生改变，并使其周围的力学平衡发生改变。

②韧带－椎间盘间隙的出现与血肿形成：由于椎间盘变性，会引起髓核变性，硬化，使椎间关节松动和活动异常，加剧韧带－椎间盘间隙的形成。椎间隙韧带下分离后所形成间隙，同时伴有局部微血管的撕裂与出血，形成韧带－椎间盘间隙血肿。此血肿既可以直接刺激分布于后纵韧带上的窦椎神经末梢引起颈部出现各种症状，又升高了韧带下间隙内压力，如颈椎处于异常活动和不良体位，则局部的压力更大，造成恶性循环。

③椎体边缘骨刺形成：随着韧带下间隙的血肿形成，成纤维细胞开始活跃，并逐渐长入血肿内，肉芽组织取代血肿。随着血肿的机化、老化和钙盐沉积，最后形成突向椎管或突向椎体前缘的骨赘（骨刺）。骨赘的形成可见于任何椎节，但以遭受外力作用较大的椎节最为多见。

④此骨赘可因局部反复外伤，周围韧带持续性牵拉和其他因素，通过出血、机化、骨化或钙化而不断增大，质地变硬。因此晚期患者，尤其是有多次外伤病史者，

可如象牙般坚硬，从而增加手术的难度和危险性。从同一椎节来看，钩突处先发居多，次为椎体后缘及前缘。颈椎病的退变并不局限于椎间盘以及相邻的椎体边缘和钩椎关节。前纵韧带、后纵韧带和项韧带钙化，黄韧带肥厚及钙化，附件小关节的退变亦属于原因之一。前纵韧带、后纵韧带和项韧带的退行性变主要表现为韧带本身的纤维增生与硬化，后期则形成钙化和骨化，并与病变椎节相一致。由于韧带钙化或骨化后可直接起到局部制动作用，从而增加了颈椎的稳定性，减缓了颈椎病更进一步地发展与恶化，但也对颈椎运动起到制动作用。黄韧带退变的早期表现为韧带松弛，渐而增生、肥厚，并向椎管内突入，后期则可能出现钙化或骨化。这种继发性病变虽不同于发育性颈椎管狭窄，但当颈部仰伸时，同样易诱发或加重颈椎病的症状。这是因为该韧带发生皱褶并突向椎管，致使脊神经根或脊髓受刺激或压迫之故。小关节的退变多发生在椎间盘变性后造成椎间关节失稳和异常活动后出现。早期为软骨，渐而波及软骨下，最终形成损伤性关节炎。由于局部的变形，关节间隙狭窄和骨刺形成，致使椎间孔的前后径及上下径变窄，并易刺激和压迫脊神经根，影响根部血管的血流或压迫脊神经膜返回神经支。

（2）慢性劳损　慢性劳损是指超过正常生理活动所能耐受的极限时所引起的损伤。但它明显有别于意外创伤，是一种长期的超限负荷。常见的慢性劳损因素有以下几个方面。

①睡眠姿势不良：主要是枕头过高。在睡眠状态下，长时间的不良体位使椎间盘内部受力不均，影响含水作用。颈部肌肉和关节亦因此平衡失调，加速退变。

②日常生活习惯：长时间低头玩麻将、看电视等不良习惯，导致颈椎长时间处于

屈曲状态，颈后部肌肉及韧带组织超负荷，容易引起劳损。

③不适当的体育锻炼：正常的体育锻炼有助于健康，但超过颈部耐量的活动或运动，如以头颈部为负重支撑点的人体倒立或翻筋斗等，均可加重颈椎的负荷。

（3）颈部炎症 颈椎不稳和慢性感染时，炎症可直接刺激邻近的肌肉和韧带，致使韧带松弛，肌张力减低，椎节内外平衡失调，破坏了其稳定性，加速和促进退变的发生和发展。

（4）发育性椎管狭窄 椎管狭窄者在遭受外伤后容易损伤脊髓，甚至轻微的外伤也易发病，且发病时症状严重。椎管大者则不仅不易于发病，且发病时症状亦较轻。

（5）先天性畸形 先天性椎体融合，以 C_2、C_3 和 C_3、C_4 多见，其次为 C_4、C_5，多为双关节单发。

2. 发病机制

颈椎病是一个连续的过程，但从病理角度看，可将其分为三个阶段。

（1）颈椎间盘变性阶段 颈椎间盘是无血运的组织，它对抗伸屈及旋转外力的能力很差，大的旋转力可引起纤维环外层破裂随之可出现椎间盘突出。当屈曲或后伸时再加上旋转外力，可引起纤维环从内向外断裂。如果突出的髓核穿过中央裂隙的后纵韧带进入椎管内则称为脱出。突出或脱出在椎管狭窄的情况下，都可以压迫脊髓，也可压迫或刺激神经根或椎管内的血管。究竟何者受累，主要取决于脊髓变位的方向与程度。在无椎管狭窄的情况下也可由于椎管内的窦椎神经末梢受刺激而出现颈部症状。当然椎节松动、不稳也可引起髓核变性的症状。

（2）骨刺形成阶段 此期是前者的延续，实际上可视为突（脱）出髓核及其引起的骨膜下血肿的骨化的过程。骨刺来源于韧带–椎间盘间隙血肿的机化、骨化或钙化。突向椎管内的骨刺是否引起症状，也像髓核突出一样是由椎管矢状径等多种因素决定的。

骨刺多见于两侧钩突，其次为小关节缘及椎体前后缘，但至后期几乎每骨缘均可出现。在节段上由于生物力学的特点，以 C_5、C_6 最多，次为 C_4、C_5 和 C_6、C_7，鉴于颈椎稳定，且活动度较小，因此 C_7 至 T_1 的骨刺少见。

（3）继发性改变 继发性改变是由于前两个阶段的病理改变对周围组织起到的影响。

①脊髓：脊髓的病理变化取决于压力的强度和持续时间。急性压迫可造成血流障碍，组织充血、水肿，久压后血管痉挛、纤维变、管壁增厚甚至形成血栓。脊髓灰质和白质均萎缩，以脊髓灰质更明显，出现变性、软化和纤维化，脊髓囊变性，空腔形成。

②脊神经根：对脊神经根的压迫主要来源于钩椎关节及椎体侧后缘的骨赘。关节不稳及椎间盘侧后突也可造成对神经根的刺激和压迫。早期为神经根处水肿及渗出等反应性炎症，此时多属于可逆性改变，如能及时消除致病因素则可能不遗留后遗症。如压力持续，则可继发粘连性蛛网膜炎，而且此处也是蛛网膜炎最早发生，也是发生最多的部位。由于蛛网膜炎的发展，根部可出现纤维化。可进一步增加局部的压力，并造成神经根处的缺血性改变。而缺血又进一步加重病情，并构成恶性循环，最后神经根本身出现明显的退变，甚至伴有沃勒变性。位于局部的交感神经节后纤维也同时受累，并出现相应的症状。

③椎动脉：早期病理改变主要是该椎管的折曲与痉挛所造成的管腔狭窄，以致引起血流动力学的异常致使颅内供血减少而出现一系列症状。如果供血突然减少，则会

导致椎体交叉处失去血供而发生猝倒病。

除上述继发性改变外，患者邻近的其他组织均会出现相应的改变，例如后方小关节的早期松动与变性，后期的增生性小关节炎，硬膜外脂肪的变性与消失，周围韧带的松弛、变性、硬化及钙化等均随着病程的发展而加剧。

3. 颈椎病分型

根据其临床表现，颈椎病可分为：颈型颈椎病，神经根型颈椎病，脊髓型颈椎病，椎动脉型颈椎病，交感神经型颈椎病，食管压迫型颈椎病，混合型颈椎病。

（二）中医学认识

1. 外邪侵袭

王肯堂在《证治准绳》中提及："颈项强急之证，多由邪客三阳经也，寒搏则筋急，风搏则筋弛。"可见颈项发生强硬、拘急多因内、外邪气侵袭并停滞于三阳经所致，并可能出现颈部两侧肌肉紧张或松弛。《素问·痹论》中言"各以其时，重感于风寒湿之气也"，指出外邪六淫引发本病同时也与季节变化密切相关。

2. 跌仆损伤

《医宗金鉴》中云："因跌仆，以致骨缝开错，气血郁滞，为肿为痛。"日常生活中颈椎活动频繁，可因意外而受到外力刺激，使得颈部失去生物力学平衡，导致颈部筋、脉、骨受损，经脉气血瘀滞，不通则痛，发为本病。《医宗金鉴》记载："旋台骨，又名玉柱骨，即头后颈骨三节，一名玉柱骨。"《正体类要》记载："肢体损于外，则气血伤于内，营卫有所不贯，气血由之不和。"人体一旦遭受损伤，则脉络受损，气机凝滞，且颈椎属于督脉循行之处。故中医辨证论治为督脉损伤，瘀血阻滞，经络不通。

3. 日久劳损

日久劳损最易损伤形体，导致颈部出现疼痛症状。在中医脏腑理论中，五脏外合皮肉筋脉骨。在《素问·宣明五气论》中言"久坐伤肉，久立伤骨，久行伤筋"，在此明确指出人体"久劳"，在外表现为形体损伤，在里表现为对机体气血、脏腑造成损伤。《张氏医通》中记载"肾气不循故道，气逆夹脊而上，致肩背痛"及"观书对弈久坐致脊背痛"等描述，说明日常不良生活习惯是导致身体慢性损伤的重要原因。

4. 体虚年衰

《素问·评热病论》中言："邪之所凑，其气必虚。"《灵枢·百病始生》中言："风雨寒热，不得虚，邪不能独伤人……两虚相得，乃客其形。"故人体正气亏虚于内，外邪乘虚侵袭入里，是疾病产生的基础。《素问·痹论》言："大经空虚，发为肌痹。"《灵枢·五变》言："粗理而肉不坚者，善病痹。"可见痹病产生的病理基础是素体经脉空虚，肌肤筋肉失固。头为诸阳之会，颈项部又是督脉、膀胱经、胆经、三焦经通行之道，若诸经气血失充，正虚于内，加之外邪中伤，令气血失和甚至经脉闭阻，或经气枢转不利，使颈部肌肤，筋肉失于濡养，出现不通则痛或失荣则痛。随着年龄增长，人体生理功能衰退存在必然性。《素问·上古天真论》中提到人体筋骨随着年龄增长，肝肾等脏腑功能失调、衰退出现筋骨肉衰惫。肝肾同源，肝主筋，肾主骨，脾主肌肉、四肢，"颈椎病"发病离不开此三脏。而肾为先天之本，脾为后天之本，气血生化之源，如若素体虚弱或久病体虚，均会出现筋骨肉失濡，发为"颈椎病"。

二、临床诊断

（一）辨病诊断

1. 诊断要点

西医辨病诊断主要依据临床症状和体

征以及影像学检查。

（1）颈型颈椎病 以青壮年为多，个别也可在45岁以后发病，后者大多属于椎管矢状径较宽者。症状表现为颈部疼痛，其疼痛常在清晨睡醒后出现，一般呈持续性疼痛或钝痛，可延及上背部，不能俯仰旋转，头颈部活动时加剧。疼痛常伴有颈部僵硬。病程长者，头部转动时可闻及异常声，或伴有眩晕，偏头痛。检查可见头部向患侧倾斜，颈椎生理前凸变直，颈肌紧张及活动受限，患部常有一些明显的压痛点。

X线检查示颈椎生理曲度变直或消失，颈椎椎体轻度退变。侧位伸屈动力摄片可发现约1/3病例椎间隙松动，表现为轻度梯形变，或屈伸活动度变大。侧位X线片上出现椎体后缘一部分有重影，称为双边双突征象。CT及MRI检查可发现病变阶段椎间盘侧方突出或后方骨质增生并借以判断椎管矢状径。磁共振检查也可判断椎体后方对硬膜囊有无压迫，若合并有脊髓损害者，还可看到脊髓信号的改变。

（2）神经根型颈椎病 神经根型颈椎病是颈椎综合征中最常见的类型之一，发病率仅居于颈型颈椎病之后。主要表现为与脊神经根分布区相一致的感觉、运动及反射障碍。颈部症状视引起根性受压的原因不同而表现不一。因髓核突出所致者，多伴有明显的颈部痛、压痛，尤以急性期明显。而因钩椎关节退变及骨质增生所致者则较轻微或无特殊表现。X线片正位片可见钩椎关节骨刺形成。侧位片示椎间隙变窄，椎体前后缘骨刺形成，颈椎生理前凸可减小或消失。在斜位片上钩椎关节及小关节的骨关节炎表现则更为清晰。CT及MRI检查可发现病变节段椎间盘侧方突出或后方骨质增生并借以判断椎管矢状径。

磁共振检查也可判断椎体后方对硬膜囊有无压迫，若合并有脊髓功能损害者，还可看到脊髓信号的改变。

根据典型的症状、体征及影像学检查，一般即可做出初步诊断。但由于诊断和治疗特别是手术治疗的需要，要求做出定位诊断。

1）C_3神经根：由于C_3神经根后根神经节靠近硬膜囊，易受增生肥大的C_3钩突和上关节突压迫，而C_2、C_3椎间盘突出则不易对神经根造成压迫。症状表现为疼痛剧烈、表浅，由颈部向耳郭、眼及颞部放射，患侧头部、耳及下颌可有烧灼、麻木感。体检时可发现颈后、耳周及下颌部感觉障碍。无明显肌力减退。

2）C_4神经根：临床可常见，以疼痛症状为主，疼痛由颈后向肩胛区及胸前区放射，颈椎后伸可使疼痛加剧。体检时可见上提肩胛力量减弱。

3）C_5神经根：感觉障碍区位于肩部及上臂外侧，相当于肩贞穴所在位置。主诉多为肩部疼痛、麻木，上肢上举困难，难以完成穿衣、吃饭、梳头等动作。体检时可发现三角肌肌力减退，其他肌肉如冈下肌、冈上肌及部分屈肘肌也可受累，但体检时很难发现。肱二头肌反射也可减弱。

4）神经根：临床常见，仅次于C_7神经根受累。疼痛沿肱二头肌放射至前臂外侧、手背侧（拇指与食指之间）及指尖。早期即可出现肱二头肌肌力减退及肱二头肌反射减弱，其他肌肉如冈上肌、冈下肌、前锯肌、旋后肌、拇伸肌及桡侧腕伸肌等也可受累。感觉障碍区位于前臂外侧及手背"虎口区"。

5）C_7神经根：临床最为常见。患者诉疼痛由颈部沿肩后、肱三头肌放射至前臂后外侧及中指，肱三头肌肌力在早期即可减弱，但常不易发现，偶尔在用力伸肘时方可察觉。有时胸大肌受累并发生萎缩，其他可能受累的肌肉有旋前圆肌、腕伸肌、指伸肌及背阔肌等。感觉障碍区位于中指末节。

6）C$_8$神经根：感觉障碍主要发生于环指及小指尺侧，患者诉该区有麻木感，但很少超过腕部。疼痛症状常不明显，体检时可发现手内在肌肌力减退。

（3）脊髓型颈椎病　该病发病缓慢，可持续数年乃至数十年，或因颈部挫伤而诱发急性发作。其主要特征为缓慢且进行性的双下肢麻木、发冷、疼痛和乏力，步态不稳，易跌跤。发病初期，常间歇性发作，每当走路过多或劳累后易出现。随着病程的发展，症状逐渐加重并转为持续性。上述症状多见于双侧下肢，单侧脊髓受压者少见，个别病例可同时出现尿急或排便无力。最明显的体征是四肢肌张力升高，严重者稍一活动即会诱发肌肉痉挛，下肢往往较上肢明显。有时上肢的症状表现为肌无力和肌萎缩，并有根性感觉迟钝，但下肢肌萎缩不明显，主要表现为肌痉挛、反射亢进，出现踝痉挛和髌痉挛。而根性神经损害的分布区域与神经干损害的区域有所不同，详细检查手部和前臂感觉区域有助于定位，而躯干的知觉障碍常左右不对称，往往很难根据躯干感觉平面来判断。

X线侧位片多能显示颈椎生理弧度消失或者变直，大多数椎体有退变，表现为前后缘骨赘形成，椎间隙变窄。功能位侧片可显示受累节段有不稳，相应平面的项韧带有时可骨化。测量椎管矢状径与椎体矢状径比更能说明问题，小于 0.75 者可判断为发育性椎管狭窄。断层摄片对疑有后纵韧带骨化者有意义。CT 检查对椎体后缘骨刺、椎管矢状径的大小、后纵韧带骨化、黄韧带钙化及椎间盘突出的判断比较直观和迅速，而且能够发现椎体后缘致压物是位于正中还是偏移。CT 对于术前评价，指导手术减压有重要意义。三维 CT 可在立体水平上判断致压物的大小和方向。MRI 检查分辨能力更高，其突出的优点是能从矢状切层直接观察硬膜囊是否受压，还可显示枕颈部神经组织是否畸形。脊髓型颈椎病在 MRI 上常表现为脊髓前方呈弧形压迫，多平面的退变可使脊髓前缘呈波浪状。

诊断标准：①自觉颈部无不适，但手动作笨拙，细小动作失灵，协调性差，胸部可有束带感。②步态不稳，易跌倒，不能跨越障碍物。③上下肢肌腱反射亢进，张力增高，Hoffmann 征阳性，可出现踝痉挛和髌痉挛，重症时 Babinski 征可能呈阳性。早期感觉障碍较轻，重症时可出现不规则痛觉减退。感觉丧失或减退区呈片状或条状。④ X 线多显示椎管矢状径狭窄，骨质增生（骨刺形成），椎节不稳及梯形变等异常。⑤ MRI 检查示脊髓受压呈波浪样压迹，严重者脊髓可变细，或呈念珠状。磁共振还可显示椎间盘突出，受压节段脊髓可有信号改变。⑥脊髓型颈椎病由于颈髓受压，功能受损，致感觉功能障碍。影像学的发展，MRI、CT 对颈椎病的诊断有很大的价值，但不能对颈髓的功能状态做出评价，临床发现有些患者影像显示明显受压，但临床症状、体征却很少，给诊断带来困难。神经电生理检查可以弥补不足。

（4）椎动脉型颈椎病　有学者根据多年的临床经验和查阅大量的资料认为椎动脉型颈椎病的诊断标准可参考以下方面。①颈性眩晕（即椎 – 基底动脉缺血征）。②旋颈诱发试验阳性。③猝倒：患者突然发作，下肢无力跌倒在地，但患者神志清楚，自己会爬起来。这种症状多在行走时偶一转颈后发作，可能在转头时脑某区突然缺血所致。④ X 线示颈椎不稳，钩椎关节明显横向增生。⑤超声波检查（TCD）。TCD 检查对椎动脉缺血型颈椎病患者的辅助诊断、疗效估计、预后判断及术后有无动脉痉挛等具有一定参考价值。⑥CT 诊断有一定的缺点，难以准确反映横突孔内软组织影像，不能够从发病学角度描述椎动脉受累情况，而且价格昂贵，断面成像定位较困难，评价横突孔大小形态虽不是诊断椎动脉型颈椎病的唯一方法。但从影像学角度为此型的诊断提供了客观依据。⑦MRI 检查可直接显示出椎动脉受累情况，不用造影剂，是非侵入无创性检查，并免受离子辐射，安全可靠，操作简单，可以在任意方位行录像动态观察椎动脉情况，避免重叠和伪影干扰，成像清晰，时间短。但价格昂贵，不易定位，检查时间较长，技术要求较高，有些细微病变可能漏诊，带有顺磁性金属的患者不宜应用。MRI 检查克服了椎动脉造影的缺点，保留了优点，为椎动脉缺血型颈椎病的诊断、分型、治疗方法的选择和预后判断增添了可靠的依据。⑧彩色多普勒血流显像（CDFI）：对椎动脉狭窄诊断较可靠。为椎动脉缺血型颈椎病提供了客观指标。⑨血浆内皮素变化的测定：为诊断椎动脉缺血型颈椎病提供了新的参考指标。⑩个别患者可出现自主神经症状。

（5）交感神经型颈椎病 诊断标准可参考以下方面。①有交感神经兴奋或抑制的症状，如眼睑乏力、视物模糊、瞳孔扩大、眼窝胀痛或流泪。②头痛，偏头痛，头晕，枕颈部痛。③心动过速或缓慢，心前区疼痛，血压增高，四肢发冷，局部温度下降，肢体遇冷时会出现针刺样痛，继而发红疼痛，也可有血管扩张征象，如手指发红、发热、疼痛、感觉过敏等，还有一侧肢体多汗或少汗，或可有耳聋耳鸣，眼球震颤，帕里－龙贝格综合征（闭眼，双足并拢站立不稳）阳性。④三叉神经出口处疼痛、压痛，枕大神经痛，舌下神经功能障碍等。

（6）食管压迫型颈椎病 早期主要是吞服硬质食物时有困难感及食后胸骨后有异常感觉（烧灼，刺痛等），进而影响饮食与流质进食。按其吞咽障碍程度不同分为如下三种。①轻度：为早期症状，表现为仰颈时吞咽困难，屈颈时消失。②中度：指可吞服软食或流质者，较多见。③重度：仅可进水、汤者，较少见。单纯此型者少见，约 80% 病例还伴有脊髓或椎动脉受压症状。X 线平片上显示椎体前缘骨质增生，典型者呈喙状。其多发部位以 C_5、C_6 最多，次为 C_6、C_7 及 C_4、C_5 椎节。约半数病例其食管受压范围可达 2 个椎间隙。钡餐吞服透视下（或摄片）可清晰地显示食管狭窄的部位和程度。食管的狭窄程度除了与骨赘的大小成反比外，还与颈椎的体位有关。当屈颈时食管处于松弛状态，钡剂容易通过，但仰颈时，由于食管处于紧张与被拉长状态，致使钡剂难以通过。

诊断标准：①吞咽困难，早期惧怕吞咽较干燥的食物，颈前屈时症状较轻，仰伸加重。②X 线平片及食管钡餐检查：显示椎节前方有骨赘形成，并压迫食管引起食管痉挛与狭窄征。③应排除食管癌、贲门痉挛、胃十二指肠溃疡、癔症、食管憩室等其他疾病。必要时可采用纤维食管镜检查，但应注意在有骨刺情况下，此种检查有发生食管穿孔的危险，在纤维食管镜插入过程中颈部不宜过伸，防止发生脊髓损伤。

（7）混合型颈椎病 有两种或者两种以上的颈椎病同时存在时称混合型颈椎病。症状、体征等视原发各型的组合不同而有明显差别，本型患者舌苔、脉象不一。

2. 相关检查
X 片提示颈椎生理曲度变直，骨质增生

和形成骨赘，椎间孔及椎间隙变小，颈椎不稳。CT 和 MRI 检查可为明确诊断，定性定位提供可靠依据。

（二）辨证诊断

1. 风寒湿型

（1）临床证候　颈肩疼痛，项强，转侧不利，上肢酸痛麻，或牵涉到项背痛，头沉重，恶寒，得热则缓，脉浮紧，舌质淡，苔薄白或白滑等。

（2）辨证要点　颈项强痛，遇寒痛剧，恶寒，头沉痛如裹，脉浮紧。

2. 痰湿阻络型

（1）临床证候　颈肩僵痛，拘急不适，头重如裹，或肢体麻木，屈伸不利，时伴眩晕，恶心，胸闷，纳呆，脉弦滑，舌苔白腻。

（2）辨证要点　颈部僵痛，拘急不适，头重如裹，舌苔白腻，脉弦滑。

3. 肝肾不足型

（1）临床证候　颈部隐痛，劳则尤甚，反复发作，活动无力，腰膝酸软，失眠多梦，耳鸣，舌质红少津，苔少，脉沉细或弦细。

（2）辨证要点　颈部隐痛，劳则尤甚，腰膝酸软，舌红少津，苔少。

4. 气滞血瘀型

（1）临床证候　多有外伤史，颈项、上肢痛如锥刺而拒按，痛有定处，转侧不利，舌质紫黯或有瘀斑，舌下络脉迂曲，苔薄白，脉弦。

（2）辨证要点　颈部刺痛，痛有定处，转侧不利，舌质紫黯或有瘀斑，脉弦。

5. 气血亏虚型

（1）临床证候　颈肩酸痛，四肢麻木，头晕，目眩，心悸气短，面色萎黄，倦怠乏力，舌质淡，苔薄白，脉细弱。

（2）辨证要点　颈肩酸痛，四肢麻木，心悸气短，脉细弱。

三、鉴别诊断

（一）西医学鉴别诊断

1. 颈型颈椎病

（1）颈项部扭伤　有明显的颈项部外伤史，病程短。颈项部无结节，按摩治疗疗效较好。

（2）落枕　急性起病，病程短，休息 1~2 天即可自愈。严重者经推拿、按摩、热敷等，1 周以内多能痊愈。多与不良的睡眠姿势有关。

（3）肩周炎　多见于 50 岁前后发病，且多伴有上肢不能上举和外展等症状，疼痛部位在肩关节。

2. 神经根型颈椎病

（1）尺神经炎　尺神经炎患者多有肘部神经沟压痛，且可触及条索状变性的尺神经，但无前臂麻木。

（2）颈背部筋膜炎　可引起颈背痛和上肢麻木感，但无放射症状及感觉障碍，也无腱反射异常。如在痛点局部封闭或口服抗风湿药，症状即见好转。颈椎病局部封闭无效。

（3）肌萎缩侧索硬化　患者一般出现两手明显肌萎缩，逐渐发展至肘部和肩部，但无感觉障碍，神经纤维传导速度正常。该病发展较快，不可贸然手术。

（4）胸廓出口综合征　胸廓出口综合征的临床表现酷似侧方型颈椎间盘突出症，但颈椎 MRI 却不见椎间盘突出及神经根受压，胸片可显示胸腔上口狭窄或颈肋等。

（5）锁骨上肿瘤　肺尖部的原发性肿瘤或转移癌，与臂丛神经粘连或挤压臂丛神经，可产生剧烈疼痛。行胸部平片或活检即可诊断。

（6）颈肩臂综合征　以自颈部向肩、臂及手指的放射痛为主要症状，与颈椎不良姿势体位引起的肌肉疲劳有关。

（7）心绞痛　C_7神经根受压可引起同侧特别是左侧胸大肌痉挛和疼痛出现假性心绞痛。检查胸大肌有压痛点，局部封闭治疗后疼痛即可消失。若为真性心绞痛，心电图常有改变，局部封闭无效，但口服硝酸甘油类药物则有效。

3. 脊髓型颈椎病

（1）脊髓肿瘤　可同时出现感觉障碍和运动障碍，病情呈进行性加重，对非手术治疗无效，应用磁共振成像可鉴别两者。脊髓造影显示倒杯状阴影。脑脊液检查可见蛋白含量升高。

（2）后纵韧带骨化症　可出现和颈椎病相同的症状和体征。但侧位 X 线片可发现椎体后缘有线状和点状骨化影，CT 可显示其断面形状和压迫程度。

（3）肌萎缩侧索硬化　以上肢为主的四肢瘫症是其主要特征，易与脊髓型颈椎病相混淆。目前尚无有效疗法，预后差。本病发病年龄较脊髓型颈椎病早十年左右，且稍有感觉障碍，其发展速度快，很少伴有自主神经症状。而颈椎病病程缓慢，多有自主神经症状。另外，肌萎缩侧索硬化的肌萎缩范围较颈椎病广泛，可发展至肩关节以上。

（4）脊髓空洞症　多见于青壮年，病程缓慢，早期影响上肢，呈节段性分布。感觉障碍以痛觉、温度觉丧失为主，但触觉及深感觉基本正常，此现象称感觉分离，颈椎病无此征。由于痛觉、温度觉丧失，可发现皮肤增厚、溃疡，关节因神经保护机制的丧失而损害，即沙尔科关节。通过 CT 及磁共振成像，可发现两者的差异。

4. 椎动脉型颈椎病

（1）锁骨下动脉缺血综合征　也可出现椎－基底动脉供血不足的症状和体征。但其患侧上肢血压较健侧低，桡动脉搏动减弱或消失，患侧锁骨下动脉区有血管杂音。

行血管造影可发现锁骨下动脉第一部分狭窄或闭塞，血流方向异常。

（2）神经官能症　患者常有头痛、头晕及记忆力减退等一系列大脑皮质功能减退的症状，女性及学生多见。主诉多但客观检查无明显体征。症状变化与情绪波动密切相关。

（3）眼源性眩晕　可有明显屈光不正，眼睛闭上后可缓解。

（4）颅内肿瘤　第四脑室或颅后凹肿瘤可直接压迫前庭神经及其中枢，患者转头时也可突发眩晕。颅内肿瘤有头痛、呕吐等颅内压增高症状，血压可增高。头颅 CT 扫描可鉴别。

5. 交感神经型颈椎病

（1）冠状动脉供血不全　这类患者发作时心前区疼痛剧烈，伴有胸闷气短，且只有一侧或两侧上肢尺侧的反射痛而没有上肢脊神经根刺激的体征。心电图可有异常改变。服用硝酸甘油类药物时，症状可减轻或者缓解。

（2）神经官能症或自主神经系统功能紊乱　无颈椎病的 X 线改变以及其他神经根、脊髓受累的症状，应用药物治疗有一定疗效。需长期观察多次反复检查才能鉴别。

（3）肢端动脉痉挛病（雷诺病）　常多发于青年女性，以阵发性、对称性、间歇性指端发白等为主，情绪激动及寒冷可发作，入夏缓解，周围脉搏正常。

6. 食管压迫型颈椎病

（1）食管炎　原发性少见，多由于吞咽时被鱼刺、肉刺等刺伤所致，因此需与因椎体前缘骨刺压迫者相鉴别。个别原因不清、诊断困难者可在拍摄颈 X 线平片时吞服钡剂，以判定食管受阻原因。

（2）食管癌　发病缓慢，以老年人多见而易与颈源性相混淆，X 线钡餐检查及食管镜检查均可确诊。

（二）中医学鉴别诊断

1. 肩凝

肩凝即肩周炎，仅有肩部疼痛及活动受限，而无神经功能异常。

2. 流痰（颈项部脊柱结核）

多发于脊柱，其次下肢，可走窜，一般单发，脓肿形成后常可走窜，患处隐痛，起病慢，化脓迟，但溃后不易收敛，且关节骨性变形较少。

3. 痿证

虽同有肢体疾患，但痿证以手足软弱无力，甚至肌肉枯萎瘦削，关节相对"变大"，但无疼痛及活动受限。

四、临床治疗

（一）提高临床疗效的基本要素

本病临床表现复杂，常出现多种综合征。所以要对因与对证结合，分期与分型治疗，灵活辨证施治。颈椎病初起以邪实为主，病久以正虚为主，治疗首当辨虚实，将祛邪通络作为基本原则，依据虚实偏正，辨证施治，做到标本兼治。若病性属实，不可用补法，当辨风寒湿、痰湿阻络或气滞血瘀。若是风寒湿，则应祛风散寒，除湿止痛，同时适当兼顾"治风先治血，血行风自灭"；如是痰湿阻络，当以化痰祛湿，通络止痛；若为气滞血瘀，可行气化瘀，活血通络。如病性为虚，当以补法为主，多因病久脏腑虚弱，气血亏虚所致，治疗上应补益气血，滋补肾阴，温补肾阳，兼治肝、脾二脏，因肝肾同源，精血互生，脾乃后天之本，气血生化之源。中医学治疗颈椎病，有着独特的优势，应将整体与局部，外治与内治相结合，优势互补，从而有利于提高疗效。

（二）辨病治疗

治疗颈椎病时应解除已构成压迫的病变组织或减慢病变组织的继续发展，使患者的症状和体征得到缓解。可分为手术治疗和非手术治疗，采用哪种方法，都是临床工作者依据颈椎病患者的情况做出的判断，一般而言，首选非手术治疗，可以先观察病情的发展，但过久地观察，可能会延误最佳手术时机。已经选择手术治疗的患者，为防止术后复发，还要继续保养。

1. 非手术治疗

（1）物理因子疗法　临床上多用颈托固定颈椎避免过度活动，尤其适用于颈椎急性扭伤等情况。物理因子疗法一般是利用声、光、热、电等刺激作用于颈部，如红外线治疗、低频脉冲电治疗、激光透射疗法等。激光透射疗法，有助于消除局部炎症反应，激发自身免疫反应协助治疗，改善患者症状。

（2）运动疗法　适当的运动疗法有助于颈椎康复，如进行颈部肌群锻炼，有助于颈部肌肉保持一定的张力维持颈椎生理曲度，通过运动锻炼使日常不良姿势得到一定程度纠正，但不应活动过度。在颈椎病急性期时要注意充分的休息。

（3）颈椎牵引疗法

①牵引的角度：临床上采用颈椎牵引的角度是一致的，牵引时，颈部置于前倾位，前倾的角度从10°~45°不等，在前倾体位下牵引疗效更好。

②牵引重量：绝大多数的临床工作人员采用的牵引力在10.8~20.25kg。

③牵引时间：常用的牵引时间是20~30分钟，常需要使用镇静剂以保持患者安静。

④持续牵引：持续稳定的短时间（通常为半个小时）牵引。

⑤间歇性牵引：利用机械装置提供脉冲或震动式的牵引方法。这是目前最受欢迎的牵引方式。

⑥手法牵引：用手来牵引时医生可以更好地控制患者的头颈。这种方法对医生

来讲非常直观，并可随时控制牵引的角度。

（5）神经阻滞疗法

1）用于颈型颈椎病：①颈浅丛神经阻滞术。患者仰卧，去枕，头偏向健侧，充分暴露胸锁乳突肌和颈外静脉。先摸清胸锁乳突肌位置，以胸锁乳突肌后缘中点为穿刺点，此处亦为 C_4 横突体表的标志处。常规消毒铺巾后，于胸锁乳突肌后缘中点处做皮丘，用 7 号针头从皮丘进针后，用手指将胸锁乳突肌轻轻提起，向胸锁乳突肌后缘缓慢进针，深度为 0.5~1.0cm，当有突破感时（即针尖已穿破颈部深筋膜，颈浅神经丛由此穿出并形成经丛神经环），此时回吸无血后即可注入 0.5% 利多卡因或 0.25% 丁哌卡因 5~10ml。每日或隔日 1 次。一般治疗 1~2 次即可痊愈，如效果欠佳，可于注射液中加入地塞米松 5mg。②副神经阻滞术。对急性发病疼痛剧烈者，可施行副神经阻滞术。副神经自颅腔出来后下行在乳突下 3.5cm 处穿过胸锁乳突肌，并发出分支支配该肌，然后在胸锁乳突肌后缘中点上方出来，越过颈后枕三角区颈深筋膜浅层的深面，在斜方肌前缘距锁骨 5cm 处穿入斜方肌。因此，副神经阻滞的位置在胸锁乳突肌后缘中点上方 1cm 处，或斜方肌前缘距锁骨 5cm 处。一般进针 1~1.5cm，出现异常感觉或耸肩动作时，标志穿刺成功。注射 0.5% 的利多卡因或 0.25% 丁哌卡因 5~10ml，亦可适量加入地塞米松 2.5~5mg 等，可迅速起效。每日 1 次，一般治疗 1~2 次即可治愈。

2）用于神经根型颈椎病：①该型颈椎病的主要病理改变局限于椎间孔附近，出现颈脊神经根的压迫症状。这种神经根的压迫极少是机械性的，多数是由硬膜外隙和椎间孔附近对脊神经根的可逆性的刺激引起的，导致神经根水肿、充血等病理改变。在此病变部位注射局部麻醉药，可使受到刺激的神经根恢复正常，注射液中加

入激素类制剂，更有利于消退炎症和水肿。最常应用的神经阻滞术有椎间孔阻滞、颈部硬膜外阻滞和颈部椎旁阻滞。②埋线疗法。取颈椎夹脊穴（棘突旁开 1 寸处），肩井，手三里。患者呈俯坐位，面部靠在垫高的枕头上，颈部保持平行状，根据 X 线片所示的临床检查压痛点，取相应的颈椎夹脊穴，标定穴位后，常规消毒，用 2% 利多卡因在穴位下 2 寸处进针，当针尖到达病变处时，做穴位局部浸润麻醉，然后取 0 号或 1 号医用羊肠线 3~4cm（双线），用箭头式埋线针将羊肠线向枕部方向埋入肌肉层病变处，深度约 0.5cm。患者可感觉到较强针感并向头部和肩臂部放射，退针后针眼处用碘酒消毒，创可贴外敷固定 3~5 天。分别隔 15 天再埋 2~3 次，共治疗 3 次。埋线一周内避免洗澡和做剧烈运动。

3）用于椎动脉型颈椎病：①颈部硬膜外隙阻滞，可使患者的脑血流增加，缓解症状。②星状神经节阻滞术。患者取仰卧位，肩下垫枕。常规皮肤消毒，铺巾，术者位于左侧，先用左手食指和中指将颈总动脉和胸锁乳突肌推向外侧。以胸锁乳突肌前缘、胸锁关节的上方约两横指处（环状软骨平面相当于 C_6 横突处）为穿刺点，用 7 号针头在皮肤上垂直进针（可以用术者的食指指尖触及 C_7 横突，以引导进针）2~3cm，即可触及骨质，此时针尖已达 C_7 横突的外侧。退针少许（0.2~0.4cm），回吸无血后即可注入局部麻醉药，穿刺针触及星状神经节时常无异常感觉，故无须刻意寻找异常感觉。

4）用于交感神经型颈椎病：①硬膜外隙阻滞是绝对有效的治疗方法。用 0.125% 罗哌卡因 5ml 与维生素 B_{12} 0.5mg（或加入地塞米松 2.5mg）混合液直接注射在受累的交感神经处，阻断其恶性循环，改善局部血管神经的营养状况。单次阻滞每周 2 次，

5次为1个疗程。硬膜外隙留置导管可每日给药1次，5次为1个疗程。需连续治疗2~4个疗程。也可采用硬膜外镇痛泵连续治疗。②星状神经节阻滞术对治疗交感神经型颈椎病有特异作用。一般配合椎间孔、颈部痛点阻滞，可缩短疗程，提高疗效。使用1%利多卡因10ml进行星状神经节阻滞。1~3天1次，5次为1个疗程。常于第一次阻滞治疗后，即可收到立竿见影的效果，但须反复施行阻滞以巩固疗效，至少需连续治疗2~4个疗程。

2. 手术疗法

（1）适应证

①颈椎间盘突出经非手术治疗后疼痛未得到缓解或继续加重，严重影响生活及工作者。颈椎病有脊髓受累症状，经脊髓碘油造影提示有部分或完全梗阻者。

②颈椎病患者突然发生颈部外伤或无明显外伤而发生急性肢体痉挛性瘫痪者。

③颈椎病引起多次颈性眩晕、晕厥或猝倒，经非手术治疗无效者。

④颈椎病有明确的交感神经症状，经非手术治疗无效严重影响工作者。颈椎病椎体前方骨赘引起食管或喉返神经受压者。

（2）禁忌证　有严重的心血管疾患或肝肾功能不良者；年迈体衰者；有严重的神经官能症者；有精神病者。

（三）辨证治疗

1. 辨证施治

（1）风寒湿型

［治法］养血祛风，散寒除湿。

［方药］桂枝附子汤。桂枝12g，白芍15g，附子12g，薏苡仁30g，生姜6g，大枣6枚，炙甘草12g。

［加减］若风邪较甚，头痛者，加羌活、藁本、防风、川芎，以祛风止痛；若寒较重者，可加川乌、桑枝，以散寒止痛；若湿邪偏重，麻木不仁，肢体困重者，加

白术、茯苓、厚朴，以健脾祛湿；病久或痛甚者，酌加乌梢蛇、全蝎，以通络止痛；颈背痛甚，加葛根、羌活，以舒筋活络。

（2）痰湿阻络型

［治法］燥湿化痰，蠲痹通络。

［方药］羌活胜湿汤。羌活15g，独活12g，藁本12g，防风12g，蔓荆子10g，川芎12g，炙甘草10g。

［加减］湿重，脘闷者，加砂仁、厚朴，以燥湿健脾；瘀血阻滞，痛有定处，反复发作者，加三七粉（冲服）、桃仁、制乳香、制没药，以逐瘀止痛；手臂麻木不仁，加当归、姜黄、苏木、桃仁，以养血活血；血压偏高，加川牛膝、泽泻，以活血利水；伴眩晕者，加钩藤、天麻、清半夏，以息风化痰。

（3）肝肾不足型

［治法］滋补肝肾。

［方药］偏于阴虚者，左归丸加减。熟地黄15g，山药20g，枸杞子15g，山茱萸15g，川牛膝15g，菟丝子20g，鹿角胶（烊化）12g，龟甲胶（烊化）12g，白芍15g，葛根15g，桑寄生20g。偏于肾阳虚者，右归丸合舒筋汤加减。熟地黄15g，怀山药20g，山茱萸15g，枸杞子15g，菟丝子20g，鹿角胶（烊化）15g，盐杜仲15g，肉桂5g，当归15g，熟附片（先煎）15g，骨碎补15g，伸筋草20g，桑寄生15g，木瓜20g，炙甘草15g。

（4）气滞血瘀型

［治法］理气活血，化瘀通络。

［方药］活血止痛汤。当归20g，苏木15g，青皮12g，川芎12g，红花12g，乳香12g，没药15g，三七（冲）4g，赤芍12g，郁金15g，炙甘草6g。

［加减］若兼有气虚者，加黄芪、党参，以益气行血；湿瘀较甚者，加白术、茯苓，以健脾利湿；痛重者，加蜈蚣、全

蝎，以活血化瘀，通络止痛。

（5）气血亏虚型

[治法] 益气养血，和营通络。

[方药] 黄芪桂枝五物汤合归脾汤加减。黄芪20g，桂枝15g，白芍20g，党参15g，白术15g，当归15g，葛根15g，酸枣仁25g，远志15g，木香12g，炙甘草12g，生姜6g，大枣6枚。

[加减] 若眩晕明显者，加泽泻、茯苓，以健脾祛湿；若肢体麻木较重者，加鸡血藤、伸筋草，以养血活血通络；若肢体疼痛明显者，加川芎、羌活，以祛风散寒，活血止痛；四肢痿软无力者，加鹿角胶、盐杜仲，以填精益肾，强筋壮骨。

2. 外治疗法

（1）手法治疗 取风池，哑门，天柱，缺盆，大椎，极泉，肩髎，曲池，手三里，合谷，颈后两侧，肩胛骨内上角，患侧上肢内外肌肉。

①按揉法：患者取坐位，放松颈部肌肉，医者站在患者身后，用拇指、中指同时按揉两侧风池，风府，哑门，天柱，大椎，肩贞，缺盆，颈后两侧，肩胛骨内上角，以有酸胀感为佳。

②捏拿法：患者取端坐位，挺胸并将头颈及双肩肌肉放松，医者站在患者身后，用双手拇指指腹沿颈椎棘突两旁约1.5寸的竖脊肌处，从风池至大椎穴由上向下，由内向外进行按揉3~5次。

③端提法：患者取端坐低位，坐在木凳上，头、颈及肩部肌肉放松，医者站立于患者身后，用两手拇指压住患者枕骨粗隆，其余四指端住患者的下颌，轻轻向上端提起头颅约半分钟，然后缓慢轻轻地放下。

④理筋法：患者取端坐位，医者站在患者患肢外侧或坐在凳子上，用双手拇指指腹从肩峰沿上肢内外侧肌肉至腕关节的筋脉进行分离，并对肩髎、曲池、手三里、合谷、肘髎等穴进行按揉。

⑤拔伸法：患者取仰卧位，去枕，将头颈部放在床头上方，双手拽住床的两旁。医者坐在患者头前，用一手掌托住患者下颌，将另一手臂放置在患者枕骨后下方，用力按压固定，然后徐徐用力向患者头部后上方轻轻地左右旋转，进行拔伸约半分钟，最后再缓缓地拉伸放松，以达到疏通气血，加大椎间隙，缓解颈神经压迫。

（2）物理疗法

①中药离子导入法：取淫羊藿、威灵仙各400g，川芎200g，加水至2000ml，过滤后浓缩至500ml，治疗时将中药液与陈醋等量均匀撒在8cm×12cm衬垫上，接阴极置于颈后部，接阳极置病患手背，电流密度0.05~0.1mA，每日1次20分钟，10次为1个疗程。

②刮痧：取颈夹脊穴，大椎，大杼，风门，肩井。其中颈夹脊穴用刮痧板从上向下至肩井穴反复刮数次，其余3穴以大椎为起点，从上向下，刮至风门穴处，反复数次，以局部皮肤下出现渗血为度，每周2次，6次为1个疗程。

③拔罐：取颈夹脊，定喘，大椎，大杼，风门，肺俞，身柱。其中颈夹脊穴只用一个小号玻璃罐以闪火法拔于颈后上端，用左手按住下部皮肤，右手扶罐慢慢下行至定喘穴，然后返回，如此往返数次，以局部皮肤潮红为度。其余腧穴为走罐的另一条路线。具体办法是先用闪火法将一个中号玻璃罐拔于大杼穴，然后两手协同，扶罐沿大杼，风门，肺俞，身柱，横过脊柱，再沿肺俞，风门，大杼，行至大椎，如此反复数次，以皮肤潮红为度。隔日1次，6次为1个疗程。

（3）针灸治疗

①梅花针：取压痛点，大椎，大杼，肩中俞，肩外俞。每次选用2~3穴，常规消毒后，用梅花针轻轻叩打穴位处的皮肤，

以皮肤潮红为度，隔日1次，10次为1个疗程。

②三棱针：取压痛点，肩外俞，风门。选其中的2穴，常规消毒后，用三棱针在上述穴处点刺3~5次，并迅速挤出紫血数滴，令患者缓缓转动头部，隔日1次，6次为1个疗程。

③毫针：取相应病变部位的颈夹脊穴，风池，天柱，大椎，肩髃，养老，外关，曲池。其中颈夹脊穴可直刺0.8~1寸；风池穴斜向对侧眼眶，刺入1~1.2寸；天柱直刺0.8~1寸；大椎直刺1~1.2寸；肩髃直刺0.8~1寸；养老向内关方向斜刺1~1.5寸；外关向上斜刺0.5~1寸；曲池直刺0.8~1寸，有针感向手扩散。以上腧穴每次取5~6穴，留针20~30分钟，每日1次，10次为1个疗程。

④耳针：取患侧颈，肩，颈椎，交感，肾上腺。若两侧发病则取双侧耳穴。常规消毒后，耳针对准所取耳穴迅速刺入，捻针数秒，留针20~30分钟。每天1次，10次为1个疗程。

⑤温针灸：取夹脊穴、大椎、肩髃、曲池、足三里、绝骨为主穴，以身柱、天宗、阳池、中渚等为配穴，每次取5~6穴。患者取俯卧位，常规消毒后，取毫针按针刺要求刺入适当深度后，捻针得气，将约2cm艾段插在针柄上，点燃，每穴每次施灸2壮，艾段燃尽后再换另一艾段。每天1次，10次为1个疗程。

（4）小针刀疗法

①定点：主要以痛性结节、条索或感应很强的穴位为进针点，多在颈椎横突尖、棘突尖，或旁开1~1.5cm，或肩胛骨内上角等处，选取3~6个治疗点。

②定向：一般垂直颈部皮肤进针，刀口方向与深层神经、血管和肌纤维走向一致，但当肌纤维的走向与神经、血管的走向不一致时，刀口方向需与神经血管走向保持一致，不必考虑肌纤维。

③加压分离：在进针刀之前，先用拇指指甲按进针方向，用力按压进针点，使其深层的神经、血管向侧方移开，避免进针刀时受到损伤。

④刺入：针刀紧贴拇指指甲，在加压分离后快速刺入皮肤，进针的同时不断询问患者感觉，如患者出现剧痛、触电、窜麻样感觉，应稍退针刀，调整进针方向2mm，继续进针，直达病变层次。

⑤运针：在用针刀治疗颈椎病的过程中，常用到纵行剥离法、横行剥离法、切开剥离法、椎间孔扩大法、椎间孔松解法等操作方法。一般每次使用2~3种操作方法即能达到治疗目的。

（5）贴法　贴麝香阿魏膏。地黄、白芷、大黄、川乌、草乌、牙皂、肉桂各15g，麝香0.5g，阿魏1g。用香油500ml，将牙皂、地黄、大黄、川乌、草乌、大黄及肉桂煎熬成膏，临床使用时涂上麝香0.5g，阿魏1g，使用前常规消毒颈部皮肤，隔天1次，20天为1个疗程。

（6）敷法　取川乌、草乌、姜黄、红花、麻黄、当归、秦艽、五加皮、桑枝、白及、赤芍、桂枝等份为末，开水和凡士林调和，外敷，每日1次。

（7）熨洗法　方用草乌、赤芍、当归、天南星、透骨草各20g，羌活、川芎、乳香、没药各10g，威灵仙30g。加水100ml，浸泡24个小时，温火煎熬30分钟，过滤后浓缩约500ml备用。然后将毛巾浸入浓缩好的中药药液，再将毛巾湿敷于患处，于患处反复熨之，每次熨30分钟。注意勿使烫伤。

（8）洗法　方用当归、红花、透骨草、伸筋草、丹参、牛膝、木瓜、桑枝各15g，川乌、草乌、刘寄奴各12g，艾叶、花椒、桂枝各9g。将上药用大脸盆熬半盆药，再用毛巾蘸药水热洗患处。每日2次，每剂药洗 2 天。

3. 成药应用

（1）颈复康颗粒

［组成］羌活，川芎，葛根，秦艽，威灵仙，苍术，丹参，白芍，地龙（酒制），红花，乳香（制），黄芪，党参，地黄，石决明，花蕊石（煅），黄柏，王不留行（炒），桃仁（去皮），没药（制），土鳖虫（酒制）。

［功能］活血通络，散风止痛。

［适应证］用于风湿瘀阻所致的颈椎病，症见头晕，肩酸背痛，手臂麻木。

［用法］一次 1~2 袋，开水冲服，每日 2 次，饭后服用。

［注意事项］忌生冷、油腻食物；消化道溃疡、肾性高血压患者慎服。

（2）颈部疼痛颗粒

［组成］三七，川芎，延胡索，白术，威灵仙，葛根，羌活。

［功能］活血化瘀，行气止痛。

［适应证］用于神经根型颈椎病属血瘀气滞，脉络闭阻证，症见颈肩及上肢疼痛、僵硬、麻木。

［用法］开水冲服，一次 1 袋，一日 3 次，饭后服用，两周为 1 个疗程。

［注意事项］忌烟、酒，忌辛辣、生冷、油腻食物，忌与茶同饮；妇女月经期停止用药；消化道溃疡及肝肾功能减退者慎用。

（3）骨质增生丸

［组成］熟地黄，鸡血藤，骨碎补，肉苁蓉，鹿衔草，淫羊藿，莱菔子。

［功能］养血，舒筋，壮骨。

［适应证］用于肾虚证致脊柱骨痛，颈椎骨质增生。

［用法］每日 3 次，1 次 3g，口服。

［注意事项］过敏体质者慎用。

（4）颈康胶囊

［组成］熟地黄，何首乌，杜仲，鹿衔草，骨碎补，钩藤，葛根，三七，莱菔子。

［功能］补肾活血，通络止痛。

［适应证］用于肾虚血瘀型颈椎病，症见颈项胀痛麻木、活动不利，头晕耳鸣。

［用法］一次 4 粒，每日 2 次，口服。

［注意事项］过敏体质者慎用。

（5）疏风定痛丸

［组成］马钱子，麻黄，乳香，没药，钻地风，桂枝，独活，羌活，防风，木瓜，牛膝，杜仲，千年健，自然铜，甘草。

［功能］祛风散寒，活血止痛。

［适应证］用于风寒湿型及气滞血瘀型颈椎病，症见颈项冷痛、刺痛，僵硬强直。

［用法］一次 6g，每日 2 次，口服。

［注意事项］过敏体质者慎用；心动过速者慎用；孕妇禁用。

（四）医家诊疗经验

1. 施杞

施杞教授以"气血理论"论治颈椎病，认为气虚血瘀是引起颈椎病劳损内伤、本虚标实证候的原因。瘀血阻脉，不通则痛，瘀血不除，新血不生，气虚无援，血运不畅，荣养失职，引起了疼痛和肢麻等症状。对于脊髓型颈椎病，施杞根据患者的临床症状和体征从痉证、痿证调治，认为痉证多属阳证，而痿证多属阴证，其病情有轻重缓急，但究其病因，离不开"气滞血瘀"，治疗时更应突出"以气为主，以血为先，痰瘀兼治"的原则。施杞常使用荆芥防风、桂枝葛根和羌活独活药对，借其祛风、散寒、解表之功起到缓解颈椎病症状的作用。其中，荆芥、防风皆具辛温之性，可以宣散风寒湿邪气。荆芥擅长发汗散寒，防风长于祛风，古称"祛风圣药"。而羌活、独活除了能散寒解表之外，还能通经络、止痹痛。相对而言，羌活偏于走上，对于颈背上肢痉挛疼痛效果显著；而独活偏于走下，善于祛除在里之风寒湿邪。因此羌活、独活合用，可止一身之疼痛。施杞认为治疗患者咽喉部感染，可以缓解颈椎病的症状。

2.韦贵康

韦贵康教授对颈椎病的治疗有自己独特的学术见解，在颈椎病的临床治疗中，非常注重整体理念与辨证论治相结合。善于运用手法与内治相结合。使用手法治疗颈椎病时，韦贵康教授十分重视"筋"与"骨"的辨证关系，强调"筋"与"骨"并重。认为骨正则筋柔，筋柔则骨正，正骨必先柔筋，治筋必要正骨。注重调骨，理筋，对症。使用内治法治疗时，韦贵康教授强调辨证论治，内外兼顾，强调分型论治，基本治则为"补肾通督，化瘀扶正"，善用丹参，配伍时遵循"补气活血，化瘀止痛，补益肝肾"的原则，方以痛安汤、六味地黄汤、加味逍遥散、解痉散瘀汤、养心汤为基础进行化裁。颈椎病以劳损为多，治疗后易复发，鉴于这一特点，韦贵康教授也非常重视治疗后的功能锻炼。

五、预后转归

若患者年龄较大，全身状态欠佳，使用粗暴操作及手术更易发生意外和并发症。混合型颈椎病的预后较单一型颈椎病差。

六、预防调护

（一）预防

深秋、冬及早春季节注意保暖御寒，避免居住潮湿，夜间睡眠时避免受凉。夏日勿贪凉，尤其注意勿大汗后立即冲冷水浴。长期固定体位的工作人员，应注意活动颈、肩、背部。做到未病先防，既病防变。一旦发病，积极治疗，以免造成更大的痛苦。颈椎病患者在运动的同时，还应该注意自己的生活和工作习惯。①睡姿正确：正确的睡姿是指不会影响或加重人体心肺负担，不会引起体型尤其是头颈的畸形，能使颈部肌肉放松，有利于休息的睡姿，正确的睡姿一般以仰卧、侧卧为宜。②枕头合适：使用柔软和超过人体肩宽10~20cm的枕头，枕头置于脖子后方，用以托住颈曲。③坐姿正确：工作和学习的正确坐姿是身体自然放松，躯干胸段前倾约15°，头再从躯干前倾15°，腰部轻靠椅背，前臂放于桌上，但肘部不负担身体重量，仅起到稳定作用。

（二）调护

适当的体育运动对本病的预防和恢复有促进作用，但应注意不宜过度。适合于颈椎综合征患者的自我保健操如下。①仰面低头，两脚平行站立，与肩同宽，双手叉腰。上体保持不动，抬头仰面望天，低头俯首看地，抬头时吸气，低头时呼气，呼吸自然缓慢并逐渐加深。上体保持不动。②左盼右顾：上体保持不动，缓慢将头向左侧旋转，然后还原。向右边重复练习，再还原，头部侧向时吸气，还原时呼气，呼吸自然缓慢，与头部动作配合一致并逐渐加深，重复8~10次。③左转右旋：上体保持不动，缓慢将头向左侧旋转，还原，向右侧旋转，再还原。头部转动时吸气，还原时呼气，重复8~10次。④回头望月：拇指向前，扭头带动上体向健侧转动，双眼视上后方，恰似回首望明月，重复8~10次。⑤金狮摇头：两脚平行站立，与肩同宽，头部由前经左、后、右做环绕动作，略停片刻后再由前经右、后、左做同样练习，动作缓慢，幅度逐渐加大，重复8~10次。⑥拉弓射箭：健侧腿向前跨一步，呈弓步势，患侧手做持弓势，健侧手做拉弓势，头、颈、腰随拉弓手向健侧转动。反复进行4~6次。为防止患者头晕，动作需缓慢。

七、专方选要

（一）内服方

1. 半夏白术天麻汤

［组成］半夏，天麻，茯苓，橘红，白术，甘草，生姜，大枣。

［功能］息风通络，祛湿化痰。

［适应证］风痰上扰证，以头晕、眼花、呕吐为主症。

［用法］每日1剂，诸药用水浸泡1个小时，武火煎开，文火煎煮30分钟，倒出药液，加水如上述煎法再煎30分钟，取药液400ml，分早晚饭后半小时温服。

［出处］《医学心悟》。

2. 葛根汤合羌活胜湿汤

［组成］葛根，麻黄，桂枝，羌活，独活，藁本，防风，甘草，蔓荆子，川芎，生姜，大枣。

［功能］温经散寒，祛风通络。

［适应证］风寒湿痹证，症见紧张胀痛，活动受限，伴头晕头痛，受寒加重，得温则减。

［用法］每日1剂，诸药用水浸泡1个小时，武火煎开，文火煎煮30分钟，倒出药液，加水如上述煎法再煎30分钟，取药液400ml，分早晚饭后半小时温服。

3. 麻黄附子细辛汤合当归四逆汤

［组成］麻黄，炮附片，细辛，当归，桂枝，白芍，通草，炙甘草，大枣。

［功能］温经散寒，养血通脉。

［适应证］寒瘀痹阻证，症见四肢酸麻痛胀，受寒加重，得温则减。

4. 血府逐瘀汤

［组成］桃仁，红花，当归，地黄，牛膝，川芎，桔梗，赤芍，枳壳，甘草，柴胡。

［功能］行气活血，通络止痛。

［适应证］气滞血瘀证，以颈肩部疼痛，痛有定处，肢体麻木，活动障碍，头痛头晕为主症。

［用法］每日1剂，诸药用水浸泡1个小时，武火煎开，文火煎煮30分钟，倒出药液，加水如上述煎法再煎30分钟，取药液400ml，分早晚饭后半小时温服。

［出处］《医林改错》。

5. 补阳还五汤

［组成］生黄芪，当归，赤芍，地龙，川芎，红花，桃仁。

［功能］补气养血，活血化瘀。

［适应证］气虚血瘀证，以颈僵硬强直，上肢麻木疼痛，疲乏无力为主症。

［用法］每日1剂，诸药用水浸泡1个小时，武火煎开，文火煎煮30分钟，倒出药液，加水如上述煎法再煎30分钟，取药液400ml，分早晚饭后半小时温服。

［出处］《医林改错》。

6. 补肾活血汤

［组成］熟地黄，补骨脂，菟丝子，杜仲，枸杞子，当归，山茱萸，肉苁蓉，没药，独活，红花。

［功能］补肾壮筋，活血止痛。

［适应证］肝肾虚弱证，症见筋骨酸痛无力。

［用法］每日1剂，诸药用水浸泡1个小时，武火煎开，文火煎煮30分钟，倒出药液，加水如上述煎法再煎30分钟，取药液400ml，分早晚饭后半小时温服。

［出处］《伤科大成》。

（二）外用方

颈椎蒸敷方

［组成］伸筋草，海桐皮，络石藤，接骨木，羌活，独活，透骨草，全当归，川红花，川牛膝，白芷。眩晕明显，寒重者，加大茴香；痛甚者，加木香；肢体麻木，湿重者，加威灵仙。

［功能］祛风除湿，舒筋活络。

[适应证] 风湿痹阻证。

[用法] 药物打粉，过筛，隔水蒸10分钟，局部热敷，凉后再隔水蒸5分钟，继续热敷。每天治疗一次，每次30分钟，连续治疗14天为1个疗程，停7天再继续下1个疗程的治疗，共3个疗程。

[出处]《上海中医药杂志》，2016（4）：53-54.

主要参考文献

［1］周宗波，陆志夫，朱华亮．桂枝葛根汤加减对颈椎病患者血流动力学，血管内皮功能及疗效的影响分析［J］．中华中医药学刊，2016，34（11）：2662-2664.

［2］李浞方，李瑛．参芪四虫汤对颈椎病椎底动脉供血情况和血液流变学的影响［J］．世界中医药，2019，14（10）：2741-2744.

［3］金娜来，王波，李国安．杨氏絮刺拔罐疗法治疗颈型颈椎病的临床观察［J］．上海中医药杂志．2014，48（8）：59-60.

［4］王涛，郭英，李帆冰，等．Meta分析拔罐治疗非特异型颈椎病疼痛的临床疗效［J］．浙江中医药大学学报，2019，43（1）：103-110.

［5］林桂红，许淑仙．针灸联合理疗康复在颈椎病治疗中的应用研究［J］．护理研究，2017，31（24）：3010-3013.

［6］吴永平．针灸治疗椎动脉型颈椎病临床研究［J］．四川中医，2017，35（1）：195-198.

［7］陆洋，谢林．谢林从痰湿论治颈椎病经验撷粹［J］．江苏中医药，2017，49（3）：26-28.

［8］陈巧凤．穴位敷贴联合经穴推拿治疗颈椎病［J］．中医学报，2020，35（4）：210-213.

［9］沈羽思．针灸联合推拿疗法治疗椎动脉型颈椎病疗效及对患者血流动力学的影响［J］．现代中西医结合杂志，2018，27（35）：3951-3954.

第六节　颈椎间盘突出症

颈椎间盘突出症是指颈部由于突然的，没有防备地过度运动，或椎间盘发生退行性改变，或在某种病因的作用下使纤维环破裂，髓核向外侧突出，刺激和压迫了颈脊神经根、脊髓等周围组织，而出现一系列急慢性压迫性颈神经根痛或脊髓病的临床症状，称为颈椎间盘突出症。与颈椎病是两种不同病理表现的颈椎疾病。发病年龄多在40岁以下，病程短，发展快，发病时间短则数小时，长则数年。颈椎节段活动较多，故该段椎间盘突出发生率最高。颈椎间盘突出压迫脊神经或脊髓引起疼痛，导致感觉、运动甚至膀胱、直肠功能障碍。由于颈椎间盘突出多为单一椎间隙，所以发生的神经受累症状较固定。

中医学古籍中并没有颈椎间盘突出症病名，但根据其临床表现，大抵可归入"痹证""痿证""瘫证""头颈部疼痛""项筋急""颈背痛"等范畴。《素问·逆调论》中有谓"肾者水也，而生于骨，肾不生则髓不能满，故寒甚至骨也""骨痹，是人当挛节也""荣气虚则不仁，卫气虚则不用，荣卫俱虚，则不仁且不用，肉如故也，人身与志不相有，曰死"。《伤寒论》中曰："太阳病，项背强几几……桂枝加葛根汤主之……"《灵枢·经脉》中云"不可以顾，肩似拔，臑似折，是主液所生病者……颈颔肩臑肘臂外后廉痛""背反折，项筋急，肩不举"。这些对本病的描述，与西医颈椎间盘突出症的临床表现相似。

一、病因病机

（一）西医学认识

颈椎间盘突出症的发病机制是椎间盘因外力和退行性因素导致椎间盘的化学成

分发生变化，造成盘内蛋白多糖及水分减少，从而导致椎间盘的弹性能逐渐降低。椎间盘在缺乏营养和氧气的条件下，细胞被迫进行厌氧代谢，产生大量的乳酸，这导致了酸度增加，造成椎间盘内基质的进一步降解。

1. 病因

（1）用力过度　用力过度是造成颈椎间盘压力过高，使得椎间盘纤维环破裂髓核突出，压迫神经根或颈脊髓的最常见原因。

（2）慢性劳损　颈椎间盘突出症的发病与长期慢性劳损，颈椎周围肌肉力量不平衡，导致椎间盘各部分负荷不均匀有关。如果长时间伏案工作和聚精会神小视角地用眼、用手，颈椎间盘会改变它原有的生理状态。

（3）颈椎退行性变　随着年龄的增长，颈椎间盘会发生退行性变，由此会导致颈椎其他部位发生退行性变，这是颈椎间盘突出症发病的原因之一。

（4）咽喉部的炎症　当咽喉有急、慢性感染时，容易诱发和加重颈椎间盘突出症的临床表现。

2. 发病机制

（1）颈椎间盘的退行性变　颈椎间盘的退行性变，是颈椎间盘突出症和颈椎病的共同病理基础。颈椎间盘病变的病理生理学与脊柱其他部位的椎间盘退行性变相同。颈椎间盘先发生肿胀，随后纤维环出现进行性退变，在退变过程中可并发髓核突出。这些组织形态方面的改变导致椎间盘高度逐渐降低，从而影响椎间盘的正常生理功能。椎间盘的自身承受能力、生理载荷及分布应力功能被削弱。

（2）机械压迫　机械压迫是指对神经根产生的直接机械效应和通过损害神经血供而产生的间接机械效应的综合，不是单一的压迫。压迫会导致神经根内毛细血管通透性改变，在压迫数分钟后会发生水肿，影响毛细血管的血流，并影响神经根的营养。神经生理学研究表明，对神经根的机械压迫会产生麻木但无疼痛症状。正常神经受压时并无疼痛，只有炎症，在水肿等刺激下才会引起疼痛，如果神经根处在慢性刺激状态下，即使很小的压迫也会产生放射痛。

（3）炎症免疫　目前普遍认为，突出的颈椎间盘释放的炎症介质刺激神经根是产生根性痛的重要原因。在神经根注射皮质激素，可有效缓解根性痛。

（4）机械压迫和炎症免疫的相互作用　现在认为机械压迫和炎症免疫是相互联系，相互作用的。机械性压迫使得局部血管通透性增高，导致神经水肿，内液压上升，进而阻断血液供应，导致异常神经递质释放及炎症反应。同样神经根内炎症细胞浸润及炎症介质的影响，会形成纤维瘢痕，进而加重对神经根的压迫。持续的炎症反应继发，导致免疫反应释放许多神经多肽，更加重刺激和炎症反应。

（二）中医学认识

本病多属于本虚标实之证，在肝肾精气不足，气血亏损，脾虚等本虚的基础上，感受风、寒、湿、热等外邪，以致气滞、血瘀、痰阻，脉络不通，脑府失养，从而发病。中医学认为，颈者，手足之阳经、任脉、督脉所过之处，肝肾主之，一旦受损，即易发病。常见的病因如下。

1. 跌仆闪挫，气滞血瘀

颈椎是人体活动最为频繁的部位，颈部经常处于一种肌力不平衡状态，容易导致局部气血瘀阻不通，不通则痛。由于气血瘀阻的部位不同，或在筋，或在骨，或筋骨俱伤，有时甚至损伤任督二脉，伤及髓海，导致下肢废用等症状，进而影响骨关节结构发生异常变化。这也是本病症状多变的原因之一。

2. 劳伤肾气，风寒侵袭

先天不足，任、督脉空虚，或后天劳累过度伤及肾气，均可影响到颈部筋骨的生长发育。肾主骨生髓，肾气不充，正气不足，卫外之气不固，风寒之邪乘虚客之，痹阻经脉气血而发生颈部疼痛、四肢不用等症状。

3. 肝肾不足，气血虚弱

肝肾同源，精血互生，肝肾不足，精不生血而气血虚弱，不能濡养颈筋而亦可形成本病，这是本病慢性期的主要病因病机。

二、临床诊断

（一）辨病诊断

1. 诊断要点

（1）辨病分型　本病多为急性发病，少数病例亦可慢性发病。初起，大多起于轻微劳损，甚至睡醒时伸懒腰而发病，或是见于外伤导致。其临床表现主要视受压迫的组织而定。根据影像学上突出位置的不同，本病可分为中央型、侧方型及旁中央型三种类型。

①中央型：以颈髓受压为主要表现。因脊髓受压，可出现四肢不完全性或完全性瘫痪以及大小便异常，与此同时，四肢腱反射呈现亢进。病理反射征可显示阳性，并依据突出平面不同会出现感觉减退或消失。

②侧方型：以根性痛为主。主要症状为颈部疼痛，活动受限，犹如落枕，疼痛可放射至肩部或枕部，一侧上肢有疼痛和麻木感。在发作间歇期，患者可毫无症状。查体时发现头颈部常处于僵直位，活动受限。下颈椎棘突及肩胛部可有压痛。如头向后并侧向患侧，头顶加压即可引起颈肩痛，并向手部放射。牵拉患侧上肢可引起

疼痛。感觉障碍因椎间盘突出平面不同而表现各异。

③旁中央型：除了有侧方型症状和体征外，还有不同程度的单侧脊髓受压症状，即布朗 – 塞卡综合征。常因发生剧烈的根性疼痛而掩盖了脊髓压迫症。

（2）体格检查

①压顶试验：患者坐位，颈部伸直，若检查者于头颈部双手重叠向下加压时，可诱发根性疼痛，即为阳性。患者颈椎间盘突出症时反应明显，但患有颈椎病时不明显，可据此鉴别。

②屈颈试验（脊髓张力试验）：患者坐位或仰卧位，检查者屈曲患者颈部，由于脊髓张力增加，突出的椎间盘对脊髓的压力增大，若症状突然加重即为阳性。患有颈椎间盘突出症时此试验表现较为典型。

③臂丛神经牵拉试验：一手扶住患者头部并转向健侧，另一只手将患侧上肢外展90°，两手同时向相反的方向牵拉，此时若出现上肢的放射性疼痛或麻木感则为阳性。颈椎间盘压迫神经根时此试验表现为阳性。

2. 相关检查

（1）X线检查　常规拍摄颈椎正位、侧位及动力位X线平片。提示颈椎生理前凸减小或消失，受累椎间隙变窄，可有退行性改变，但在年轻患者或急性外伤性突出患者中，其椎间隙可无异常发现。在颈椎动力性X线平片上可见受累节段不稳，并出现较为明显的梯形变（假性半脱位）。

（2）CT检查　CT检查对本病的诊断有一定的帮助。近年来，有不少学者主张采用脊髓造影联合CT检查诊断颈椎间盘突出症，认为CT检查对诊断侧方型颈椎间盘突出症的价值明显大于MRI检查。

（3）MRI检查　MRI检查对颈椎间盘突出症的诊断具有重要价值。其准确率明

显高于 CT 检查和脊髓造影。在 MRI 片上可直接观察到椎间盘向后突入椎管内，椎间盘突出成分与残余髓核的信号强度基本一致。中央型颈椎间盘突出者，可见突出的椎间盘明显压迫颈髓，使之局部变扁或出现凹陷，受压部位的颈髓信号异常。侧方型颈椎间盘突出者，可见突出的椎间盘使颈髓侧方受压变形，信号强度改变，神经根部消失或向后移位。

（二）辨证诊断

本病属本虚标实之证，本在脏腑亏损，标在风寒湿外邪侵扰，虚实夹杂而为病。根据发病原因、症状与体征进行归纳分类，辨证分型，可分为以下证型。

1. 风寒型

（1）临床证候 起病较急，痛有定处，上肢麻木、冷痛，症状的轻重与气候有关，脉浮，舌质淡，苔薄白。

（2）辨证要点 起病较急，痛有定处，冷痛，脉浮。

2. 血瘀型

（1）临床证候 有明显的外伤史，发病急，颈项痛有定处，强迫体位，活动受限，或有皮下瘀斑，舌质紫黯，脉弦。

（2）辨证要点 明显的外伤史，颈项痛有定处，舌质紫黯，脉弦。

3. 肝肾亏虚型

（1）临床证候 起病缓慢，反复发作，颈肩酸痛，上肢麻痹，稍劳则加剧，可有耳鸣、耳聋、多梦等，脉迟缓，苔薄白。

（2）辨证要点 颈肩酸痛，稍劳则加剧，脉迟缓，苔薄白。

三、鉴别诊断

（一）西医学鉴别诊断

1. 颈椎肿瘤

颈椎肿瘤无外伤史，起病一般较缓慢，多先出现颈部疼痛，逐步加重，亦可有神经根及脊髓损伤，X 线片可见颈椎骨质破坏改变，断层片观察骨破坏更加清晰，也可见肿瘤软组织影。

2. 颈椎管内占位性病变

颈椎管内占位性病变发病缓慢，临床上表现为神经脊髓损害的症状，呈进行性加重，除颈椎 X 线片检查外，还需行脊髓造影、腰穿取脑脊液蛋白定量检查。MRI 对诊断更有价值。

3. 颈椎结核

颈椎结核有结核病史，临床上可表现出结核中毒症状，可有神经脊髓损害，X 线片可见骨质疏松、骨破坏、椎间隙狭窄、椎间软组织影增宽等。

4. 肩周炎和胸廓出口综合征

肩周炎和胸廓出口综合征主要需与侧方型颈椎间盘突出症相鉴别。肩周炎仅有肩部疼痛及活动受限，而无神经功能异常。胸廓出口综合征的临床表现酷似侧方型颈椎间盘突出症，但颈椎 MRI 无椎间盘突出及神经根受压，胸片可显示胸腔上口狭窄或颈肋等。不难鉴别。

5. 颈椎病

不论何种类型的颈椎病，均发病缓慢，无明确外伤史，或在外伤前即有颈椎病的症状，症状、体征与颈椎间盘突出症相似，但颈椎间盘突出症影像学显示骨赘和椎间盘共同构成致压物，且往往以前者为主。

（二）中医学鉴别诊断

1. 肩凝证

肩凝证即肩周炎，仅有肩部疼痛及活动受限，而无神经功能异常。

2. 流痰（颈项部脊柱结核）

流痰多发于脊柱，其次是下肢，一般单侧发作，脓肿形成后常可走窜，患处有隐痛，起病慢，化脓迟，溃后不易收敛，且关节骨性变形较少。

四、临床治疗

（一）提高临床疗效的基本要素

本病病因复杂，证候相兼。治疗时当因人制宜，取针、药之所长，杂合以治。需从整体、综合角度考虑，不能顾此失彼。必须治病求本，将患者的症状、体征合参，从而辨证施治拟定主方，再对其他兼症进行配伍加减，如此方可从根本上治疗本病。

（二）辨病治疗

治疗颈椎间盘突出症，需要根据颈椎间盘病变的类型，针对性地制定治疗方案，如服用活血化瘀止痛药、颈椎牵引、局部理疗、痛点注射、颈椎管内注药、颈椎多维整复、颈椎固定、颈椎间盘内减压、颈椎间盘髓核氧化、微创颈椎间盘切除、颈椎间盘生物化学溶解以及手术治疗等。

神经根型颈椎间盘突出症在发病初期，应及时治疗，如反复发作，经非手术治疗无效，应尽早手术治疗。急性中央型（脊髓型）颈椎间盘突出症和脊髓受压症状明显者，也应尽早手术治疗，以解除脊髓的压迫因素。

1. 非手术疗法

（1）手法治疗　运用按摩与牵引相结合的手法，可松弛肌肉，缓解痉挛，使突出的椎间盘还纳，从而消除疼痛，达到治疗目的。常用的推拿手法如下。

①颈部推拿放松手法：患者端坐，医者站立在患者背后，在颈部以椎间盘突出部位为中心的竖脊肌和斜方肌上做揉法、点按法，拨筋法等推拿手法约20分钟。

②端提法推拿手法：患者取端坐低位，坐在木凳上，头、颈及肩部肌肉放松，医者站立在患者背后，双手掌心向上托住患者的下颌骨及枕骨，向上提升患者的头颅，拉长患者的颈部，操作时医者用力须由轻

到重，忌用暴力，以患者能耐受为度。每次提升时间约30秒，可反复3次。

（2）物理疗法

①中药离子导入疗法：该疗法有改善局部血液循环和代谢状态的作用，能解除因椎间盘突出而引起的一系列症状，可以缓解肩、上肢部位的疼痛麻木。该疗法是中医综合治疗中的一种积极的辅助疗法。

②红外线照射、超声波、超短波疗法：此疗法可以缓解疼痛，加速水肿的吸收和改善血液循环，有利于炎症的消退。

（3）针灸疗法　由于颈椎间盘突出的方向不同，临床表现各异，针灸治疗时应重视经络辨证。一般来说，侧方突出型症状多表现在手足太阳经和手少阳三焦经的循行部位，并与手三阴经有关，当根据症状表现的部位结合经脉循行详加辨证。中央突出型表现为四肢瘫痪时，与三阳经关系密切。选穴时，应局部取穴与循经远端取穴并重。

（4）颈椎硬膜外封闭疗法　患者取侧卧位，颈部屈曲，充分暴露 C_6~T_1 棘突间隙，常规消毒，局部麻醉后，选择 C_7~T_1 棘突间刺入针头，针尾向骶侧适当倾斜，当针头有黄韧带突破感后，拔出针芯，回吸无脑脊液，注气无阻力，将导管向颈上段送入硬膜外腔3~4cm，上肢有异物感则止，退针留管，经导管注入封闭液2ml，观察5分钟，无脊髓麻醉征象时，将余药推完后拔管，观察15分钟，无任何不适反应可允许患者离开。

（5）颈椎牵引疗法

①可采取坐位或卧位，用四头带牵引。重量开始不宜太大，一般用 2.0~3.0kg，以后逐渐增至 4.0~5.0kg，牵引时间为1~2小时，每日2次，2周为1个疗程。

②用枕领布托牵引，牵引重量 3~8kg，C_3~C_5 牵引角度前屈 10°~20°，C_5~C_7 牵引角度前屈 20°~30°，每天牵引2次，每次30

分钟，7次为1个疗程。在牵引过程中如有不良或不适反应，应暂停牵引。牵引只适用于侧方型颈椎间盘突出症。对中央型颈椎间盘突出症不宜使用。

（6）针刀疗法　针刀疗法是一种用于闭合性软组织松解手术的治疗手段，有止痛祛病的作用。此疗法花费少，疗程短，见效快，安全性高，操作简单。

2. 手术治疗

拟行外科手术治疗者，应综合分析患者的临床资料、影像学检查资料及其他的诊断资料。明确诊断并至少经6周非手术治疗无效者、严重的神经性损害（脊髓型，神经根型）以及进行性或无明显好转的神经性病变者应行手术治疗。

（1）颈前路减压术　适用于中央型和旁中央型颈椎间盘突出症患者。采用环锯减压摘除损伤的椎间盘，并行椎体间植骨融合术，效果较好。对原有退变者应同时去除增生的骨赘，以免残留。

（2）颈后路减压术　适用于侧方型颈椎间盘突出症、多节段受累伴椎管狭窄以及后纵韧带骨化者。单纯的颈椎间盘突出可采用半椎板及部分关节突切除术，通过减压孔摘除压迫神经根的椎间盘组织。若伴有椎管狭窄或后纵韧带骨化，可采用全椎板减压术。

（3）颈椎间盘显微切除术　有后侧和前侧两种入路，在治疗颈椎软椎间盘突出症时，其入路选择仍有较大争议。Aldrich采用后外侧入路治疗单根神经根受损的外侧型髓核脱出，取得了良好疗效，术中小关节突切除的范围依神经根和突出椎间盘的关系而定。该法操作简便，切口小，创伤小，并发症少，危险性小。但此术仅适用于单纯颈椎间盘突出，对于合并颈椎管狭窄症及后纵韧带骨化症患者，由于减压范围有限，手术效果差，不宜采用此法。

（三）辨证治疗

1. 辨证论治

（1）风寒型

[治法]温通经络，祛风散寒。

[方药]麻桂温经汤加味。麻黄12g，桂枝15g，白芍15g，当归15g，白芷12g，细辛6g，生姜6g，防风9g，炙甘草3g。每日1剂，水煎服。

[加减]疼痛重者，加制川乌、干姜，以温经散寒；湿重者，加木瓜、厚朴、薏苡仁，以祛湿通络；上肢麻木甚者，加羌活、伸筋草、片姜黄，以舒筋活络；痰湿阻络者，加陈皮、清半夏，以燥湿化痰。

（2）血瘀型

[治法]活血祛瘀，通络止痛。

[方药]和营止痛汤加减。当归20g，川芎12g，赤芍15g，桃仁12g，续断15g，川牛膝15g，乌药12g，土鳖虫6g，醋乳香12g，醋没药12g，苏木15g，三七粉（冲）4g，炙甘草3g。每日1剂，水煎服。

[加减]气滞者，加枳壳、醋香附，以理气活血；疼痛明显者，加蜈蚣、全蝎，以活血化瘀，通络止痛；上肢麻木甚者，加桂枝、白芍、伸筋草，以调和营卫，舒筋活络；遇寒痛甚者，加制川乌、干姜，温阳散寒止痛。

（3）肝肾亏虚型

[治法]滋补肝肾。

[方药]六味地黄汤加味。熟地黄15g，怀山药25g，山茱萸15g，牡丹皮12g，茯苓20g，泽泻12g，鸡血藤25g，桑寄生20g，威灵仙15g，盐杜仲15g，白芍15g，炙甘草6g。每日1剂，水煎服。

[加减]年老体弱，食欲不振者，加党参、白术、焦山楂，以健脾和胃；耳鸣耳聋者，加蔓荆子、石菖蒲、蝉蜕，以升清通窍；失眠多梦者，加制何首乌、石菖蒲、炒酸枣仁，以养心安神。

2. 外治疗法

（1）中药离子导入疗法 乌梢蛇 15g，用白酒 125ml。浸泡 10 天。羌活 20g，桂枝 20g，威灵仙 30g，透骨草 30g，鹿衔草 15g，丹参 30g，皂角刺 30g，骨碎补 25g，鸡血藤 35g，加水约 1000ml，煎煮 30 分钟，滤取药液约 500ml，兑入乌梢蛇酒密封备用。取纱布垫 2 块，以药液 20ml 加热浸透后贴敷患处，每日 2 次，每次 20 分钟，15 天为 1 个疗程，间隔 5~7 天。

（2）拔罐疗法 根据颈椎 X 线片显示的颈椎病变部位，取相应颈椎上下督脉穴和双侧华佗夹脊穴，另取大椎穴。每次选取 3 ~ 5 穴，拔以火罐，留罐 2 分钟，起罐时可见罐中所拔部位微紫充血，即可取得满意效果。隔天 1 次，14 次为 1 个疗程。

3. 成药应用

（1）痹祺胶囊

［组成］马钱子粉，地龙，党参，茯苓，白术，川芎，丹参，三七，牛膝，甘草等。

［功能］益气养血，祛风除湿，活血止痛。

［适应证］适用于气血不足，风湿瘀阻之颈椎间盘突出症。症见肌肉关节酸痛，或肌肉萎缩，气短乏力，眩晕，头痛。

［用法］口服，一次 4 粒，一日 2~3 次。温开水送服。

［注意事项］①本方含剧毒药，不可多服和久服，或遵医嘱。②服药若出现恶心、口干症状应停止用药，症状轻者可灌以冷茶水或用甘草、绿豆各 60g 煮汤服用。

（2）鹿川活络胶囊

［组成］鹿茸，制川乌，桂枝，续断，当归，白芍，独活，全蝎，延胡索，炙甘草。

［功能］补益肝肾，温经通络，活血止痛。

［适应证］适用于颈椎间盘突出症，证

属肝肾不足、阳虚寒凝、筋脉瘀滞。症见颈肩疼痛，颈部酸软，形寒肢冷，局部压痛，或肢体肌肉萎缩，舌质淡或偏黯淡，苔薄或薄白，脉细弱或弦。

［用法］口服，一次 3 粒，一日 3 次。温开水送服。

［注意事项］本方忌服生冷，不宜久服。

（3）颈复康颗粒

［组成］羌活，川芎，葛根，秦艽，威灵仙，苍术，丹参，白芍，地龙（酒制），红花，乳香（制），黄芪，党参，地黄，石决明，花蕊石（煅），黄柏，王不留行（炒），桃仁（去皮），没药（制），土鳖虫（酒制）。

［功能］活血通络，祛风止痛。

［适应证］适用于风湿瘀阻证，症见眩晕，肩酸背痛，手臂麻木。

［用法］一次 1~2 袋，开水冲服，每日 2 次，饭后服用。

［注意事项］忌生冷、油腻食物；消化道溃疡、肾性高血压患者慎服。

（4）颈部疼痛片

［组成］三七，川芎，延胡索，羌活，白芍，威灵仙，葛根等。

［功能］活血化瘀止痛。

［适应证］用于神经根型颈椎病，证属瘀血阻络。症见颈、肩及上肢疼痛、发僵、窜麻、窜痛。

［用法］一次 4 片，一日 3 次，饭后服用，两周为 1 个疗程。

［注意事项］忌烟、酒；忌辛辣、生冷、油腻食物；忌与茶同饮；高血压，心脏病等慢性病严重者及年老体弱者应在医师指导下服用。

（5）根痛平片

［组成］伸筋草，白芍，狗脊（砂烫去毛），续断，地黄，红花，乳香（醋炙），没药（醋炙），桃仁，牛膝，葛根，甘草。

［功能］活血通络止痛。

［适应证］适用于风寒阻络证，症见肩颈疼痛，活动受限，上肢麻木。

［用法］一次5片，一日3次；饭后服用。

［注意事项］忌烟、酒；忌辛辣、生冷、油腻食物；本品对胃肠道有轻度刺激作用，宜饭后服用；严重肝肾功能不良者忌用；胃溃疡、十二指肠溃疡、急性胃炎、胃出血患者忌用。

五、预后转归

急性颈椎间盘突出症，一般用理疗法，1~2周症状可显著减轻，4~6周可完全恢复。在患者恢复后，坚持功能锻炼，避免损伤，减少复发。颈椎间盘突出后，颈椎的结构力学必定产生紊乱，若此力学改变不恢复，症状虽然消失，但并不等于治愈。由于结构力学的紊乱，会继发多个椎间盘突出或退变，最后迁延日久形成颈椎病。

六、预防调护

（一）预防

1.改变不良习惯

本病的预防，最根本的是要改变生活和工作中的不良习惯，诸如躺在沙发上看书、长时间低头伏案、坐公交车时低头睡觉等。不可趴着睡觉，枕头不可过高、过硬或过平。还要改善坐姿，每低头或仰头1~2小时，要间断地做颈肩部的运动，以减轻肌肉紧张度。

2.避免损伤

避免和减少急性损伤，如避免抬重物、驾驶车辆时不要紧急刹车等。

3.防风寒

防风寒、潮湿，避免午夜、凌晨洗澡，以免风寒外束肌表，营卫不和，诱发或加重病情。

4.其他

积极治疗局部感染和其他疾病。

（二）调护

1.卧床休息

卧床休息可以减轻颈椎负重及其周围组织的张力。减少颈部活动时也可减轻由于疼痛而引起的颈背肌肉痉挛和头部重量对椎间盘的压力，从而减轻对神经根和脊髓的压迫，缓解症状。

2.颈部制动

颈部围领及颈托制动的主要作用是限制颈部活动和增加颈部的支撑作用，减轻颈椎间盘内压力，减少神经的磨损，减轻椎间关节创伤性反应，有利于组织水肿的消退和巩固疗效。一般可采用简易围颈法保护，对伴有明显颈椎失稳者可采用石膏围颈固定。

七、专方选要

1.新订当归四逆汤

［组成］当归，桂枝，续断，细辛，通草，生姜，炙甘草，白芍，威灵仙，牛膝，炒杜仲，薏苡仁，黄芪，三七粉（冲），大枣。

［功能］温经散寒，养血通脉。

［适应证］肾气亏虚，气血不足，经脉闭阻证。

［加减］湿重者，加薏苡仁、秦艽、独活，以祛风除湿；肢体麻木甚者，加天麻、伸筋草、鸡血藤，以舒筋活络；口干舌燥，口苦者，加知母、地黄，以养阴清热；年老体弱，胃脘痞满者，加麸炒枳壳、清半夏、党参、焦三仙，以益气和胃；畏寒，疲乏无力者，加附子、黄芪、干姜，以温中健脾。

［用法］每日1剂，诸药用水浸泡1个小时，武火煎开，文火煎煮30分钟，倒出药液，加水如上述煎法再煎30分钟，取药

液 400ml，分早、晚饭后半小时温服。

2. 新订防己黄芪汤

［组成］防己，黄芪，续断，白术，川牛膝，徐长卿，全蝎。

［功能］祛风胜湿，健脾祛湿，通络止痛。

［适应证］脾虚湿盛，瘀血阻络证。

［加减］血瘀甚者，加鸡血藤、土鳖虫、延胡索，以增强活血化瘀之力；寒湿甚者，加干姜、茯苓、独活，以增强散寒除湿之功；湿热甚者，加黄柏、薏苡仁、苍术，以清化湿热；手足不温，疲乏无力者，加杜仲、党参、干姜，以温中健脾；肝肾阴虚甚者，加山茱萸、枸杞子、女贞子，以滋补肝肾。

［用法］每日 1 剂，诸药用水浸泡 1 个小时，武火煎开，文火煎煮 30 分钟，倒出药液，加水如上述煎法再煎 30 分钟，取药液 400ml，分早、晚饭后半小时温服。

3. 黄芪桂枝五物汤加减

［组成］黄芪，桂枝，白芍，生姜，大枣。

［功能］温通血脉，调和营卫。

［适应证］气血不足，营卫不和证。

［加减］湿重者，加苍术、厚朴、薏苡仁，以健脾祛湿；下肢麻木甚者，加独活、木瓜、伸筋草、鸡血藤，以通经活络；体倦乏力，食欲不振者，加党参、黄芪、焦三仙，以健脾和胃。

［用法］每日 1 剂，诸药用水浸泡 1 个小时，武火煎开，文火煎煮 30 分钟，倒出药液，加水如上述煎法再煎 30 分钟，取药液 400ml，分早、晚饭后半小时温服。

［出处］《金匮要略》。

4. 独活寄生汤

［组成］独活，桑寄生，杜仲，牛膝，秦艽，细辛，茯苓，肉桂，防风，川芎，人参，甘草，当归，白芍，地黄。

［功能］补益肝肾，疏风散寒祛湿。

［适应证］肝肾两虚，风寒湿痹证。

［加减］疼痛明显，舌质黯者，加醋延胡索、醋没药、川芎，以活血化瘀，通络止痛；项背拘急不适者，加葛根、狗脊，以温阳解肌。

［用法］每日 1 剂，诸药用水浸泡 1 个小时，武火煎开，文火煎煮 30 分钟，倒出药液，加水如上述煎法再煎 30 分钟，取药液 400ml，分早、晚饭后半小时温服。

［出处］《备急千金要方》。

5. 身痛逐瘀汤

［组成］秦艽，川芎，桃仁，红花，甘草，羌活，没药，当归，五灵脂，香附，牛膝，地龙。

［功能］行气活血，通络止痛。

［适应证］瘀血阻络，气滞血瘀证。

［加减］素体气虚者，加党参、黄芪、白术，以健脾益气；外感风寒，颈项痛甚者，加麻黄、桂枝、白芍，以疏风散寒，调和营卫。

［用法］每日 1 剂，诸药用水浸泡 1 个小时，武火煎开，文火煎煮 30 分钟，倒出药液，加水如上述煎法再煎 30 分钟，取药液 400ml，分早、晚饭后半小时温服。

［出处］《医林改错》。

6. 阳和汤

［组成］熟地黄，肉桂，麻黄，鹿角胶（烊化），白芥子，姜炭，生甘草。

［功能］温阳补血，散寒通滞。

［适应证］营血亏虚，阳虚寒凝证。

［加减］若兼气虚不足者，加党参、黄芪，以甘温补气；若阴寒重者，加制附子、干姜，以加强温通血脉之功效；湿盛者，加苍术、薏苡仁，以健脾祛湿；颈肩、上肢疼痛重者，加葛根、桑枝、蜈蚣、全蝎，共达祛外邪，通络止痛的作用。

［用法］每日 1 剂，诸药用水浸泡 1 个小时，武火煎开，文火煎煮 30 分钟，倒出

药液，加水如上述煎法再煎30分钟，取药液400ml，分早、晚饭后半小时温服。

[出处]《外科全生集》。

7.补阳还五汤

[组成]黄芪，当归，赤芍，地龙，川芎，桃仁，红花。

[功能]补气活血，祛瘀通络。

[适应证]脾胃气虚，瘀血阻络。

[加减]若兼手指麻木者，加桂枝、白芍、伸筋草、桑枝，以调和营卫，舒筋活络；疼痛重者，加醋延胡索、全蝎，以通络止痛；肝肾亏虚者，加熟地黄、杜仲、怀牛膝，以补益肝肾；若风寒痹阻者，加羌活、防风、桂枝，以祛风散寒。

[用法]每日1剂，诸药用水浸泡1个小时，武火煎开，文火煎煮30分钟，倒出药液，加水如上述煎法再煎30分钟，取药液400ml，分早、晚饭后半小时温服。

[出处]《医林改错》。

主要参考文献

[1]程永，吴凯，朱艺，等."六经分型"论治与基于文献的固定中药处方论治颈椎间盘突出症随机对照研究[J].辽宁中医药大学学报，2017，19（7）：21–27.

[2]吕焕然，王祥瑞.经皮激光椎间盘减压术治疗椎间盘突出症[J].上海医学，2015，38（6）：540–543.

[3]金明.射频热凝联合医用臭氧治疗包容型颈椎间盘突出症的疗效观察[J].吉林医学，2018，39（6）：1037–1039.

[4]叶超.应用低温等离子髓核成形术治疗颈椎间盘突出症的临床研究[D].北京：北京中医药大学，2013.

[5]宋卿鹏，田伟，何达，等.人工颈椎间盘置换术治疗神经根型颈椎病远期疗效观察[J].中国修复重建外科杂志，2018，32（6）：668–672.

第七节 寰枢关节脱位

寰枢关节脱位又名颅椎间过度松动症，即非创伤性炎性寰枢关节半脱位，与创伤或骨病无关，继发于头颈部感染或手术引起的寰椎横韧带松弛和炎性反应。它是一种不常见的疾病，还是儿童时期的一个独特疾病，很容易使寰枢关节在一个错误的旋转位置上发育固定。由于临床医生对该病认识不足，早期易漏诊而延误治疗。本病大抵属于中医学"筋肌痹""筋跳槽"范畴。

一、病因病机

（一）西医学认识

寰枢关节是机体最活跃的关节，寰枢关节的稳定性依赖于韧带的维持，而寰椎横韧带是最主要的韧带。该病几乎只见于儿童的原因可能如下。①儿童的颈椎解剖功能特点与成年人不同，儿童的上颈椎比成年人更容易移动，头身比例大（头部占身体重量的比例高）。②颈肌力量薄弱，韧带和关节囊松弛。③寰枢椎关节面浅而平。④关节软骨面凸，活动度大。⑤钩突未发育。⑥儿童的寰枢关节和韧带结构更容易充血和松弛。⑦儿童上呼吸道感染的发病率较高。

本病的发病机制仍不明了。用来解释本病发病机制的学说如下。①Grisel认为寰枢关节半脱位是由椎旁和颈部肌肉痉挛引起的。但目前普遍认为颈部肌肉痉挛是一种防御反射，是寰枢关节半脱位的结果而不是脱位的病因。②炎性反应和外科操作引起的局部充血，以及继发的寰椎横韧带附着点的脱钙导致了韧带松弛和半脱位。但是，在临床手术治疗时，始终未发现横韧带的撕裂。③转移的炎性渗出物引起韧带的伸展和半脱位，解剖学研究显示咽后上壁区域由齿状突周静脉丛引流，而该静脉丛无淋巴结存在。因此，炎性渗出液很容易沿血源性途径从咽部转移至寰枢关节，炎性介质引起滑膜和血管充血以及韧带炎性水肿，引起韧带的延伸和松弛，最终导致半脱位。

（二）中医学认识

中医学认为，小儿乃稚阴稚阳之体，肾气未充，筋骨未健，且小儿多动，故本病常多发生。另外，肾气未充，正气不足，六淫之邪容易侵袭机体，这也是导致本病发生的一个因素。根据本病的发病特点，其病因病机有以下几个方面。

1. 外感六淫

小儿肾气不足，形体未充，正气虚弱，易受六淫之邪侵袭，六淫之中最易感受风寒之邪，导致头项强痛而恶寒等卫阳被郁现象。

2. 肾气虚弱

肾气虚弱，筋脉失养，或先天肾精不足，气血生化乏源，颈筋失养而发为本病。

二、临床诊断

（一）辨病诊断

1. 诊断要点

本病的诊断主要依据症状和体征，以及是否有上呼吸道感染或头颈部手术史，但确诊主要依据影像学检查。根据本病的临床特征，其临床特点可归纳为"一个前驱史，三个症状，三个体征"。

（1）一个前驱史　有上呼吸道感染或颈部手术史。感染一般不重（几乎没有全身感染的体征）或者时间不久，不为患者所注意。

（2）三个症状　患儿先有急性感染史或感染反复发作后，逐渐感觉到颈部疼痛

或颈部僵硬，颈部旋转时疼痛加重，枕部麻木，头颅有向前下坠感，严重时上肢麻木无力，下肢走路不稳。

①颈部疼痛：被动活动颈部或者准备纠正畸形时，会引起颈部疼痛，患者会用手扶下颌以避免头部的运动，头部不活动时，疼痛可有可无。

②持续性斜颈：头向一侧倾斜且下颌转向对侧，头向一侧倾斜约20°，向对侧旋转约20°，并微前屈，这种体位被称为Cock-Robin体位，斜颈通常为急性起病，可在睡眠、微小创伤甚至被动运动时诱发，斜颈的发生率与炎性反应的程度无关。

③颈部旋转受限：患者不能旋转颈部通过中线到病变的对侧，但可自行加重临床畸形而不能纠正畸形于中立位。最大限度地屈头时，寰枢关节旋转受限更加明显。此外，有些患者也常伴有枕部疼痛、吞咽困难、吞咽痛以及肩部放射痛等。15%的病例可见神经受压，表现为颈神经根痛，暂时性或永久性四肢瘫，甚至死亡。神经受压的症状因半脱位及脊髓受压的情况表现不同。此外，神经受压的发生率与延期诊断直接相关。

（3）三个体征　颈部僵硬，颈肌痉挛，呈"斜颈"位姿势。有时出现颅椎关节交锁现象，局部无明显压痛及放射痛。

①枢椎棘突偏离中线，在脱位的对侧，头旋转方向的同侧，这是一个非常特异的体征，而正常头部旋转时，枢椎棘突偏向对侧。

②胸锁乳突肌痉挛：脱位对侧的胸锁乳突肌痉挛，即下颌转向侧的胸锁乳突肌痉挛缩短以纠正畸形，这个与肌性斜颈恰好相反。

③不能转头：患者不能使头转动越过中线到对侧，临床上单侧前向脱位最常见。因此，右侧脱位时，头转向左侧，弯向右侧，微前屈，枢椎的棘突可在左侧触及，

若脱位明显，在咽后壁可触及凸出的寰椎前弓，此外，还可发现局部触痛或叩痛，椎旁肌痉挛等。

（4）寰枢关节脱位分型 Fielding 和 Hawkins 在 CT 应用之前，依据 X 线表现，根据寰椎发生移位的方向及程度，将本病分为 5 型。①0 型：有持续性斜颈的症状而无寰枢关节脱位的影像学改变，若未及时治疗，该型会逐渐进展。②Ⅰ型：有旋转性半脱位而无寰椎前向移位，横韧带完整。③Ⅱ型：寰椎单侧关节突旋转性移位且寰椎前向移位 3~5mm。④Ⅲ型：寰椎旋转性前向移位＞5mm。⑤Ⅳ型：旋转性固定伴有寰椎后向移位。

（二）辨证诊断

本病主要发生于儿童及少年，以颈部疼痛及颈部僵硬、颈肌痉挛呈"斜颈"位姿势为特点。有时颈部旋转时疼痛加重，枕部麻木，严重者上肢麻木无力，下肢走路不稳。另外，本病往往有咽炎、上呼吸道感染、耳部及颈部感染、类风湿关节炎等病史。

1. 外感风热型

（1）临床证候 发病初期，发热，头痛或微恶风寒，口干，咽痛，咳嗽，舌尖红，苔薄白或微薄白薄黄，脉浮数。

（2）辨证要点 发热，头痛或微恶风寒，苔薄白或微薄黄，脉浮数。

2. 外感风寒湿型

（1）临床证候 汗出当风，颈肩背痛，头痛身重乏力，颈项难以转侧，舌质淡，苔薄白腻，脉浮或浮紧，有时恶寒头痛较重。

（2）辨证要点 颈肩背痛，头痛身重乏力，苔薄白腻，脉浮或浮紧。

3. 肾气未充型

（1）临床证候 体质虚弱，脚软行迟，或步态不稳，头重难举，舌质淡，苔薄白，脉沉缓无力。

（2）辨证要点 体质虚弱，脚软行迟，或步态不稳，脉沉缓无力。

三、鉴别诊断

西医学鉴别诊断

创伤性寰枢椎半脱位

创伤性寰枢椎脱位常因挥鞭样损伤导致，造成寰椎横韧带断裂，X 线片可见寰齿间隙增大，张口困难，齿突轴线与两侧距离不等。

四、临床治疗

（一）提高临床疗效的基本要素

本病多属本虚标实证，在治疗上要重视扶正固本，同时内外兼治，配合手法治疗，以提高疗效。

（二）辨病治疗

对于寰枢关节脱位的治疗，一直颇有争议。非手术治疗仍然是多数骨科医师的第一选择，枕颌带及颅骨牵引、头颈胸石膏外固定对新鲜脱位疗效较好。由于寰枢关节脱位的病因主要是感染，因此首先要抗生素治疗。其他的治疗措施取决于半脱位的程度以及症状的持续时间。按寰枢关节脱位的分型，常用的治疗方法如下。

0 型：除了抗生素治疗外，无需进一步地治疗。

Ⅰ型：由于寰椎横韧带完整以囊的减弱，应卧床休息固制动，可限制颈椎旋转活动 20% 左右。

Ⅱ型：由于寰椎横韧带以及一侧关节囊的撕裂，用颈部牵引，硬性颈围制动，可减少颈椎旋转活动的 50% 左右。

Ⅲ型和Ⅳ型：由于双侧关节囊韧带以及寰椎横韧带的撕裂，用颈部牵引，颈围制动限制颈椎旋转活动到正常的 1%。

若按寰枢关节半脱位的时间长短，其

治疗方法如下。小于1周予卧床休息，软性颈围制动；1周至1个月，予颈部四头带牵引；大于1个月予颈部骨牵引。

无论按哪种方法，对绝大多数患者，颈部牵引是有效的。因此，对于儿童患者，需要手术治疗的病例较少，手术方法包括切开复位和植骨融合等。

（三）辨证治疗

1.辨证施治

（1）外感风热型

［治法］疏风散热止痛。

［方药］银翘散加减。金银花15g，连翘15g，竹叶12g，荆芥6g，牛蒡子9g，淡豆豉6g，薄荷6g，桔梗9g，芦根20g，当归6g，甘草6g。

［加减］热盛者，重用金银花，以清热解毒；便秘者，加瓜蒌实、火麻仁、莱菔子，以行气润肠通便；口渴，舌红少津者，加麦门冬、天花粉，以养阴润燥。

（2）外感风寒湿型

［治法］疏风散寒，除湿止痛。

［方药］羌活胜湿汤加减。羌活12g，独活9g，防风9g，藁本9g，川芎6g，蔓荆子9g，炙甘草6g。

［加减］项背强痛者，加葛根、桂枝，以舒筋活络；干呕吐涎者，加清半夏、生姜、吴茱萸、大枣，以温化痰饮，和胃降逆；疲倦乏力，食欲不振者，加党参、白术，以健脾益气。

（3）肾气未充型

［治法］健脾益肾，固本培元。

［方药］左归丸加减。熟地黄15g，炮附片（先煎）6g，肉桂3g，怀山药15g，山茱萸（酒炙）9g，菟丝子15g，鹿角胶（烊化）6g，枸杞子12g，当归9g，杜仲（盐炒）6g。

［加减］失眠梦多者，加石菖蒲、首乌藤、酸枣仁，以养心安神；大便溏泄者，

加党参、白术、茯苓，以健脾祛湿；阴阳两虚者，重用熟地黄、山茱萸、枸杞子，加女贞子，以调理阴阳。

2.外治疗法

（1）推拿手法　患者坐位，施术者位于其背后，左手扶住患者额头，右手以拇指或中指点压患者颈部棘突两侧的肌肉和压痛点往返数次，并同时点按风池、风府、天柱、大椎等穴。继之用拿法拿捏颈部肌肉，还可用小鱼际、掌尺背侧在颈部疼痛处做揉法数次。

（2）拔伸牵引　患者仰卧位，尽量放松颈部肌肉，术者将患者头部放平，然后术者站于患者头顶侧，双手扶住患者下颌部及枕部两侧徐徐用力，将头向头顶方向拔伸，并持续1分钟以上，反复操作2~3次。

（3）熏洗疗法　疼痛不止者，用海桐皮汤。方为海桐皮6g，乳香6g，没药6g，当归4g，花椒9g，川芎3g，红花3g，威灵仙、白芷、甘草、防风各少许。为末，装布袋内扎口煎汤熏洗患处。

（四）医家诊疗经验

毛书歌

毛书歌教授用牵复三步法治疗寰枢关节错缝，疗效显著，其操作步骤如下。

（1）端提旋转　患者坐低凳，头后伸约15°，施术者立其后方，双手托患者下颌，上胸部抵紧患者后枕部，向上提牵约1分钟，再左右旋转35°各3次，多可闻及弹响。

（2）提拉推顶　接前式，患者头前屈15°，术者立其后方，一肘窝托患者下颌，手扶健侧头部，同时一侧上胸部抵紧患侧头部，向上提牵约1分钟，再一侧旋转约35°，另一只手拇指向鼻尖方向推顶C_3棘突，指下有轻微错动感时，手指勿离开，将头转为中立位后，背伸颈部。

（3）抱提推顶　接上式，保持头背伸，并轻轻向上提拉，再一侧旋转约35°，另一只手拇指推偏歪的枢椎棘突或高突的寰椎侧块向健侧，指下有错动感，触诊错缝纠正即可。

五、预后转归

颈部制动和药物治疗是获得满意效果的关键。寰枢关节复位的时间和保守治疗的成败与复发有关。如果3周未能复位，会引起寰椎横韧带的慢性改变，导致较高的畸形残留和复发率。此外，未治疗的患者也会出现斜颈和颜面部不对称。早期保守治疗效果良好，无畸形残留的发生。因此，早期诊断和治疗是良好预后的基础。

六、预防调护

（一）预防

本病无特殊预防方法，主要是增强患者的抵抗力，防止感染，特别是咽部感染。重点在于早发现，早治疗。

（二）调护

颈部感染是非损伤性寰枢关节脱位的内因，积极的抗感染治疗可取得较好疗效。其次需要在治疗期间嘱咐患者加强营养，增强患者抵抗力，坚持配合牵引等治疗。

七、专方选要

葛根解痉汤

［组成］葛根15g，天麻9g，钩藤9g，僵蚕9g，熟地黄12g，山药12g，山茱萸12g，牡丹皮9g，茯苓9g，泽泻9g，白芍6g，桂枝6g，桑枝6g，甘草3g。

［功能］补益肝肾，疏风散寒祛湿。

［适应证］肝肾两虚，风寒湿痹证。

［用法］每日1剂，诸药用水浸泡1个小时，武火煎开，文火煎煮30分钟，倒出药液，加水如上述煎法再煎30分钟，取药液400ml，分早、晚饭后半小时温服。

主要参考文献

［1］邵佳，高坤，余正红，等. 采用后路钉棒内固定联合选择性侧块关节松解治疗儿童寰枢关节脱位的临床效果［J］. 骨科临床与研究杂志，2022，7（5）：281-286.

［2］陈俊雨，马善治，贺广权，等. 手法治疗寰枢关节半脱位有效性及安全性的Meta分析［J］. 湖南中医杂志，2022，38（7）：121-125+169.

［3］丰瑞兵，胡昊，吴刚，等. 3D显微镜辅助下椎弓根钉内固定治疗陈旧性齿状突骨折合并可复性寰枢关节脱位［J］. 中国骨与关节损伤杂志，2022，37（7）：722-724.

［4］陈文潇. 热敏灸结合针刺及手法复位治疗寰枢关节半脱位的临床研究［D］. 南昌：江西中医药大学，2019.

［5］李景虎，吕立江，杨超，等. 基于筋骨理论探讨"筋出槽，骨错缝"与青少年寰枢关节半脱位的关系［J］. 浙江中医杂志，2018，53（7）：529-530.

［6］董宽. 外治治疗小儿寰枢关节半脱位的临床效果［J］. 中国医药指南，2021，19（33）：34-36.

［7］曹金，王维群，赵庆禹，等. 枢椎齿状突骨折伴寰枢关节后脱位合并Klippel-Feil综合征1例报告［J］. 实用骨科杂志，2021，27（6）：574-576.

［8］周鑫权. 基于核磁共振影像下侧卧定点扳法治疗寰枢关节半脱位的临床疗效观察研究［D］. 杭州：浙江中医药大学，2021.

［9］蓝蔚娴. 葛根汤加减穴位贴敷治疗风寒阻络型儿童非创伤性寰枢关节半脱位的临床疗效观察［D］. 福州：福建中医药大学，2021.

［10］李纪华，李月中. 50例寰枢关节半脱位患者的CT影像分析［J］. 影像研究与医学应用，2021，5（9）：185-186.

第六章　肩部及上肢痛证

第一节　概述

肩部及上肢痛属于中医学"痹病"的范畴，又有"筋痹""脉痹""骨痹"等分属不同部位的称谓。多因为先天禀赋不足，或病久体虚，迁延不愈，或施治失当，致使体质下降，正气不足，腠理不密，不能抵御外邪，在一定条件下，外感风寒湿邪，痹阻筋骨、经络，不通则痛。或外伤跌仆，损伤筋脉气血，瘀血阻滞而疼痛。或病程日久，长期反复劳倦，筋骨血脉失养，致不荣则痛。

一、肩部及上肢疼痛的病因

肩部及上肢疼痛病因复杂多样，常因其独特的解剖部位、神经分布、组织畸形、年龄性别、职业习惯、外部损伤、环境污染等引起组织充血、水肿、渗出、增生、肥厚、粘连等炎性反应，压迫刺激神经传导而引起疼痛。内脏病变也可引起肩臂反射、放射、牵引性疼痛。

（1）从解剖位置看　如冈上肌肌腱炎，冈上肌起于冈上窝，向外走行于肩峰下滑囊与肩关节囊上部之间，至冈上肌肌腱处变宽阔，止于大结节上部，与冈下肌、肩胛下肌、小圆肌共同组成肩袖。冈上肌位于肩袖的顶部，有固定肱骨头与肩胛盂的作用，并与三角肌协同，完成上肢外展功能。冈上肌腱上方与肩峰下滑囊，冈上肌腱下方与肩关节囊紧密相连，病变时可互相波及。

（2）从职业习惯看　长期伏案工作，颈部处于单一姿势，引起斜角肌过度疲劳，可使前斜角肌处于痉挛状态，压迫刺激臂丛神经、血管而发病。同时部分肌纤维发生断裂，随即自身修复。长此以往，则肌肉发生粘连变性，肥厚强直，逐步对血管神经形成压迫。

（3）外力损伤　经常用力做肩关节的外展外旋活动和长期从事举重、提重、投掷等动作的运动员，其二头肌长头腱在结节间沟内反复地受到摩擦、牵拉、挤压等损伤刺激，使肌腱和腱鞘发生充血渗出、水肿、增厚、粘连等损伤性炎性反应。如病程迁延日久，肌腱发生变性，失去光泽，变粗糙，变黄，腱鞘增厚，腱内积液不能迅速吸收，产生纤维性渗出而使肌腱和腱鞘发生粘连，形成狭窄性腱鞘炎。

（4）从年龄性别看　肩袖损伤多见于40岁以上男性，青年则多因外伤发病。由于肩袖受肩峰保护，直接暴力很少造成肩袖破裂。肩袖随年龄增长发生退行性变后，上肢在外展状态下突然内收而破裂，冈上肌肌结构薄弱，但承受牵拉力最大，故易破裂，约占肩袖损伤的50%。

（5）内脏病变　①交感神经系统功能障碍。卒中后，由于中枢神经的损伤，导致反射性的交感神经系统功能障碍，这是目前较为公认的发病机制之一。②局部组织结构的损伤。在发生卒中后，肌肉松弛或痉挛常常发生偏瘫，由于偏瘫侧肌力下降，在重力的作用下，过度牵拉状态的肩关节将导致软组织损伤，这将影响肩部周围的血液供应，神经末梢出现水肿从而引发肩部慢性、持续性的疼痛。③"肩-手泵"作用减弱。脑卒中后，偏瘫侧上肢肌肉的收缩能力受到了影响，由于"肩-手泵"机制提供的动力减弱，造成上肢回流受阻，从而诱发关节肿胀。肿胀引起掌指关节活动受限，肌肉难以充分收缩，使得肿胀进一步加重。④腕关节过度屈曲及长时间受压。卒中后由于患者腕关节长时间地处于掌屈位，屈曲受压导致静脉循环阻碍，从而出现肩－手综合征。⑤其他假说。如不适当的被动活动、外周神经损伤、患侧输液导致液体渗漏、内分泌障碍、垂体－肾上腺系统功能失调等。

中医学认为，肩部及上肢疼痛多由风、寒、湿三者夹杂所致。如久病卫气不固，腠理空虚，或劳作之后，汗出当风，冒雨涉水，久居湿地，高空作业等，以致风寒湿邪乘虚侵入，经络腠理痹阻，发为风寒湿痹。《素问·痹论》谓："风寒湿三气杂至，合而为痹也。其风气胜者为行痹，寒气胜者为痛痹，湿气胜者为着痹也。"行痹即风痹，指风邪侵犯皮肤、经络，引起游走不定的肩部、上肢肌肉关节疼痛。寒邪伤络，引起关节肌肤疼痛，得热痛减，遇冷加重，亦称痛痹。湿邪为患，引起肩臂疼痛，肢体沉重，痛有定处，可出现关节、皮肤肿胀，形成着痹。由于风、寒、湿等邪气性质的不同，具有不同的致病特点，如风邪侵袭，常自上部开始，所谓"伤于风者，上先受之"，且四季皆有。寒为阴邪，易伤阳气，使筋脉蜷缩，痉挛掣痛。所谓"痛者，寒气多也，有寒故痛也"。寒邪最易引起肩背上肢疼痛，遇寒疼痛加重，得热则痛止或减轻。湿是长夏主气，暑热多夹湿，湿为阴邪，伤遏阳气，其性重浊腻滞，致疼痛缠绵难愈。

二、肩部及上肢疼痛的特点

肩部及上肢疼痛是该部位的关节、韧带、滑囊、关节囊、肌肉、肌腱、神经、血管、骨质、骨膜等组织，或感受六淫侵袭，或跌仆金刃，或劳倦，饮食内伤，致使肩臂局部受累，构成相关病变，引起相应部位疼痛的一种病证或综合征的总称。

其疼痛有刺痛、顿痛、酸痛、跳痛、牵引痛、固定痛、放射性疼痛等，不一而足。疼痛持续时间或长或短，或轻或重，疼痛的缓解与加重和体质的强弱、情绪的变化、温度的高低、劳逸的程度等因素密切相关。疼痛的部位或局限或扩展，或固定或游窜。疼痛日久，肌肉筋骨营养不足，进而痿弱无力，功能部分丧失，甚至完全废用。周围器官的病变或全身性疾病，也可引起不同程度的肩部及上肢疼痛，临床上应详加区分，仔细甄别，权衡局部与整体的关系，分清轻重缓急，以便为精准施治提供可靠的依据，掌握充分的资料，指导选择适宜的综合疗法。肩部及上肢疼痛多发于中老年、体质虚弱者、重体力劳动者、长期野外作业者等人群。一年四季均可发生，冬春多见，复发加重，北方较南方为多，山地高原多于平原。

三、肩部及上肢疼痛的辨证论治

该病辨证当分虚实寒热。若近期发病，体质较强，疼痛剧烈，有明显外感史者多为实证。若病程较长，体弱多病，发病缓慢，疼痛隐隐，迁延不愈者，多为虚证。若素体阳虚，畏寒，面色晦黄，乏力多汗，小便清长，大便溏薄，舌质淡，舌体胖有齿痕，脉沉弱者多为虚证。若关节、肌肤红肿热痛，疼痛剧烈，不能触碰，或伴有发热口渴，大便秘结，烦躁易怒，舌质红，苔薄而黄，脉滑数者，多为热证。若疼痛日久，多为刺痛，固定不移，入夜痛甚，关节活动受限，肌肤甲错色黯，舌质紫黯瘀斑，脉细涩者，多为瘀证。若疼痛处按之柔软，固定不移，肌肤漫肿，舌质淡胖而滑，舌苔白腻者，多为痰饮证。

该病的治疗原则总以宣散外邪，疏通经脉为宜。实则泻之，因风寒、湿热、瘀血、痰浊等邪气的不同，分别采用疏风散寒、清热化湿、化痰祛瘀、虫蚁搜剔诸法以祛邪。虚则补之，分别采用温阳益气、补益肝肾、益气养血、调和营卫等以辅助正气抗邪。总之，根据该病病程的长短，病性之别，兼夹的多寡等，或一法独用，或数法合施。若"久痛入络"，应针对导致瘀血的不同病因，使用不同的治疗方法，祛除病因，瘀血自解，脉络通畅，气血调和，缓解肩部及上肢疼痛。若病程日久，长期反复劳倦，筋骨血脉失养，致不荣则痛。

四、肩部及上肢疼痛的预防

预防肩部及上肢疼痛，要注意调护，居住环境应防寒、防潮，如居住不向阳，要及时添加衣被，睡眠时内衣护着肩背、上臂。饮食勿寒冷，劳动或运动后不可洗浴、游泳。病情较重或出现全身症状者，应卧床休息一段时间，也不要长时间看手机、电视，更不要熬夜。要保持心情舒畅，避免思虑过度、急躁易怒等不良情绪。注意加强营养，饮食均衡化，不偏食，不挑食，不吃零食。视患者具体情况，选择适宜的运动方式、运动时间、运动强度，以增强体质，提高自身免疫力，提高治疗肩部及上肢疼痛的疗效，防止病情复发或加重。

第二节 前斜角肌综合征

前斜角肌综合征是胸廓出口综合征的一种类型，是由于各种原因引起的前斜角肌的肥大、痉挛、张力过度，或在第1肋骨附着处有分叉畸形，造成斜角肌间隙变小，使从中穿行的臂丛神经、锁骨下动脉和锁骨下静脉受到压迫、刺激，引起一侧肩与上肢尺侧放射性疼痛，手部发冷、变紫、感觉异常、麻木等为主要表现的综合征。多发生于中年人，女性多于男性（多见于30岁以上瘦弱女性），右侧多于左侧，一般多发生于下垂肩或肩胛带肌肉不发达体形的人群，以及在工作生活中将头经常偏向患侧的人群。本病大抵属中医学"筋痹"范畴。

一、病因病机

（一）西医学认识

前斜角肌起于 $C_3 \sim C_6$ 横突的前结节，止于第1肋骨的上面内侧缘的斜角肌结节。前斜角肌一侧收缩可使头向同侧屈，双侧同时收缩可使头向前屈，头部固定时前斜角肌收缩有上提第1肋的作用。本病的形成，与神经血管束通过斜角肌构成的三角间隙有关。若先天性畸形，前中斜角肌融合成为一块，那么臂丛神经必须劈开前、中斜角肌的纤维穿过。前斜角肌肥大可以是原发的，也可以是继发于臂丛受刺激而引起的前斜角肌痉挛，前斜角肌的附着点靠外，造成三角间隙的狭窄。以上三种情况，均可清楚地触及条索状的前斜角肌，肌肉较紧张。当胸锁乳突肌向内压迫时，会导致上肢的放射痛。锁骨下动脉受压时，同时桡动脉搏动减弱，产生斜角肌综合征。形成本病的主要因素如下。

1.生理性因素

人到中年，由于体重增加，胸廓向下牵引，使前斜角肌紧张。另外，也可因过度使用前斜角肌而使斜角肌发生生理性肌肉肥厚。

2.长期伏案工作

长期伏案工作，睡眠时枕头过高，或侧卧旋颈，颈部长期处于单一姿势，引起斜角肌过度疲劳，可使前斜角肌处于痉挛状态，压迫刺激臂丛神经、血管而发病。同时部分肌纤维发生断裂，随即自我修复，长此以往，则肌肉产生粘连变性，肥厚强直，加重对血管神经的压迫。

3.落枕或外伤

习惯性落枕或因外力导致颈部软组织

损伤迁延失治，使颈部长期处于被动体位，引起斜角肌痉挛或肥厚，压迫挤压臂丛神经和血管而发病。

4. 先天性结构畸形

臂丛神经位置偏后、高位胸骨、肩部下垂、高位第 1 肋骨等，均可使第 1 肋骨长期刺激臂丛神经，并使受臂丛神经支配的前斜角肌发生痉挛，再次压迫臂丛神经。

5. 急性损伤

头部突然扭转、后伸、侧屈等运动，可能会过分牵拉侧前斜角肌，造成前斜角肌肿胀、痉挛，随后压迫神经根血管、臂丛神经引起前斜角肌痉挛，长期痉挛使肌肉增生肥厚，进一步压迫局部神经血管形成恶性循环。

此外，前斜角肌综合征也常在外伤性颈部综合征中出现，这是由于神经反射使斜角肌发生痉挛所致。

（二）中医学认识

《素问·长刺节论》中指出，筋痹的主要症状为"筋挛节痛"。《灵枢·经脉》阐述"三焦和少阳之脉"所致的痹病症状为"肩臑肘臂外皆痛，小指次指不用"。这些论述，均类似于前斜角肌综合征的临床表现。隋代巢元方在《诸病源候论》中认为，筋痹的病因是由于体虚，腠理疏松，风邪侵入筋脉所致。清代《医宗金鉴》则认为，筋痹与肝的功能失调有密切关系。

二、临床诊断

（一）辨病诊断

1. 诊断要点

患者患侧锁骨上窝饱满，在深吸气时尤为明显，触诊无特殊，听诊可于锁骨上窝处听到血管杂音。其具体临床表现如下。

（1）前斜角肌症状　发生于中年人，女性多于男性，右侧多于左侧，患者一般呈现下垂肩，肩胛带的肌肉不发达。其症状因受压的组织不同而有所不同。

（2）锁骨下动脉受压　其疼痛为缺血性跳痛，起病可以是骤然的，伴有酸痛与不适。开始于颈部放射到手部，以麻木及麻刺感明显，疼痛的部位没有明确的界限。颈椎活动时疼痛可有加重，颈部伸直时斜角肌间隙变小因而疼痛加重，颈部屈曲时斜角肌间隙加大，疼痛可以缓解。

（3）臂丛神经受压　臂丛神经受压发生于长期的病变，臂丛神经受压时，呈锐性疼痛并向前臂内侧以及第 4、第 5 手指放射。

（4）锁骨下动脉与臂丛神经同时受压　锁骨下动脉与臂丛神经同时受压，患者常用手支撑头部，使之向患侧倾斜，借此缓解前斜角肌的张力。在锁骨上窝可扪及前斜角肌紧张、有压痛。压迫肌肉时会有重压痛与放射痛，颈部伸直时疼痛加重。手部时有运动障碍及反射消失。

（5）相关检查

① X 线检查：可以利用 X 线片排除颈、胸椎的畸形。

②血管摄影造影：对本病有诊断价值，用此方法还可以定位锁骨下动脉的压迫处。

③ CT 检查：CT 检查时可见由于肌细胞肥大引起横断面面积增大；肌纤维增生可导致局部密度增大，CT 值增大；当与周围组织粘连时，CT 片示前斜角肌与周围组织界限不清。

（二）辨证诊断

1. 气血瘀滞型

（1）临床证候　肢体疼痛紫绀，手指僵硬，动作不灵，肢冷无力，肢体远端浮肿，青筋暴露，舌质紫黯有瘀斑，脉弦。

（2）辨证要点　肢体疼痛紫绀，手指僵硬，动作不灵，舌质紫黯有瘀斑。

2. 肝血亏虚型

（1）临床证候　肢体麻木不仁，软弱无力，时有疼痛，肤色苍白无华，肌肉稍萎缩，舌质淡，脉弦细。

（2）辨证要点　肢体麻木不仁，软弱无力，时有疼痛，舌质淡，脉弦细。

3. 风邪侵袭型

（1）临床证候　上肢疼痛酸楚，恶风发热，疼痛游走不定，颈肩臂部麻木不仁，筋脉弛缓或痉挛，舌苔薄白，脉略弦。

（2）辨证要点　上肢疼痛酸楚，恶风发热，疼痛游走不定，颈肩臂部麻木不仁，脉略弦。

三、鉴别诊断

（一）西医学鉴别诊断

1. 颈椎病

颈椎病多发于中年，病变多发于下颈椎段。除引起上肢神经痛及肩痛外，有时还可伴有脊髓压迫症状，下肢运动障碍及感觉异常。上肢神经痛多放射于患肢桡侧及拇指、食指、中指。将头部垂直下压时，可出现放射性根性神经痛，反之，若将头颈向上提起，或将手搁置在头顶时，疼痛立即减轻。其疼痛性质属根性神经痛，为闪电样放射，并与神经根分布一致。同时腹内压增加时，疼痛可加剧，用力呼气时，也会加剧疼痛。压痛点多位于患侧颈椎关节处。颈椎 X 线检查示，颈椎退行性变化及骨赘增生，椎间隙变窄。普鲁卡因封闭无效。这些都不符合前斜角肌综合征的临床表现。

2. 急性颈椎间盘突出症

本病多发生于青壮年，患者多有明显外伤史，临床表现与神经根型颈椎病患者相同，但往往发病较急，症状较重。X 线检查一般无明显的椎间盘退行性改变。压顶试验，屈颈试验，臂丛牵拉试验阳性。

（二）中医学鉴别诊断

1. 项痹

多因风寒湿邪侵袭，或素体虚弱，复感外邪，发为痹病，多有颈项部酸沉重着，喜温恶寒，无颈项部瘀斑。常见于老年人，起病缓慢，以项背部反复发作疼痛麻木为主要表现。

2. 痿病

虽同有肢体疾患，但痿病以手足软弱无力，甚至肌肉枯萎瘦削为主，关节相对"变大"，但无疼痛及活动受限。

四、临床治疗

（一）提高临床疗效的要素

前斜角肌综合征治疗要始终重视"养血"，视其病情，应用祛风、补肝、柔肝、益肾、化瘀等法，或一法独进，或数法合施。亦可配合有关外治疗法，内外兼治，以提高疗效。

（二）辨病治疗

1. 非手术治疗

（1）一般治疗　改善姿势，尽量避免上肢过度外展动作，避免患肢提取重物，加强颈肩部肌肉锻炼，同时口服止痛剂及维生素类药物。

（2）穴位注射疗法　取阿是穴，颈夹脊，天鼎。常规消毒后，用 5 号针头的注射器刺入穴位，得气后轻提，深度约为 0.5cm。每周 1 次，5 次为 1 个疗程。

2. 手术治疗

约 80% 的患者采用非手术治疗可以减轻症状或痊愈。少数经非手术长期治疗无效严重影响工作生活者，必要时进行前斜角肌切断术或切除第 1 肋骨。

（1）前斜角肌切断术　患者仰卧位，头转向健侧。采用局部麻醉或全麻。由胸锁关节处沿胸锁乳突肌后缘切开皮肤。切口 6~8cm，暴露胸锁乳突肌下部，并横段分离其锁骨头，切断肩胛舌骨肌。此时，应高度注意勿伤及颈横动脉、肩胛上动、静脉及膈神经。然后分离前斜角肌止点，小心地剪断该肌的止点，如前斜角肌肥大，则可切除已分离的一部分肌肉。探查臂丛神经及锁骨下动、静脉，如无受压现象，可缝合胸锁乳突肌，关闭伤口。

（2）第1肋骨切除术　此术仅适用于重症患者。

①经锁骨上入路：临床上以血管受压为主要表现者，最好于锁骨上入路施术。该入路可以在必要时一并切除锁骨，以提高疗效。

②经腋部入路：该种方法操作简便，损伤小。是经腋部第3肋骨处做切口，暴露第1肋骨后，做骨膜下切除。

（三）辨证治疗

1.辨证施治

（1）气血瘀滞型

[治法] 理气活血，化瘀通痹。

[方药] 血府逐瘀汤加减。当归 15g，熟地黄 15g，桃仁 12g，红花 12g，柴胡 12g，枳壳 12g，郁金 12g，赤芍 15g，桔梗 9g，川芎 12g，川牛膝 15g，鸡血藤 25g，炙甘草 6g。

[加减] 若肢体麻木甚者，加伸筋草、桑枝、羌活，以舒筋活络；疼痛剧烈者，加蜈蚣、全蝎，以通络止痛；疲乏无力者，加党参、白术，以健脾益气。

（2）肝血亏虚型

[治法] 滋补肝肾，活络舒筋。

[方药] 补肾壮筋汤加减。熟地黄 15g，白芍 15g，当归 15g，山茱萸 15g，茯苓 20g，川续断 15g，怀牛膝 15g，五加皮 12g，青皮 12g，鸡血藤 20g，桑枝 15g，桂枝 9g。

[加减] 腰膝酸软，日久不复者，加龟甲胶（烊化）、枸杞子，以补益肝肾，强筋壮骨；潮热盗汗者，重用山茱萸，加地骨皮、牡丹皮，以滋阴清热。

（3）风邪侵袭型

[治法] 养血祛风，舒筋活络。

[方药] 防风汤加减。防风 12g，羌活 12g，当归 15g，白芍 15g，赤芍 15g，赤茯苓 20g，秦艽 12g，葛根 15g，肉桂 3g，炙甘草 6g。

[加减] 若肢体困重，食欲不振者，加白术、茯苓、薏苡仁，以健脾化湿；上肢疼痛者，以桂枝易肉桂，加威灵仙、鸡血藤，以通经活络。

2.外治疗法

（1）热熨疗法　方用当归 20g，川芎 15g，赤芍 15g，羌活 15g，红花 12g，桃仁 12g，花椒 15g，伸筋草 30g，透骨草 30g，制川乌（先煎）15g，制草乌（先煎）15g。取上方 1 剂，用布缝包，将药物装入包内封口，煮 30 分钟，期间加入白醋 20g，黄酒 20g。取出药包拧半干，待温度合适后直接热熨于局部。每次 20 分钟，一日两次。一剂可用 3 天。本法将外用中药与热疗有机结合，药物可通过皮肤直达病所，具有温经通络，散寒止痛作用。

（2）热敷疗法　方用刘寄奴 12g，独活 2g，防风 12g，秦艽 12g，红花 9g，艾叶 9g，桑枝 30g，赤芍 15g，花椒 9g，川芎 9g，草乌 9g，生姜 30g，栀子 9g，五加皮 15g，大葱 3g，透骨草 12g。用食醋将药浸湿，用纱布包裹，蒸热后敷患处，亦可煎汤外洗患处。

3.成药应用

（1）独活寄生丸

[组成] 独活，桑寄生，防风，秦艽，肉桂，细辛，川芎，当归（酒制），白芍，杜仲（盐水制）等。

[功能] 养血舒筋，祛风除湿。

［适应证］用于风寒湿痹，腰膝冷痛，屈伸不利。

［用法］口服，一次6g，每日2次。

［注意事项］严重心、肝、肾功能损害者慎用。

（2）天麻丸

［组成］天麻，羌活，独活，盐杜仲，牛膝，粉萆薢，附子（制），当归，地黄，玄参。

［功能］祛风除湿，通络止痛，补益肝肾。

［适应证］主治风湿瘀阻，肝肾不足所致的痹病，症见肢体拘挛，手足麻木，腰腿酸痛。

［用法］口服。一次1丸，一日2~3次。

［注意事项］孕妇慎用；本品可嚼服，也可分次吞服。

（四）医家诊疗经验

冯天有

冯天有教授认为前斜角肌的损伤往往合并有颈椎小关节的旋转位移和颈曲的改变。通过手法纠正偏歪棘突，恢复颈椎生物力学平衡，用冯氏脊柱定点旋转复位法治疗每周两次。在治疗期间，嘱患者进行抗阻力抬肩锻炼，这类锻炼可以改善不良姿势。具体做法是，患者取坐位和颈前凸减小的姿势，并缓慢重复地做抗阻力的抬肩活动，逐渐增加阻力及重复次数。另外，嘱患者休息时外展患肢。

五、预后转归

本病应找专科医生检查，以便尽早发现，尽早治疗。在解除压迫等刺激之后，可改善症状。

六、预防调护

（一）预防

要加强颈肩部的功能锻炼，以增强肌肉力量，避免肩部的下垂，减轻血管、神经的压迫。长期伏案工作者，宜注意经常活动头颈部，或变换一下姿势，勿使肌肉长期处于痉挛状态。睡眠时应注意体位，枕头需高低、软硬合适。劳动强度大者宜注意休息，避免过劳。手持重物不宜时间过长。

（二）调护

颈部应注意保暖御寒，平时可进行颈肩部保健操锻炼，以增强颈肩部肌力。落枕及颈扭伤后宜及早治疗，避免迁延失治，引发本病。

七、专方选要

1. 消肿散

［组成］制乳香60g，制没药60g，木瓜60g，栀子30g，大黄150g，蒲公英60g，土鳖虫30g。

［功能］活血消肿，化瘀止痛。

［适应证］跌打损伤，肢体疼痛。

［用法］研末混合，用适量凡士林调匀制成膏，外敷患侧缺盆穴处。

2. 八仙逍遥散

［组成］防风12g，荆芥12g，川芎12g，甘草6g，当归20g，黄柏6g，苍术15g，牡丹皮12g，苦参15g。

［功能］祛风胜湿，舒筋活络。

［适应证］跌打损伤，肿硬疼痛，肢体酸痛。

［用法］诸药共合一处，装袋内，水熬热熨患处。

［出处］《医宗金鉴》。

主要参考文献

［1］柯义泽. 前斜角肌综合征保守治疗的临床研究进展及思考［J］. 按摩与康复医学，2021，12（11）：46-50.

［2］鞠传广. 小针刀治疗前斜角肌综合征的

机制探讨［J］. 中国医学创新，2016，13（27）：131-134.

［3］徐文斌，熊俊龙. 范炳华教授诊治前斜角肌综合征经验［J］. 中华中医药学刊，2015，33（9）：2160-2162.

［4］邵文飞. 手法整复加中药治疗前斜角肌综合征［J］. 浙江中西医结合杂志，2015，25（6）：606-607.

［5］杨宏仁. 从痰论治颈前斜角肌综合征［J］. 四川中医，1993（9）：1.

第三节　肩关节周围炎

肩关节周围炎简称肩周炎，亦称粘连性关节囊炎，俗称凝肩、冻结肩、漏肩风、五十肩等。是指肩周围肌肉、肌腱、滑囊和关节等软组织慢性发炎，形成关节囊内外粘连，阻碍肩的活动。肩周炎大抵属于中医学"肩痹""肩凝"等范畴。由于肩关节周围软组织病变，引起肩关节疼痛和活动功能障碍，多见于中老年人，女性发病高于男性。

一、病因病机

（一）西医学认识

肩关节周围炎的病理过程分为三期。早期为冻结期，此期病变主要位于肩关节囊，肩关节造影显示关节囊紧缩，关节囊下皱襞互相粘连而消失，肱二头肌长头腱与鞘腱有薄的粘连。随着病变程度加剧，进入冻结期，此期除关节囊严重挛缩外，关节周围软组织均受累，退行性变加剧，滑膜充血、增厚，组织缺乏弹性，喙肱韧带挛缩限制了肱骨头外旋，冈上肌、冈下肌、肩胛下肌挛缩以及肱二头肌长头腱鞘炎，使肩关节活动明显受限。经7~12个月炎症逐渐消失，疼痛消失，肩关节活动功能逐渐恢复，称解冻期。总之，肩周炎是

引起肩关节疼痛及运动功能障碍的一组疾病的统称，并非单一疾病。发病的肩部原因包括关节内与关节外两组病变。关节内主要因肩关节骨折、脱位引起。关节外主要因肩峰下滑囊炎、肱二头肌长头腱粘连性腱鞘炎、冈上肌腱病变等导致。颈椎病，心、肺、胆道疾病也会发生肩部牵涉痛。若因原发病长期不愈使肩部肌肉痉挛，可转变为肩周炎。

（二）中医学认识

《素问·上古天真论》中曰："女子……七七，任脉虚，太冲脉衰少，天癸竭……丈夫……七八，肝气衰，筋不能动，天癸竭……"由此说明，人的一生要经过生、长、壮、老、已的不同阶段，随着年龄的不断增长而连续发生了生理、组织和形态等方面的退行性变化。本病的形成多在此基础上，若肩关节遭受外伤，损伤其筋脉，或感受风寒湿等外邪，易致肩部经脉的气血不畅，进而产生肩部疼痛、活动受限等症状。

二、临床诊断

（一）辨病诊断

1. 诊断要点

（1）肩部疼痛　起初肩部呈阵发性疼痛，多数为慢性发作，之后疼痛逐渐加剧呈钝痛或刀割样痛，且呈持续性，气候变化或劳累后疼痛会加重，疼痛可向颈项及上肢（特别是肘部）扩散，当肩部偶然受到碰撞或牵拉时，常可引起撕裂样剧痛。本病的特点是肩痛昼轻夜重。若因受寒而致痛者，则对气候变化特别敏感。

（2）肩关节活动受限　肩关节向各方向活动均受限，以外展、上举、内旋、外旋更为明显，随着病情进展，肩关节长期

废用引起关节囊及肩周软组织的粘连，肌力逐渐下降，加上喙肱韧带固定于缩短的内旋位等因素，使肩关节各方向的主动和被动活动均受限，特别是梳头、穿衣、洗脸、叉腰等动作均难以完成，严重时肘关节功能也可受影响，屈肘时手不能摸到同侧肩部，尤其在手臂后伸时不能完成屈肘动作。

（3）肩怕冷　患者肩怕冷，不少患者终年用棉垫包肩，即使在暑天，肩部也不敢吹风。

（4）压痛　多数患者在肩关节周围可触到明显的压痛点，压痛点多在肱二头肌长头肌腱沟处、肩峰下滑囊、喙突、冈上肌附着点等处。

（5）肌肉痉挛与萎缩　三角肌、冈上肌等肩周围肌肉早期可出现痉挛，晚期可发生失用性肌萎缩，出现肩峰突起、上举不便、后伸不能等典型症状，此时疼痛症状反而减轻。

2. 相关检查

（1）X线检查　早期的特征性改变主要是肩峰下脂肪线模糊变形甚至消失。所谓肩峰下脂肪线，是指三角肌下筋膜上的一薄层脂肪组织在X线片上的线状投影。当肩关节过度内旋位时，该脂肪组织恰好处于切线位，而显示线状。肩周炎早期，当肩部软组织充血水肿时，X线片上软组织对比度下降，肩峰下脂肪线模糊变形乃至消失。肩周炎中、晚期，肩部软组织钙化，X线片可见关节囊、滑液囊、冈上肌腱、肱二头肌长头腱等处有密度淡而不均的钙化斑影。在病程晚期，X线片可见钙化影致密锐利，部分患者可见大结节骨质增生和骨赘形成等。此外，在肩锁关节可见骨质疏松，关节端增生或形成骨赘或关节间隙变窄等。

（2）肩关节MRI检查　肩关节MRI检查，可以确定肩关节周围结构信号是否正常，是否存在炎症，可以作为确定病变部位和鉴别诊断的有效方法。

（二）辨证诊断

1. 风寒湿型

（1）临床证候　肩部窜痛，遇寒痛重，得热痛缓，恶寒，或肩部有沉重感，舌苔薄白或白腻，脉弦紧。

（2）辨证要点　肩部窜痛，遇寒加重，肩部沉重。

2. 瘀滞型

（1）临床证候　肩部可见瘀斑，针刺样疼痛，拒按，夜间痛甚，面色不华，舌质紫黯或有瘀斑，脉弦。

（2）辨证要点　肩部瘀斑，针刺样疼痛，夜间痛甚。

3. 虚损型

（1）临床证候　肩部酸痛，劳累后加重，可伴眩晕，少气懒言，四肢乏力，心悸失眠，舌质淡，苔薄白或少苔，脉弦细或沉细弱。

（2）辨证要点　肩部酸痛，劳累加重，少气懒言。

三、鉴别诊断

1. 颈椎病

颈椎病也有肩部疼痛的症状，同时伴有颈部疼痛及同侧上肢的放射性疼痛、麻木、四肢无力等症状，但肩部无明显压痛点，肩关节活动不受限制。

2. 颈背部筋膜炎

颈背部筋膜炎疼痛范围广泛，除肩部外还涉及颈背部。压痛点多在肩胛骨的内侧缘以及与之相对应的上胸段棘突边缘处，肩关节活动无障碍。

3. 化脓性关节炎

化脓性关节炎起病急，局部有明显的红、肿、热、痛，伴有发热，恶寒，口渴，舌苔黄厚，大便干等。实验室检查可见白细胞及中性粒细胞增高、血沉增快等变化。

4.肱二头肌短头肌腱炎

肱二头肌短头肌腱炎常有肩关节外展、后伸动作不当的外伤史。疼痛主要在肩关节的前内侧，压痛点在喙突处，活动受限表现为肩关节外展、上举、后伸障碍。

5.风湿性关节炎

风湿性关节炎多发于儿童和青少年，起病急，具有对称性、游走性、阴雨天加重等特点，无确切的压痛点，活动受限不明显。实验室检查可见血沉加快，抗链球菌"O"溶血素高于正常值。应用抗生素及抗风湿药物治疗可使症状明显减轻。

四、临床治疗

（一）提高临床疗效的基本要素

明确诊断，根据患者的年龄、损伤的类型，选择不同的治疗措施。分析患者全身情况及基础疾病选择不同的治疗方法。尤其要重视运用封闭疗法、理疗等外治疗法，以提高疗效。

（二）辨病治疗

1.封闭疗法

关节内封闭就是将封闭药物直接打入关节腔内。也可关节外给药，常选择在大结节、结节间沟、喙突、肩峰下等处。每5~7天1次，每3~5次为1个疗程。传统的封闭药物是以泼尼松、注射用水、普鲁卡因三者按1：2：4比例混合应用。或采用中药制剂代替泼尼松，按上述比例应用，不良反应明显降低。

2.手术治疗

仅有个别患者经各种非手术方法治疗无效，反复发作，严重影响肩关节活动，可以考虑手术治疗。肱二头肌长头腱固定或移位术，适用于病变主要在肱二头肌长头腱者。若术中见该肌腱无明显的退变，可在肩胛骨的盂上粗隆附近切断其起始部，然后将远端从关节囊内抽出，转向内侧固定到喙突上。若该肌腱已严重退变，则将其固定到结节间沟内，并同时做肩峰成形术。喙锁韧带切断术，适用于患病日久肩关节外展、外旋严重受限者。术中切断喙肱韧带即可。

（三）辨证治疗

1.辨证施治

（1）风寒湿型

[治法]燥湿化痰，理气通络。

[方药]三痹汤加减。黄芪20g，续断15g，党参15g，薏苡仁30g，当归15g，川芎12g，白芍15g，熟地黄15g，杜仲12g，肉桂6g，细辛6g，秦艽12g，防风12g，生姜6g，大枣8枚，炙甘草6g。

[加减]体倦乏力，畏风自汗者，重用黄芪、白芍，加白术、桂枝，以益气固表，调和营卫；肢体困重者，加苍术、厚朴、羌活，以散寒祛湿；遇寒痛甚者，加制川乌，重用炙甘草。

（2）瘀滞型

[治法]活血化瘀，通络止痛。

[方药]身痛逐瘀汤加减。秦艽9g，川芎12g，桃仁12g，红花12g，羌活15g，没药15g，当归20g，五灵脂15g（炒），香附12g，川牛膝15g，地龙12g，炙甘草6g。

[加减]素体气虚，疲乏无力者，加党参、黄芪，以健脾益气；入夜痛甚者，加制川乌、干姜，以温阳散寒，通痹止痛。

（3）虚损型

[治法]滋补肾阴，填精益髓。

[方药]左归丸加减。熟地黄15g，山药20g，枸杞子15g，山茱萸15g，怀牛膝15g，菟丝子20g，鹿角胶（烊化）12g，龟

甲胶（烊化）12g，木瓜 15g，鸡血藤 20g，炙甘草 6g。

［加减］舌质紫黯，脉沉细涩者，可加当归、川芎、红花、鸡血藤，以养血活络；心悸失眠者，加石菖蒲、远志、酸枣仁，以养心安神；眩晕，头胀者，加龙骨、牡蛎、钩藤，以平肝潜阳。

2. 外治疗法

（1）中药外治　可用消痛贴、伤湿止痛膏、麝香风湿膏、活血化瘀膏等直接贴敷。

（2）手法治疗　治疗肩关节周围炎的手法多种多样，对于肩周筋腱退变、粘连为主要病变的患者，可应用分筋、拨筋手法。松解手法主要针对肩关节周围广泛性的粘连、挛缩等病理变化，通过外力予以松解。单纯按压患侧喙突也可收到良好的治疗效果。手法治疗时往往会有一定的疼痛感，应嘱患者适当忍耐、配合，往往也需要坚持一定的时间，短期内很难治愈，在治疗的同时，患者也应积极地进行功能锻炼以巩固治疗效果。

（3）功能锻炼　肩关节周围炎有很多的锻炼方法，如抢臂法、爬墙法、悬臂法、担压法等，这些方法既可以单独使用，也可以配合使用。但在锻炼时应注意在动作上、角度上、力度上按照要求做，不能因为疼痛而马虎行事，要随着活动度的改善逐渐加大活动范围。

（4）针灸疗法　常选用条口、肩髃、肩井、肩前、肩髎、肩臑、曲池、巨骨等穴。可以透刺条口和承山，肩髃和极泉，还可以选取阿是穴。治疗时采用提插等强刺激手法，每日 1 次。

（5）物理疗法　应用热熨、拔火罐等方法，取其松筋解痉，舒筋止痛等功效，每日 1~2 次，连续 3 周为 1 个疗程，间隔一周后可再次使用。

3. 成药应用

（1）瘀血痹冲剂

［组成］乳香（炙），没药（炙），威灵仙，川牛膝，片姜黄，当归，川芎，黄芪（炙），红花，香附（炙），丹参。

［功能］活血化瘀，通络止痛。

［适应证］用于瘀血阻络的痹证，症见肌肉关节疼痛剧烈，多呈刺痛感，部位固定不移，痛处拒按，局部肿胀可有硬结或瘀斑。风湿或类风湿关节炎见上述症状者皆可应用。

［用法］开水冲服，一次 10g，一日 3 次。

［注意事项］孕妇慎用。

（2）三七伤药片

［组成］三七，草乌（蒸），雪上一枝蒿，骨碎补，红花，接骨木，赤芍，冰片。

［功能］活血消肿，化瘀止痛。

［适应证］主治跌打损伤、风湿瘀阻、关节痹痛、急慢性扭挫伤、神经痛者。

［用法］每次 3 片，每日 3 次。口服。

［注意事项］孕妇及对本品过敏者禁用。

（3）补筋丸

［组成］五加皮，蛇床子，沉香，丁香，川牛膝，茯苓，莲子心，肉苁蓉，菟丝子，当归（酒洗），熟地黄，牡丹皮，木瓜各，怀山药，人参，广木香。

［功能］补肾壮筋，益气养血，活络止痛。

［适应证］跌打伤筋，血脉壅滞，青紫肿痛者。

［用法］共为细末，炼蜜为丸，如弹子大，每丸重 9g，用酒送下。

［注意事项］孕妇忌用。

五、预后转归

肩周炎常规治疗无效时，可选择手术治疗。该病长期治疗效果不佳，易反复发作。

六、预防调护

（一）预防

肩关节周围炎发病年纪多在 50 岁左右，往往因年老体衰、气血不充、外伤、外感风寒湿邪等原因引起，平时应注意肩部的活动锻炼，避免感受风寒湿邪。肩部的其他疾病长期不愈也可能会发展为肩周炎，应注意早期治疗。

（二）调护

1. 肩关节活动

肩关节周围炎急性期以疼痛为主，肩关节被动活动尚有较大范围，应减轻持重，减少肩关节活动。慢性期关节粘连，要加强肩关节活动锻炼。

2. 保暖防寒

肩关节周围炎患者多感受风寒而诱发或加重本病，因此，平时要注意保暖防寒，并经常进行肩关节的自我锻炼活动。

七、专方选要

1. 活血止痛汤

［组成］当归 6g，川芎 6g，乳香 6g，苏木 5g，红花 5g，没药 6g，土鳖虫 3g，三七 3g，赤芍 9g，陈皮 5g，积雪草 6g，紫荆藤 9g。

［功能］活血止痛。

［适应证］治损伤瘀血，红肿疼痛。

［用法］上药十二味，以水、酒各半煎服。

［出处］《伤科大成》。

2. 四物止痛汤

［组成］当归 9g，川芎 6g，白芍 9g，地黄 12g，乳香 6g，没药 6g。

［功能］活血止痛。

［适应证］治损伤之瘀血疼痛。

［用法］水煎服。

［出处］《中医伤科学》。

主要参考文献

［1］徐杰州. 玻璃酸钠注射治疗肩关节周围炎临床观察［J］. 国外医学骨科学分册，2004，25（3）：177-178.

［2］于恒. 电针条口穴治疗肩关节周围炎的临床疗效观察［J］. 光明中医，2012，27（2）：311-312.

第四节　肱二头肌长头肌腱炎

肱二头肌长头肌腱炎，又称肱二头肌长头肌腱损伤。此病是以肩前部疼痛为主要症状的常见病，多与外伤有关，故属于中医学的肩部"伤筋"范畴。肱二头肌长头肌腱发病率较高，这与其解剖位置有关。肱二头肌长头肌腱起自肩胛骨的盂上结节，在肱骨结节间沟与横韧带形成的纤维管道中通过，当肱二头肌收缩时，该肌腱张力增加而无滑动，在肩关节运动中，肌腱与肱骨结节间沟反复摩擦，特别是上肢外展位屈伸肘关节时，肱二头肌长头肌腱在结节间沟内对肱骨产生压力，增大摩擦力，这种机械效应增加了肌腱磨损。另外，肩袖的损伤、钙盐的沉着、肩关节内部的病变亦可累及腱鞘，形成腱鞘炎。本病可因外伤或劳损后急性发病，但大多是因肌腱长期遭受磨损而发生退行性变的结果。

一、病因病机

（一）西医学认识

1. 外伤

经常用力做肩关节的外展外旋活动，和长期从事举重、提重、投掷等动作的运动员，使肱二头肌长头肌腱在结节间沟内反复地受到摩擦、牵拉、挤压等损伤刺激，使肌腱和腱鞘发生充血渗出、水肿、增厚、粘连等损伤性炎性反应。如病程迁延日久，肌腱发生变性，失去光泽，变粗糙，变黄，腱鞘增厚，腱内积液不能迅速吸收，产生纤维性渗出，使肌腱和腱鞘发生粘连，形成狭窄性腱鞘炎。

2. 解剖原因

肱二头肌长头肌腱细长，起于肩胛骨的盂上粗隆，经肩关节上方关节囊内，至狭窄的结节间沟内滑动，肌腱自起点到肌腹之间经过一段曲折路径，若肩关节旋外间断牵拉、摩擦易受损伤，导致肌腱腱鞘炎。

3. 筋骨组织退行性变

当肩外展外旋时，肱二头肌长头肌腱在结节间沟鞘内滑动幅度最大。随着年龄的增大，尤其是40岁以上的中老年人，筋骨组织逐渐发生退变，使结节间沟槽内粗糙、变窄，肌腱腱鞘失去弹性、光泽减退、变粗、增厚，影响肌腱在鞘内的滑动，加剧肌腱与腱鞘之间的摩擦，逐渐导致肌腱腱鞘炎的发生。

（二）中医学认识

肱二头肌长头肌腱炎大抵属于中医学"筋痹病"的范畴。其病因多为先天禀赋不足，或痹病日久体虚，迁延不愈，致使气血亏虚，筋脉失荣，不荣则痛，或因正气不足，不能抵御外邪，而易外感风寒湿邪，痹阻气血，不通则痛，或外伤，长期反复劳损，损伤筋脉，瘀阻气血，不通则痛。以内因为基础，外感为诱因，导致筋脉痹阻，气血运行不畅，发为本病。

二、临床诊断

（一）辨病诊断

1. 诊断要点

本病常发生于长期反复过度活动的体力劳动者，可因外伤或劳损后急性发病，但大多是由于肌腱长期遭受磨损而发生退行性变的结果。患者多见于40岁以上的中老年人，开始时患者仅感到肩部有不适及酸胀感，继之肩部出现疼痛，逐渐加重，疼痛部位多在肩前部或整个肩部，活动时疼痛加重，尤其以肩关节外展外旋位和做肘关节伸屈活动时疼痛更为明显。随着疼痛的加重和时间的迁延，肩关节活动功能逐渐障碍。本病患者肩关节多呈内收内旋位，肩关节活动受限。活动时疼痛，当上肢做外展、上举并向后做反弓动作或外展外旋位做肘关节伸屈活动时，疼痛加剧。结节间沟处有明显压痛，同时在肩外展外旋位做肘关节伸屈活动时，结节间沟处有摩擦感。

2. 相关检查

（1）X线检查　肩部前后位X线片常无明显异常。疑为肱二头肌长头肌腱炎时，应常规拍摄肱骨结节间沟切线位X线片。部分患者可见结节间沟变窄、变浅，沟底或沟边有骨刺形成。

（2）MRI检查　肌腱组织内出现T_1WI中等信号强度异常信号，肌腱组织增厚。

（3）超声检查　声像图显示肱二头肌长头肌腱腱鞘积液，表现为肱二头肌长头肌腱周围出现无回声或低回声晕环，全部或部分围绕肱二头肌长头肌腱关节囊外部分。由于腱鞘受骨性结节间沟和表面横韧带的限制，在结节间沟处积液不易被探查到，而在结节间沟下方，积液很容易显示。横切面扫查时，更易显示积液。

（4）抗阻力试验　患者肘关节用力屈曲，医者手指握住患者腕部，对抗用力，使患者肘关节伸直。若再伸肘时患者出现疼痛加剧，为抗阻力试验阳性。提示肱二头肌长头肌腱炎。

（5）肩关节内旋试验　让患者主动作

肩极度内旋活动，即在屈肘位，前臂置于背后，引起肩痛者为阳性。提示肱二头肌长头肌腱炎。

（二）辨证诊断

肱二头肌长头肌腱炎，可因营卫虚弱，筋脉失养，不荣则痛。或因感受风寒，而致气血瘀滞，也可因外伤而致肩部筋脉受损，气滞血瘀，不通则痛。

1. 瘀滞型

（1）临床证候　多见于急性期，肩部疼痛比较局限，夜间痛甚，压痛明显，可触及硬结，或活动时有摩擦音，舌质黯红或有瘀斑，脉弦。

（2）辨证要点　多见于急性期，肩部疼痛比较局限，夜间痛甚，舌质黯红或有瘀斑。

2. 寒湿型

（1）临床证候　肩部沉重冷痛、顽麻或肿胀，肩部遇寒疼痛加剧，得温痛减。舌质淡红，苔薄白腻，脉弦紧。

（2）辨证要点　肩部沉重冷痛，肩部疼痛遇寒加剧，得温痛减。

三、鉴别诊断

（一）西医学鉴别诊断

1. 肩关节周围炎

肩关节周围炎疼痛弧不仅限于中间范围，是从开始活动到整个运动幅度内均有疼痛及局部压痛。

2. 粘连性肩关节滑囊炎

肩关节活动开始时不痛，外展 70°以上出现疼痛，超外展时则疼痛明显加重。

3. 肩袖断裂

多因投掷运动等外伤所致，肩前方疼痛伴大结节近侧或肩峰下区域压痛，主动外展困难，将患肢被动地外展上举到水平位后，不能主动地维持此体位。

（二）中医学鉴别诊断

可与骨折相鉴别。肱二头肌长头肌腱炎可见局部皮肤疼痛、拒按、活动受限。但骨折时骨折部位有针尖样疼痛、肿胀，多是由于撞伤或者摔伤引起，压痛、叩击痛阳性，存在骨擦音，做 X 线检查可以看到有骨折线，骨干相接不连续。

四、临床治疗

（一）提高临床疗效的要素

肱二头肌长头肌腱炎治疗当以调和营卫，疏通经络为法。在经筋理论"以痛为腧"的指导下，运用"长圆针""扬刺"等针灸治疗，对于本病有较好的疗效。除此之外，配合中药外用、推拿等疗法，疗效较好。

（二）辨病治疗

1. 非药物治疗

（1）理筋手法　急性期发作时忌局部弹拨、刮筋，慢性期可用弹拨理筋法，使肌筋舒利。拨筋时患者取坐位，施术者将患者前臂屈曲，上臂外展 90°平肩或略小于 90°，以单侧拇指顺肱二头肌长头肌腱走行方向，取与肌腱纵轴相垂直的方向左右弹拨，分离肱二头肌长头肌腱，随之理顺，弹拨应达到筋膜深部。牵抖时患者坐位，施术者两手握持患肢手腕，在向下牵引的同时，两手用力均匀颤动 3~5 次。

（2）固定方法　急性期最好使肘关节屈曲 90°，并以三角巾悬吊内收贴胸固定患肢，使肌腱松弛，促进愈合。

（3）练功活动　待症状好转后，可逐渐加强患肢功能锻炼，以前屈上举或活动为主，同时可做摇肩、晃肩与摆肩运动。

（4）手术治疗　对于疼痛难忍、症状持久、反复发作者，经非手术治疗无效的个别病例可行手术治疗，可在结节间沟下方切断肱二头肌长头肌腱或仅切断肌腱，远断端绕过间沟，将肱二头肌长头肌腱固定在肱骨上端，以避开其在间沟内滑动，或以长头肌远断端与短头缝合，术后固定4周，效果一般良好。现已可在关节镜下完成操作，手术创伤小，恢复快。

2. 药物治疗

（1）非甾体抗炎药 非甾体抗炎药是临床治疗无菌性炎症的首选药物，其作用机制是抑制环氧化酶活性从而抑制局部前列腺素的产生，发挥抗炎、镇痛作用的药物，针对患者局部无菌性疼痛，目前常可选用口服药与外敷外贴药物。口服非甾体抗炎药，如双氯芬酸钠胶囊、阿司匹林、美洛昔康片、塞来昔布胶囊等，能有效缓解疼痛。外敷双氯芬酸二乙胺乳胶剂，也可在局部起到抗炎、镇痛作用。

（2）局部封闭疗法 局部封闭治疗是目前治疗肱二头肌长头肌腱炎的重要方法之一，当非甾体抗炎药效果不明显时，若疼痛定位明确，可选择局部封闭疗法。注射复方倍他半松注射液1ml或泼尼松25mg，加1%盐酸利多卡因注射液2~4ml做局部封闭。使用时直接将药液注射到肱二头肌长头肌腱鞘内，每周1次，共2~3次。在治疗过程中，为减轻肌腱解剖变异对局部封闭疗效的影响，可以选用2点位或多点位注射的方法，也可以使用超声引导注射。

（三）辨证治疗

1. 辨证论治

（1）瘀滞型

[治法] 祛瘀通络。

[方药] 舒筋活血汤加减。羌活 15g，荆芥 12g，红花 12g，枳壳 12g，鸡血藤 30g，五加皮 12g，杜仲 12g，当归 20g，醋没药 15g，炒桃仁 12g，炙甘草 6g。

[加减] 上肢损伤者，加桂枝、苏木、伸筋草，以舒筋活络；下肢损伤者，去羌活，加独活、川牛膝、醋延胡索，以化瘀止痛；疼痛甚者，加蜈蚣、全蝎，以通络止痛。

（2）寒湿型

[治法] 温经散寒，除湿通络。

[方药] 羌活胜湿汤加减。羌活 15g，独活 15g，苍术 15g，白术 20g，防风 12g，蔓荆子 12g，川芎 12g，当归 15g，炙甘草 6g。

[加减] 若体倦乏力者，加党参、黄芪，以健脾益气；肢体酸困甚者，重用羌活、苍术，以疏风祛湿；上肢麻木者，加伸筋草、桑枝、鸡血藤，以养血活络。

2. 外治疗法

急性疼痛者，外敷活血止痛膏等膏药。局部沉重冷痛，麻痹者，可外敷温经通络膏、温通散，亦可用海桐皮汤热敷患处，每日 1~2 次，还可选用损伤洗剂熏洗。

3. 成药应用

（1）"石氏伤科"三色膏

[组成] 紫荆皮，黄荆子，当归，赤芍，丹参，羌活，独活等。

[功能] 活血化瘀，消肿止痛，续筋骨，利关节。

[适应证] 肱二头肌长头肌腱炎、急性踝关节损伤、桡侧腕伸肌腱周围炎、膝骨关节炎等。

[用法] 外用，一日 1 次，一次 1 贴，或遵医嘱。

[注意事项] 过敏者慎用。

（2）三黄膏

[组成] 黄芩，黄柏，黄连。

[功能] 清热解毒，消肿止痛。

[适应证] 肱二头肌长头肌腱炎、急性踝关节损伤、桡侧腕伸肌腱周围炎、膝骨关节炎等。

[用法] 外用，一日 1 次，一次 1 贴，

或遵医嘱。

［注意事项］过敏者慎用。

（四）医家诊疗经验

1. 贺普仁

贺普仁教授根据"病多气滞，法用三通"的核心学术思想，创建了"贺氏针灸三通法"的针灸体系，即微通法、温通法、强通法。"微通法"即一般常用的毫针刺法，其作用在于通经络，调气血。"温通法"是指以火针和艾灸疗法施术于穴位，借火力和温热刺激，温阳祛寒，疏通气血，治愈疾病。"强通法"就是"放血疗法"，即用三棱针或其他针具刺破人体浅表血管或穴位，放出适量的血，通过调气，通经活络达到治疗疾病的目的。

2. 施杞

施杞教授辨治痹病以气血为大法，组方遣药必以"气血为先"，而调气理血，益气和营，选黄芪、当归、川芎之味。以"少阳为枢"，以柴胡一味为之使，并以"八纲统领"，外取秦艽除痹通络，内"本于五脏"而随五体之偏病治之。

五、预后转归

肱二头肌长头肌腱炎经过规律的治疗，多数可以消除局部炎症，改善疼痛症状，恢复肱二头肌的功能。

六、预防调护

本病常因反复活动劳损所致，在日常生活和工作中要避免肩关节经常不断的不协调活动，尤其要避免过度的上肢外展位屈伸肘关节。指导患者自我保健，适当运动，循序渐进，以促进功能恢复。

七、专方选要

1. 独活寄生汤

［组成］独活，防风，细辛，秦艽，桑寄生，杜仲，牛膝，桂枝，当归，川芎，白芍，生地黄，人参，茯苓，炙甘草。

［功能］补益肝肾，疏风散寒祛湿。

［适应证］肝肾两虚，风寒湿痹证。

［用法］每日1剂，诸药用水浸泡1个小时，武火煎开，文火煎煮30分钟，倒出药液，加水如上述煎法再煎30分钟，取药液400ml，分早、晚饭后半小时温服。

［注意事项］本方补益肝肾之力不强，若肾阳虚明显者，加续断、狗脊。待疼痛缓解，将祛风散寒药减量。

［出处］《备急千金要方》。

2. 蠲痹汤

［组成］羌活，独活，肉桂，秦艽，海风藤，桑枝，当归（酒浸一宿），川芎，乳香，木香，炙甘草。

［功能］养血祛风，散寒祛湿。

［适应证］风寒湿痹阻经络证。

［用法］每日1剂，诸药用水浸泡1个小时，武火煎开，文火煎煮30分钟，倒出药液，加水如上述煎法再煎30分钟，取药液400ml，分早、晚饭后半小时温服。

［注意事项］本方祛湿之力不强，宜加薏苡仁、汉防己、苍术（米泔水浸，炒）。

［出处］《冯氏锦囊秘录》。

3. 肩凝汤

［组成］羌活，桂枝，透骨草，当归，丹参，鸡血藤，香附，黄芪，赤芍，细辛，姜黄，桑枝，炙甘草。

［功能］祛风散寒，通络止痛。

［适应证］风寒痹阻经络，气血凝滞证。

［用法］每日1剂，诸药用水浸泡1个小时，武火煎开，文火煎煮30分钟，倒出药液，加水如上述煎法再煎30分钟，取药液400ml，分早、晚饭后半小时温服。

［注意事项］若寒盛者，加制附子、制川乌、制草乌；湿盛者，加薏苡仁、萆薢、荜茇；瘀血痛者，加制乳香、制没药。

[出处]《中国中医秘方大全》。

主要参考文献

[1] 刘宇翔，张国梁，李辉，等. 肱二头肌长头肌腱炎的研究进展 [J]. 中外医学研究，2021，19（16）：185-188.

[2] 周俊灵，吴意赟，孙建华，等. 根据"以痛为腧"理论对肱二头肌长头肌腱炎针刺方案选择的研究 [J]. 光明中医，2019，34（9）：1388-1392.

[3] 朱长山. 温针加弹拨法治疗肱二头肌长头肌腱腱鞘炎48例 [J]. 河北中医，2004，26（3）：214.

[4] 高宏，李冒珍，金英杰. "扬刺"结合手法治疗肱二头肌长头肌腱炎临床观察 [J]. 浙江中医药大学学报，2012，36（10）：1228-1230.

[5] 黄静宜，张立俭，王慧珍，等. 放射式体外冲击波治疗肱二头肌长头肌腱炎的远期疗效观察 [J]. 解放军医学院学报，2017，38（9）：850-852.

第五节　肩峰下滑囊炎

肩峰下滑囊炎又名三角肌下滑囊炎。肩峰下滑囊分为肩峰下和三角肌下两部分，有增加润滑减少摩擦、减轻压力、促进运动灵活性的功能。肩峰下滑囊炎，可因直接或间接外伤引起，但大多数病例是继发于肩关节周围组织的损伤和退行性变，尤以滑囊底部的冈上肌腱损伤、退行性变、钙盐沉积最为常见。其发病患者多为工作中需长期用肩部负重的青壮年男性，也可见于老年人，右侧肩部的发病率比左侧肩部的发病率高2倍。肩峰下滑囊由于损伤或长期受挤压、摩擦等机械性刺激，使滑囊壁发生充血、水肿、渗出、增生、肥厚、粘连等无菌炎症反应。

本病大抵属于中医学"肩痹"的范畴。

其发病多由于长期劳损，外伤，或素体肝肾不足，气血亏虚，复感外邪而致。根据发病的急、缓和病程的长短，临床上将肩峰下滑囊炎分为急性期、亚急性期和慢性期。

一、病因病机

（一）西医学认识

肩峰下滑囊炎通常是由重复的肩部过顶活动和轻微的创伤（如跌倒）引起的，但病因可能是多方面的。任何导致肩峰下囊发炎的过程都可能导致滑囊炎。常见病因包括肩峰下撞击、过度使用、直接创伤、结晶沉积，肩峰下出血，微生物感染，自身免疫性疾病等。肩峰下滑囊是肩关节的主要滑囊，它能促进正常的运动。它的发病可能伴随肩峰下撞击综合征和不同阶段的肩袖肌腱病，其病因可能源于炎症，也可能源于肩峰下滑囊的直接创伤。原发性肩峰下滑囊炎很少，大多数继发于邻近组织的病变，如肩部肌肉损伤或冈上肌肌腱炎等。肩峰下滑囊炎多因运动过度、慢性劳损或风湿病所致，常先发生于底部，冈上肌肌腱炎往往在急性损伤后产生非特异性炎症。炎症使滑囊内滑液产生过多导致吸收排出障碍，最终致滑囊胀大而产生酸、胀、痛症状，活动时疼痛加重，周围肌肉又得不到滑液的润滑，故肩关节肌肉不灵活导致活动障碍。

（二）中医学认识

本病是以肌肉、关节、筋骨酸痛麻木，屈伸不利或关节肿痛灼热为主症的一类病证。宋代王执中在《针灸资生经》中首次提出"肩痹"病名。关于痹证的病因病机，凡是居住潮湿，涉水冒雨者，都得导致外邪直入关节筋骨发为肩痹。诚如《素问·痹论》中所谓："风寒湿三气杂至，合而为痹也。"可见风寒湿邪是诱发痹证的主要因素。《仙授理伤续断秘方》中云："带伤筋骨，肩背疼痛。"论述了跌仆损伤与痹证的联系。隋唐时期医家总结古籍，发现体质虚弱之人的肩背疼痛，多由气血亏虚，无力推动血行，濡养筋脉，故认为气血亏虚是痹证的内因。明代张介宾提出了"盖痹者闭也，以血气为邪所闭，不得通行而病也"，认为肩背痛的内因是气滞血瘀。总之，本病的发生与体质、气候等因素相关，正如《济生方·痹》中云："皆因体虚……受风寒湿气而成痹也。"风、寒、湿、热、痰、瘀等邪气留存于肢体经络，导致经络气血不通，不通则痛，是本病的基本病机。

二、临床诊断

（一）辨病诊断

肩峰下滑囊炎是一种慢性无菌性炎症，女性患者的发病率略高于男性，该病的主要症状为肩关节缠绵不休的疼痛，该疼痛可在夜间加重，肩部活动受限和运动障碍，严重影响患者的日常工作和生活。

1.诊断要点

本病常发生于长期反复过度活动的体力劳动者，可因外伤或劳损后急性发病，患者在工作和生活中常有肩关节外展、外旋的动作。慢性发作患者多见于40岁以上的中老年人，开始时患者感到肩部有不适及酸胀感，继之肩部出现疼痛，逐渐加重。疼痛部位多在肩峰下，当肩峰下滑囊肿胀时疼痛可波及整个肩部，随着疼痛的加重和时间的迁延，肩关节活动功能逐渐障碍。患者肩关节多呈内收内旋位，肩关节活动受限，活动时疼痛，尤其上肢外展、外旋位时，疼痛加剧，肩峰下有明显压痛。临床有肩部劳损病史，以中年人多见，大多呈慢性发病过程，肩关节活动范围受限，肩峰下有明显压痛，肩关节外展、外旋时疼痛加重。

2.相关检查

（1）X线检查　一般无异常改变，日久可出现冈上肌腱钙化。

（2）MRI检查　肩峰下滑囊壁增厚，滑囊液渗出时出现T_1WI高信号强度异常信号，T_2WI对肩峰下滑囊壁的显示更为清晰，表现为增厚的中等强度信号。

（3）超声检查　声像图显示肩峰下滑囊壁增厚、不规则，滑囊内部因充满滑囊液呈现无回声或低回声。

（二）辨证诊断

1.瘀滞型

（1）临床证候　多见于肩峰下滑囊炎早期，局部肿痛及压痛明显，皮色黯红或青紫，或伴有关节肿痛，食欲不振，二便调，舌质黯，苔薄白，脉弦。

（2）辨证要点　早期肩峰下滑囊炎，局部肿痛及压痛明显，皮色黯红或青紫。

2.虚寒型

（1）临床证候　多见于肩峰下滑囊炎中后期，局部酸痛喜按、略肿，皮温不高，畏寒肢冷，神疲乏力，身重转侧不利，晨起尤甚，活动后减轻，阴雨天加剧，口淡不渴，舌质淡，苔薄白，脉沉弦。

（2）辨证要点　中后期肩峰下滑囊炎，局部酸痛喜按，皮温不高，畏寒肢冷。

三、鉴别诊断

（一）西医学鉴别诊断

1.肩关节周围炎

肩关节周围炎从开始活动到整个运动幅度内均有疼痛及局部压痛。

2.肩锁关节炎

肩锁关节炎的压痛点常位于肩锁关节处，且很少影响肩关节外旋。

3. 肩袖断裂

多因投掷运动等外伤所致，肩前方疼痛伴大结节近侧或肩峰下区域压痛，主动外展困难，将患肢被动地外展上举到水平位后，不能主动地维持此种体位。

（二）中医学鉴别诊断

可与骨折相鉴别。本病可以见局部皮肤疼痛、拒按，活动受限；而骨折时骨折部位有针尖样疼痛、肿胀，多是由于撞伤或者摔伤所引起，压痛叩击痛阳性，存在骨擦音，做 X 线检查可以看到有骨折线，骨干相接不连续。

四、临床治疗

（一）提高临床疗效的要素

肩峰下滑囊炎临床治疗时视证候的不同，分别运用补益肝肾，活血化瘀，祛风散寒除湿等法。除内服药物之外，还可运用"温针灸""颈吊带悬吊""肩关节练功"等中医特色治疗，提高临床疗效。

（二）辨病治疗

1. 非药物治疗

（1）按揉法　患者取端坐位，施术者以拇指按压肩髎穴，由轻到重，循序渐进，做到均匀、柔和、持久、有力、渗透，以患者能耐受为度。然后以拇指在肩峰下回环按压 3~5 分钟。

（2）固定方法　急性期以颈吊带把肩关节固定于外展、外旋位，制动休息。

（3）练功活动　待症状缓解后，可逐渐加强患肢功能锻炼，肩关节行环绕运动，注意动作缓慢、轻柔，以患者耐受为度。

（4）手术治疗　对慢性疼痛难忍，症状持久，反复发作者，经非手术治疗无效的个别患者可行手术治疗。现可在关节镜下完成操作，创伤小，恢复快。

2. 药物治疗

（1）非甾体抗炎药　非甾体抗炎药是临床治疗无菌性炎症的首选药物，其作用机制是抑制环氧化酶活性，从而抑制局部前列腺素的产生，发挥抗炎、镇痛作用。针对患者局部无菌性疼痛，目前常选用口服药与外敷外贴药物。口服非甾体抗炎药，如双氯芬酸钠胶囊、阿司匹林、美洛昔康片、塞来昔布胶囊等能有效缓解疼痛。外敷双氯芬酸二乙胺乳胶剂，也可在局部起到抗炎，镇痛作用。

（2）局部封闭疗法　局部封闭治疗是目前治疗肩峰下滑囊炎重要方法之一，当非甾体抗炎药效果不明显时，若疼痛定位明确，可选择局部封闭疗法。注射复方倍他米松注射液 1ml 或泼尼松 25mg 加 1% 盐酸利多卡因注射液 2~4ml 做局部封闭。使用时直接将药液注射到肩峰下滑囊内，每周 1 次，共 2~3 次。在治疗过程中为减轻肌腱解剖变异对局部封闭疗效的影响，可以选用 2 点位或多点位注射的方法，也可以使用超声引导注射。

（3）外贴膏药治疗　可选用天南星止痛膏。1 次 1 贴，2 天一次，贴于疼痛剧烈处。

（三）辨证治疗

1. 辨证论治

（1）瘀滞型

［治法］祛瘀通络止痛。

［方药］舒筋活血汤加减。羌活 15g，防风 12g，荆芥 12g，当归 20g，桃仁 12g，红花 12g，鸡血藤 30g，川牛膝 15g，五加皮 12g，杜仲 12g，白芍 20g，炙甘草 9g。

［加减］疼痛甚者，加金铃子、延胡索，以活血化瘀止痛；关节僵硬肿痛者，加僵蚕、土鳖虫、地龙，以逐瘀通络止痛。

（2）虚寒型

［治法］补益气血，温经通络。

［方药］桂枝加附子汤加减。桂枝 15g，白芍 20g，黄芪 20g，白术 20g，制附子（先煎）20g，大枣 8 枚，干姜 15g，炙甘草 15g。

［加减］项背拘急者，加狗脊、葛根，以温肾强督，舒筋活络；关节僵硬者，加蜈蚣、伸筋藤、透骨草，以逐瘀止痛，舒筋活络；脾肺气虚，体倦乏力，易于感冒者，合玉屏风散，以益气固表。

2. 外治疗法

（1）拔罐法 对于陈旧性损伤，可以选择拔罐法攻逐瘀血，疏通气血。

（2）温针灸 每日 2 次，每次 20~30 分钟，可以帮助疏经通络。

（3）小针刀 松解局部粘连，改善关节活动。

3. 成药应用

（1）筋展络通胶囊

［组成］土鳖虫，全蝎，乌梢蛇，地龙，制乳香，制没药，当归，黄芪，白芍，桂枝，牛膝，泽泻，细辛，茯苓等。

［功能］舒筋通络止痛。

［适应证］用于外伤或风寒湿闭阻经络所致的全身各关节活动障碍及关节、肌肉疼痛，活动受限，得温则减，或伴见关节肿胀、僵硬、屈伸不利等。

［用法］口服，一日 3 次，一次 4~6 粒，温开水送服。

（2）金乌骨通胶囊

［组成］金毛狗脊，乌梢蛇，葛根，淫羊藿，木瓜，威灵仙，补骨脂。

［功能］滋补肝肾，祛风除湿，活血通络。

［适应证］用于肝肾不足，风寒湿痹，骨质疏松，骨质增生引起的腰腿酸痛、肢体麻木等症。

［用法］口服，一次 3 粒，一日 3 次。

（四）医家诊疗经验

1. 彭若铿

彭若铿教授在治疗上秉承"气血调和"的学术宗旨，"单行一方，灵活加减"，推崇蠲痹汤与骨痹汤合方，随证灵活加减。治疗风寒湿痹偏寒者，加用肉桂、细辛、生姜；治疗风寒湿痹化热者，重用葛根，配合桑枝、秦艽加减；治疗瘀血阻滞者，则活用活血化瘀药；治疗气血两虚者，则合用黄芪桂枝五物汤加减。

2. 郭永红

郭永红教授认为治疗肩、背、颈部疼痛，应从太阳、少阳论治，方选柴胡桂枝汤。若患者疼痛日久，久病入络，气滞血瘀，又感受风寒之邪，加姜黄、威灵仙祛风通络止痛。若颈肩部紧缩感明显、恶寒者，加葛根解肌生津通阳。临床治疗疾病需采用针药结合，达到内外兼治，增强疗效的作用。

3. 吴节

吴节教授在多年临床工作与教学中，总结出"神气独刺法"，强调针灸治疗过程中的"神"及"得气"。吴节教授认为临床上面对肩痹患者，针刺量宜少宜精。一是本虚，针刺不宜多，以免进一步耗伤卫阳，二是取穴精准，可直接发挥该腧穴特异性，直达病所，增强疗效。

五、预后转归

肩峰下滑囊炎是由于肩峰下滑囊炎性改变，发生炎性渗出，滑囊增厚、粘连等一系列病理变化而出现的疾病，在急性期之后，多数患者经药物、局部注射治疗能够改善症状，由肩峰下滑囊炎引起的肩关节活动度下降，也可通过功能锻炼，得到良好的恢复。少数肩关节滑囊炎迁延不愈，可导致肩关节活动度下降，甚至僵硬。

六、预防调护

注意肩部保暖，不要过度劳累肩关节，平时应在肩部以热毛巾热敷，肩关节疼痛症状改善后，行肩关节环绕运动，循序渐进。

七、专方选要

1. 肩痹汤

［组成］桂枝，防风，羌活，当归，白芍，川芎，桑枝，葛根，甘草。

［功能］祛风散寒，养血通络。

［适应证］肩峰下滑囊炎。

［用法］每日1剂，诸药用水浸泡1个小时，武火煎开，文火煎煮30分钟，倒出药液，加水如上述煎法再煎30分钟，取药液400ml，分早、晚饭后半小时温服。

［注意事项］风寒湿型加细辛、苍术、威灵仙；气血亏虚型加黄芪、熟地黄；瘀血阻络型加红花、桃仁；疼痛较甚者加乳香、没药。

［出处］《中国中医骨伤科杂志》。

2. 肩凝汤

［组成］羌活，桂枝，透骨草，当归，丹参，鸡血藤，香附，黄芪，赤芍，细辛，姜黄，桑枝，甘草。

［功能］祛风散寒，通络止痛。

［适应证］风寒痹阻经络，气血凝滞证。

［用法］每日1剂，诸药用水浸泡1个小时，武火煎开，文火煎煮30分钟，倒出药液，加水如上述煎法再煎30分钟，取药液400ml，分早、晚饭后半小时温服。

［注意事项］若寒盛者，加制附子、制川乌、干姜；湿盛者，加薏苡仁、萆薢、萆薢；瘀血致痛者，加制乳香、制没药。

［出处］《中国中医秘方大全》。

主要参考文献

［1］高树中. 针灸治疗学［M］. 上海：上海科学技术出版社，2009：53.

［2］丁红昌. 宋代以前"痹"病名实研究［D］. 北京：中国中医科学院，2015.

［3］张伯礼，吴勉华. 全国中医药行业高等教育"十三五"规划教材中医内科学［M］. 北京：中国中医药出版社，2017：463.

［4］李涛，宫萍，周谋望，等. 脑卒中早期患者肩部病变损伤及其与肢体功能的相关性研究［J］. 中国康复医学杂志，2013，28（8）：719-722.

［5］柳登顺，吴军，徐继香. 实用颈腰肢痛诊疗手册［M］. 郑州：河南科学技术出版社，2014：245-246.

第六节　冈上肌肌腱炎

冈上肌肌腱炎又称肩外展综合征、冈上肌综合征。其临床主要表现为肩关节外侧痛，尤其是在外展60°~120°时，并伴随肩关节活动受限。不论是在肩袖肌群损伤还是在肌腱慢性损伤类疾病中，该病的发病率均较高，也会在一定程度上降低患者的生活质量。西医学认为，冈上肌肌腱炎是一种无菌性炎症疾病，发病诱因较为复杂，包括长期反复外展引起的慢性劳损、急性损伤后未完全恢复变为慢性炎症以及解剖异常等等。

冈上肌肌腱炎大抵属于中医"痹证""筋伤"等范畴，发病因素包括劳累、体虚及外邪侵袭，如风、寒、湿邪所致。

一、病因病机

（一）西医学认识

冈上肌腱上方与肩峰下滑囊、肩峰下滑囊下方与肩关节囊紧密相连，当肩峰下滑囊因外伤、劳损等因素而发生退变时，可累及冈上肌。本病多发于青年人和中年人。在肩关节外展时，冈上肌腱滑行于肩峰下面和肱骨头上面的狭小间隙，易受到喙肩韧带和肩峰的摩擦，挤压摩擦损伤后会产生肌腱无菌性炎症。炎症发生后肌腱很容易钙化变脆弱，退变的肌纤维常因外伤或肌肉突然收缩而发生完全或不完全断裂。

冈上肌肌腱炎多发人群包括运动员以及需要反复运动上肢的劳动者，有人对冈上肌肌腱炎的发病率统计后发现，该病的发病率为2.7%~20%，冈上肌肌腱炎的发病率较高。冈上肌肌腱炎的高发病率由多种复杂因素造成，主要因素包括冈上肌本身的解剖位置与功能特点，患者的年龄以及患者的动作习惯等。肌腱、韧带以及椎间盘等组织的修复，需要有充分的营养供应。有学者通过对冈上肌肌腱的解剖研究发现，该肌腱存在血供较差的区域，这就导致了当冈上肌肌腱受到急、慢性损伤时，修复会变得较为困难。同时，冈上肌肌腱处在肩袖肌群中应力聚集处，高应力状态下局部循环会减慢，这会导致冈上肌肌腱的缺血区血液供应更差，使肌腱的修复进一步减缓。另外，冈上肌肌腱从肩峰下间隙穿行，若该间隙变小，喙肩弓、肱骨头可能会对其产生挤压和摩擦，这也会导致该肌腱受损，产生炎症反应。血液供应的缺乏、炎症反应以及应力挤压的反复发生，可能会使该肌腱钙化与骨化。

（二）中医学认识

本病属于中医学"伤痹""筋痹"的范畴，多因感受外邪，损伤经筋，或反复机械损伤，日久局部气血瘀滞，经脉闭阻，不通则痛，或因年老体弱，肝阴亏虚，血不荣筋，不荣则痛。

1. 跌仆闪挫与慢性劳损

《素问·宣明五气》中云："久行伤筋。"经筋属运动系统。《杂病源流犀烛》中认为"跌仆闪挫"是引起经筋损伤的原因。因此，突发的外力冲击，或是长期反复地使用经筋，都可能会导致经筋的直接损伤。

2. 外邪侵袭

外邪侵袭是该病的常见病因。古籍中多有提及经筋的病变和外邪侵袭密不可分，如《灵枢·痈疽》中说："热气淳盛，下陷肌肤，筋髓枯……"说明热邪可使津液被蒸发，经筋受损。而风邪、寒邪、湿邪等，亦可损伤经筋，使经筋拘急，引发疼痛，或肢体屈伸不利。

3. 脏腑功能失调

十二经筋并不与五脏六腑直接联络，但脏腑功能失调，脏气亏虚，气血不足等，也是引起经筋受损、功能失常的重要原因。一方面，脏腑功能失调，正气不足时，邪气更易侵害四肢百骸；另一方面，经筋受经脉之气的濡养，经脉之气是否充足又与脏腑功能相关，即《素问·着至教论》中曰："病伤五脏，筋骨以消。"当五脏失常，脏气亏虚，经筋缺乏濡养时，易发生损伤。

二、临床诊断

（一）辨病诊断

1. 诊断要点

（1）病史　常发生于长期反复过度活动的体力劳动者，可因外伤或劳损后急性发病，患者在工作和生活中常有肩关节外展的动作。

（2）症状　多发于中青年人，一般起病缓慢，症状不明显，常有轻微的外伤或受凉史。肩部外侧疼痛，轻者仅有上肢外展受限，但被动外展不受限，重者可出现肩部疼痛拒按，肌肉萎缩。

（3）体征　肩关节主动外展活动受限，活动时疼痛，尤其上肢做外展时，疼痛加剧，肱骨大结节处有明显压痛。

2. 相关检查

X线检查　一般无异常改变，日久可出

现冈上肌腱钙化。

（二）辨证诊断

1.虚损型

（1）临床证候　发病年龄偏大，起病较缓慢，肩部隐隐作痛，昼轻夜重，活动不利，劳累加重，休息减轻，喜热怕冷，舌淡或黯红，少苔乏津，脉虚弱无力。

（2）辨证要点　肩部隐隐作痛，劳累加重，休息减轻。

2.瘀滞型

（1）临床证候　多有外伤史，三角肌、斜方肌、冈上肌处的皮肤偶见红肿、皮温高，在触碰皮肤时患者有刺痛感，上肢外展受限，舌质紫黯或有瘀斑，脉弦涩。

（2）辨证要点　触碰皮肤时有刺痛感，舌质紫黯或有瘀斑。

3.钙化型

（1）临床证候　病程长，肩部僵硬，肩后上部肌组织痉挛，舌质淡，舌苔薄白，脉弦。X线检查可见肌腱内有点状钙化影。

（2）辨证要点　肩部僵硬，X线检查可见肌腱内有点状钙化影。

三、鉴别诊断

（一）西医学鉴别诊断

1.肩关节周围炎

肩关节周围炎主动与被动活动均受限，且肩关节疼痛可出现在外展的任意角度。

2.粘连性肩关节滑囊炎

活动开始时不痛，外展 70° 以上出现疼痛，超外展则疼痛明显加重。

3.肱二头肌长头肌腱炎

肱二头肌抗阻力试验阳性，本病无，不难鉴别。

4.肩锁关节损伤

肩关节处隐痛、压痛，患肢外展大于90° 时出现疼痛，继续上举疼痛加重，最明显的疼痛位置是外展 120°~180°。

（二）中医鉴别诊断

本病需要与五十肩鉴别。五十肩又名漏肩风，肩痛昼轻夜重，常对气候变化特别敏感，后期肩关节各方向的主动和被动活动均受限。多数患者在肩关节周围可触到明显的压痛点，压痛点多在肱二头肌长头肌腱沟处、肩峰下滑囊、喙突、冈上肌附着点等处。

四、临床治疗

（一）提高临床疗效的要素

本病视其脉证，或一法独进，或数法合施，配合针灸，理疗，敷贴，热熨等外治法，有助于提高疗效。

（二）辨病治疗

1.非药物治疗

（1）理筋手法　施法时，先用拨法、拿法，再点按肩周诸穴，以活血舒筋。然后，医者一手拿患者患腕，一手拿患肩，在拔伸下，直臂摇肩 5~7 次。拿腕之手外展高举约 140° 后，将肘关节屈曲内收，后伸，再外展，伸肘高举，做回旋运动，同时，拿肩之手在肩峰下做掌按及柔散手法，以解除组织痉挛，恢复其外展功能。最后以肩部为重点，用抖法、推法、搓擦法收功。

（2）固定方法　急性发作较重患者，可用颈腕吊带，配合适当休息。

（3）练功活动　急性期宜避免做外展、外旋等用力动作。宜前后左右甩手、上下通臂、弯肱拔刀、展旋等进行锻炼。

（4）手术治疗　对迁延不愈或反复发作的患者，经非手术治疗无效的患者可行手术治疗，首选关节镜下冈上肌腱探查清理术，去除冈上肌腱的炎性组织与渗出，术后积极功能锻炼，效果一般良好。

2. 药物治疗

（1）非甾体抗炎药　非甾体抗炎药是临床治疗无菌性炎症的首选药物，其作用机制是抑制环氧化酶活性从而抑制局部前列腺素的产生，发挥抗炎、镇痛作用的药物，针对患者局部无菌性疼痛，目前常选用口服药与外敷外贴药物缓解疼痛。

（2）局部封闭疗法　局部封闭治疗是目前治疗冈上肌肌腱炎重要方法之一，当非甾体抗炎药效果不明显时，疼痛定位明确，可选择局部封闭疗法。注射复方倍他米松注射液 1ml 或泼尼松 25mg 加 1% 盐酸利多卡因注射液 2~4ml 做局部封闭。使用时直接将药液注射到冈上肌腱走行处，每周 1 次，共 2~3 次。

（三）辨证治疗

1. 辨证论治

（1）虚损型

［治法］补益肝肾。

［方药］十全大补汤加减。人参 12g，黄芪 20g，肉桂（去粗皮）6g，川芎 9g，地黄（酒洗，蒸）15g，茯苓 15g，白术 20g，当归 12g，白芍 15g，鸡血藤 25g，伸筋草 25g，炙甘草 6g。

［加减］偏于阳虚重者，加巴戟天、杜仲，以温补肾阳；偏于气虚重者，重用黄芪、人参，以补益脾肺；偏于血虚者，加枸杞子、酸枣仁，以养肝宁心；偏于阴虚者，合二至丸，以滋补肝肾。

（2）瘀滞型

［治法］活血祛瘀，理气止痛。

［方药］血府逐瘀汤加减。桃仁 12g，红花 12g，当归 15g，地黄 15g，川牛膝 15g，川芎 12g，桔梗 9g，赤芍 15g，枳壳 12g，柴胡 12g，炙甘草 6g。

［加减］项背拘急者，加葛根、桂枝、白芍，以调和营卫，舒筋活络；关节僵硬者，加僵蚕、鸡血藤，以逐瘀通络。

（3）钙化型

［治法］理气散结。

［方药］桃红四物汤加减。桃仁 12g，红花 12g，当归 15g，白芍 15g，川芎 12g，赤芍 15g，熟地黄 15g，炙甘草 6g。

［加减］疼痛甚者，加金铃子、延胡索，以活血止痛；关节僵硬者，加鸡血藤、伸筋藤、透骨草，以舒筋活络。

2. 外治疗法

（1）针灸疗法　选天宗、肩髎、曲池等穴，用泻法，以疏风通络，提插捻转以肩臂酸痛胀麻为度，留针 20 分钟，可加艾灸。

（2）封闭疗法　用当归注射液或复方丹参注射液，每次 2~4ml，或用泼尼松龙 0.5ml 配 2% 普鲁卡因做局部封闭。

（3）冲击波疗法　冲击波治疗本病的疗效已得到临床证实，其具有镇痛以及促进局部损坏组织修复的作用。

（4）温泉疗法　单纯洗温泉浴，水温 38~42℃，无须加用特殊温泉配方，可以起到改善血液循环、抑制炎性渗液、促进代谢产物吸收、加速组织功能恢复的作用。

3. 成药应用

（1）舒筋活血片

［组成］红花，狗脊（制），槲寄生，泽兰叶，鸡血藤，络石藤，伸筋草，香附（制），香加皮，自然铜（煅）。

［功能］舒筋活络，活血散瘀。

［适应证］用于筋骨疼痛，肢体拘挛，腰背酸痛，跌打损伤。

［用法］口服，一次 5 片，一日 3 次。

［注意事项］孕妇禁用。

（2）活血止痛散

［组成］当归，三七，乳香（制），冰片，土鳖虫，自然铜（煅）。

［功能］活血散瘀，消肿止痛。

［适应证］用于跌打损伤，瘀血肿痛。

［用法］用温黄酒或温开水送服，一次

1.5g，每日 2 次。

［注意事项］孕妇禁用。

（四）医家诊疗经验

1. 林定坤

林定坤教授认为治疗本病临床治疗以手法为先，对局部损伤的软组织进行理筋强筋。①准备手法注重阴阳平衡，激活经气。②治疗手法侧重疏通经络，改善功能。③结束手法要注重内外平衡以巩固。

2. 李建仲

李建仲教授在医疗实践中，总结出四步松解手法。松解手法包括肩胛区、三角肌区、腋区的松解手法；疏通肩臂法；运动关节手法，包括肩关节三轴动扳法、静态扳法、拉伸摇肩法等；放松手法，包括肩臂搓揉法、肩关节抖法。手法操作中尤以运动关节手法中的肩关节三轴扳法最具特色，即冠状轴上的屈和伸，矢状轴上的收和展，垂直轴上的旋内、旋外运动，其他各种肩部复合动作均以三轴运动为基础，使患者肩关节在三轴上做被动活动至最大范围后施加扳动力，此法可以起到松解粘连、滑利关节、改善关节活动度的作用。

五、预后转归

冈上肌肌腱炎临床上常见，慢性劳损后，难以痊愈，时常发作，极大的降低患者生活质量。中西医治疗方法多种多样，但也存在诸多问题，比如针灸、推拿、灸法的疗效较慢，不能满足患者尽早回归工作，从事生产、生活劳动的需求。针刀及刺络、拔罐较为疼痛，会产生开放性伤口，很多患者不能耐受难以接受，而且这两类方法禁忌证较多，不利于广泛开展。相比中医的各类疗法，西医封闭、冲击波等疗法治疗后，短期效果较好，但复发率较高，封闭药物治疗有一定不良反应，且容易掩盖症状，而冲击波疗法仅适合部分人群，在治疗过程中会产生明显疼痛，很多患者不能忍受。

六、预防调护

指导患者运用正确的肩部活动姿势，平时避免肩部劳损。本病常因反复活动劳损导致，日常生活和工作中要避免肩关节经常不协调地活动以及过度地在上肢外展位屈伸肘关节。指导患者自我保健，让患者站立位，双臂做前后左右甩手动作，以舒利关节。

七、专方选要

1. 当归鸡血藤汤

［组成］当归 15g，熟地黄 15g，龙眼肉 6g，白芍 9g，丹参 9g，鸡血藤 15g。

［功能］补气温阳，活血补血。

［适应证］气血虚弱证。

［用法］水煎服，每日 1 剂。

［注意事项］本方为补益气血之剂，若在疾病早期，邪气盛时，避免应用，防止留邪。

［出处］《中医伤科学》。

2. 肩凝汤

［组成］羌活，桂枝，透骨草，当归，丹参，鸡血藤，香附，黄芪，赤芍，细辛，姜黄，桑枝，甘草。

［功能］祛风散寒，通络止痛。

［适应证］风寒痹阻经络，气血凝滞证。

［用法］每日 1 剂，诸药用水浸泡 1 个小时，武火煎开，文火煎煮 30 分钟，倒出药液，加水如上述煎法再煎 30 分钟，取药液 400ml，分早、晚饭后半小时温服。

［注意事项］若寒盛者，加制附子、制川乌、制草乌；湿盛者，加薏苡仁、白术、苍术；瘀血痛者，加制乳香、制没药。

［出处］《中国中医秘方大全》。

主要参考文献

[1] 吴峰, 黄漫为, 郑锦清, 等. 针刺配合竹圈盐灸治疗冈上肌肌腱炎32例临床观察[J]. 江苏中医药, 2018, 50 (5): 65-67.

[2] 袁淑芬, 徐君君, 王婷婷, 等. 温针天宗穴治疗冈上肌肌腱炎30例疗效观察[J]. 浙江中医杂志, 2015, 50 (11): 846.

[3] 吴晓强. 浮针治疗冈上肌肌腱炎46例疗效观察[J]. 深圳中西医结合杂志, 2015, 25 (24): 61-62.

[4] 胡军飞, 张海芬, 郑胜明. 动态定位推拿治疗冈上肌肌腱炎55例[J]. 浙江中医药大学学报, 2011, 35 (3): 424.

[5] 王野, 白一辰. 中药蜡疗配合推拿治疗冈上肌肌腱炎[J]. 长春中医药大学学报, 2016, 32 (2): 352-354.

[6] 万涛. 愈痛热奄包联合针刺治疗冈上肌肌腱炎疗效观察[J]. 实用中医药杂志, 2019, 35 (4): 496-497.

[7] 刘豪华, 王正. 外敷消瘀止痛散治疗冈上肌钙化性肌腱炎的效果观察[J]. 当代医药论丛, 2019, 17 (4): 146-147.

[8] 冯莹, 袁滨, 孙鲁宁, 等. 超声引导下针刀经皮穿刺抽吸灌洗术治疗钙化性冈上肌肌腱炎11例临床观察[J]. 江苏中医药, 2015, 47 (2): 59-61.

[9] 刘佳宁, 任逸众. 超声引导下双针经皮穿刺术联合肩峰下滑囊封闭治疗冈上肌钙化性肌腱炎的短期疗效[J]. 中华老年骨科与康复电子杂志, 2017, 3 (6): 367-371.

第七节 冈下肌肌腱炎

冈下肌肌腱炎是发生于冈下肌的一种无菌性炎症, 冈下肌起于冈下窝的内侧, 部分肌纤维向外上方移行为短而扁的肌腱, 经关节囊的后方止于肱骨大结节, 参与肩袖的构成。其功能是使上臂内收、外旋, 是上肢最有力的外旋肌之一, 并与小圆肌一起使肱骨头向后就位于关节窝内, 防止肱骨头撞击肩胛骨的喙突。长期慢性的劳损, 容易引发冈下肌肌腱炎, 临床多见肩背部及上肢自发性的酸痛钝痛, 或有呈持续性难以忍受的剧烈疼痛, 导致患者不能做上肢的背屈运动。

冈下肌肌腱炎大抵属于中医学"肩痹""肩凝病""漏肩风""筋伤"之范畴。

一、病因病机

(一) 西医学认识

冈下肌肌腱炎大多因上肢突然过度外展、内旋, 导致冈下肌肌腱损伤, 临床上较常见, 肌纤维的收缩与隆凸骨面产生较大摩擦, 容易发生急、慢性劳损, 另外肩关节受损也常累及冈下肌肌腱。冈下肌劳损时会产生一些化学致痛物质, 刺激肩胛上神经末梢, 产生疼痛。另外起点处肌纤维的痉挛也可挤压神经末梢, 使神经末梢敏感性增强从而加重疼痛。

冈下肌肌腱炎的另一种病理类型为钙化性肌腱炎, 是由于钙盐在肌腱内异常沉积造成的一种自限性疾病, 其临床表现主要为肩部的疼痛。

(二) 中医学认识

发病因素包括风、寒、湿邪外袭, 加之素体虚弱, 筋骨劳损, 易致气血瘀滞, 阻于筋脉, 不通则痛。肝肾亏虚, 筋骨得不到润养, 则肢体行动不便, 形成痹病。《素问·六节藏象论》中指出: "肾者, 主蛰, 封藏之本, 精之处也, 其充在骨。" 肾藏精, 在体合骨生髓, 肾精来源于先天, 充养于后天, 其可以充实骨, 荣养骨, 使筋得以充养, 全身关节才可进行正常活动。肾精不足, 骨髓生化无源, 骨骼得不到荣养则发展为骨病。《类证治裁》中谓: "中年以后，因气血不足，肝肾亏虚，筋失润养，风寒侵袭，经络闭阻，营卫气血不畅，肩部正邪相搏，日轻夜重，久则肩部肌肉挛缩，活动受限。"综上所述，肝主筋，肾主骨，肝肾亏虚，筋骨失养是其内因；外感风、寒、湿邪及跌仆损伤，致使气血运行不畅是其外因。两者相互影响，总体属于"本虚标实"。

二、临床诊断

（一）辨病诊断

1. 诊断要点

（1）病史　常发生于30岁以上且长期过度活动上肢的体力劳动者，病程一般较长。

（2）症状　一般起病缓慢，冈下窝及肱骨大结节处疼痛，可向头顶放射，也可无自觉症状。肩关节活动受限，以后伸、上举运动为主。患手从对侧腋下摸对侧后背时疼痛加重，即冈下肌过度牵拉试验阳性。

（3）体征　肩关节主动后伸、外旋活动受限。活动时疼痛，当上肢做外旋时，疼痛加剧。冈下肌起点冈下窝脊柱侧可触及多条条索结节，肱骨大结节下方可扪及结节。

2. 相关检查

（1）X线检查　可出现冈下肌肌腱钙化。

（2）MRI检查　出现冈下肌肌腱充血、水肿、损伤信号，也可出现冈下肌肌腱内长 T_1T_2 信号，即钙化信号。

（3）坠落试验　患者取坐位，肩关节在肩胛骨平面外展90°，屈肘90°，检查者使肩关节达到最大程度的外旋，然后放松嘱患者自行保持该位置。若患者无力保持最大外旋，手从上方坠落，至肩内旋，则为阳性，提示冈下肌、小圆肌损伤。

（4）外旋试验　双上臂紧贴胸壁，肘关节屈曲90°，做外旋动作，不能者为阳性，提示冈下肌、小圆肌损伤。

（5）外旋抗阻试验　患者肩处于内收位，屈肘90°，肘部处于体侧并夹紧。嘱患者抗阻力将双肩外旋，使双手远离体侧，若出现肩部疼痛则为阳性，也提示冈下肌、小圆肌损伤。

（6）吹号征　正常做吹号姿势时，需要一定程度的肩关节外旋，如果主动外旋肌力丧失，则需要外展肩关节以代偿，即为阳性表现，提示冈下肌及小圆肌巨大损伤。

（二）辨证诊断

1. 瘀滞型

（1）临床证候　多见于急性期，肩部疼痛比较局限，夜间痛甚，压痛明显，可触及硬结或活动时有摩擦音，舌质黯红或有瘀斑，脉弦。

（2）辨证要点　多见于急性期，肩部疼痛比较局限，夜间痛甚，舌质黯红或有瘀斑。

2. 钙化型

（1）临床证候　病程长，肩部僵硬，肩后上部肌组织痉挛，舌质淡，舌苔白，脉弦涩，X线检查可见肌腱内有点状钙化影。

（2）辨证要点　病程长，肩部僵硬，肩后上部肌组织痉挛，X线检查可见肌腱内有点状钙化影。

3. 寒湿型

（1）临床证候　肩部沉重冷痛，顽麻，或肿胀，恶寒，遇寒痛甚，得温痛减，舌质淡红，苔薄白，脉弦紧。

（2）辨证要点　肩部沉重冷痛，顽麻，恶寒，遇寒痛甚。

三、鉴别诊断

西医学鉴别诊断

1. 肩关节周围炎

肩关节周围炎主动与被动活动均受限，且肩关节疼痛可出现在外展的任意角度。

2. 肱二头肌长头肌腱断裂

肱二头肌长头肌腱断裂部多位于肱骨结节间沟处，急性外伤破裂时剧痛，肘部屈曲无力。慢性破裂者，屈肘力量逐渐减弱，抗阻力屈肘时有无力感或疼痛加重。

四、临床治疗

（一）提高临床疗效的要素

本病治疗要重视运用活血化瘀法，并配合局部封闭疗法等外治疗法，以提高疗效。

（二）辨病治疗

1. 非药物治疗

（1）针灸疗法　可选用天宗、巨骨、肩贞等穴，用泻法，以疏风通络，提插捻转时以肩臂酸痛胀麻为度，留针20分钟，可加艾灸。

（2）温泉疗法　单纯洗温泉浴，水温38~42℃，能起到改善血液循环、抑制炎性渗液、促进代谢产物吸收、加速组织功能恢复的作用。

（3）理筋手法　对早期患者应该慎用理筋手法，防止进一步加重筋伤。在恢复期时，对于肩关节粘连者，可采用局部点按、揉、滚等手法放松局部，继而行牵抖法、摇肩法等，恢复患者肩关节外旋、外展等活动能力。

（4）固定方法　患者急性发作时，可用"人"字石膏或支架固定于外旋位，配合适当休息。

（5）练功疗法　急性期宜避免做外展、外旋等用力动作。如果病程较长，出现肩关节外旋受限，可进行弯腰拔刀、模仿投掷标枪等动作训练，恢复肩关节外展活动度。

2. 药物治疗

（1）非甾体抗炎药　非甾体抗炎药是临床治疗无菌性炎症的首选药物，其作用机制是抑制环氧化酶活性，从而抑制局部前列腺素的产生，发挥抗炎、镇痛作用，针对患者局部无菌性疼痛，目前常选用口服药与外敷外贴药物。

（2）局部封闭疗法　局部封闭治疗是目前治疗冈下肌腱炎重要方法之一，当非甾体抗炎药效果不明显时，疼痛定位明确，可选择局部封闭疗法。注射复方倍他米松注射液1ml或泼尼松龙25mg加1%盐酸利多卡因注射液2~4ml做局部封闭。使用时直接将药液注射到患者疼痛点或冈下肌腱走行处，每周1次，共2~3次。

（三）辨证治疗

1. 辨证论治

（1）瘀滞型

[治法] 活血化瘀，通络止痛。

[方药] 血府逐瘀汤加减。延胡索15g，当归尾15，桃仁12g，红花12g，川牛膝12g，川芎12g，赤芍15g，枳壳12g，炙甘草6g。

[加减] 项背拘急者，加葛根、桂枝、白芍，以调和营卫，舒筋活络；关节僵硬者，加僵蚕、土鳖虫、透骨草，以逐瘀通络。

（2）钙化型

[治法] 活血化瘀。

[方药] 桃红四物汤加减。熟地黄15g，当归15g，白芍15g，川芎12g，桃仁12g，红花12g，莪术12g，醋延胡索12g。

[加减] 疼痛甚者，加水蛭、炒川楝子，以化瘀通络止痛；肩部僵甚者，加葛根、羌活、全蝎，以活血化瘀，舒筋活络。

（3）寒湿型

[治法] 散寒除湿，温阳止痛。

[方药] 羌活胜湿汤加减。羌活15g，独活12g，藁本12g，防风12g，白术15g，蔓荆子12g，川芎12g，炙甘草6g

［加减］痛甚者，加制川乌、干姜，以温阳散寒止痛；肢体困重者，加木瓜、苍术、薏苡仁，以祛湿活络。

2. 成药应用

（1）养血荣筋丸

［组成］当归 15g，鸡血藤 15g，何首乌（黑豆酒炙）6g，赤芍 6g，续断 6g，桑寄生 6g，威灵仙（酒炙）6g，伸筋草 6g，透骨草 6g，油松节 6g，盐补骨脂 6g，党参 15g，炒白术 9g，陈皮 6g，木香 6g，赤小豆 6g。

［功能］养血荣筋，祛风通络。

［适应证］筋骨疼痛，肢体麻木，多种软组织损伤。

［用法］口服，一次 1~2 丸，每日 2 次。

［注意事项］孕妇禁用。

（2）活血止痛胶囊

［组成］当归 12g，三七 3g，醋乳香 3g，冰片 3g，土鳖虫 3g，煅自然铜 6g。

［功能］活血散瘀，消肿止痛

［适应证］用于跌打损伤，瘀血肿痛。

［用法］用温黄酒或温开水送服。一次 3 粒，每日 2 次。

［注意事项］孕妇禁用。

（四）医家诊疗经验

1. 陆念祖

陆念祖教授尤其善用祖传银质针灸治疗今之常见慢性关节和脊柱相关疾病，推崇"经络气血为纲"，临床上"以针代刀，内外兼顾，三焦分治"。在辨证上认为应以痹辨之，从筋论治，在治疗上以银质针、温针灸为主，结合手法和功能锻炼。

2. 许建安

许建安教授"从寒论治"，认为"寒"既是本病的发病因素，也是病理变化的主要因素。因此临床上治疗肩周炎需从"寒为主因"的角度思考，主张在急性发作期，重在"祛寒"，若久病迁延，用药"温通，温以祛寒"。

五、预后与转归

冈下肌肌腱炎多数患者在急性期之后，经药物和局部注射治疗，能够改善症状。对于本病引起的肩关节活动度下降，也可通过功能锻炼，得到良好的恢复。少数患者病情迁延不愈，可导致肩关节活动度下降，甚至僵硬。

六、预防调护

指导患者在急性期注意休息，避免肩部主动外旋，避免肩部劳损，注意肩部保暖。指导患者在恢复期甩手锻炼，患者自然下垂上肢，然后前后、左右甩手以活动肩关节，以耐受为度。指导患者自我保健，适当运动，循序渐进，以促进功能恢复。

七、专方选要

1. 养血荣筋汤

［组成］当归，鸡血藤，何首乌（黑豆酒炙），赤芍，续断，桑寄生，威灵仙（酒炙），伸筋草，透骨草，油松节，盐补骨脂，党参，炒白术，陈皮，木香，赤小豆。

［功能］养血荣筋，祛风通络。

［适应证］筋骨疼痛，肢体麻木，肌肉萎缩，关节不利。

［用法］每日 1 剂，诸药用水浸泡 1 个小时，武火煎开，文火煎煮 30 分钟，倒出药液，加水如上述煎法再煎 30 分钟，取药液 400ml，分早、晚饭后半小时温服。

［注意事项］本剂适用于疾病后期，气血不足，筋脉失养，若病邪正盛，不可应用。

［出处］《赵炳南临床经验集》。

2. 独活寄生汤

［组成］独活，防风，细辛，秦艽，桑寄生，杜仲，牛膝，桂枝，当归，川芎，白芍，生地黄，人参，茯苓，炙甘草。

［功能］补益肝肾，疏风散寒祛湿。

［适应证］肝肾两虚，风寒湿痹证。

［用法］每日1剂，诸药用水浸泡1个小时，武火煎开，文火煎煮30分钟，倒出药液，加水如上述煎法再煎30分钟，取药液400ml，分早、晚饭后半小时温服。

［注意事项］本方补益肝肾之力尚属不足，若肾阳虚明显者，加续断、狗脊。待疼痛缓解，将祛风散寒药减量。

［出处］《备急千金要方》。

3. 肩凝汤

［组成］羌活，桂枝，透骨草，当归，丹参，鸡血藤，香附，黄芪，赤芍，细辛，姜黄，桑枝，甘草。

［功能］祛风散寒，通络止痛。

［适应证］风寒痹阻经络，气血凝滞证。

［用法］每日1剂，诸药用水浸泡1个小时，武火煎开，文火煎煮30分钟，倒出药液，加水如上述煎法再煎30分钟，取药液400ml，分早、晚饭后半小时温服。

［注意事项］若寒盛者，加制附子、制川乌、制草乌；湿盛者，加薏苡仁、萆薢、萆苈；瘀血痛者，加制乳香、制没药。

［出处］《中国中医秘方大全》。

主要参考文献

［1］葛宝丰，胥少汀，徐印坎. 实用骨科学［M］. 4版. 北京：人民军医出版社，2015：1887.

［2］宋柏林，于天源. 推拿治疗学［M］. 3版. 北京：人民卫生出版社，2001：115.

［3］王世虎，彭俊良，朱小虎. 超声引导下介入治疗巨大冈下肌钙化性肌腱炎1例报告［J］. 实用骨科杂志，2021，27（2）：190-192.

［4］谭敏枝，吴美平，冉彩霞，等. 肩关节镜下治疗冈上肌钙化性肌腱炎30例［J］. 中国中医骨伤科杂志，2019，27（8）：63-64+67.

第八节　肩袖损伤

肩袖损伤是指组成肩袖的四部分肌肉肌腱损伤的统称，包括冈上肌、冈下肌、小圆肌、肩胛下肌的肌腱，肩袖起于肩胛骨，止于肱骨大、小结节，因形态犹如袖套，把肱骨头包绕起来，故称肩袖。肩袖环绕肱骨头的上端，可将肱骨头纳入关节盂内，使关节稳定，协助肩关节实现外展、内旋、外旋等运动，故又称旋转袖。肩袖内面与肩关节囊紧密相连，外面为三角肌下滑囊，肩袖完好时两者不相通。冈上肌因其解剖结构薄弱，且在肩峰增生时易受到磨损，在肩袖中最容易损伤，又因上肢的重力和牵拉使裂口处于分离状态，不易愈合。

本病大抵属于中医学"伤痹""筋痹"的范畴。多因反复机械损伤日久，局部气血瘀滞，经脉被阻所致。或因年老肝肾亏虚，不能荣养肩部筋膜，血不荣筋，复感风寒湿邪，而致肩部疼痛，活动不利。或暴力闪挫，运动不当，挫伤肩部筋脉，使气血瘀滞，日久形成瘀肿疼痛，筋骨挛急，肩不能展。亦可因外力导致肩部筋伤，血溢脉外，发为本病。

一、病因病机

西医学认识

肩袖损伤多见于40岁以上男性，青年则多因外伤发病。由于肩袖受肩峰保护，直接暴力很少造成肩袖破裂。间接暴力多因肩袖随年龄增长发生退行性变后，上肢在外展状态下突然内收而破裂。冈上肌结构薄弱，但承受牵拉力最大，故易破裂，约占肩袖损伤的50%。

肩袖损伤按破裂程度可分为部分破裂和完全破裂两类。部分破裂按照损伤部位可分为滑囊侧破裂、关节侧破裂和肌腱内撕裂，若处理不当，部分破裂可发展为完全破裂，其发生原因有很多，常见原因有以下三点。

1. 解剖与生物力学异常

冈上肌由于其位置特殊，经常会受到肩峰和喙肩韧带的挤压和磨损，进而出现充血、水肿、变性、断裂等一系列病理变化。肩峰通常分为3种形态，分别为水平状肩峰、弧形肩峰和钩状肩峰，其中钩状肩峰对冈上肌腱的磨损率最高。肩峰撞击是肩袖损伤的病因之一，但也有学者认为喙肱间距的变化与肩袖损伤有关。

2. 炎症

慢性炎症在关节疼痛和功能障碍中有非常重要的作用。炎症能使肌腱的结构发生改变，使原本肌纤维的排列方式变得杂乱，并会出现钙化。

3. 过度负荷

肌腱主要是由Ⅰ型胶原蛋白组成的纤维，并与双糖链蛋白聚糖和装饰蛋白聚糖一起构成张力承重结构。其中，装饰蛋白聚糖是一种富含蛋白聚糖的硫酸皮肤素，与胶原纤维相结合，调节胶原纤维的直径和纵向排列。胶原纤维镶嵌在胶质细胞外基质中，含有丰富的肌腱液，这些液体与蛋白聚糖的含硫糖胺聚糖结合。肌腱细胞被多功能蛋白聚糖包裹，这种蛋白聚糖可以缓冲来自胶原基质的负载。由过度负荷引起的慢性退行性肌腱病的特点是结构改变和生化改变，包括胶原纤维紊乱、分离，纤维软骨细胞化生。

二、临床诊断

（一）辨病诊断

1. 诊断要点

（1）病史　肩袖损伤常发生于老年男性，患者常因职业和生活习惯导致肩袖磨损增加，也可因外伤急性发病，当肩袖受外力损伤断裂时，患者可听到断裂声响，继而感觉肩关节疼痛、肿胀，活动受限。

（2）症状　肩关节疼痛，尤其是在肩关节外展时，肩袖在肩峰下滑动时疼痛加重。

（3）体征　损伤肌腱不同，可出现不同的症状，冈上肌损伤时压痛常出现在肱骨大结节顶部，冈下肌损伤时压痛常出现在肱骨大结节外侧，肩胛下肌损伤时，压痛常出现在肱骨大结节前下方。患者在上举及旋转上臂时可听到或感到弹响。肩袖损伤2~3周后可出现冈上肌、冈下肌的萎缩，随着病程渐进，三角肌也可出现失用性萎缩，肩关节主动活动受限，包括外展、内旋、外旋等。

2. 相关检查

（1）X线检查　可行关节内充气亦可碘油造影，如发现肩关节腔与肩峰下滑囊阴影相互贯通，表示肩袖完全破裂。

（2）MRI检查　MRI检查可较好的显示肩袖的结构及损伤部位。

（3）疼痛弧　肩关节外展至60°~120°时，冈上肌在肩峰下滑囊与肩关节囊之间受压明显，此时出现肩部疼痛，当肩关节继续外展至120°以上时，肩关节疼痛可消失，疼痛弧试验阳性。

（4）落臂试验　检查者将患者肩关节外展至90°以上，屈曲30°，拇指向下，患肩不能保持位置，无力坠落者为阳性，提示冈上肌损伤。

（5）空杯试验　肩关节水平位内收30°，冠状位外展80°~90°，肩内旋，前臂旋前使拇指指尖向下，双侧同时抗阻力上抬。检查者于腕部施以向下的压力。患者感觉疼痛，无力者为阳性，提示冈上肌损伤。

（6）坠落试验　患者取坐位，肩关节在肩胛骨平面外展90°，屈肘90°，检查者使肩关节达到最大程度的外旋，然后放松嘱患者自行保持该位置。若患者无力保持最大外旋，手从上方坠落，至肩内旋，则为阳性，提示冈下肌、小圆肌损伤。

（7）抬离试验 患者将手背置于下背部，手心向后。然后嘱患者将手抬离背部，必要时可以适当给予阻力。若患者手无法抬离背部，则为阳性，提示肩胛下肌损伤。

（二）辨证诊断

1. 肝肾亏损型

（1）临床证候 多无明显外伤史，肩部酸软无力，遇寒加重，活动受限，肌肉萎缩，舌质淡，苔薄白，脉弦细。

（2）辨证要点 肩部酸软无力，遇寒加重，活动受限，舌质淡。

2. 血不濡筋型

（1）临床证候 肩关节损伤后日久不愈，肩关节周围肌肉萎缩，劳累后病情加重，肢体酸软无力，并伴有着少气懒言，神疲乏力，舌质淡，苔薄白，脉弦细。

（2）辨证要点 肩关节伤后日久不愈，日久肩关节周围肌肉萎缩，劳累后病情加重，舌质淡，脉弦细。

3. 气滞血瘀型

（1）临床证候 肩关节周围刺痛或肿胀，可有外伤史或者长期劳损病史，舌质紫黯或有瘀点，脉弦。

（2）辨证要点 肩关节周围肿胀刺痛，舌质紫黯或有瘀点。

三、鉴别诊断

（一）西医学鉴别诊断

1. 肩关节周围炎

肩关节周围炎主动与被动活动均受限，且肩关节疼痛可出现在外展的任意角度。

2. 肱二头肌长头肌腱断裂

肱二头肌长头肌腱断裂部多位于肱骨结节间沟处，急性外伤破裂时剧痛，肘部屈曲无力，慢性破裂者，屈肘力量逐渐减弱，抗阻力屈肘时有无力感或疼痛加重。

（二）中医学鉴别诊断

1. 肩部扭挫伤

肩部扭挫伤常有明确的外伤史，肩部常有肿胀或瘀青，压痛明显，如无筋断的情况，病程一般较短。

2. 五十肩

五十肩又名漏肩风，肩痛昼轻夜重，常对气候变化敏感，后期肩关节各方向的主动和被动活动均受限。多数患者在肩关节周围可触到明显的压痛点，压痛点多在肱二头肌长头肌腱沟、肩峰下滑囊、喙突、冈上肌附着点等处。

四、临床治疗

（一）提高临床疗效的要素

本病在治疗上，应审因论治，对年老病久者以补益肝肾、补血荣筋为主，外伤初期者，以消肿止痛为主，外伤日久者，以活血化瘀为主。

（二）辨病治疗

1. 非药物治疗

（1）理筋手法 对早期患者应该慎用理筋手法，防止进一步加重筋伤。在恢复期对于肩关节粘连者，可采用局部点按、揉、滚等手法放松局部腠理，继而行牵抖法、摇肩法等，恢复患者肩关节活动。

（2）固定方法 对于不完全破裂者可行保守治疗，用"人"字形石膏外展支架固定4~6周，使肩袖破裂部分接近，促进愈合。

（3）练功活动 先被动上举患肢，随后练习侧方外展、上举，并争取达到最大的活动范围，获得良好的活动范围后开始锻炼肌力。在练功过程中，前3个月应避免提举重物等高强度运动。

（4）刮痧疗法　刮痧疗法对骨关节结构和功能具有调节作用，可治疗骨伤科疼痛性疾患、退行性骨关节疾病等。刮痧治疗肩袖损伤的疗效肯定，可以改善肩关节功能障碍。

（5）冲击波疗法　目前，体外冲击波疗法已被证明是治疗肌腱和其他肌肉骨骼系统疾病的一种安全有效的治疗方法。该技术利用气压弹道，射出高速弹子，产生中低能级冲击波，对患处进行多次冲击，可以松解粘连，促进局部新陈代谢，疏通局部损伤部位的经络，从而达到缓解局部疼痛的目的。冲击波治疗肩袖损伤可促进损伤肌腱的修复，从而缓解肩关节疼痛。冲击波治疗肩袖损伤是一种操作简单、风险低、并发症少且易被患者接受的方法。

（6）手术治疗　手术治疗肩袖损伤时，已逐渐舍弃传统的切开修补术，转而采用关节镜下辅助小切口切开，既减少了患者的创伤，也有利于患者术后的康复，术后关节功能恢复较好。根据患者年龄，肩袖损伤的大小、类型等不同情况，可选用不同的手术方式。多数学者认为，关节镜下关节腔清理术、穿肌腱缝合术和全层缝合术等手术方式，对撕裂较小、症状较轻的患者较为适宜。而对于不可修复的肩袖损伤患者，往往肌腱回缩严重，局部脂肪浸润，肌腱变性、吸收、缺失，常规的肩袖缝合修复术很难对撕裂回缩的肌腱进行满意的修补，且术后恢复效果较差，采用肌腱转位术能够取得较为满意的临床疗效。对于肩袖不可挽回性撕裂的患者，反肩置换术已成为多数医生和患者的选择，手术预后尚可，对减轻患者疼痛，恢复患肩关节功能效果明显。

2. 药物治疗

常用的有非甾体消炎药、局部外用膏贴、注射透明质酸钠或皮质类固醇药物，还有对关节腔内注射自体富血小板血浆等治疗方法，临床上通常联合选取两种以上的治疗方式，增强疗效。口服非甾体抗炎药具有良好的抗炎、镇痛作用，常用药物主要有COX-1抑制剂（氟比洛芬，洛索洛芬，双氯芬酸）和COX-2抑制剂（美洛昔康，塞来昔布，依托考昔）。这两类药物价格相对低廉，但有胃肠功能损害的不良反应，临床中患者的接受度较低。皮质类固醇注射操作简易，治疗成本低廉，合理用量范围内不良反应小，疗效明显，在保守治疗肩袖损伤的患者中得到广泛应用，已逐渐成为常用的治疗手段之一。近年来，富小板血浆注射治疗已逐渐应用到肩袖损伤的治疗中，作为一种创新性的生物治疗方法，富小板血浆注射治疗的有效性得到了众多医者的研究证实。

（三）辨证治疗

1. 辨证论治

（1）肝肾亏损型

［治法］补益肝肾。

［方药］补肾壮筋汤加减。熟地黄、山茱萸各15g，青皮12g，白芍15g，续断15g，杜仲15g，当归15g，茯苓25g，怀牛膝15g。

［加减］疼痛甚者，加骨碎补、醋延胡索，以壮骨化瘀止痛；心烦潮热者，加牡丹皮、地骨皮、女贞子，以滋阴清热。

（2）血不濡筋型

［治法］养血通络止痛。

［方药］当归鸡血藤汤加减。当归15g，熟地黄15g，桂圆肉12g，白芍15g，丹参20g，川芎12g，鸡血藤25g，炙甘草6g。

［加减］畏寒，手足逆冷者，加巴戟天、杜仲，以温阳散寒；体倦乏力者，加黄芪、党参，以健脾益气。

（3）气滞血瘀型

［治法］活血祛瘀，消肿止痛。

［方药］活血止痛汤加减。当归 20g，川芎 12g，三七（冲）4g，醋乳香 15g，冰片 3g，土鳖虫 9g，煅自然铜 15g。

［加减］项背拘急者，加葛根，以舒筋活络；关节僵硬者，加僵蚕、水蛭，以逐瘀通络；局部肿胀甚者，加汉防己、泽兰、鸡血藤，以活血利水。

2. 成药应用

（1）养血荣筋丸

［组成］当归，鸡血藤，何首乌（黑豆酒炙），赤芍，续断，桑寄生，铁丝威灵仙（酒炙），伸筋草，透骨草，油松节，盐补骨脂，党参，炒白术，陈皮，木香，赤小豆。

［功能］养血荣筋，祛风通络。

［适应证］筋骨疼痛，肢体麻木，肌肉萎缩，关节不利。

［用法］口服，一次 1~2 丸，每日 2 次。

［注意事项］过敏者慎用。

（2）跌打活血散

［组成］红花，当归，血竭，三七，骨碎补，续断，乳香（制），没药（制），儿茶，大黄，冰片，土鳖虫。

［功能］舒筋活血，散瘀止痛。

［适应证］用于跌打损伤，瘀血肿痛，闪腰岔气。

［用法］口服。用温开水或黄酒送服，一次 3g，每日 2 次。外用以黄酒或醋调敷患处。

［注意事项］过敏者慎用。

（3）活血止痛胶囊

［组成］当归，三七，醋乳香，冰片，土鳖虫，煅自然铜。

［功能］活血散瘀，消肿止痛。

［适应证］用于跌打损伤，瘀血肿痛。

［用法］用温黄酒或温开水送服。一次 3 粒，每日 2 次。

［注意事项］孕妇禁用。

（四）医家诊疗经验

叶希贤

叶希贤教授临证运用活血舒筋手法治疗肩袖损伤，强调活血舒筋手法需循序渐进、组合变化，并配伍摇臂、扣揉、捏拿、活肘、舒筋等手法，直接作用到病变部位，促进血液循环，松解肩关节周围肌肉等软组织的紧张、拘挛。从而达到行气活血、缓急止痛的作用。还可配伍应用大旋、运肩、双牵、活络等手法，由浅到深，幅度由小到大，刚柔相济，起到舒筋通络，滑利关节的作用。

五、预后转归

肩袖损伤是临床常见的肩关节疾病，中医药对肩袖损伤的防治积累了丰富的经验和方药，独具优势，中医药治疗肩袖损伤预后良好。

六、预防调护

肩袖损伤属于常见病、多发病，要采取综合预防措施。肩袖损伤在发病前存在细微表现，如果表现为肩关节酸困、疼痛、活动力量减弱，此时应注意肩关节休息、制动，并给予相应物理治疗。运动时应该积极保护肩关节，例如打羽毛球、打排球、游泳时，注意不要过度外展肩关节。在做各种运动前应该积极做好热身运动，防止发生意外。禁止不适当负重，避免肩袖撕裂。通过引导正确的生活方式，可以尽量避免肩袖损伤发生。

七、专方选要

1. 独活寄生汤

［组成］独活，防风，细辛，秦艽，桑寄生，杜仲，牛膝，桂枝，当归，川芎，白芍，生地黄，人参，茯苓，炙甘草。

［功能］补益肝肾，疏风散寒祛湿。

［适应证］肝肾两虚，风寒湿痹证。

［用法］每日1剂，诸药用水浸泡1个小时，武火煎开，文火煎煮30分钟，倒出药液，加水如上述煎法再煎30分钟，取药液400ml，分早、晚饭后半小时温服。

［注意事项］本方补益肝肾之力不足，若肾阳虚明显者，加续断、狗脊。待疼痛缓解，将祛风散寒药减量。

［出处］《备急千金要方》。

2. 肩痹汤

［组成］桂枝，防风，羌活，当归，白芍，川芎，桑枝，葛根，甘草。

［功能］祛风散寒，养血通络。

［适应证］肩袖损伤。

［用法］每日1剂，诸药用水浸泡1个小时，武火煎开，文火煎煮30分钟，倒出药液，加水如上述煎法再煎30分钟，取药液400ml，分早、晚饭后半小时温服。

［注意事项］风寒湿型，加细辛、苍术、威灵仙；气血亏虚型，加黄芪、熟地黄；瘀血阻络型，加红花、桃仁；疼痛较甚者，加乳香、没药。

［出处］《中国中医骨伤科杂志》。

3. 肩凝汤

［组成］羌活，桂枝，透骨草，当归，丹参，鸡血藤，香附，黄芪，赤芍，细辛，姜黄，桑枝，甘草。

［功能］祛风散寒，通络止痛。

［适应证］风寒痹阻经络，气血凝滞证。

［用法］每日1剂，诸药用水浸泡1个小时，武火煎开，文火煎煮30分钟，倒出药液，加水如上述煎法再煎30分钟，取药液400ml，分早、晚饭后半小时温服。

［注意事项］若寒盛者，加制附子、制川乌；湿盛者，加薏苡仁、萆薢、萆薢；瘀血痛者，加制乳香、制没药。

［出处］《中国中医秘方大全》。

主要参考文献

［1］唐航. 温针灸配合中药热罨包治疗肩袖损伤的临床观察［D］. 哈尔滨：黑龙江中医药大学，2021.

［2］谈政. 肩凝汤加减联合氟比洛芬外用治疗风寒湿痹型肩袖损伤的临床疗效观察［D］. 合肥：安徽中医药大学，2021.

［3］许晓彤. 续筋接骨液对兔肩袖腱骨愈合及生物力学影响的实验研究［D］. 长沙：湖南中医药大学，2020.

［4］何江. 续筋接骨液对兔肩袖腱骨愈合及VEGF，bFGF表达的影响［D］. 长沙：湖南中医药大学，2019.

［5］叶陈毅. 淫羊藿苷对大鼠肩袖损伤重建术后腱骨愈合的影响［D］. 杭州：浙江大学，2017.

［6］邹明明. 独活寄生汤加减治疗肩袖损伤（肝肾亏虚证）的临床研究［D］. 昆明：云南中医药大学，2019.

［7］罗贤哲，孙建良，张洪海，等. 体外冲击波联合氟比诺芬凝胶贴膏治疗肩袖损伤的临床疗效观察［J］. 临床麻醉学杂志，2021，37（7）：752-754.

［8］蔡宇，周华军，朱朋飞，等. 超声引导下富血小板血浆注射修复肩袖损伤的疗效观察［J］. 中华物理医学与康复杂志，2018，40（9）：679-681.

第九节　肩－手综合征

肩－手综合征又称反射性交感神经营养不良综合征，是与交感神经介导性密切相关的疼痛。临床上主要表现为疼痛、感觉异常、血管功能障碍、水肿、出汗异常及营养障碍。

肩－手综合征发病率及发病年龄文献报道不一，发病年龄在45~78岁之间，大部分患者是在罹患脑卒中后3个月内发病，该病一般累及一侧上肢（多为偏瘫侧），部分患者也可见两侧同时发病。本病预后不良，约有80%患者的肩关节活动功能受到不同程度的损害。目前国内外对本病的研究尚缺乏明确的诊断标准及综合治疗方案。

一、病因病机

（一）西医学认识

肩-手综合征的发病机制尚不明确，目前临床主要有以下几种假说。

1. 交感神经系统功能障碍

卒中后，由于中枢神经的损伤，导致反射性的交感神经系统功能障碍，这是目前较为公认的发病机制之一。

2. 局部组织结构的损伤

在发生卒中后，肌肉松弛或痉挛常常发生在偏瘫侧肢体，由于偏瘫侧肢体肌力下降，在重力的作用下，过度牵拉肩关节，导致软组织损伤，这将影响肩部周围的血液供应，神经末梢出现水肿从而引发肩部慢性、持续性的疼痛。

3. "肩-手泵"作用减弱

脑卒中后，偏瘫侧上肢肌肉的收缩能力受到了影响，由于"肩-手泵"提供的动力减弱，造成上肢回流受阻，从而诱发关节肿胀。肿胀引起掌指关节活动受限，使肌肉难以充分收缩，形成肿胀，进一步加重恶性循环。

4. 腕关节过度屈曲及长时间受压

卒中后由于患者腕关节长时间地处于掌屈位，屈曲受压导致静脉循环阻碍，从而出现肩-手综合征。

5. 其他假说

不适当的被动活动、外周神经损伤、患侧输液导致液体渗漏、内分泌障碍、垂体及肾上腺系统功能失调等。

（二）中医学认识

中风后并发的肩、臂、肘、手部的疼痛、肿胀、关节活动受限，甚至肌肉萎缩，关节挛缩等，都如《素问·痹论》中所言："病久入深，荣卫之行涩，经络时疏，故不通。"本病病因关键在于经脉不通和经筋失养。经脉中气血流行通畅，是经筋得到充分濡养的必要条件。在中风后，虚邪偏客于体，正气亏虚，无力推动血行，导致有形之邪如瘀血、痰浊等，阻塞经脉气血运行。《素问·举痛论》中云："经脉流行不止…客于脉中则气不通，故卒然而痛。"故邪客于脉中引起患肢疼痛。正如《血证论》中所言"瘀血流注，亦发肿胀""瘀血化水，亦为水肿"。本病的病位在脑，涉及筋骨，属本虚标实，基本病机主要是由于卒中后正气亏虚，邪客经络，气血受阻，导致患侧经脉不通则痛，经脉痹阻则气血不能濡养经筋，筋萎则导致骨枯，而筋骨屈伸不利，由于疼痛、关节活动受限、水肿等症状的影响，导致患肢活动减少，气血更难运行，形成恶性循环，经筋进一步失养，关节肌肉挛缩失用，最终痿废残疾。

二、临床诊断

（一）辨病诊断

目前肩-手综合征还没有医学界公认的诊断标准，也缺乏兼具特异性和敏感性的诊断方法，现采用《脑卒中的康复评定与治疗》中关于肩-手综合征的诊断标准。①肩部静止或活动时出现疼痛。②肩、手和腕部肿胀。③手指屈曲受限，腕关节、掌指关节疼痛。④多有原发性高血压病史。⑤局部无外伤、感染和周围血管病。

肩-手综合征的分期标准采用江藤肩-手综合征诊断标准。①Ⅰ期：肩部疼痛，活动受限，患手疼痛、肿胀、血管运动性改变，直位、屈曲受限，被动屈曲时引起剧烈疼痛。②Ⅱ期：上肢的自发性疼痛和肿胀消失，出现皮肤、手部肌肉进行性萎缩、受限。③Ⅲ期：上肢丧失活动能力，手的皮肤和肌肉明显萎缩，手指挛缩。

（二）辨证诊断

卒中后肩–手综合征，在中医上属于"痹证"范畴，病因主要为卒中后气血瘀滞，痹阻关节经络，导致经络不通则痛。"血不行则为水"，局部气血瘀滞，经络不通，导致机体患侧肢体肘、肩、腕、手和指等各关节出现肿胀和疼痛等症状，且伴有功能活动受限。常见证候如下。

1. 气虚血瘀型

（1）临床证候　半身不遂，言语謇涩或不语，口舌㖞斜，面色㿠白，气短乏力，心悸自汗，舌质黯淡，舌苔薄白，脉细涩。

（2）辨证要点　面色㿠白，气短乏力，舌质黯淡。

2. 痰热腑实型

（1）临床证候　半身不遂，口舌㖞斜，言语不利，头晕，目眩，黏痰多，午后烦热，脘腹胀满，便秘，舌质黯红，苔黄腻，脉弦滑。

（2）辨证要点　午后烦热，黏痰多，脘腹胀满，舌质黯红，苔黄腻。

3. 风痰阻络型

（1）临床证候　半身不遂，口舌㖞斜，言语謇涩或不语，头晕目眩，痰多而黏，舌质黯淡，舌苔薄白或白腻，脉弦滑。

（2）辨证要点　头晕目眩，痰多而黏，舌苔薄白或白腻。

4. 肝阳上亢型

（1）临床证候　半身不遂，口舌㖞斜，言语不利，头晕目眩，起病急骤，急躁易怒，口苦咽干，舌质红，苔黄腻，脉弦数。

（2）辨证要点　头晕目眩，起病急骤，急躁易怒，舌质红，苔黄腻。

5. 阴虚风动型

（1）临床证候　半身不遂，口舌㖞斜，言语謇涩或不语，眩晕耳鸣，五心烦热，失眠咽干口燥，舌红少苔，脉弦细数。

（2）辨证要点　眩晕耳鸣，五心烦热，失眠咽干口燥，舌红少苔。

三、鉴别诊断

（一）西医学鉴别诊断

1. 慢性肩关节周围炎

慢性肩关节周围炎为周围软组织病变，引起肩关节疼痛和活动受限的老年常见疾病，需要与肩–手综合征相鉴别，肩关节周围炎主要症状为肩关节及其周围软组织疼痛，无手部疼痛、肿胀及僵直表现，可依此鉴别诊断。

2. 颈椎病

颈椎病为颈神经根、颈髓、交感神经受刺激或压迫引起，可出现颈肩部疼痛表现，需要与肩–手综合征相鉴别，颈椎病的疼痛来源于颈神经根，并和分布相一致，无手部疼痛、肿胀及僵直表现，以此可鉴别诊断。

（二）中医学鉴别诊断

与痿病鉴别，其鉴别的要点是有无疼痛。痿病以肌肉软弱无力或萎缩为临床特征，并无疼痛，因肌肉软弱无力而行动艰难，甚至瘫痪于床榻。痹病以肢体肌肉关节疼痛、酸楚、麻木为临床特征，因疼痛或关节变形而行动艰难，因行动艰难肌肉少用而渐瘦，但不至于瘫痪。临床上若痿痹并病时，既有肢体肌肉萎弱无力，又伴有肌肉关节疼痛，可按其病因病机特点，辨其孰轻孰重进行辨证论治。

四、临床治疗

（一）提高临床疗效的要素

肩–手综合征治疗需以逐瘀通络、祛

风除湿、益气补血为原则。还可重视适用针灸、理疗等非药物疗法，提高疗效。

（二）辨病治疗

1.非药物治疗

（1）星状神经节阻滞疗法　星状神经节由颈下神经节和第1胸神经节合并而成，通过针刺星状神经节改善后循环缺血，恢复交感神经和迷走神经的平衡，解除血管痉挛。

（2）运动疗法　运动疗法为肩－手综合征的常用治疗方法，包括主动运动及被动运动，常用技术有Bobath技术和悬吊训练技术等。

（3）良肢位摆放　良肢位摆放是为了预防或对抗痉挛体位，保护肩关节的临时性体位。具体方法如下：腕关节背屈，手指外展，伸直，患者仰卧位时应在患侧肩胛下垫枕头，使肩关节前伸。健侧卧位时患肢应伸直，下面垫枕头，前臂旋前，腕关节略背伸。患侧卧位时患肢前伸，背部可垫枕头，身体稍后仰，前臂旋后，腕关节尽量背伸，五指向上张开。上述体位除睡眠外，应保证2~3小时变换一次，同时注意患者的手掌不能悬空，避免腕部长时间屈曲。

（4）空气波压力疗法　空气波压力疗法可增强"肩－手泵"机制，促进上肢静脉回流，改善水肿、疼痛。

（5）向心性加压缠绕法　向心性加压缠绕法是针对肩－手综合征手肿胀的常用治疗方法，通过对患侧手指、手掌、腕关节进行缠绕，向心加压，促进手部静脉回流，从而减轻患手水肿、疼痛，继而利于手功能，关节活动度的恢复。

（6）其他

①针刺疗法：可应用传统针刺方法结合康复训练治疗肩－手综合征，实施针刺的主要穴位为尺泽，内关，极泉，人迎，阳溪等，从极泉向肩髃等透刺，以上肢有放电感、抽动为度。

②灸法：采用麦粒灸结合康复训练，在大椎、肩井、肩髃等穴实施雷火灸，并结合康复治疗，可以取得较好疗效。也可选择针刺手少阳、手太阳经穴，然后再用温针，所选择的穴位为患侧天宗、曲池、外关、手三里、中渚、肩贞、肩髃、肩髎穴。具体操作时，取患者的健侧卧位，使用合适的针灸针，常规消毒以后进针1寸，采用平补平泻手法，每穴行手法1分钟，然后使用温针艾条2cm，套在针尾上，将艾条点燃，每次每穴用2条，每天治疗1次，一周5次，连续治疗4周。

③推拿疗法：根据肩－手综合征的发病机制和"顺经为补，逆经为泻"的理论，用循经补泻手法配合擦法治疗本病疗效良好。也有结合"治痿独取阳明"的理论，认为在阳明经穴上推拿能达到濡养肌肉之目的。患者取仰卧位，患手保持平放位，掌心向上，尽量伸展五指。首先，从手部到肘部，利用攘、按、推、揉法反复重点治疗肘部到肩部，并联合患肢外展和关节被动活动（腕，肘，肩）。然后，对相关穴位进行点按，如缺盆、肩井、尺泽、后溪、手三里、合谷等，最后在结束治疗时采用拿、搓、抖动法。在治疗过程中，患肢需要尽可能地抬高，每次治疗半小时，一天一次，1个疗程共计10天，每疗程需要间隔5天。

2.药物治疗

单独应用药物治疗肩－手综合征很难奏效。非甾体抗炎药物作用较小，需短期全剂量应用类固醇激素，并在几周内减量，可能有助于肩－手综合征的恢复。

（三）辨证治疗

1.辨证论治型

（1）气虚血瘀型

[治法] 益气养血，化瘀通络。

［方药］补阳还五汤加减。黄芪120g，当归尾15g，赤芍15g，地龙12g，川芎、红花、桃仁各9g。

［加减］若半身不遂以上肢为主者，可加桑枝、桂枝，以引药上行，温经通络；若半身不遂以下肢为主者，加牛膝、杜仲，以引药下行，补益肝肾；日久效果不显著者，加水蛭、虻虫，以破瘀通络；语言不利者，加石菖蒲、郁金、远志，以化痰开窍；口眼㖞斜者，可合用牵正散，以化瘀祛痰通络；痰多者，加制半夏、陈皮，以燥湿化痰；偏寒者，加熟附子，以温阳散寒；脾胃虚弱者，加党参、白术，以补气健脾。

（2）痰热腑实型

［治法］通腑泄热，息风化痰。

［方药］星蒌承气汤加减。天南星12g，瓜蒌15g，桃仁12g，大黄12g，芒硝（冲）9g，枳实15g，川牛膝12g，炙甘草3g。

［加减］若口舌㖞斜者，合牵正散，以化瘀通络，祛风化痰；吐黏痰较多者，加陈皮、清半夏、茯苓，以燥湿化痰；大便转常者，去芒硝，大黄减至6g，以防耗伤正气。

（3）风痰阻络型

［治法］祛风化痰，化瘀通络。

［方药］大秦艽汤加减。秦艽12g，防风12g，地黄15g，川芎12g，当归20g，白芍15g，赤芍15g，鸡血藤25g，白术15g，陈皮15g，天南星12g，茯苓20g，炙甘草6g。

［加减］大便秘结者，加大黄、枳实，以通腑泄热；口舌㖞斜遇寒加重者，加白附子、干姜，以祛风散寒；吐黄痰较多者，加瓜蒌、天竹黄、清半夏，以清热化痰。

（4）肝阳上亢型

［治法］平肝潜阳，活血通络。

［方药］天麻钩藤饮加减。天麻、川牛膝、钩藤各15g，石决明25g，栀子9g，黄芩12g，益母草25g，桑寄生20g，首乌藤25g，茯神15g。

［加减］眩晕头痛剧者，可酌加羚羊角、龙骨、牡蛎等，以增强平肝潜阳息风之力；若肝火盛，口苦面赤，心烦易怒，加龙胆草、夏枯草，以加强清肝泻火之功；脉弦而细者，宜加地黄、枸杞子、制何首乌，以滋补肝肾。

（5）阴虚风动型

［治法］滋阴潜阳，息风通络。

［方药］镇肝息风汤。

［加减］怀牛膝15g，生代赭石（轧细）25g，生龙骨（捣碎）、生牡蛎（捣碎）、生龟甲（捣碎）、白芍、玄参、天门冬各15g，川楝子（捣碎）、生麦芽、茵陈各6g，甘草6g。

［加减］心中烦热甚者，加石膏、栀子，以清热除烦；痰多者，加天南星、竹沥水，以清热化痰；尺脉重按虚者，加熟地黄、山茱萸，以补肝肾；中风半身不遂，口眼㖞斜不易恢复者，可加桃仁、红花、丹参、地龙等，以活血通络。

2.外治疗法

熏蒸方：用花椒30g，艾叶30g，麻黄15g，桂枝20g，秦艽15g，鸡血藤60g，红花15g，川芎15g，伸筋草40g，桑枝40g。文火煎取1000ml，熏蒸患处，每天2次。熏蒸3天按原方再取1剂，用法同前，连续熏蒸9天为1个疗程。

3.成药应用

（1）真方白丸子

［组成］大半夏，白附子，天南星，天麻，川乌头，全蝎，木香，枳壳。

［功能］祛风化痰通络。

［适应证］中风痰涎壅盛，口㖞不语，半身不遂，以及小儿惊风抽搐。

［用法］每服20丸，每日3次；瘫痪者，温酒送下。

［注意事项］孕妇禁用，小儿剂量减半。

（2）苏合香丸

［组成］苏合香，安息香，冰片，水牛角浓缩粉，人工麝香，檀香，沉香，丁香，香附，木香，乳香（制），荜茇，白术，诃子肉，朱砂。

［功能］芳香开窍，行气止痛。

［适应证］中风偏瘫，肢体不利，以及中暑，心胃气痛。

［用法］口服。一次1丸，一日1~2次。

［注意事项］服用前应除去蜡皮、塑料球壳；本品可嚼服，也可分次吞服。孕妇禁用。

（四）医家诊疗经验

1. 王居易

王居易教授归纳其临床经验并结合针灸理论，将《史记·扁鹊仓公列传》中"一拨见病之应，因五脏之输，乃割皮解肌，诀脉结筋，搦髓脑，揲荒爪幕"精炼为"割皮法""揲法""结筋法"及"解肌法"，强调以经络辨证为核心，以系统经络诊察手法治疗肩－手综合征。

2. 张永树

张永树教授认为，本病乃中风后久卧少动，肢体不为所用，气滞血瘀，经脉肌肉失去荣养，或由于气血不足，风寒痰湿乘虚而入，气血痹阻，筋脉失去濡养所致。《素问·调经论》云："手屈而不伸者，其病在筋。"脑卒中后肩－手综合征肩痛出现频率较高的肱骨大结节、喙突以及肩胛骨外侧缘等区域，参照《针刀医学》，选取三角肌体表痛点进行针刀治疗。

五、预后转归

总体上，肩－手综合征患者初期及时治疗预后良好，可以治愈，如果治疗不及时，预后较差，可能会造成肩部及手部长期疼痛、手部畸形甚至失去活动功能等后遗症，严重降低患者的生活质量。

六、预防调护

实施脑卒中二级预防，应用控制血压、血糖、血脂、稳定斑块、抗血小板聚集等药物，及时对症处理和积极防治其他并发症，在营养师的指导下制定膳食计划，尽量避免使用镇痛抗炎药，接受脑卒中护理及常规康复训练治疗。对患者进行全面的康复评定，包括运动、感觉、认知、吞咽及社会支持度等方面，确定其障碍的性质和程度，制定针对性的康复计划。训练内容包括认知、坐位平衡、站位平衡、转移、站立、行走、吞咽、言语及协调性等训练。

七、专方选要

1. 建瓴汤

［组成］山药，怀牛膝，代赭石，龙骨，牡蛎，地黄，白芍，柏子仁。

［功能］镇肝息风，滋阴安神。

［适应证］肝阳上亢，头目眩晕，耳鸣目胀，心悸健忘，失眠多梦。

［用法］每日1剂，诸药用水浸泡1个小时，武火煎沸，再用文火煎煮30分钟，倒出药液，加水如上述煎法再煎30分钟，取药液400ml，分早、晚饭后半小时温服。

［注意事项］血虚、气虚、肾虚、痰湿所致的眩晕和肾阴阳俱虚的原发性高血压皆不宜运用。

［出处］《医学衷中参西录》。

2. 天麻丸

［组成］天麻，萆薢，牛膝，玄参，羌活，当归，独活，杜仲，附子，地黄。

［功能］散风活血，滋补肝肾，舒筋止痛。

［适应证］筋络拘挛，四肢麻木，风湿痹痛；肝肾不足，髓枯筋痿，腰膝酸软，筋骨无力，步履无力，步履艰难；中风口眼㖞斜，半身不遂。

［用法］每日1剂，诸药用水浸泡1个

小时，武火煎开，文火煎煮30分钟，倒出药液，加水如上述煎法再煎30分钟，取药液400ml，分早、晚饭后半小时温服。

［注意事项］可加白术、清半夏，以健脾化痰；头胀失眠者，加龙骨、牡蛎、白芍、白蒺藜，以平肝潜阳；脾胃虚弱者，加党参、黄芪，以补气健脾。

［出处］《丹溪心法》。

主要参考文献

［1］贾爱明，胡文梅，张红，等. 加味补阳还五汤联合康复训练对脑卒中后急性期肩－手综合征的疗效［J］. 广东医学，2013，34（12）：1933-1935.

［2］张士金. 黄芪桂枝五物汤治疗脑卒中后肩－手综合征Ⅰ期30例［J］. 河南中医，2010，30（9）：850-851.

［3］李乐军，陈丽萍，刘晓丽，等. 中药泡洗结合针灸推拿和康复训练对脑梗死后肩－手综合征患者生活质量影响［J］. 时珍国医国药，2013，24（1）：173-175.

［4］黄佰宏. 火针结合普通针刺治疗中风后肩－手综合征的疗效观察［D］. 广州：广州中医药大学，2013.

［5］汤治中，徐应乐，易进科. 针灸结合康复训练对肩－手综合征患者肩痛及运动功能的影响［J］. 陕西中医，2013，34（7）：882-883.

［6］李宁，田本玮，王成伟，等. 电针配合推拿治疗脑卒中后肩痛：双中心随机对照试验［J］. 中国针灸，2012，32（2）：101-105.

［7］高圣海，倪朝民. 偏瘫肩痛的康复研究进展［J］. 中国康复理论与实践，2005，11（4）：279-280.

［8］李会娟，丁淑强. 中西医治疗肩－手综合征研究进展［J］. 中西医结合心脑血管病杂志，2020，18（15）：2442-2446.

［9］陆建虎. 卒中后肩痛的机制研究和康复治疗进展［J］. 中医学报，2012，27（5）：624-626.

第十节　肘部滑囊炎

肘关节周围共有3组滑囊，即位于肘后部皮肤与肱三头肌腱之间的鹰嘴皮下囊、位于肱三头肌腱与尺骨鹰嘴之间的肱三头肌腱下囊、位于肱二头肌腱止点的桡骨粗隆与桡骨头之间的肱桡囊。肱桡囊又称肱二头肌桡骨囊。其中，鹰嘴皮下囊位置表浅，最易受到创伤，若长期摩擦劳损时引起病变，又称为矿工肘、学生肘。

一、病因病机

（一）西医学认识

1. 职业因素

本病多发生于常用肘部支撑工作的矿工和学生。

2. 解剖原因

鹰嘴部有两个滑囊，是结缔组织扁囊，囊腔呈裂隙状，少数与关节腔相通，一个是鹰嘴皮下囊，位于尺骨鹰嘴与皮肤之间，另一个为肱三头肌腱下囊，位于肱三头肌深浅两头之间，因鹰嘴皮下囊位置较浅，外伤及摩擦等因素易导致肘后滑囊炎形成。正常情况下，鹰嘴皮下囊和肱三头肌腱下囊可分泌滑液，润滑肱三头肌及相关筋膜。当尺骨鹰嘴发生损伤时，滑液增多渗出引起鹰嘴皮下囊肿痛和关节活动受限，鹰嘴皮下囊壁纤维化、局部肿胀。

（二）中医学认识

肘部滑囊炎大抵属于中医学"筋痹""伤筋"范畴。中医理论认为"肢体损于外，则气血伤于内"。肘部滑囊炎多由于局部外伤或过度劳损，积劳伤筋，经脉闭阻，致气血阻滞，筋脉失去滋养而引起疼挛、筋缩。或因正气虚弱，营卫不和，感受风寒湿邪，痹阻气血，使局部肿胀、疼痛，发为本病。诚如《类证治裁》中所云："诸痹……良由营卫先虚，腠理不密，风寒湿乘虚内袭。正气为邪气所阻，不能宣行，因而留滞，气血凝涩，久而成痹。"

二、临床诊断

（一）辨病诊断

1. 诊断要点

（1）病史　常发生于长期过度活动肘部的劳动人群，可因外伤或劳损后急性发病，但大多是由于滑囊长期遭受磨损而发生炎性病变的结果。

（2）急性肘部滑囊炎　多为局部突然撞击引起，表现为局部肿胀、疼痛，皮温稍高，压痛明显，渗出液多时关节活动受限。

（3）慢性肘部滑囊炎　多为长期、反复、慢性摩擦所引起，表现为局限性滑囊肿胀、积液，触之柔韧，可有波动感，推之可移，疼痛轻微或无痛，关节功能轻度受限。

2. 相关检查

（1）X线检查　可见个别慢性患者有滑囊钙化影像。

（2）MRI 检查　早期肘关节疾患无特异常表现。

（二）辨证诊断

1. 气滞血瘀型

（1）临床证候　多见于急性劳损后肘关节肿胀、疼痛，动则痛甚，局部压痛，活动受限，屈伸不利，不伴有弹响声或交锁，舌质紫黯有瘀斑，苔薄白，脉弦。

（2）辨证要点　急性劳损后出现，肘关节肿胀、疼痛，局部压痛，舌质紫黯有瘀斑。

2. 寒湿痹阻型

（1）临床证候　多出现于慢性劳损或急性劳损后期，肘关节酸痛，局部压痛，活动受限，屈伸不利，动则痛甚，不伴有弹响声或交锁，舌质淡，苔薄白腻，脉沉缓。

（2）辨证要点　慢性劳损或急性劳损后期，肘关节酸痛，局部压痛，舌质淡，苔薄白腻。

三、鉴别诊断

（一）西医学鉴别诊断

本病常与肱骨外上髁炎、肱骨内上髁炎及肘关节结核相鉴别。

1. 肱骨外上髁炎

肱骨外上髁炎又称网球肘，临床多见，病变位置在伸肌起点，肱骨外上髁炎可因用力不当而突然诱发。多数起病缓慢，初为外上髁部酸痛，劳累或做前臂旋转运动时加重，随着病变进展，部分患者握力减弱，疼痛可向前臂、上臂放散，影响患肢功能。检查可见关节无红肿，屈伸不受限，肱骨外上髁有敏感压痛点，伸肌腱牵拉试验阳性。X线检查多无异常，偶见外上髁骨质密度增高。

2. 肱骨内上髁炎

肱骨内上髁炎又称高尔夫球肘，病变部位在屈肌止点，与肱骨外上髁相对应，位于尺侧。初期在劳累后偶有肘内侧疼痛，日久可有痛重或向上臂及前臂放散，可有无力、肌力下降等。检查可见局部无红肿，前臂屈肌紧张试验阳性，X线检查多无异常，偶见骨膜增生。

3. 肘关节结核

本病可有低热、盗汗等结核病症状，且表现为肱三头肌腱两旁弥漫性肿胀。肘关节呈梭形，肌肉萎缩，关节活动明显受限。X线检查可见骨质呈虫蚀样破坏，血沉增快。

（二）中医学鉴别诊断

本病应与筋瘤相鉴别。本病主要与外伤、外邪等有关。积劳伤筋，或外感六淫，致使气血凝滞，或正气虚弱，气血不足，气血不能濡养经筋，从而使局部出现肿胀、疼痛。筋瘤主要是由劳伤经筋，导致气津运行不畅，痰瘀互结，结聚不散而成，与患病部位长时间过度活动，反复持重物等有关。

四、临床治疗

（一）提高临床疗效的要素

本病的发生与感受风、寒、湿邪，及长期劳损密切相关，多属于本虚标实之证。外感所致者，治当以祛邪，疏通经络为主；长期劳损所致者，治当以调和气血为要；年老体弱者，酌情补益肝肾。

同时配合运用物理疗法、理筋手法，可显著提高疗效。

（二）辨病治疗

尺骨鹰嘴滑囊炎是肘关节的常见病，很少需要手术治疗。要多策并举，选择运用局部封闭、针灸、理筋手法、功能活动等非药物治疗，或酌情运用非甾体抗炎药，以期尽早控制病情，获较好疗效。

1. 非药物治疗

（1）理筋手法　急性期发作时忌局部弹拨、刮筋，慢性期可用弹拨理筋法，使肌筋舒利。还可用推挤屈曲法，适用于深囊炎，操作时患者肘部取伸直位，一手拇指紧压于积液肿胀之深囊壁上，在维持拇指压力的同时，迅速屈曲肘关节，可使囊壁破裂，积液迅速消散，然后再反复屈伸肘关节数次，使积液彻底消散，加压包扎1周。

（2）针刺疗法　在尺骨鹰嘴肿胀、压痛最明显处定位，局部消毒，取中号火针，针尖、针体烧红，迅速刺入既定部位，直入直出，深度达到滑囊腔为度。每周治疗1~2次，疗效较好。

（3）物理治疗　常用的物理治疗有超声波疗法、局部电磁热振动疗法、超短波或微波疗法等。

①超声波疗法：用水下法，声头距离病变部位2~3cm，治疗时间3~5分钟，每天1次，8~12次为1个疗程。

②电磁热振动疗法：是采用磁场、热疗、振动三种物理因子相结合，由同一个导头同时输出，达到同步治疗的目的，具有镇痛、消肿、消炎的作用，可以增加血液流量和代谢率，直接或间接地提高痛阈。

（4）固定方法　急性期患者应以腕颈带悬吊患肢制动。

（5）功能活动　适用于肘关节功能受限者，患者应每天坚持做肘关节屈伸及前臂旋转动作，以通利关节。

（6）手术疗法　尺骨鹰嘴滑囊炎是肘关节的常见病，很少需要手术治疗，首选非手术治疗。但当滑囊外壁明显增厚，尤其是出现游离体时，要考虑手术治疗，但手术切口较大时，残留的瘢痕组织容易导致局部切口"激惹"现象，现已可在关节镜下操作完成，创伤小，恢复快。

2. 药物治疗

（1）非甾体抗炎药　针对本病疼痛，可以采用非甾体抗炎药抗炎止痛，缓解症状，常用塞来昔布胶囊口服与外敷双氯芬酸二乙胺乳胶剂。塞来昔布胶囊能有效缓解疼痛。双氯芬酸二乙胺乳胶剂具有良好的抗炎止痛效果，且具有良好的皮肤通透性，因此能够从皮肤作用到滑囊局部炎症处。

（2）局部封闭　使用正清风痛宁注射液25mg加0.25%丁哌卡因注射液1ml做局

部封闭。隔日注射 1 次，7 次为 1 个疗程。正清风痛宁注射液是从抗风湿中药青风藤中提取的以盐酸青藤碱为主要成分的中药制剂，具有行气通络，温经散寒，消肿止痛的功效，其镇痛作用强度较吗啡稍弱，持续时间短，无成瘾性。

（三）辨证治疗

1. 辨证论治

（1）气滞血瘀型

［治法］活血化瘀，通络止痛。

［方药］活血止痛汤加减。当归 20g，苏木 15g，鸡血藤 25g，川芎 12g，红花 12g，醋乳香 12g，醋没药 15g，三七粉（冲）6g，醋三棱 15g，土鳖虫 9g，炙甘草 6g。

［加减］上肢疼痛者，加桑枝、伸筋草、羌活，以舒筋活络；善急易怒者，加柴胡、白芍、郁金，以疏肝理气；遇寒痛甚者，加桂枝、威灵仙，以温经散寒。

（2）寒湿痹阻型

［治法］温经散寒，通络止痛。

［方药］当归四逆汤加减。当归 20g，桂枝 20g，白芍 15g，细辛 6g，通草 6g，炙甘草各 6g，大枣 12 枚。

［加减］属血虚寒凝者，加杜仲、川芎、鸡血藤，以温肾活血；畏寒肢冷，遇寒痛甚者，加制附子、制川乌、干姜，以温阳散寒治痛；兼有水饮呕逆者，加吴茱萸、生姜，以温化痰饮，和胃降逆。

2. 外治疗法

（1）黄半膏　用黄半膏外敷局部，每日更换一次。用治疗急性尺骨鹰嘴滑囊炎。

（2）活血止痛膏　活血止痛膏以文火化后撒展筋丹少许，贴患处，半个月更换一次。每日 1 剂，7 剂为 1 个疗程。治疗慢性尺骨鹰嘴滑囊炎。

3. 成药应用

（1）筋展络通胶囊

［组成］土鳖虫，全蝎，乌梢蛇，地龙，制乳香，制没药，当归，黄芪，白芍，桂枝，牛膝，泽泻，细辛，茯苓等。

［功能］舒筋通络止痛。

［适应证］关节、肌肉疼痛，活动受限，得温则减，或伴见关节肿胀、僵硬，屈伸不利者等。

［用法］口服，一日 3 次，一次 4~6 粒，温开水送服或遵医嘱。

（2）地龙膏

［组成］地龙，全蝎，僵蚕，蝉蜕，蜈蚣，天麻，羌活，川芎，白芷，桑白皮，防风，防己，升麻，荆芥，苦参，人参，牛蒡子，威灵仙，秦艽，地骨皮，石菖蒲，肉桂，独活，何首乌，菊花，枸杞子，白附子，蔓荆子，苍耳子，黄柏，知母，白及，杜仲，怀山药，远志，白术，茯苓，桔梗，细辛，黄芩，当归，桂枝，干姜，甘草，三七。

［功能］祛瘀，消肿，止痛。

［适应证］损伤瘀肿疼痛等。

［用法］外敷患处或遵医嘱。

［注意事项］对本品及所含成分过敏者禁用；皮肤破损处禁用；孕妇禁用。

（四）医家诊疗经验

韦贵康

在中医整体观念及辨证施治理论指导下，韦贵康教授整合了筋伤三联概念及方法。在内用药治疗筋伤病的基础上，提出损伤早期宜攻、中期宜和、后期宜补的"三期三法"。在筋伤的外治上，主张以调骨与理筋手法为基础，再加上对症治疗的"三联手法"，概括为"理筋，调骨，对症"。另外，还有"三联疗法"，即手法结合中药内服，再配合中药熏洗的综合治疗方法。治疗本病疗效较好。

五、预后转归

肘部滑囊炎是由于肘部滑囊炎性改

变，发生炎性渗出，滑囊增厚，粘连等一系列病理变化而形成的疾病，在度过急性期之后，多数患者经药物、局部注射治疗，能够改善症状，而由肘部滑囊炎引起的肘关节活动度下降，也可通过功能锻炼，得到良好的恢复。少数肘关节滑囊炎患者迁延不愈，可导致肘关节活动度下降，甚至僵硬。

六、预防调护

指导患者使用正确的肘部活动姿势，避免肘部劳损。本病常因反复活动劳损所致，日常生活和工作中要避免肘关节不协调的活动，尤其要避免过度地屈伸肘关节。注意自我保健，适当运动，循序渐进。

七、专方选要

1. 身痛逐瘀汤

［组成］秦艽，川芎，桃仁，红花，甘草，羌活，没药，当归，五灵脂，香附，牛膝，地龙。

［功能］活血祛瘀，通经止痛，祛风除湿。

［适应证］痹病有瘀血者。

［用法］水煎服。

［注意事项］若微热，加苍术、黄柏；若虚弱，加黄芪一二两。

［出处］《医林改错》。

2. 阳和汤

［组成］熟地黄，肉桂，白芥子，姜炭，生甘草，麻黄，鹿角胶。

［功能］温阳补血，散寒通滞。

［适应证］阴疽。症见漫肿无头，皮色不变，酸痛无热，口不渴，舌淡苔白，脉沉细或迟细。或贴骨疽、脱疽、流注、痰核、鹤膝风等属于阴寒证者。

［用法］水煎服。

［注意事项］方中熟地黄用量宜重，麻黄用量宜轻。阳证疮疡红肿热痛、阴虚有热、疮已溃破者，不宜用此方。

［出处］《外科全生集》。

主要参考文献

［1］肖菊层，杨才德. 杨氏 3A+ 疗法"肘五针"埋线针刀治疗尺骨鹰嘴滑囊炎疗效观察［C］. 2017 世界针灸学术大会暨 2017 中国针灸学会年会论文集，2017：506.

［2］陈光. 关节镜下手术治疗尺骨鹰嘴滑囊炎［J］. 中国矫形外科杂志，2011，19（23）：2023-2024.

［3］刘德义，亓红，刘飞，等. 臭氧治疗尺骨鹰嘴滑囊炎及髌前滑囊炎 35 例临床报告［J］. 航空航天医学杂志，2016，27（1）：125.

［4］金勇. 超声引导下复方倍他米松注射治疗肘部滑囊炎的临床研究［C］. 2019 年浙江省医学会超声医学学术大会论文汇编，2019：109.

［5］唐蕾. 综合疗法治疗尺骨鹰嘴滑囊炎的疗效观察［J］. 中国疗养医学，2018，27（7）：712-713.

［6］申素芳，张志桐，穆维娜，等. 肘关节周围滑液囊病变的超声诊断［J］. 中国医疗设备，2014，29（7）：177-179.

［7］杨俊涛，郭伟明，王晓旭. 关节镜技术治疗肘关节疾患的进展［J］. 中国内镜杂志，2015，21（4）：386-389.

第十一节　肱骨外上髁炎

肱骨外上髁炎又称肱骨关节滑囊炎、网球肘。在频繁旋转前臂的工人、运动员和家庭主妇中多见。肱骨外上髁炎是人体前臂伸肌群无菌性炎症，发病率较高，临床患者较多。本病患者多数以肘部疼痛酸胀，关节活动受限，手发力疼痛，甚至不能握拳为主要症状表现，在肘部屈伸或前臂旋前时症状加重。甚至手指做微小、精细动作时都可能会牵引到痛处。随着社会的发展，肱骨外上髁炎患者数量逐渐增多，人们开始对肱骨外上髁炎有了新的认识且较为重视。

肱骨外上髁炎属于中医学"肘劳""肘痹""筋痹"范畴，多因肘关节过度劳累或者外伤扭逆导致出现肱骨外上髁部疼痛，严重时可伴有肘关节的屈伸活动轻微受限。肱骨外上髁炎急性期多为气滞血瘀型，病情经久不愈，出现失治、误治容易发展为顽固性肱骨外上髁炎。"肘痹"与"肘劳"是肱骨外上髁炎发展阶段的不同病名，肱骨外上髁炎具有"先痹后痿，因痹致痿"的病理发展过程，是肱骨外上髁炎的不同发展阶段。在患病初期多夹杂风、寒、湿、瘀、痰，"标实"为主，以疼痛为主要特征，此为"肘痹"，如"风寒湿三气杂至，合而为痹，痛者，寒气多也，有寒故痛也"（《素问·痹论》）。在患病后期往往会发展为"肘劳"，这与经络、脏腑失衡及"本虚"有关，可因患者血气、精气、神气不足，气血运行不畅，最终导致人体阴阳失衡，脏腑功能失调。

一、病因病机

（一）西医学认识

西医学认为，肱骨外上髁伸肌总腱经长期慢性劳损及韧带牵拉损伤后形成慢性无菌性炎症导致肱骨外上髁炎，本病是典型的末端病改变，肌肉经过长时间的超负荷活动，引起腱下间隙内组织水肿，之后引起纤维性渗出，使增生的血管产生粘连的过程。临床研究数据发现肱骨外上髁炎多发于经常做前臂旋转、伸屈肘关节工作或经常运动的人，长期旋转前臂及伸腕关节时，人体肘部局部的肌腱可能会撕拉或断裂，然后发生渗出、水肿或粘连，从而压迫继发的微血管神经束。本病男性多发，

左右手的发病比例约为 1 : 3。

（二）中医学认识

中医学认为，肱骨外上髁炎的发生机制主要是肘关节受到急性或慢性损害，瘀血停留，或外感六淫，导致经脉气血的运行受阻，痹阻经筋，不通则痛。若患者身体虚弱，气血不足，血不足以养筋，不荣则痛。本病的病理特点为本虚标实。《素问·举痛论》指出："寒气入经而稽迟，泣而不行，客于脉外则血少，客于脉中则气不通，故卒然而痛。"说明"寒气"客于脉外则血少，客于脉中则气不通，这是导致本病的主要病机。

二、临床诊断

（一）辨病诊断

1. 诊断要点

本病病程缓慢，起初常为劳累后肘外侧不适，后续不适感增加并伴有不同程度的疼痛，疼痛程度持续增加，并且向上臂及前臂放射，肢体活动受限，在做拧毛巾、刷牙、扫地、系扣子等活动时疼痛显著增加，行手腕弯曲运动、端提运动时则不会感觉疼痛，前臂表现为无力的状态，甚至不能持物。肱骨外上髁附近或肱桡关节间隙处常疼痛明显，前臂伸肌腱牵拉试验阳性，既往肘部一般有急性或慢性损伤，或手前臂伸肌群反复受到较大强度的牵拉。

2. 相关检查

在慢性肱骨外上髁炎患者的 X 线片上，可以看到桡侧腕短伸肌的钙化。超声是诊断或排除肌腱损伤最有效的工具之一。研究发现，肌腱的结构变化（例如增厚、变薄、变性和肌腱撕裂等），骨骼的钙化等均可通过超声检测出来。新生血管的形成也可以通过彩色多普勒探测评估。MRI 的

重现性更好，减少了由于操作者不同而产生的误差，并提供了关节内的更多信息。然而，MRI所体现的情况与肱骨外上髁炎临床症状的严重程度并没有很好的相关性。

（二）辨证诊断

1. 风寒阻络型

（1）临床证候　肘部酸痛麻木，屈伸不利，遇寒加重，得温痛缓，舌苔薄白或白滑，脉弦紧或浮紧。

（2）辨证要点　肘部酸痛麻木，遇寒加重，舌苔薄白或白滑，脉弦紧或浮紧。

2. 湿热内蕴型

（1）临床证候　肘外侧疼痛，有热感，局部压痛明显，活动后疼痛减轻，伴口渴不欲饮，舌苔黄腻，脉濡数。

（2）辨证要点　肘外侧疼痛，有热疼，舌苔黄腻，脉濡数。

3. 气血亏虚型

（1）临床证候　起病时间较长，肘部酸痛反复发作，提物无力，肘外侧压痛，喜揉喜按，并见少气懒言，面色苍白，舌淡苔白，脉沉细。

（2）辨证要点　肘部酸痛反复发作，喜揉喜按，舌淡苔白，脉沉细。

三、鉴别诊断

1. 颈椎病

神经根型颈椎病可表现为上肢外侧疼痛，容易和本病混淆。神经根型颈椎病的上肢外侧疼痛为放射性痛，手及前臂有感觉障碍区，无局限性压痛，可与本病鉴别。

2. 肱骨内上髁炎

肱骨内上髁炎与本病的发病机制相似，也为肘部疼痛，活动受限，但其主要表现为内上髁处疼痛和压痛，检查时在前臂旋后、腕关节背伸时，伸直肘关节可引起局部疼痛加剧，与本病检查时前臂旋后，腕关节掌屈时，伸直肘关节引起局部疼痛加剧有明显区别。

四、临床治疗

（一）提高临床疗效的要素

本病的治疗应重视舒筋通络、活血化瘀。配合运用无创注射疗法及外治疗法，可显著提高疗效。

（二）辨病治疗

目前大多数患者经及时就医，早期诊断，正确的处理措施，病情可得到有效控制，逐渐康复，一般预后良好。

调整用肘姿势，避免做诱发肘关节疼痛的动作和过度劳作。此外，倡导患者尽早纠正不良生活习惯，尽量避免刺激性活动。如果出现急性损伤，及时采用休息、冰敷、加压、抬高，可有效缓解损伤造成的疼痛，缓解之后应及时就医。

1. 功能锻炼

推拿手法具有舒筋活络、松解粘连、消炎镇痛。改善局部血供等作用。患者坐位，施术者先用拇指在肱骨外上髁痛点处弹拨、分筋，然后一手、握住腕部，另一手掌心顶托肘后部，拇指按压在肱桡关节处，握腕部之手使桡腕关节掌屈，并使肘关节做屈、伸动作，同时另一手在肘关节由屈曲变伸直时在肘后部向前顶推，使肘桡关节间隙加大。

2. 非甾体抗炎药

非甾体抗炎药可以通过抑制环氧化酶活性，进而抑制前列腺素以及致痛物质的形成，实现消炎镇痛的目的，所以早期运用非甾体抗炎药可切实有效地抑制疼痛。非甾体抗炎药具有方便、快捷、有效等优点。对于药物过敏或者胃肠道反应较大的患者，可局部外用非甾体抗炎药，同样有一定疗效。

3. 注射疗法

到目前为止，无创注射疗法仍被广泛应用于治疗关节疼痛性疾病，应用最广的有皮质类固醇注射、富血小板血浆注射、肉毒杆菌毒素注射等。

（1）皮质类固醇　皮质类固醇是治疗本病常用的注射药物，但是，也有研究认为它仅具有短暂的抗炎特性，在疼痛和功能障碍的短至中期期间使用最有效。

（2）富血小板血浆　近年来，富血小板血浆在治疗中越来越流行。研究发现，富血小板血浆是补充血小板衍生的多种生长因子，进而加速伤口的愈合速度，并通过增加肌腱的厚度改变其形态，促使肌腱再生。

（3）肉毒杆菌毒素　肉毒杆菌毒素作为一种神经毒素蛋白，通过抑制乙酰胆碱的释放来阻断神经及肌肉之间的神经冲动，继而麻痹腕伸肌，防止了肌腱的过度使用，麻痹期间还可以诱导肌腱自发修复，并通过释放谷氨酸等细胞介质来降低疼痛。

4. 手术治疗

对于长期保守治疗后症状仍无明显好转的顽固性肱骨外上髁炎患者，可考虑行手术治疗。手术的重点是清理退化病变的纤维组织。目前常用的手术类型有以下3种。

（1）开放松解术　在外上髁处利用一个小切口清除变性的肌腱组织，但是手术可能会造成外侧韧带损伤，有导致肘部不稳的风险。

（2）经皮松解术　该手术是在肘关节处做1cm左右的切口，充分暴露伸肌总腱的起始部，再用血管钳分离并切断。研究显示，行该术式的患者比同期行开放手术的患者更快恢复。

（3）关节镜松解术　相比于前两种术式，关节镜的特点是可以通过可视化判断肘关节内的病理情况，同时，关节镜术后并发症发生率是三种术式中最低的。

不同术式之间各有优缺点，且手术疗法一般程序较复杂，耗时且昂贵。因此，是否选择手术治疗要根据临床症状、经济水平及患者意愿等综合考虑。

（三）辨证治疗

1. 辨证施治

（1）风寒阻络型

［治法］祛风散寒，通络宣痹。

［方药］蠲痹汤加味。羌活15g，独活12g，桂枝15g，秦艽12g，海风藤20g，当归15g，川芎12g，乳香12g，木香12g，炙甘草6g。

［加减］风寒较重者，加防风、荆芥、桑枝，以祛风散寒；伴气血虚弱者，加鸡血藤、黄芪，以补气活血，养血祛风；病程久延，疼痛剧烈者，加地龙、僵蚕，以通络止痛。

（2）湿热内蕴型

［治法］清热除湿。

［方药］二妙散加减。苍术15g，黄柏15g，桑枝30g，秦艽12g，当归15g，乳香15g，防己18g。

［加减］湿热较重者，加滑石、车前子，以清热利湿；伴气血虚弱者，加鸡血藤、黄芪，以补气养血。

（3）气血亏虚型

［治法］养血荣筋，补气养血。

［方药］当归鸡血藤汤加减。当归12g，鸡血藤25g，桂枝15g，党参20g，白术20g，茯苓15g，白芍15g，熟地黄15g，川芎12g，炙甘草6g。

［加减］年老体弱，肾阳虚衰，伴四肢不温者，加鹿角胶、巴戟天，以温补肾阳，强筋壮骨；心悸，失眠者，加制何首乌、酸枣仁、茯神、远志，以养血安神。

2. 外治疗法

用外敷定痛膏或海桐皮汤熏洗。定痛膏药用生天南星、白芷、独活、紫荆皮、芙蓉叶等，共研细末，用时以水、蜜糖煮热，调成糊状外敷于患处，或用凡士林调煮成膏外敷。海桐皮汤药用海桐皮、透骨草、乳香、没药、当归、花椒、川芎、红花、威灵仙、甘草、防风、白芷等，煎后熏洗患处。

3. 成药应用

（1）筋展络通胶囊

［组成］土鳖虫，全蝎，乌梢蛇，地龙，制乳香，制没药，当归，黄芪，白芍，桂枝，牛膝，泽泻，细辛，茯苓等。

［功能］舒筋通络止痛。

［适应证］关节、肌肉疼痛，活动受限，得温则减，或伴见关节肿胀，僵硬，屈伸不利者等。

［用法］口服，一日 3 次，一次 4~6 粒，温开水送服或遵医嘱。

（2）三七伤药胶囊

［组成］三七，制草乌，骨碎补，红花，赤芍，伸筋草等。

［功能］舒筋活血，散瘀止痛。

［适应证］用于外伤或风湿闭阻经络所致的关节疼痛，肌肉疼痛，活动受限等。

［用法］口服，一日 3 次，一次 3 粒，温开水送服或遵医嘱。

五、预后转归

本病发病率较高，但若注意劳作方式，发病后及时规范就诊治疗，均有良好的预后。

六、预防调护

注意劳逸结合，不可使手臂过度疲劳；劳动的强度不宜过大，不要长时间拎重物行走或洗衣物过多，防止劳损；保护肘部，避免伤害；在进行运动前要做好"热身"，运动中可使用护肘或弹力绷带，以有效地避免意外伤害；同时还要注意保暖，避免受寒，不要长时间对着风扇或空调出风口，以免局部受寒凉刺激，引发疾病。

七、专方选要

1. 蠲痹汤

［组成］羌活，防风，生姜，白芍，当归（酒浸一宿），炙黄芪，炙甘草。

［功能］祛风活血，祛湿宣痹。

［适应证］湿邪痹阻经络，气血凝滞证。

［用法］每日 1 剂，诸药用水浸泡 1 个小时，武火煎开，文火煎煮 30 分钟，倒出药液，加水如上述煎法再煎 30 分钟，取药液 400ml，分早、晚饭后半小时温服。

［注意事项］本方祛湿之力不足，湿重者宜加薏苡仁、汉防己、苍术（米泔水浸，炒）。

［出处］《杨氏家藏方》。

2. 防风汤

［组成］防风，独活，秦艽，当归，赤芍，赤茯苓，黄芩，桂枝（不见火），杏仁，炙甘草。

［功能］养血祛风通络。

［适应证］风湿痹阻经络证。

［用法］每日 1 剂，诸药用水浸泡 1 个小时，武火煎开，文火煎煮 30 分钟，倒出药液，加水如上述煎法再煎 30 分钟，取药液 400ml，分早、晚饭后半小时温服。

［出处］《济生方》。

主要参考文献

［1］李小林. 青龙摆尾手法治疗肱骨外上髁炎68 例［J］. 浙江中医杂志，2004，39（6）：255.

［2］王建东，王卫东. 扬刺法治疗肱骨外上髁炎102 例［J］. 基层医学论坛，2010，14（4）：172.

［3］王山，王秋景，刘玉泉. 扬刺法加艾灸治疗肱骨外上髁炎疗效观察［J］. 四川中医，2009（1）：119.

[4] 朱静. 围刺法配合电针治疗肱骨外上髁炎的临床研究 [D]. 武汉：湖北中医药大学，2013.

[5] 缪奇祥. 电针肘部原始点治疗肱骨外上髁炎 24 例临床观察 [J]. 吉林中医药，2013，33（3）：298-299.

[6] 王松清. 火针治疗肱骨外上髁炎 33 例观察 [J]. 实用中医药杂志，2008，24（12）：783-784.

[7] 蒋文英. 火针治疗肱骨外上髁炎 38 例疗效观察 [J]. 内蒙古中医药，2012，31（17）：85-86.

[8] 牛桦，朱月拜. 针刺结合火针治疗肱骨外上髁炎疗效观察 [J]. 宁夏医科大学学报，2009，31（6）：838-839.

[9] 谷新远. 火针治疗肱骨外上髁炎 30 例 [J]. 云南中医中药杂志，2010，31（3）：47.

[10] 朱忠，陈伟富. 肉毒杆菌毒素 A 治疗难治性肱骨外上髁炎 58 例 [J]. 中国骨伤，2008，21（6）：465-466.

第十二节　桡骨茎突狭窄性腱鞘炎

桡骨茎突狭窄性腱鞘炎是一种发生在腕部桡侧的慢性无菌性炎症改变，其发生是由于拇指或腕部活动频繁，使拇短伸肌腱和拇长展肌腱在桡骨茎突部腱鞘内反复摩擦损伤后，导致该处肌腱与腱鞘产生无菌性炎症反应，局部出现渗出、水肿和纤维化等变化，腱鞘管壁变厚，肌腱局部变粗，造成肌腱在腱鞘内的滑动受阻，从而引起临床症状。本病以桡骨茎突部隆起、疼痛，腕和拇指活动时疼痛加重，局部压痛，功能障碍等为主要临床表现。多发于中年人，其中女性发病率高于男性，尤以家庭妇女、手工操作者、哺乳期及围绝经期妇女为主。桡骨茎突狭窄性腱鞘炎大抵属于中医学"筋痹""筋凝""伤筋"等范畴。

一、病因病机

（一）西医学认识

桡骨茎突狭窄性腱鞘炎多由慢性积累性损伤所引起，手部任何需要拇指及手腕的过度劳动及运动，都可使肌腱在腱鞘管道中频繁磨动，日久劳损，导致发生本病。如果局部病变迁延日久，腱鞘纤维化和挛缩，腱鞘腔愈发狭窄，病情将更加严重。

桡骨茎突狭窄性腱鞘炎的发病与其局部的解剖结构所产生的物理卡压有关，包括肌腱情况、是否有间隔、第 1 伸肌室底部是否有骨突存在等都会影响肌腱滑动从而产生炎症。腕部桡骨茎突处有一条纵向浅沟，沟的浅面有腕背侧韧带覆盖，形成骨性纤维管，称为桡骨茎突腱鞘。腱鞘分内外两层，内层与肌腱紧密黏附，外层通过滑液腔与内层分开，在两端内外两层相互移行，形成封闭的腔隙，内外两层之间有滑液，以防止或减少肌腱活动时的摩擦。腱鞘有保护肌腱，避免骨骼和其他组织摩擦及压迫的作用。拇短伸肌腱和拇长展肌腱行于同一个腱鞘，两者分别起于前臂骨间膜和桡骨干，通过桡骨茎突旁的浅沟，拇短伸肌腱止于拇指近节指骨茎底部，拇长展肌腱止于第一掌骨基底部。当腕关节活动时，肌腱与鞘管形成特定的角度，故容易发生摩擦损伤。

（二）中医学认识

中医学认为，本病发生的主要原因为外伤，但寒冷刺激等也是导致本病发生的原因之一。积劳伤筋，经络伤损，或受寒凉，致使局部气血运行受阻，经络失和，不能濡养筋脉，从而发病。体弱血虚，血不荣筋者更易发生本病。

二、临床诊断

（一）辨病诊断

1. 诊断要点

（1）病史 无明显急性外伤史，但有慢性损伤的病史。本病多见于中年人，女性多于男性（约为 6∶1），多发于家庭妇女和手工操作者（如纺织工人、木工和抄写员等），哺乳期及围绝经期妇女更易患本病，起病缓慢。亦有因用力过度而突然发病者。

（2）症状 早期症状仅有局部酸痛，腕部桡侧疼痛、无力，活动受限制，拇指与腕关节活动时疼痛加重，手腕提物和拇指外展时，背伸无力，握力减弱，疼痛常向上往前臂放射，有时可向下放射到手指。久病者可出现大鱼际肌萎缩（由于废用引起）。

2. 相关检查

（1）X 线检查 血常规及生化检查一般正常。

（2）特殊检查 握拳尺偏试验（芬克尔斯坦试验）阳性。患手握拳，拇指握于掌内，然后将拳被动地向尺侧屈曲，桡骨茎突处疼痛加剧者为阳性。

（二）辨证诊断

1. 瘀滞型

（1）临床证候 多见于急性期发病期，腕部桡侧肿痛、压痛，拇指屈伸不利，活动受限，舌质黯红有瘀斑，苔薄白，脉弦。

（2）辨证要点 多见于急性期，桡侧腕压痛，活动受限，舌质黯红有瘀斑。

2. 虚寒型

（1）临床证候 多见于慢性劳损期，腕部酸痛，局部压痛，有时可扣及结节样肿物，拇指屈伸不利，舌质淡，苔薄白，脉细或沉细。

（2）辨证要点 多见于慢性劳损期，腕部压痛，脉细或沉细。

三、鉴别诊断

（一）西医学鉴别诊断

1. 腕骨骨折

腕骨骨折有明显的外伤史，腕桡侧疼痛，鼻烟壶部肿胀压痛。X 线片可明确诊断。

2. 腕三角纤维软骨损伤

腕三角纤维软骨损伤疼痛及压痛部位在下尺桡关节间隙的远端处，腕关节尺侧屈时可诱发腕中部的疼痛，在前臂旋转动作时活动受限，腕关节在运动中可以产生软骨损伤特有的弹响声。

3. 手指屈肌腱腱鞘炎（扳机指）

手指屈肌腱腱鞘炎多发于拇指、中指和环指掌骨头部。本病起病缓慢，逐渐加重。早期在清晨患指发硬、疼痛，活动后消失。随腱鞘狭窄和肌腱受压加重，手指可发生扳机样动作和弹响。

（二）中医学鉴别诊断

本病可与扭伤、骨折相鉴别。本病有劳损史，多发于家庭妇女及长期使用腕部的操作者，症见桡骨茎突部疼痛、压痛、肿胀隆起，拇指屈伸不利，活动受限，劳伤或受寒凉后加重，握拳尺偏试验阳性。扭伤多有明显外伤史，肿胀明显，甚至有瘀血，局部压痛，活动受限。骨折有明显外伤史，腕部疼痛、肿胀，第1、第2掌骨远端腕部叩击痛阳性，X 线检查可明确诊断。

四、临床治疗

（一）提高临床疗效的要素

《灵枢·经筋》中说："手阳明之筋，起于大指……结于髃。"手阳明经循行过腕部，阳明经为多气多血之经，易瘀易滞，结于腕则发为疼痛。《灵枢·五变》中曰："粗理而肉不坚者，善病痹。"因此，本病的治疗应以调养气血，舒筋活络为主。可以先用手法治疗，配合针灸、针刀、药物等方法，必要时可行手术治疗松解腱鞘。

（二）辨病治疗

1. 非药物治疗

（1）理筋手法　患者正坐，施术者一手托住患手，另一手在腕部桡侧疼痛处及其周围做上下来回地按摩、推拿、揉捏。然后按压手三里、阳溪、合谷等穴位，并弹拨肌腱3~5次，再用左手固定患肢前臂，右手握住患手，在轻度拔伸下缓缓旋转及伸屈腕关节。最后用右手拇、食指捏住患手拇指末节，将拇指伸屈外展5~6次，向远心端拉伸，起到舒筋解黏、疏通狭窄的作用，结束前再按摩患处1次。上述程度方法需缓慢而稳妥，每日或隔日操作1次。

（2）固定疗法　发病初期可于患部外敷消肿止痛膏或三色敷膏，用纸板或夹板将拇指固定在背伸20°、桡侧偏15°的拇指外展位3~4周。若患者手部仅缓慢动作，不进行大幅度活动，谨慎保护下也可以自愈。

（3）小针刀治疗　保证无菌操作，小针刀的刀口线和桡动脉呈平行刺入，在鞘内纵行疏剥，病情严重者，亦可刺穿腱鞘使刀口接触骨面，刀身倾斜，将腱鞘从骨面上剥离铲起出针，针孔按压至不出血为止。注意切勿伤及桡动脉和神经支。

（4）针刺治疗　取阳溪为主穴，配合谷，曲池，手三里，列缺，外关，阿是穴等，针刺0.3~0.5寸，用补法，得气后留针15分钟，每日1次，6次为1个疗程。针刺能明显缓解局部疼痛，解除活动障碍。

（5）手术治疗　经非手术方法治疗后均未见效果者，可行狭窄性腱鞘切开术，纵向切开腕背韧带和腱鞘（不缝合）解除卡压，缝合皮肤切口。拇长展肌与拇短伸肌腱各有一个腱鞘，必要时可把两个腱鞘都切开，探查清楚。术中需注意勿损伤在局部走行的桡神经浅支和头静脉。

2. 药物治疗

（1）非甾体抗炎药物　针对本病疼痛，可以采用非甾体抗炎药抗炎止痛，缓解症状，常用塞米昔布胶囊口服与外敷双氯芬酸二乙胺乳胶剂。塞来昔布胶囊能有效缓解疼痛。双氯芬酸二乙胺乳胶剂具有良好的抗炎止痛效果，且具有良好的皮肤通透性，因此能够从皮肤作用到腱鞘局部炎症处。

（2）封闭疗法　用氢化可的松5mg或曲安奈德10mg加入1%~2%的利多卡因2ml内做腱鞘内注射，操作时患肢保持中立位，腕关节尺偏，消毒后注射，5~7天1次，共3~4次。术后配合手法治疗，疗效更佳。

（三）辨证治疗

1. 辨证施治

（1）瘀滞型

[治法] 活血化瘀，通络止痛。

[方药] 活血止痛汤加减。当归20g，苏木15g，桂枝15g，白芍15g，葛根15g，川芎12g，红花12g，醋乳香12g，醋没药12g，三七粉（冲）4g，赤芍12g，炙甘草3g。

[加减] 上肢疼痛甚者，加桑枝、威灵仙、鸡血藤，以活血通络；肿痛甚者，加泽兰、土鳖虫，以化瘀利水；素体气虚、体乏无力者，加党参、黄芪，以健脾益气。

（2）虚寒型

[治法] 温经散寒，通络止痛。

［方药］桂枝加附子汤加减。桂枝 15g，白芍 15g，制附子（先煎）15g，干姜 20g，大枣 6g，当归 20g，鸡血藤 25g，威灵仙 15g，炙甘草 6g。

［加减］畏寒，手足逆冷者，加肉桂、干姜，以温肾散寒；体质素虚者，加黄芪、白术，以健脾益气，扶正祛邪；兼咳喘者，加炙麻黄、炒杏仁、炒紫苏子、桔梗，以宣肺止咳平喘。

2. 外治疗法

患处可用中药熏洗，用海桐皮汤浸洗患部 10~15 分钟，每日 2 次，每剂可用 2~3 日。或中药外敷，将消炎止痛膏，置于纱布上，敷于患部，用绷带包扎好，每日一次，疗程一周。治疗期间，腕关节尽量制动休息，不进行剧烈活动。

3. 成药应用

（1）独一味胶囊

［组成］独一味。

［功能］活血止痛，化瘀止血。

［适应证］多种外科术后的刀口疼痛，出血，外伤骨折，筋骨扭伤，风湿痹痛等。

［用法］口服，一次 3 粒，一日 3 次，7 天为 1 个疗程；或必要时服。

［注意事项］严格按照说明书规定的功能主治及用法用量使用，不建议儿童使用。用药后一旦出现潮红、皮疹、瘙痒、心悸、胸闷、憋气、血压下降等可能与严重不良反应有关的症状时，应立即停药并就医。

（2）消肿止痛膏

［组成］姜黄，羌活，干姜，栀子，乳香，没药。

［功能］祛瘀，消肿，止痛。

［适应证］软组织损伤瘀肿疼痛者。

［用法］用凡士林调成 10% 软膏，外敷患处。

［注意事项］对本品及所含成分过敏者禁用；皮肤破损处禁用；孕妇禁用。

（四）医家诊疗经验

张磊教授

张磊教授在治疗痹证时，认为痹证多有筋脉痹阻，根据藤类植物善于攀爬，可达四处的特点，取类比象，常选用藤类药物，常用药物有鸡血藤、忍冬藤、海风藤、络石藤、丝瓜络等。应用时根据藤类药物各自的特点，如鸡血藤偏于养血活血通络，海风藤偏于祛风通络，忍冬藤、络石藤偏于清热祛湿通络，结合症状辨证应用。

五、预后转归

中医治疗桡骨茎突狭窄性腱鞘炎疗效较好，通过针刺、艾灸、推拿等中医疗法，可有效疏通局部气血，温经散寒，活血化瘀，且操作简单，痛苦较小，复发率低，适用范围广，禁忌证相对较少，孕妇及体虚不符合手术指征者仍适用。非手术方法的物理治疗常可缓解症状。极个别顽固病例，需手术治疗，术后效果良好。

六、预防调护

建议患者尽量减少手腕部活动过度的工作，平时手部活动尽量缓慢，不宜长时间保持固定姿势不变；注意手腕部保暖，避免寒凉刺激；坚持热水泡手，促进手腕部血液循环；坚持按摩手腕部，缓解手腕部疲劳；病情重者，可用夹板或硬纸板将腕关节固定，以限制活动，可缓解症状。

七、专方选要

1. 独活寄生汤

［组成］独活，防风，细辛，秦艽，桑寄生，杜仲，牛膝，桂枝，当归，川芎，白芍，生地黄，人参，茯苓，炙甘草。

［功能］补益肝肾，疏风散寒祛湿。

［适应证］肝肾两虚，风寒湿痹证。

［用法］每日 1 剂，诸药用水浸泡 1 个

小时，武火煎开，文火煎煮30分钟，倒出药液，加水如上述煎法再煎30分钟，取药液400ml，分早、晚饭后半小时温服。

[注意事项] 本方补益肝肾之力不足，若肾阳虚明显者，加续断，狗脊。待疼痛缓解，将祛风散寒药减量。

[出处]《备急千金要方》。

2. 舒筋汤

[组成] 姜黄，甘草（炙），羌活，当归，赤芍药，白术，海桐皮。

[功能] 舒筋活络通脉。

[适应证] 手腕痛、手臂痉挛不能屈伸，遇寒则剧，脉紧细。

[用法] 研粗末，每服三钱，水煎服。

[注意事项] 姜水煎服。

[出处]《医方简义》。

3. 活血止痛汤

[组成] 当归，苏木，积雪草，川芎，红花，乳香，没药，三七，炒赤芍药，陈皮，土鳖虫，紫荆藤。

[功能] 活血止痛。

[适应证] 损伤瘀血，红肿疼痛。

[用法] 水、酒各半煎服。

[注意事项] 孕妇禁用。

[出处]《伤科大成》。

主要参考文献

[1] 王毅，廖怀章. 桡骨茎突狭窄性腱鞘炎中西医治疗研究进展 [J]. 湖南中医杂志，2018，34（12）：164-167.

[2] 宋雅兰，余阳，陈芷涵，等.《黄帝内经》对"筋痹"的认识及针灸治疗探讨 [J]. 中医临床研究，2018，10（9）：97-99.

[3] 杨天颖. 浮针联合肌肉力量训练治疗桡骨茎突狭窄性腱鞘炎临床观察 [J]. 实用中医药杂志，2021，37（1）：114-115.

[4] 周德健. 中药熏洗联合体外冲击波治疗桡骨茎突狭窄性腱鞘炎20例临床研究 [J]. 江苏中医药，2018，50（10）：35-36.

[5] 唐俊良. 自拟冰烧散结合手法推拿治疗桡骨茎突狭窄性腱鞘炎疗效观察 [J]. 辽宁中医杂志，2014，41（5）：940-942.

[6] 吴益好. 电针联合体外冲击波治疗创伤性桡骨茎突狭窄性腱鞘炎的效果 [J]. 中外医疗，2019，38（24）：71-73.

[7] 李茹. 隔药饼灸结合围刺疗法治疗桡骨茎突狭窄性腱鞘炎25例临床观察 [J]. 中医杂志，2018，59（10）：866-870.

[8] 程林兵，缪晓青. 针刺配合蜂针治疗桡骨茎突狭窄性腱鞘炎 [J]. 中国民间疗法，2020，28（17）：25-26.

[9] 林坤山，黄立羡，练克俭. 冲击波结合阿是穴治疗桡骨茎突狭窄性腱鞘炎 [J]. 中国中医骨伤科杂志，2016，24（4）：49-50.

[10] 刘星，张俊杰，景亚军，等. 针刀治疗桡骨茎突狭窄性腱鞘炎安全区域的解剖学研究 [J]. 中医正骨，2018（2）：7-9.

第十三节 腱鞘囊肿

本病是发生于关节或腱鞘附近的囊性肿物，内含无色透明、微白色、淡黄色的浓稠胶冻状黏液。发病部位通常在腕关节、踝关节、手、足，且多发于背面，任何年龄均可发病，女性多于男性。腱鞘囊肿大抵属于中医学"腕筋瘤""腕筋结""筋聚"范畴。

一、病因病机

（一）西医学认识

1. 解剖特点

腱鞘囊肿可为单腔或多腔，有光滑、透亮的上皮。囊肿由囊壁、囊液和蒂组成，通常蒂与关节相通。60%~70%的腕部腱鞘囊肿发生在腕背侧，与关节相通的蒂通过一个弯曲的腔连接囊肿和关节腔。1976年Angelides等观察了500例腕背侧腱鞘囊肿，发现这些蒂大部分起源于关节内的舟月韧带，1988 年 Clay 等研究表明蒂部也可起源于关节内其他任何部位，特别是头状骨，另有约 10% 起源于肌腱腱鞘。Angelides 和 Andren 发现蒂根部有单向活瓣的功能，囊液只可从关节腔内流入囊肿内而不可逆流。这种单向活瓣被认为是由许多位于蒂周围的"微小囊肿"形成，这些"微小囊肿"与大囊肿相沟通，被认为是弯曲蒂腔的一部分，并与关节相通，在囊肿形成过程中起重要作用。通过电子显微镜发现，囊壁是由许多随机取向的胶原蛋白片摞叠构成，其中可见少量功能活跃的成纤维细胞或间充质细胞。囊液主要由透明质酸构成，还含有少量氨基葡萄糖、球蛋白等。与关节液相比，囊液的产生机制不同，也略黏稠，而囊壁可能由压缩的周围组织形成。

2. 病因病理

腱鞘囊肿的发病原因尚不明确，但有约 10% 的患者在发生腱鞘囊肿前，有过相应部位的反复微小创伤史。1746 年 Eller 提出腱鞘囊肿是关节源性的滑膜组织疝，1882 年 Volkmann 的报告也支持这一观点。1893 年 Ledderhose 首次提出腱鞘囊肿起源于纤维结缔组织。1928 年 Stout 根据胶原纤维和基质细胞积聚现象，认为腱鞘囊肿是由于慢性损伤造成纤维结缔组织黏液样变性形成的，而腱鞘囊肿与关节囊相通则由于后期关节囊退变造成。Warren 较为系统地提出了腱鞘囊肿形成的三种假设。①急性或慢性关节压力增高导致关节囊破裂，滑液通过裂缝进入到周围组织，随后流出的滑液和周围组织互相作用产生胶状囊液和囊壁。②关节内压力导致关节外结缔组织黏液样变性，随后囊液积聚，囊肿形成，最终囊肿通过蒂与关节相通。③关节内压力刺激间充质细胞分泌黏液素，积聚的黏液素互相聚合，形成囊肿。

囊液的产生有三种可能机制。①囊液起源于关节内，通过关节运动泵入囊腔内。②关节外组织的退变导致囊肿形成，随后与关节相通。③由囊肿壁上的间充质细胞形成。

（二）中医学认识

中医学认为，腱鞘囊肿主要是由于腕部或踝部活动过度，或痹病日久体虚，导致气虚血瘀，气津运行不畅，筋腱失于温养，活动不利，从而导致经络积聚水液，或者伤及筋腱，气机不畅，血脉运行阻滞，导致肌腱变性、增粗、粘连，发为本病。

二、临床诊断

（一）辨病诊断

1. 诊断要点

（1）症状　局部有球形肿物，初期可无疼痛，偶尔由于囊肿压迫邻近肌腱与神经产生疼痛，逐渐增大时可有膨胀感，局部皮肤紧张，生长缓慢。

（2）体征　可有压痛或无。可出现握拳力弱，手痛。囊肿触之光滑，质韧，边界清楚，基底固定。

2. 相关检查

（1）X 线检查　X 线检查常无明显异常。

（2）MRI 检查　腱鞘囊肿通常出现稍低信号，这与囊内黏液性液体有关，当囊内含有蛋白质或发生出血时，信号可增高。

（3）肌骨超声检查　超声检查可以发现滑膜增生和关节周围各种结构的变化。由于液体是声音的良好媒介，含液体的病变如滑囊炎、腱鞘囊肿等均可经超声波很容易地被检查出。

（二）辨证诊断

1. 瘀滞型

（1）临床证候　多为早期，有急性劳损史，局部肿痛，皮肤灼热，筋粗，舌苔薄白或薄黄，脉弦。

（2）辨证要点 局部肿痛，皮肤灼热，筋粗。

2. 虚寒型

（1）临床证候 多为后期，劳损日久，腕部疼痛乏力，劳累后加重，局部轻度肿胀，筋粗，喜按，喜揉，舌质淡，苔薄白，脉沉细。

（2）辨证要点 劳损日久，腕部疼痛乏力，劳累后加重。

三、鉴别诊断

西医学鉴别诊断

1. 脂肪瘤

脂肪瘤通常多发于躯干、四肢及腹部等部位，以手部常见。脂肪瘤和周围组织之间的界线很清楚，其质地较软，生长缓慢，大多数体积较小。其中，纤维成分较多的脂肪瘤又叫纤维脂肪瘤，血管丰富的脂肪瘤又称血管脂肪瘤。

2. 神经瘤

临床上通常指来自神经鞘组织的神经鞘瘤，多数发生在肢体、腋窝，也发生在锁骨上、颈项等部位，属良性肿瘤，呈梭形，其神经支配的肢体远侧常有麻木、疼痛、感觉过敏等症状，压迫瘤体时可引起麻木疼痛。

3. 血管瘤

血管瘤是先天性良性肿瘤或血管畸形，大多数发生于颜面皮肤、皮下组织及口腔黏膜。表现为无自觉症状且生长缓慢的柔软肿块。生于手部的表浅肿瘤，表面皮肤或黏膜呈黯青色，生于深部者，皮色可正常。触诊时肿块柔软，边界不清，无压痛。挤压时肿块缩小，压力解除后恢复原来大小。

四、临床治疗

（一）提高临床疗效的要素

本病的治疗应重视调养气血，舒筋活络，以理筋手法治疗为主，配合针灸、针刀等外治疗法，必要时可行手术治疗。

（二）辨病治疗

1. 非药物治疗

（1）推挤法 适用于囊肿较薄且病程短者。发生在腕背者，令患者极度掌屈腕关节。若发生在足背，则令患者极度跖屈踝关节及附跖关节。医者以双手拇指指间关节内侧扣压于囊肿近侧，用力向远端或侧远端推挤，囊壁即可破裂，囊肿消失。再反复推按揉挤 2~3 次，以祛散残余囊液，后行局部加压包扎 2~3 周。如一个方向推挤不散，可改方向推挤，往往可以奏效。

（2）针刀方法 适用于囊壁厚且病程长者。常规消毒皮肤，先用三棱针刀在囊肿基底部行"十"字交叉穿刺。再施推挤法推挤，囊肿消散后再揉压片刻，后行局部加压包扎 2~3 周。

（3）针灸疗法 常规消毒局部皮肤，用五枚毫针，一枚刺于囊肿顶端中心，其余四枚自囊肿基底周边呈等距向心性平刺，顶针部加艾灸，隔日一次。

2. 药物治疗

（1）非甾体抗炎药 非甾体抗炎药是临床治疗无菌性炎症的首选药物，其作用机制是抑制环氧化酶活性从而抑制局部前列腺素的产生，发挥抗炎、镇痛作用，针对患者局部无菌性疼痛，目前常选用的口服药有双氯芬酸钠胶囊、阿司匹林、美洛昔康片、塞来昔布胶囊等。

（2）局部封闭疗法 局部封闭疗法是目前最常用的治疗方法。可用透明质酸酶结合泼尼松治疗腕部腱鞘囊肿。

3. 手术治疗

包括常规开放性手术切除和关节镜下手术切除。无论开放性手术还是关节镜下手术，彻底切除囊肿蒂部可以降低复发率。

开放性手术过程中囊肿容易破裂导致解剖特点消失，这会给彻底切除囊肿造成困难。禁止直接缝合关节囊和纤维瓣，这会造成关节活动受限。相比开放性手术，关节镜下手术切除要求相同，但手术损伤较小，可降低手术并发症，减少术后不适和疼痛，缩短术后恢复时间。

（三）辨证治疗

1. 辨证论治

（1）瘀滞型

[治法] 活血化瘀，通络止痛。

[方药] 活血止痛汤加减。当归 20g，苏木 15g，川芎 12g，红花 12g，醋乳香 12g，醋没药 12g，三七（冲）4g，鸡血藤 25g，炙甘草 9g。

[加减] 痛甚者，加制川乌、干姜、桂枝、白芍，以温阳散寒，调和营卫；瘀血化热者，加赤芍、忍冬藤，以清热凉血。

（2）虚寒型

[治法] 温经散寒，通络止痛。

[方药] 桂枝加附子汤加减。桂枝 15g，白芍 15g，大枣 6 枚，制附子（先煎）15g，干姜 20g，党参 15g，黄芪 20g，威灵仙 18g，当归 15g，醋延胡索 15g，炙甘草 6g。

[加减] 腰膝酸软者，加续断、盐杜仲，以温肾壮骨；大便稀薄者，加白术、薏苡仁，以健脾化湿。

2. 外治疗法

患处可用中药熏洗，如海桐皮汤，浸洗患部 10~15 分钟，每日 2 次，每剂可用 2~3 日。或中药外敷，将消炎止痛膏置于纱布上，敷于患部，用绷带包扎好，每日一次，疗程一周。治疗期间，关节尽量制动休息，不进行剧烈活动。

3. 成药应用

（1）徐长卿酊

[组成] 徐长卿全草 100g，75% 乙醇 250ml。

[功能] 祛瘀散结，温经通络，祛风散寒。

[适应证] 腱鞘囊肿。

[用法] 囊肿局部常规消毒，10ml 注射器刺破腱鞘囊肿抽完囊肿液体，四周各刺一个小孔，将徐长卿酊浸湿棉球置于腱鞘囊肿上 15 分钟，然后敷上消毒纱布，用胶布固定，隔日换药 1 次，3 次为 1 个疗程。

（2）四生膏

[组成] 生半夏、天南星、生川乌、生草乌。

[功能] 活血化瘀，温寒散痰，通络消肿。

[适应证] 跌打损伤，关节筋骨痹痛。

[用法] 洗净晒干，粉碎成末，过 100 目筛备用，将凡士林羊毛脂按 9：1 的比例放入锅内加热熔化，搅拌均匀，按粉末与基质 0.3：1 的比例一边搅动一边掺入粉末，加完继续搅拌五分钟后待凉备用。凡士林中加入适量羊毛脂可以增加吸水性、黏附性及表面活性作用，增加药物的吸收。外敷，1 天 1 次，7 天为 1 个疗程。

（四）医家诊疗经验

1. 李万均

李万均教授运用"五虎擒羊"针刺法治疗腱鞘囊肿，对囊肿处进行常规消毒，选用一次性毫针，在囊肿中央行第一针，然后在囊肿前、后、左、右边缘以 45° 角斜刺各一针，各针深度均达囊肿底部。同时每针提插捻转数次，得气后停针 15 分钟出针，隔姜艾灸 7 柱，每柱燃尽后，施术者用指腹按住囊肿旋转挤压按摩 20~30 次，2 天 1 次，10 次为 1 个疗程。

2. 廖子俊

廖子俊教授以蜂针疗法治疗腱鞘囊肿，取一只活蜂在患者大腿肌肉丰富处进行试针，30 分钟后观察有无过敏反应，然后用活蜂对凸起的肿块连刺2针，刺后用毛巾热敷15分钟，然后每天刺1次，每次2针，连续刺7天。

五、预后转归

本病应及时治疗，自然治愈的可能性不大。本病易复发，反复发作的患者需要行手术治疗，治疗后往往需加压包扎，防止复发。

六、预防调护

建议患者尽量减少活动，不宜长时间保持固定姿势不变。注意保暖，少用寒凉，减少刺激。坚持热水浸泡手腕，促进手腕部血液循环。坚持按摩手腕部，缓解手腕部疲劳。

七、专方选要

1. 筋瘤汤

[组成] 当归20g，白芍20g，川芎12g，熟地黄15g，丹参30g，制半夏12g，陈皮15g，茯苓20g，浙贝母15g，制天南星12g，瞿麦30g，竹沥15g。

[功能] 养血润筋，利湿破壅散结。

[适应证] 湿浊阻塞关节局部经络证。

[用法] 水煎取汁300ml，每日1剂，早、晚饭前30分钟各服150ml。

[出处]《河北中医》。

2. 伤筋洗剂

[组成] 伸筋草、透骨草、花椒、艾叶各20g，川乌头、草乌头、姜黄、海桐皮、当归、红花、土鳖虫、地龙各15g，生麻黄、丝瓜络各10g，乳香、没药各40g。

[功能] 祛风活血，祛湿宣痹。

[适应证] 湿邪痹阻经络，气血凝滞证。

[用法] 诸药用水浸泡1个小时，武火煎开，文火煎煮30分钟，倒出药液，取药液400ml，分早、晚浸润患肢30分钟。

[出处]《中医伤科学讲义》。

主要参考文献

[1] 刘超阳，慈雅菲，郭明轩. 针灸治疗腱鞘囊肿的临床研究浅谈 [J]. 中华针灸电子杂志，2022，11（1）：42-44.

[2] 廖子俊. 腱鞘囊肿的蜂针疗法 [J]. 中国蜂业，2021，72（10）：44-48.

[3] 柴立兵，路来金. 腕背部腱鞘囊肿的研究进展 [J]. 中国老年学杂志，2016，36（9）：2302-2304.

[4] 杨晓松. 腱鞘囊肿的诊疗思路探讨 [J]. 中国社区医师，2020，36（25）：43-44.

[5] 甘华，陈劲霜. 经皮注射医用生物蛋白胶治疗腱鞘囊肿的效果观察 [J]. 中国当代医药，2016，23（13）：23-25.

[6] 陈江，刘洁，陈清华. 泼尼松龙囊内注射治疗腱鞘囊肿83例 [J]. 人民军医，2010，53（4）：289.

第十四节　腕管综合征

腕管综合征是一种由于腕管内容积减少或压力增高，使正中神经在腕管内受压而引起的以手指麻木、疼痛、无力为主要临床表现的综合征。腕管综合征是临床最常见的神经卡压综合征，多发生于30~60岁人群，女性发病率是男性的3倍。1933年，Learmouth报道了手术切开屈肌支持带治疗腕管神经卡压的病例。1953年，Kremer首次在公开出版物中使用了"腕管综合征"这一病名，并一直被沿用至今。

一、病因病机

（一）西医学认识

1. 病因

腕管综合征发生的原因是腕管内压力增高导致正中神经受卡压而产生一系列临

床表现。腕管是一个由腕骨和屈肌支持带组成的管状结构。前者构成腕管的桡、尺及背侧壁，后者构成掌侧壁。正中神经和指浅、指深屈肌腱及其腱鞘，拇长屈肌腱及其腱鞘由腕管内通过。尽管腕管两端是开放的入口和出口，但管内组织液压力却是稳定的。腕管内最狭窄处距离腕管边缘约50px，这种解剖特点与腕管综合征患者切开手术时正中神经形态学表现相符。正中神经走行在屈肌支持带下方，紧贴屈肌支持带。在屈肌支持带远端，正中神经发出返支，支配拇短展肌、拇短屈肌浅头和拇对掌肌。正中神经的终支是指神经，支配拇指、食指、中指和环指桡侧半皮肤。

无论是腕管内的内容物增加，还是腕管容积减小，都可能导致腕管内压力增高。最常见的导致腕管内压力增高的原因，是特发性腕管内滑膜鞘增生和纤维化，其发生的机制尚不明了。有时也可见到其他一些少见病因，如屈肌肌腹过低、类风湿等滑膜炎症，创伤或退行性变导致腕管内骨性结构异常卡压神经。

有研究认为过度使用手指，如长时间用鼠标或打字等，可造成腕管综合征，但这种观点仍存在争议。腕管综合征还容易发生于孕期和哺乳期妇女，有学者认为与雌激素变化导致组织水肿有关，但许多患者在孕期结束后症状仍然未得到缓解，机制尚不明。

2. 病理

各种不同病因所致的腕管综合征，其发病机制基本相同。病变的严重程度与正中神经在腕管内卡压的时间和程度有关。有研究表明当腕管内压达到 20~30mmHg 时，轴质的快速正向运输减慢；当腕管内压保持在 30mmHg 时，轴质的慢速正向运输减慢，且轴质的逆向运输也受到影响；当腕管内压升至 200mmHg 时，轴质

运输会完全中断。由于神经的轴质运输减慢，神经内血供减少，神经纤维可发生永久性病理变化。神经缺血导致局部蛋白渗出，加快了成纤维细胞的增生，使已经水肿的神经内、外膜发生纤维化，形成大量的瘢痕，并可影响远处的神经纤维，使之发生变性，从而使神经传导速度下降。

（二）中医学认识

本病的病因多为先天禀赋不足，痹病日久，迁延不愈，致使正气不足，不能抵御外邪。或外伤，长期反复劳损，使筋脉受损。内因与外因共同导致筋脉痹阻不通，气血运行不畅，而成筋痹。

二、临床诊断

（一）辨病诊断

1. 诊断要点

腕管综合征的诊断主要根据临床症状和特征性的物理检查结果，确诊需要电诊断检查。最重要的诊断依据是患者存在典型的临床症状，即桡侧 3 个半指疼痛、麻木，感觉减退和大鱼际肌萎缩，夜间加重。当患者出现手指感觉减退或散失以及大鱼际肌肉萎缩提示病情严重，临床需在出现这些表现之前就进行干预治疗。基于诱发诊断试验的客观性检查也有利于帮助诊断，包括 Tinel 征、Phalen 试验和正中神经压迫试验。

（1）Tinel 征　沿正中神经走行从前臂向远端叩击，如果在腕管区域叩击时出现正中神经支配区域的麻木不适感，为 Tinel 征阳性。但由于该检查的敏感度和特异度不高，不能单独作为诊断的依据。

（2）Phalen 试验　让患者手腕保持在最大屈曲位，如果 60 秒内出现桡侧三个手指的麻木不适感，则为阳性。66%~88% 的腕

管综合征患者可出现 Phalen 试验阳性，但 10%~20% 的正常人也会出现 Phalen 试验阳性。

（3）正中神经压迫试验　检查者用拇指压迫腕管部位，如果 30 秒内出现正中神经支配区域皮肤麻木不适为阳性。有学者报道 87% 的腕管综合征患者正中神经压迫试验阳性。因此，该检查是诊断腕管综合征的一个重要的检查方式。

（4）神经传导检查和肌电图　神经传导检查和肌电图结果可以帮助确定诊断，排除其他神经性疾患，还可反映压迫的严重程度，对于拟定恰当的治疗策略有重要参考价值。

由于诊断检查存在假阴性和假阳性结果，不能单一依靠一种检查来确定诊断。当怀疑腕管周围骨性异常导致正中神经卡压时，腕管切线位 X 线检查也有助于确定是否存在腕管容积改变。

腕管综合征在女性中的发病率较男性更高，但原因尚不清楚。常见症状包括正中神经支配区（拇指、食指、中指和环指桡侧半）感觉异常和麻木。夜间手指麻木很多时候是腕管综合征的首发症状，许多患者都有夜间手指麻醒的经历。很多患者手指麻木的不适可通过改变上肢的姿势或甩手而得到一定程度的缓解。患者在白天从事某些活动也会引起手指麻木的加重，如做针线活、驾车、长时间手持电话或长时间手持书本阅读等。部分患者早期只感到中指或环指指尖麻木不适，而到后期才感觉拇指、食指、中指和环指桡侧出现麻木不适。某些患者也会有前臂甚至整个上肢的麻木或感觉异常。随着病情加重，患者可出现手指感觉减退或丧失，拇短展肌和拇对掌肌萎缩或力量减轻。患者可出现大鱼际桡侧肌肉萎缩，拇指不灵活，与其他手指对捏的力量下降甚至不能完成对捏动作。

2. 临床分型

腕管综合征临床分型如下。

（1）急性腕管综合征　急性腕管综合征相对较少，多为创伤后反应，表现为急性进行性的过程。其病理生理变化过程类似于骨 - 筋膜室综合征，主要机制为腕管内组织急性水肿或急性间隙内液体积聚。桡骨远端骨折时腕关节过屈位固定，腕管内急性出血，液体增多，如血友病、烧伤等均可引起腕管综合征。

（2）慢性腕管综合征　慢性腕管综合征起病缓慢隐匿，腕管内压缓慢增高。根据病因不同，分为病理型腕管综合征与动力型腕管综合征。前者有明确的病因，临床有典型的腕管综合征表现。后者多起病于青壮年，发病与工种、运动及长时间重复某些动作有关。

（3）典型的腕管综合征　典型的腕管综合征中年女性多见，多发年龄为 40~60 岁，桡侧 3 个半指掌侧及其中远端关节背侧的皮肤麻木，疼痛，夜间加重，可有痛醒史，醒后行甩手或搓手等活动后好转，病变严重者可发生鱼际肌萎缩，拇指对掌功能受限，手部无力。腕部的不适可向前臂、肘部，甚至肩部放射。有时让患者举手拿电话、梳头或拿报纸均可使手部麻木加重。症状进一步加重，可出现精细动作受限，如难以织毛衣、拿硬币、系纽扣等。

（4）动力型腕管综合征　动力型腕管综合征发病者以青年，体力劳动者居多，男女无差别，症状多为暂时性，较隐匿，休息或非手术治疗后缓解。桡侧 3 个半指麻痛的发生多与重复某种动作或从事某种职业有关，而无明显的夜间痛醒史。

（二）辨证诊断

1. 气血瘀滞，经脉不畅型

（1）临床证候　拇、食、中指麻木，

刺痛，感觉异常，舌质紫黯或有瘀点，瘀斑，脉弦涩。

（2）辨证要点　拇、食、中指麻木，刺痛，舌质紫黯。

2.气血不足，筋肉失养型

（1）临床证候　鱼际肌萎缩，不能做抓、握、搓、捻等动作，舌淡而嫩，脉细弱。

（2）辨证要点　鱼际肌萎缩，舌淡而嫩，脉细弱。

三、鉴别诊断

（一）西医学鉴别诊断

1.颈椎病

颈椎病多发于中老年人，神经根型颈椎病的临床表现易与周围神经卡压的症状相混淆，$C_5 \sim C_7$神经根受压会出现手部桡侧的麻木、疼痛，感觉减退，但不会出现鱼际肌萎缩，也无夜间痛醒史，可伴有颈部不适。颈椎X线片、肌电图有助于鉴别。

3.旋前圆肌综合征

旋前圆肌综合征一般无夜间痛醒史，有前臂近端的疼痛和压痛，有屈指肌力、前臂旋转肌力的下降。肌电图检查有助于鉴别。

4.糖尿病的神经损害

糖尿病出现神经损害表现为手足部的手套、袜套样感觉减退，是目神经末梢损害所致，运动方面的损害不明显。

（二）中医学鉴别诊断

本病需与痿证相鉴别，本病临床表现以手指疼痛为主，多属实证。痿证的临床表现为肢体瘦弱，不痛不用为特点，多属虚证。本病后期由于肢体关节疼痛，不能运动，肢体长期废用，亦有类似痿证的消瘦、枯萎者，故需加以鉴别。

四、临床治疗

（一）提高临床疗效的要素

本病属本虚标实，本虚多为气血不足，不能濡养筋骨；标实多为风寒、寒湿、痰饮、血瘀等滞留筋骨。

治当权衡标本虚实主次。治疗标实以疏风散寒，活血化瘀为主；治疗本虚以温补脾肾为主。配合理筋手法、针灸、推拿、等外治疗法，提高疗效。

（二）辨病治疗

1.非药物治疗

（1）理筋手法　先在外关、阳溪、鱼际、合谷、劳宫及阿是穴等处，施以按压、揉摩手法，然后轻度拉伸患手，缓缓旋转，屈伸腕关节数次，再将施术者左手握住患手腕上，右手拇、食指捏住患手拇、食、中、环指关节，向远心端迅速拉伸，以发生弹响为佳。手法可每日1次，局部不宜过重、过多使用手法。

（2）夹板固定治疗　在局部封闭和全身用药的同时可辅助夹板治疗，建议患者采用支具制动来控制病情发展，缓解症状。常用的是预制好的支具，佩戴后腕关节被控制在背伸30°位。但这样的背伸角度会增加腕管内压力。有研究证实，腕管综合征患者腕管内压力较高，腕关节背伸时压力进一步增加。控制症状的最有效体位是中立位。将腕关节固定于中立位，可以降低腕管内压力，但最利于手功能发挥的腕关节位置是背伸30°位。考虑到中立位不利于手功能活动，因此，一般建议是白天不固定，晚上用支具将腕关节固定在中立位。

（3）针刺治疗　取阳溪、外关、合谷、劳宫等穴，得气后留针15分钟，每日或针刺隔日1次。

（4）练功活动　练习手指、腕关节的屈伸及前臂的旋转活动，防止失用性肌萎缩和粘连。

（5）手术治疗　如果保守治疗方案不能缓解患者的症状，则需要考虑手术治疗，包括各种切开手术、小切口减压及内窥镜手术等。手术应当以充分暴露正中神经为前提，以免伤及神经。对于腕部结构有损伤、有占位性病变、有滑膜病变，需两次松解减压者，最好做切开松解减压，而且还是长切口，以便能实施手术。若短切口出现问题，如操作困难，难以直视等，也应该延长切口，变短切口为长切口，以免发生意外。内窥镜技术是一种"微创"手术治疗方法，切口小，创伤小，可以避免术后切口不适等问题。内窥镜"微创"腕管松解手术分为双入路和单入路两大类。双入路为在腕管近侧和远侧各切开一个约 25px 的小切口，在内窥镜的指导下，用小钩刀切开屈肌支持带。单入路则只从腕管近侧切开一个小切口，在内窥镜的指导下，用特殊切刀切开松解屈肌支持带。

2. 药物治疗

（1）全身用药　①非甾体抗炎药，如水杨酸类制剂、对乙酰氨基酚、双氯芬酸钠等。②神经营养药，如维生素 B_1、维生素 B_6、平钴胺片、地巴唑等。③扩血管药，如曲克芦丁。通过啮齿类动物实验模型研究发现，即使将地塞米松直接注射到神经内部，也不会损伤神经。所有类固醇药物注射到大鼠坐骨神经内时，都会损伤神经，因此，尽管类固醇药物可以暂时缓解症状，但不建议常规应用。

（2）局部封闭　一般局部封闭用 1~2 个疗程，每周 1 次，4~6 次为 1 个疗程。用地塞米松等药物加 1% 利多卡因或 0.5% 普鲁卡因进行局部封闭治疗。

（三）辨证治疗

1. 辨证施治

（1）气血瘀滞，经脉不畅型

[治法] 活血通络。

[方药] 舒筋活血汤加减。桃仁 12g，红花 12g，当归 15g，川芎 12g，羌活 15g，荆芥 12g，枳壳 12g，防风 12g，五加皮 12g，杜仲 12g，续断 9g，青皮 12g，炙甘草 6g。

[加减] 上肢损伤者，加桂枝、伸筋草，以舒筋活络；下肢损伤者，去羌活；疼痛甚者，加乳香、没药，以化瘀止痛；湿盛者，加薏苡仁、防己、白术，以健脾化湿。

（2）气血不足，筋脉失养型

[治法] 调养气血，温经通络。

[方药] 当归四逆汤加减。当归 12g，桂枝、芍药各 15g，细辛 3g，通草、炙甘草各 6g，大枣 8 枚。

[加减] 属血虚寒凝者，加鹿角霜、续断、鸡血藤，以温补肾阳，养血活血；若兼有水饮呕逆者，加吴茱萸、生姜，以和胃降逆。

2. 外治疗法

①外贴保真膏或万应膏。②可用八仙逍遥汤或海桐皮汤熏洗。③或用温热水 500ml 加展筋酊 20ml 热敷。

3. 成药应用

（1）大活络丹

[组成] 白花蛇，乌梢蛇，威灵仙，两头尖（酒浸），草乌，天麻（煨），全蝎（去毒），何首乌（黑豆水浸），龟甲（炙），麻黄，贯众，甘草（炙），羌活，肉桂，藿香，乌药，黄连，熟地黄，大黄（蒸），木香，沉香（用心），细辛，赤芍（去油），没药（去油），丁香，乳香（去油），僵蚕，天南星（姜制），青皮，骨碎补，白豆蔻仁，安息香（酒熬），附子（制），黄芩（蒸），茯苓，香附（酒浸焙），玄参，

白术，防风，葛根，当归，血竭，地龙（炙），麝香，松脂，牛黄，冰片，人参。

［功能］调理气血，祛风除湿，活络止痛，化痰息风。

［适应证］风湿痰瘀阻于经络，正气不足之中风瘫痪，痿痹，痰厥，拘挛疼痛，跌打损伤后期筋肉挛痛等。

［用法］此药为蜜丸制剂，每丸重3g。口服每服1丸，每日两次，温开水或温黄酒送服。

［注意事项］本品不宜长期服用；用药后如果出现心悸，心慌，胸闷，口、舌、四肢等局部麻木症状，请咨询医生。

（2）小活络丹

［组成］天南星，制川乌，制草乌，地龙，乳香（制），没药（制）。

［功能］祛风除湿，化痰通络，活血止痛。

［适应证］①风寒湿痹证。肢体筋脉疼痛，麻木拘挛，关节屈伸不利，疼痛游走不定，舌淡紫，苔白，脉沉弦或涩。②中风。手足不仁，日久不愈，腰腿沉重，或腿臂间作痛。

［用法］研细末，加蜜制成大蜜丸，每丸重3g，每次1丸，每日2次，空腹时用陈酒或温开水送服。亦可做汤剂，用量按原方比例酌减，川乌、草乌先煎30分钟。

［注意事项］方中川乌、草乌毒性较大，不宜过量；若做汤剂，宜久煎。阴虚有热者及孕妇禁用。若见疼痛游走不定者，加防风、秦艽以祛风止痛；腰腿沉重而痛者，加苍术、防己以去湿通经；肢节冷痛为主者，可加肉桂，重用川乌、草乌以逐寒湿。

（3）舒筋活血片

［组成］红花，狗脊（制），槲寄生，泽兰叶，鸡血藤，络石藤，伸筋草，香附（制），香加皮，自然铜（煅）。

［功能］舒筋活络，活血散瘀。

［适应证］用于筋骨疼痛，肢体拘挛，腰背酸痛，跌打损伤。

［用法］口服，一次5片，一日3次。

［注意事项］孕妇忌服。

（四）医家诊疗经验

1. 李济仁

李济仁教授以寒热辨证为基础方法，提出从"寒热理论"的角度辨治痹证，以及顽痹从"虚、痰、瘀"辨治。治疗寒痹时常以"桂枝附子汤"为主方加减治疗。若寒重，加制川乌、制草乌、补骨脂等，以祛寒通络；偏于风，予"桂枝附子汤合蠲痹汤化裁"以祛风除痹；偏于湿，用"桂枝附子汤合防己黄芪汤"加细辛、苍术、白术、山药等，以健脾利湿，通利关节。治疗热痹时以自拟"清络饮"为主。治疗时还考虑"虚，痰，瘀"等因素。补虚，凡阳虚体质患者均从脾肾论治，以补肾健脾，温补阳气为主；阴虚体质患者从肝肾论治，以滋补肝肾为法；气血虚弱者应气血双补，滋阴养血。治痰时，首治生痰之源，当健脾祛湿，化痰通络为法，用方如"黄芪汤合桂枝附子汤"。治瘀以"通"为法。热瘀者当清而通之；寒瘀者当温而通之；湿瘀者要渗利而通之；虚瘀者要补而通之；实瘀者要泻而通之；痰瘀者要化而通之。治疗痹证痰瘀互结证常用"益肾清络活血方加减"，该方由"清络饮"化裁而来。

2. 李妍怡

李妍怡教授重用活血化瘀之品，认为脉络瘀阻，气血亏虚为本病的基本病机。脉络瘀阻既是病理产物，亦是病理因素，与气血亏虚一同贯穿疾病始终。依据行气活血化瘀，益气补血通络大法，选用"血府逐瘀汤合黄芪桂枝五物汤加减"，两方合用既能行气活血，又能益气补血，当重用桃仁、红花活血化瘀，减少理气之品，加鸡血藤、伸筋草舒筋活络，临床效果显著。临床上患者应注意休息，减少腕部活动，注意避免感受风寒湿等外邪，注意日常护理。

五、预后转归

术后应疏松包扎，2天内限制腕关节活动。2天后换药，嘱患者开始肩、肘、腕和手指功能练习。术后三周内，可在夜间使用支具固定腕关节于中立位。术后12~14天拆除缝线。1个月后恢复工作，但限制负重。术后6~8周，完全恢复活动，预后较好。

腕管松解减压术，若手术切口短，组织创伤就小，瘢痕就轻，疼痛消失就快，康复期就短，若手术切口长，组织创伤大，预后越差。

六、预防调护

对腕部创伤要及时、正确的处理，尤其是腕部的骨折、脱位，要求对位良好。已发生腕管综合征者，施行理筋手法之后，要固定腕部，可用纸壳夹板，也可以将前臂及手腕部悬吊，不宜做热疗，以免加重病情。经保守治疗无效者，应尽快手术治疗，防止正中神经长时间严重受压而变性。

七、专方选要

1. 拈痛汤

［组成］白术，人参（去芦），苦参（酒炒），升麻（去芦），葛根，苍术，防风（去芦），知母（酒洗），泽泻，猪苓，当归，炙甘草，黄芩（酒洗），茵陈（酒炒），羌活。

［功能］清热利湿止痛。

［适应证］湿热为病，肩背沉重，肢节疼痛，胸膈不利等。

［用法］上药用水600ml，煎至150ml，去滓，空腹时服。

［注意事项］孕妇及风寒湿闭病者慎用。

［出处］《兰室秘藏》。

2. 舒筋活血汤

［组成］羌活，防风，荆芥，独活，当归，续断，青皮，牛膝，五加皮，杜仲，红花，枳壳。

［功能］舒筋活络。

［适应证］筋络、筋膜、筋腱损伤。为伤筋中期及脱臼复位后调理之剂。

［用法］水煎服。冬天加谷酒为引，夏天加黄柏4.5g

［注意事项］上肢损伤者，加桂枝，去独活、牛膝；下肢损伤者，去羌活；疼痛甚者，加乳香、没药；湿盛者，加薏苡仁、防己、白术。

［出处］《伤科补要》。

3. 当归四逆汤

［组成］当归，桂枝，芍药，细辛，通草，甘草，大枣。

［功能］温经散寒，养血通脉。

［适应证］血虚寒厥证。手足厥寒，或腰、股、腿、足、肩臂疼痛，口不渴，舌淡苔白，脉沉细或细而欲绝。

［用法］水煎服。

［注意事项］腰、股、腿、足疼痛属血虚寒凝者，加续断、牛膝、鸡血藤、木瓜等，以活血祛瘀；若兼有水饮呕逆者，加吴茱萸、生姜；若妇女经期腹痛，男子睾丸掣痛，肢冷脉弦者，可加乌药、茴香、良姜、香附等，以理气止痛。

［出处］《伤寒论》。

主要参考文献

［1］彭志强，姚新苗. 姚新苗教授针药并用治疗腕管综合征经验［J］. 中国乡村医药，2020，27（23）：22-23.

［2］王寅龙，孙旸园. 黄芪桂枝五物汤内服熏洗对2型糖尿病周围神经病变伴腕管综合征患者神经电生理指标，氧化-抗氧化失衡及手功能的影响［J］. 现代中西医结合杂志，2020，29（16）：1797-1800+1824.

［3］盛丽，霍树靓. 高频超声在评价中药治疗腕管综合征的应用价值［C］//中国超声医学工程学会. 中国超声医学工程学会第七届全国肌肉骨骼超声医学学术会议论文汇编. 南昌：中国超声医学工程学会，2019：2.

［4］袁月，赵树明，李萍. 针灸治疗腕管综合征临床选穴规律分析研究［J］. 针灸临床杂志，2021，37（4）：42-46.

［5］陈玲，薛莉，李树茂，等. 远道巨刺结合局部针刺治疗轻中度腕管综合征临床研究［J］. 中国针灸，2017，37（5）：479-482.

［6］张莉蓉，刘茜. 针刺配合中药湿敷治疗腕管综合征的临床观察及护理［J］. 中国城乡企业卫生，2015，30（1）：158-159.

［7］谷宇，高斌礼. 腕管综合征的诊治进展［J］. 骨科，2021，12（6）：573-577.

第十五节　指屈肌腱狭窄性腱鞘炎

指屈肌腱狭窄性腱鞘炎又称"扳机指"，是由于屈指肌腱与掌指关节处的屈指肌腱纤维鞘管反复摩擦而产生的慢性无菌性炎症反应，主要以局部渗出、水肿和纤维化，鞘管壁变厚，肌腱局部变粗，阻碍肌腱的滑动而引起。当肿大的肌腱通过狭窄的鞘管隧道时，可发生弹拨动作和响声，故称扳机指或弹响指。本病多发于家庭妇女及手工操作者（如纺织工人、木工和抄写员等），女性多于男性，婴儿及老年人亦可患病，多见于拇指、中指，起病缓慢。指屈肌腱狭窄性腱鞘炎大抵属于中医学"伤筋""筋痹"等范畴。

一、病因病机

（一）西医学认识

本病常见的发病原因为慢性损伤，如手指长期快速用力活动等，常见于手工操作者及家庭妇女，以拇指最多见，其次为环指、中指、小指及食指。在体质因素及局部退行性变的基础上，手指的过度屈伸活动造成反复的机械刺激是本病发生的根本病因。本病病变部位在掌指关节处屈指肌腱纤维鞘管的起始部，拇指位于掌指关节籽骨与韧带所形成的环状鞘管处。屈指肌腱通过骨纤维隧道时，受到机械性刺激使摩擦力增大，且此处掌骨头隆起，握物时腱鞘受到硬物与掌骨头挤压损伤，局部出现充血、水肿、增厚、纤维化，甚至变性，骨纤维隧道变窄，屈指肌腱受压而发病。

掌指关节处屈指肌腱纤维鞘管的起始部，与拇指掌指关节籽骨与韧带所形成的环状鞘管，相对于其他部位的纤维鞘管更加狭窄。手指肌腱表面被鞘管包绕，这个纤维鞘管即腱鞘，具有固定肌腱和润滑摩擦的作用。腱鞘分两层，外层是纤维层，内层是滑膜层。外层纤维层在不同位置增厚形成不同的纤维束，即指屈肌腱滑车系统，具有固定指屈肌腱的作用。滑车系统由5个环形滑车、4个交叉滑车和1个掌腱膜滑车组成。内层滑膜层为双层圆筒形，其外层与纤维层相贴，内层与肌腱相贴，内外层间形成一个密闭的腔隙，即为滑膜腔，滑膜腔内分泌滑液，有润滑营养肌腱的作用。因此，腱鞘和指（掌）骨之间形成了一个"骨-纤维管道"，其有约束和固定肌腱的作用。正常情况下，指浅、深屈肌腱和拇长屈肌腱可畅行其中，维持着手指的正常屈曲活动。当骨纤维隧道变窄时，屈指肌腱受压，肌腱和鞘管结构发生炎性变化，从而发病。

（二）中医学认识

本病的发病与局部劳作、外伤、外邪等因素有关。因局部劳作过度，积劳伤筋而发病。或因外伤、外感六淫，经脉闭阻，致使气血凝滞而发病。或正气虚弱，气血不足，气血不能濡养经筋而发病，以致使局部出现肿胀、疼痛、手指弹响、交锁等症状。

二、临床诊断

（一）辨病诊断

1.诊断要点

（1）病史 有手部劳损病史，常见于手工劳动者，女性发病率是男性的2~6倍，尤其多见于中老年人，也可见于婴儿和幼儿，以拇指最为多见，其次为环指、中指、小指及食指。

（2）症状 本病多发生于拇指，少数患者可有多个手指同时发病。初期在局部掌指关节处有疼痛，患指屈伸功能障碍，晨起明显，活动后减轻或消失，疼痛有时可向腕部放射。随着病情的加重，有时可触及增厚的腱鞘，状如豌豆大小的结节，肌腱活动受限，发生卡压，用力屈伸患指可有弹响及扳机样动作，严重时，手指可发生交锁，不能屈曲或伸直。

（3）体征 掌指关节掌侧局限性压痛，局部可有隆起，掌指关节平面可触及皮下结节性肿物，在手指屈伸活动时可感到结节状肿物滑动及弹跳感，有时有弹响。

2.相关检查

必要时可行手部X片或彩超检查，明确有无骨关节异常或滑膜炎。

（二）辨证诊断

1.气滞血瘀型

（1）临床证候 多于急性劳损后，掌指关节处轻度肿胀、疼痛，局部压痛，可扪及结节，患指活动受限，屈伸不利，动则痛甚，可有弹响声或交锁，舌质紫黯有瘀斑，苔薄白，脉弦。

（2）辨证要点 急性劳损后掌指关节肿胀、疼痛，局部压痛。

2.虚寒型

（1）临床证候 多出现于慢性劳损或急性劳损后期，掌指关节有酸痛感，局部压痛，可扪及明显结节，患指屈伸受限，有弹响声或交锁，舌质淡，苔薄白，脉细或沉细。

（2）辨证要点 慢性劳损或急性劳损后期，掌指关节局部压痛，活动受限。

三、鉴别诊断

1.化脓性腱鞘炎

化脓性腱鞘炎常有手指外伤感染史，疼痛与压痛的区域多沿腱鞘分布，其临床表现为整个手指的红肿热痛，腊肠样变，活动受限明显。

2.腱鞘囊肿

腱鞘囊肿多见于腕背部，局部有轻度疼痛、压痛，触诊可扪及光滑、有弹性、包膜完整、活动度良好的肿块，无手指卡压及弹响，超声可进一步诊断。

3.桡骨茎突狭窄性腱鞘炎

桡骨茎突狭窄性腱鞘炎本病也由骨－纤维管道狭窄导致，表现为拇指局部疼痛及活动受限。发病部位是桡骨茎突，可于该处皮下触及结节肿块，握拳尺偏试验阳性。

4.类风湿关节炎

类风湿关节炎发病多见于手指远端关节和掌指关节，早期可出现晨僵、疼痛肿胀、皮肤潮红、关节压痛及活动受限等症状，一般呈对称性发作。经过多次反复发作后可出现手部的纽扣花样畸形，鹅颈畸形。实验室检查可见类风湿因子阳性，X线及MRI检查可见关节间隙变窄，滑膜水肿，骨质侵蚀，骨质增生等表现。

四、临床治疗

（一）提高临床疗效的要素

指屈肌腱狭窄性腱鞘炎主要为长期劳

损，耗伤阴血，或外感风寒湿邪导致，属于本虚标实之证。在治疗上，活血化瘀、消肿止痛为常用之法，若气血运行通畅，则局部疼痛得到改善。外感风寒湿邪所致者，治以祛寒散湿，调和气血。同时，可配合运用理筋手法、针刀疗法等外治法，以提高疗效。

（二）辨病治疗

1. 非药物治疗

（1）理筋手法　医者一手捏住患者手指，另一手拇指按压在结节部，用拇指指端做纵向及横向推按的分筋手法。在掌指关节掌侧屈指肌腱的肥厚压痛点、处，给予指揉和弹拨，并让患者配合做掌指关节屈伸的被动运动。适度配合屈腕和指关节的屈伸运动，5~10分钟。若病程较长，可抚摸患指及其周围，然后一手捏住患者手指，另一手拇指在痛点与腱鞘平行方向行推压约1分钟，再垂直弹拨10次左右，同时按揉鱼际，再做手指纵向牵引，最后以柔和的抚摸手法结束。

（2）针灸疗法　取合谷穴和掌骨头掌侧面结节周围的阿是穴。操作时，用75%的乙醇在取穴部位常规消毒，毫针直刺合谷穴1寸，斜刺掌骨头掌侧面结节周围的阿是穴0.5寸，用提插法，得气后留针20分钟。可配合用艾条对局部阿是穴行悬起灸20分钟，以局部潮红，有温热感为宜。

（3）针刀疗法　小针刀技术在治疗指屈肌腱狭窄性腱鞘炎方面有着优势，临床文献报道也比较多。类针刀的器械有：微型针刀、镰状小刀、改良克氏针、自制钩刀、输液器排气针、锋钩针、小弯刀、自制小针刀、小宽针、钩针刀、注射针刀、斜刃小针刀、尖刀等。治疗方法有连续扎切、连续顺切、直刀挑割、弯刀挑割等方法，疗效均较好，但相比之下挑割法疗效要优于扎切法，弯刀法优于直刀法。

（4）物理治疗

①蜡疗法：采用浸蜡法或蜡盘法，20~30分钟/次，1次/天，10~15次。

②超声波疗法：水下法，声头距离病变部位2~3cm，功率0.3~0.6w/cm²，治疗时间3~5分钟，1次/天，8~12次为1个疗程。

③电疗法：a.间动电流疗法.使用小圆电极，选择疏密波或间升波，电流量以患者能耐受为宜，每个部位5~10分钟，1次/天，5~10次为1个疗程。b.超短波或微波疗法。用微热或温热剂量，治疗10~20分钟，1次/天，10~15次为1个疗程。

（5）手术疗法　经非手术治疗无效或反复发作，腱鞘已有狭窄者，可行屈指肌腱腱鞘切开术。局部麻醉后在掌指横纹处做一横行切口，长约1.0cm，切开后钝性分离，充分暴露腱鞘，计算腱鞘狭窄增厚的范围，用小尖刀从一侧切开腱鞘并切去一小块，同时松解屈肌腱周围粘连，直到伸屈患指时，弹响消失。术中注意勿损伤指神经和指神经血管束。

2. 药物治疗

（1）非甾体抗炎药　其治疗本病，可以采用非甾体抗炎药抗炎止痛，缓解症状，常选用口服药塞来昔布胶囊与外敷双氯芬酸二乙胺乳胶剂。塞来昔布胶囊能有效缓解疼痛。双氯芬酸二乙胺乳胶剂具有良好的抗炎止痛效果和皮肤通透性，因此能够从皮肤作用到腱鞘局部炎症处。

（2）局部封闭　用皮质醇或泼尼松7.5~12.5mg（0.3~0.5ml）加入1%普鲁卡因1ml行局部鞘管内注射，5~7天1次，1~3次为1个疗程。具有疗效好，复发率较低，不良反应小，操作简单方便等优点。

（三）辨证治疗

1. 辨证施治

（1）气滞血瘀型

［治法］活血化瘀，通络止痛。

［方药］活血止痛汤加减。当归15g，苏木15g，川芎12g，红花12g，醋乳香、醋没药各12g，三七粉（冲）4g，赤芍15g，党参15g，全蝎9g，炙甘草6g。

［加减］上肢疼痛者，加桑枝、伸筋草、鸡血藤，以活血通络；下肢疼痛者，加川牛膝、独活、木瓜，以活血化瘀，消肿止痛。

（2）虚寒型

［治法］温经散寒，通络止痛。

［方药］当归四逆汤加减。当归15g，桂枝15g，白芍15g，杜仲15g，淫羊藿18g，细辛3g，通草6g，炙甘草6g，大枣8枚。

［加减］属血虚寒凝者，加制川乌、鸡血藤、川芎等，以散寒祛瘀；畏寒肢冷者，加制附子、干姜、杜仲，以温补肾阳，强壮筋骨。

2.外治疗法

（1）中药外敷　患者取坐位，手掌朝上，手放于治疗台上，将具有活血化瘀、消肿止痛功能的药膏均匀地摊于5cm×5cm大小的纱布上，然后外敷于患指掌指关节附近硬结压痛点处，用绷带包扎，手功能位放置。每日1次，1周为1个疗程。

（2）中药熏洗　用海桐皮汤加减，将药加水煎20~30分钟，将患手覆盖毛巾，放于盆口上方，熏蒸10~15分钟（防止烫伤），稍凉后将患手放入盆中浸洗，顺便按摩，屈伸锻炼。早、晚各1次，每日1剂，7剂为1个疗程。

3.成药应用

（1）大活络胶囊

［组成］红参，白术（麸炒），甘草，熟地黄，当归，何首乌，龟甲（醋淬），乳香（制），没药（制），血竭，赤芍，肉桂，两头尖，人工麝香，冰片，安息香，沉香，木香，丁香，香附（醋制），水牛角浓缩粉，乌药，青皮，制草乌，麻黄，细辛，羌活，防风，蕲蛇，乌梢蛇，松香，骨碎补（烫，去毛），天麻，天南星（制），全蝎，僵蚕（炒），地龙，葛根，豆蔻，广藿香，绵马贯众，人工牛黄，大黄，黄连，黄芩，玄参，威灵仙。

［功能］祛风止痛，除湿豁痰，舒筋活络。

［适应证］风湿痹证（风湿性关节炎）引起的疼痛。

［用法］口服。1次4粒，1日3次。

［注意事项］运动员慎用。本品不宜长期服用。用药后如果出现心悸，心慌，胸闷，口、舌、四肢等局部麻木症状，请咨询医生。

（2）活血止痛胶囊

［组成］当归，三七，醋乳香，冰片，土鳖虫，煅自然铜。

［功能］活血散瘀，消肿止痛。

［适应证］跌打损伤，瘀血肿痛。

［用法］用温黄酒或温开水送服。1次3粒，1每日2次。

［注意事项］按照用法用量服用。饮酒不适者可用温开水送服。长期服用应向医师咨询。对本品过敏者禁用，过敏体质者慎用。本品性状发生改变时禁止使用。儿童必须在成人监护下使用。

（3）消肿止痛膏

［组成］姜黄，羌活，干姜，栀子，乳香，没药。

［功能］祛瘀，消肿，止痛。

［适应证］骨折脱位初期及软组织损伤瘀肿疼痛者。

［用法］用凡士林调成10%软膏，外敷患处。

［注意事项］对本品及所含成分过敏者禁用。皮肤破损处禁用。孕妇禁用。

（四）医家诊疗经验

娄多峰

娄多峰教授临证时强调按患部用药思

想，针对指屈肌腱狭窄性腱鞘炎疼痛可使用上肢经验方。此外，娄老经过多年临床经验，针对痹证的各个证型也总结出大量验方，如治疗气血亏虚证的"黄芪桂枝青藤汤"，治疗风寒湿痹证的"通痹汤"，治疗寒邪痹阻证的"顽痹寒痛饮"，治疗风湿热痹证的"清痹汤"，治疗顽痹邪实热证的"历节清饮"，治疗瘀血为患的"化瘀通痹汤"等。

五、预后转归

指屈肌腱狭窄性腱鞘炎若及时接受治疗，能够得到较好的缓解，并且治愈的可能性也越大。大多患者在经过保守治疗后能够治愈，采取手术方式治疗效果也较为好。在治疗后要注意保护手部，减少复发的概率。患者在进行治疗的时候，还要注意做一些康复运动促进手部的恢复。比如可以渐进性地进行轻柔、无痛的活动，逐渐增加力量训练，促进手部功能的恢复。术后患者一定要注意保持切口的清洁，预防感染，并且要接受正规的康复治疗。预防指屈肌腱狭窄性腱鞘炎，需要在日常生活中保持良好的用手习惯，比如改变用手频率和用手习惯，如果是手工作业者或者是职业人群，在用手的时候要注意适当的休息和活动，避免手部长期过度劳累，得不到放松。

六、预防调护

避免长期、快速、用力地使用手指，连续工作时间不宜过长，结束后揉搓手指和手腕，经常用热水泡手。冬天洗衣服最好用温水，注意手部保暖，防止手部受寒。定时做拇指外展、背伸及手指屈伸活动，以防止肌腱与腱鞘粘连。

七、专方选要

活血止痛汤

［组成］当归，苏木，积雪草，川芎，红花，乳香，没药，三七、炒赤芍药，陈皮，土鳖虫，紫荆藤。

［功能］活血止痛。

［适应证］损伤瘀血，红肿疼痛。

［用法］水、酒各半煎服。

［注意事项］孕妇禁用。

［出处］《伤科大成》。

主要参考文献

［1］刘晓琴. 傍针刺配合隔姜灸治疗缩窄性屈指肌腱腱鞘炎31例［J］. 中医外治杂志，2012，21（3）：53.

［2］王雪姣，朴荣. 按摩配合中药熏洗治疗指屈肌腱腱鞘炎15例［J］. 中国民间疗法，2012，20（12）：23-24.

［3］康志强. 推拿配合中药外系治疗指屈腱鞘炎［J］. 山西中医，2014，30（1）：52.

［4］张宇，王晓冰. 开皮针在指屈肌腱狭窄性腱鞘炎中的临床应用［J］. 中国中医骨伤科杂志，2013，21（8）：57.

［5］李瑞琦. 自制式"镰刀状"小针刀微创治疗与开放手术治疗手指屈肌腱狭窄性腱鞘炎疗效的对比研究［J］. 中华全科医学，2013，16（10）：3611-3613.

［6］邵正立. 小切口手术治疗51例手指屈肌腱狭窄性腱鞘炎的临床疗效观察［J］. 齐齐哈尔医学院学报，2013，34（11）：1597-1598.

［7］苏丽繁. 狭窄性腱鞘炎诊断与治疗进展［J］. 医学信息（中旬刊），2011，24（1）：358-359.

［8］万道生，蒋克泉. 直线偏振光近红外线照射合痛点阻滞治疗腱鞘炎疗效评估［J］. 农垦医学，2013，4（35）：304-305.

［9］朱刚劲. 曲安奈德鞘内注射治疗指屈肌腱狭窄性腱鞘炎的临床研究［J］. 中国现代药物应用，2014，8（4）：130-131.

第七章　腰背部痛

第一节　概述

　　腰背痛是指由局部炎症、创伤或某些器官及全身性疾病引起的腰背部疼痛。腰背部组织自外向内包括皮肤、皮下组织、肌肉、韧带、脊柱、肋骨、脊髓等，上述任何一种组织的病变都可能会引起腰背痛。临床上以脊柱疾病（包括脊柱骨、韧带、椎间盘等）最多见，其次是腰背部邻近器官（如胸膜、肺、肾、胰、直肠、前列腺、子宫等）病变引起的放射性腰背痛。

一、腰背痛的发病机制与病因

　　腰背痛的发生机制有的部分已经清楚，但仍有很多部分不明。随着基础研究的发展，对复杂和精细的脊柱结构与腰背痛的多源性有了新认识，对腰背痛错综复杂的机制也有了进一步的了解。一些生物化学物质和神经肽可直接激发疼痛或降低痛阈，损伤或炎症组织释放的内源性物质在伤害刺激和疼痛感受器放电之间起桥梁作用。

　　局部病变疼痛是由于感觉神经末梢受刺激所致，常见于有关的骨膜、韧带、肌腱、肌肉、关节的病变或劳损等。胸腔、腹腔、盆腔内脏器官病变引起的腰背痛，主要是由于牵涉痛所致，内脏疼痛的冲动经传入纤维使相应脊髓节段的神经元兴奋，痛感降低，由同一神经传入的正常冲动引起痛觉或痛觉过敏，神经根痛是脊神经根受刺激所致，常表现为放射性痛，疼痛沿脊神经后根分布区域放射，肌肉痉挛所致疼痛是局部或神经根病变引起有关局部的肌肉痉挛所致。

　　腰背痛伴脊柱畸形，见于外伤、先天性畸形、椎体结核等。腰背痛伴活动受限，见于强直性脊柱炎、腰椎间盘突出等。腰背痛伴发热，常见于全身性疾病（如急性传染病、弥漫性结缔组织病等）。腰背痛伴长期低热，见于椎体结核等。年龄大者出现顽固性背痛，放射性神经痛见于脊柱肿瘤，应特别注意转移癌（如常见的前列腺癌、乳腺癌、肾癌、肺癌转移等）。腰背痛伴有尿频、尿急、尿痛，见于尿路感染等。腰背痛伴有月经异常、痛经等，见于附件炎，盆腔炎，卵巢或子宫肿瘤等妇科疾病。

二、中医学对腰背痛的认识

　　六淫中与疼痛关系密切的邪气主要是风、寒、湿三邪。《素问·风论》中说"风者，善行而数变"。是指风邪致病具有病位游移、行无定处的特性，如行痹（风痹）之四肢关节有游走性疼痛。湿邪致病临床有沉重感或重着不移的特征，如湿邪滞留经络、关节，阳气敷布受阻，经络气血不和，可见病变部位疼痛、重着不移、屈伸不利、肌肤麻木不仁等症状，故有湿性重浊之说。寒为阴邪，易伤阳气。《素问·阴阳应象大论》中说"阴胜则阳病"。故感受寒邪，最易损伤人体的阳气。阳气受损，不仅不足以祛除阴寒之邪，而且阳气失其温煦与气化的作用，出现全身或局限性明显的寒象。寒性凝滞，不通则痛。所谓"凝滞"是说寒邪致病具有使肌体经脉气血津液凝结、阻滞的特征。此特征主要体现在两个方面。其一，是寒邪致病使经脉气血凝闭阻滞。由于经脉气血的运行和通畅依赖于阳气的推动和温煦作用，气血具有"喜温而恶寒"的生理特性，因而寒邪侵入人体，易使气机阻滞，寒凝血瘀，气血阻滞不通，不通则痛。故《素问·痹论》中说："痛者，寒气多也，有寒故痛也。"疼痛是寒邪致病的主要因素，故说寒胜则痛。寒胜致痛的特点是，多为冷痛，剧痛，猝然而痛或绞痛，得温则减，遇寒痛剧。其二，寒邪致病具有收缩牵引的特征，如寒邪侵袭肌表，可致毛窍收缩，腠理闭塞，卫阳被郁，可出现恶寒、无汗、发热、头身疼痛、脉紧等症。如寒邪侵及经络关节可使经脉拘急、筋脉挛缩，则可出现肢体屈伸不利，或冷厥不仁、脉紧等症。《素问·举痛论》中还指出："寒气客于脉外则脉寒，脉寒则缩蜷，缩蜷则脉绌急，绌急则外引小络，故卒然而痛"。说明寒胜则痛亦与寒性收引有关。由于寒邪可导致血脉筋脉收缩、挛急、牵引，致气血阻滞，不通则痛，即所谓寒性收引。

疼痛的另一个重要的病因为瘀血，形成瘀血的原因很多，一是外伤、跌仆及其他原因造成的体内出血，离经之血未能及时排出或消散，蓄积而为瘀血，二是气滞而血行不畅，或是气虚而推运血行无力，以致血脉瘀滞，形成瘀血，三是血寒而使血脉凝滞，或是血热而使血行壅聚或血液受煎熬，以及湿热、痰火阻遏，脉络不通，导致血液运行不畅而形成瘀血。由于瘀血内积，使气血运行受阻，造成机体某一部分的气血不通，不通则痛，故疼痛是血瘀证的突出症状，其痛具有刺痛，固定不移，拒按的特点，皆因局部有瘀血停积，气血不得通达之故。由于夜间血行较缓，瘀阻加重，故夜间疼痛加重。瘀血引起的疼痛，多为刺痛或刀割样痛，且痛有定处。也有慢性久发隐痛不休，或每遇气候变化而加重者，此即王清任所论"交节病做乃是瘀血"之论。引起疼痛的原因甚多，不论是跌打坠堕，痈疽疮疖，抑或脏腑内伤，寒滞热郁，诸多病患所见部位的痛证，其基本的病理机制均与血行不畅或瘀血凝滞有

关。如《素问·脉要精微论》说"涩则心痛"。张仲景说："产妇腹痛……不愈者，此为腹中有干血着脐下。"王清任认为："凡肚腹疼痛总不移动是瘀血。"唐荣川提出"瘀血在经络脏腑之间则周身作痛""恶血不尽，阻滞其气血故作痛也"。

另外，气血失常、经脉不畅、脏腑失调、外伤劳损亦为疼痛之重要因素。急骤的暴力作用可致气血运行失常。如《杂病源流犀烛·跌仆闪挫源流》中说："跌仆闪挫，卒然身受，由外及内，气血俱伤病也。"又说："忽然闪挫，必气为之震，震则激，激则壅。壅则气之周流一身者，忽因所壅，而凝聚一处……是气失其所以为气矣。气运乎血。血本随气以周流，气凝则血亦凝矣，气凝在何处，则血亦凝在何处矣。夫至气滞血凝则肿痛，诸变百出。"详细阐明了损伤与气血的关系。"跌仆闪挫"虽为皮肉筋骨损伤，但亦必损及气血，形成气滞、血瘀。气血瘀阻，为肿为痛，故《素问·阴阳应象大论》有"气伤痛，形伤肿。故先痛而后肿者，气伤形也；先肿而后痛者，形伤气也"之说。如瘀血逆于肌腠则局部肿胀，滞于肌表则皮肤青紫。《洞天奥旨》中曰："气血旺则外邪不能感，气血衰则内正不能拒。"说明气血衰弱之人，筋肉失养，失养则虚，虚则不耐疲劳，因而"内正"不能拒其"外邪"。所以，较小的外力，或单一姿势的长期操作，或疲劳，或风寒湿邪侵袭，皆可致筋损伤。气血运行阻滞，不通则痛，常表现为局部酸痛，且与天气变化关系密切。腰为肾之府，肾主骨，生髓。《灵枢·五癃津液别》中说："阴阳不和，则使液溢而下流于阴，髓液皆减而下，下过度则虚，虚故腰背痛而胫酸。"阐明了房劳伤肾，肾虚筋伤，腰痛胫酸的病机。《素问·痹论》说："肾痹者，善胀，尻以代踵，脊以代头。"特别是慢性腰痛与肾虚的关系更为密切。前人认为腰为

肾之府，肾虚则腰痛。如《诸病源候论·腰痛不得俯仰候》中说"肾主腰脚""劳损于肾，动伤经络，又为风冷所侵，血气击搏，故腰痛也"。《医宗必读》中认为腰痛的原因"有寒有湿，有风热，有挫伤，有瘀血，有滞气，有积痰，皆标也，肾虚其本也"。《素问·举痛论》说："经脉流行不止，环周不休，寒气入经而稽尺，泣而不行，客于脉外则血少，客于脉中则气不通，故卒然而痛。"由此说明，当机体受寒气侵袭时，必有邪正交争之象，此时经络气血流注受阻，形成了局部壅塞，或因气血一时不得通达，经络空虚，组织失养，皆可发生疼痛。所以，不论是实证或虚证，都有气血不通，才发生疼痛。如寒凝、热灼、气滞、血瘀、冲逆、郁结、痰阻等，使该处经络壅塞，气血不痛，则疼痛而拒按。若因气血不足，运行迟滞，以致局部脉络空虚，组织失养而疼痛者，则痛而喜温，喜按。

中医学的"骨错缝，筋出槽"理论丰富了腰背痛的认识。"骨错缝，筋出槽"是中医骨伤科学特有的名词，它既属于病名，又是对骨关节及筋损伤病机的高度概括。"骨错缝"是指骨关节正常的解剖结构，发生了微细的位移改变并伴有相应关节活动受限。"筋出槽"则是指筋的形态结构，空间位置或功能状态发生了异常改变。唐代蔺道人在《仙授理伤续断秘方》中首次提到"骨缝"的概念，即"凡左右损处，只须相度骨缝，仔细捻挪，忖度便见大概"。《医宗金鉴·正骨心法要旨》说"背骨自后身大椎骨以下腰以上之通称也。先受风寒，后被跌打损伤者，瘀聚凝结，若脊筋隆起，骨缝必错，则成伛偻之""或因跌仆闪失，以至骨缝开错气血瘀滞，为肿为痛"。

"骨错缝"是由于外伤或劳损之后，破坏了关节的稳定，使两关节面之间的解剖位置发生轻度的偏移、旋转等移位。"骨错缝，筋出槽"是一种病理状态，可发生于任何关节部位，而脊柱则是多发的部位之一。

在"骨错缝，筋出槽"理论的指导下，中医学在认识和治疗腰背痛、坐骨神经痛、腰椎间盘突出症等疾病方面认为椎间盘退变、膨出或突出在更多的时候是一个原始病因，它可导致相应的椎间关节活动范围异常，稳定性下降，甚至出现关节嵌顿现象，进而引发一系列临床症状。

三、腰背痛的鉴别诊断

（一）单纯性腰背痛

单纯性腰背痛是指无下肢疼痛或麻木的腰背痛。其鉴别诊断主要有以下几点。

1. 年龄与性别

年龄和性别与腰背痛的病因有密切的关系。青少年易患结核，长期坐位可导致韧带炎或肌纤维组织炎，若青少年男性存在着凉史则易患强直性脊柱炎。青年女性下腰部疼痛，因妊娠、劳损加重多为髂骨致密性骨炎。中青年家务及工作多而繁重者，且椎间盘、韧带、肌肉已开始退变，因而多发生腰椎间盘突出症、肌纤维组织炎、韧带炎、脊柱滑脱。中老年则先考虑脊柱退行性骨关节炎、韧带炎，若女性则应注意骨质疏松和围绝经期综合征。

2. 症状病史

腰背棘突两侧酸痛，弯腰或坐位久后加重，卧床休息或稍活动后可减轻者多为肌纤维组织炎。腰背中央痛，直立位无痛或减轻，前屈时痛加重，腰无力以致不能长时间弯腰工作，以胸腰段为主者多为棘上韧带炎，以腰骶段为主者多为棘间韧带炎。若腰痛在弯腰后伸直过程突然发生，并迅速加重，腰僵硬不敢活动，则多为腰椎小关节滑膜嵌顿。若痛以骶髂关节为主，有时还伴有膝或髋关节疼痛，着凉或阴天加重，腰背酸痛逐渐向上发展，脊柱僵硬，可伴有乏力、低热、食欲缺乏等，应考虑强直性脊柱炎。若腰背痛逐渐加重，夜间痛甚，则注意脊柱肿瘤，若逐渐加重，出现后突成角畸形，伴有低热无力，盗汗等则可能为椎体结核，有的椎体结核患者腰背疼痛伴有无痛性寒性脓肿。腰椎间盘突出症髓核摘除术后数日至数周再次出现腰深部剧烈疼痛，首先考虑椎间隙感染。患者来自氟中毒流行区或长期饮用工业污染水应排除氟中毒引起的氟骨症。

3. 查体及检查

压痛部位及压痛的深浅是寻找病变部位的首要方法。拇指压痛为浅压痛，叩击痛为深压痛。对于深压痛部位应行 X 线检查或 CT 检查，X 线显示椎体变扁呈楔形者，若有外伤史多考虑压缩性骨折，椎体变扁无外伤者应考虑椎体肿瘤，若变扁的椎体呈鱼尾状并有骨质密度普遍减低应考虑骨质疏松症。

（二）伴有下肢疼痛或麻木的腰背痛

腰背痛伴有下肢麻木或疼痛多是由于胸腰段脊髓或马尾神经受到压迫刺激引起。第 1 腰椎水平以上压迫脊髓，患者可出现肋间神经痛，下肢张力高，腱反射亢进及下肢出现病理体征阳性，第 2 腰椎以下压迫马尾神经，多出现间歇性跛行，股神经或坐骨神经疼痛或麻木，相应的腱反射减弱或消失，无病理体征。

四、治疗原则

（一）急性损伤

1. 治疗并发症

急性损伤合并肌肉痉挛、韧带撕脱、皮神经移位、后关节滑膜嵌顿等，可做手法推拿，解除肌肉痉挛，使撕脱的韧带，移位的皮神经和嵌顿的滑膜得以复位，疗

效显著。

2. 解除疼痛和肌痉挛

损伤部位用普鲁卡因封闭疗法，应用外敷中药、热疗、音频电疗以及镇痛剂，有助于解除疼痛和肌痉挛，促进炎性渗出物的早期吸收。

3. 贯彻动静结合的治疗原则

急性损伤既要根据需要给予必要的固定，包括卧硬床和石膏围腰，使损伤组织顺利愈合，还要注意预防外伤后肌肉萎缩和受伤组织周围粘连，早期背肌锻炼和适当的活动很重要。

4. 增强体质，提高健康水平

要加强背肌锻炼，积极预防腰背部损伤。劳动姿势要求正确，避免弯腰时负重或长期固定在一种姿势。体育活动或剧烈操练前应做好热身活动。

（二）慢性损伤

1. 找出发病原因，加以纠正

如不良工作姿势，下肢不等长等，应加强背肌锻炼，纠正脊柱前弯的不良习惯。腰椎过度前突时应加强腹肌锻炼，做仰卧起坐以及仰卧位旋盆运动。病因不易根除时，如脊柱结构性畸形、髋关节强直等，可予对症治疗，并对患者详细解释病变性质，消除不必要的顾虑。

2. 注意勿过度劳累

中年以上患者若脊柱成像有肥大改变，属正常现象。注意勿过度劳累，避免不良姿势即可。腰背痛较重时，在排除其他原因后，按急性损伤处理。

3. 局限性慢性劳损的治疗

局限性慢性劳损部位可用氢化可的松加普鲁卡因局部浸润，每周一次，有消除炎症、减轻疼痛、松解粘连的作用。麻醉下手法治疗，对陈旧性粘连有一定疗效。顽固性腰背痛可使用经骶管硬膜外插管注药治疗。

4.适当运动

适当的体育运动可以锻炼背肌和增强肌力，对慢性腰背痛均适用。

第二节　急性腰扭伤

急性腰扭伤在临床上较为多见，尤其多发于体力劳动者、偶然参加运动而事先未做热身准备活动者。本病的发生率根据各医院的收治范围不同相差较大，占骨科门诊病例的5%~20%。但近年来由于劳动条件的不断改善，其发生率已明显降低。急性腰扭伤患者男性较女性多见。年龄以青壮年为多，年幼及年老患者均较少。本病患者虽可见于各行各业，但60%以上多发于重体力劳动者及运动员等活动量较大的人，偶然干重活的脑力劳动者也易发生。本病病变的范围包括下背部至骶髂部的肌筋膜组织，即胸腰部及腰骶部两个解剖区。但在临床上由于其表现及治疗原则基本相似，故现将其一并阐述。急性腰扭伤大抵属于中医学"闪腰""岔气"范畴。

一、病因病机

（一）西医学认识

1.发病原因

（1）无准备活动　无论是体力劳动或各项竞技活动，如果在正式开始前能对脊柱及四肢进行由慢到快，由小幅度到大幅度的准备活动，则不易发生损伤。反之，在无准备活动情况下突然开始加重脊柱负载量，则易引起扭伤及韧带撕裂，甚至可发生骨折（以横突骨折多见）。

（2）姿势不当　各项运动均有其十分科学的训练程序，教练及运动员均应重视并按程序操作，可大大降低腰部损伤的发生率。在日常劳动中，尤其是在平日较少进行重体力劳动的家庭妇女或脑力劳动者

中，当遇到较重物体需搬动时，往往不知道正常步骤，以致用力不当，易致腰背部扭伤。

（3）劳动方式不当　除由于不同劳动条件造成的被迫劳动体位难以纠正外，某些劳动者不能自行掌握正确的劳动方式，例如操纵接送患者的推车时，如果不是采用"推"而是采用"拉"的方式，则容易导致椎旁纵向肌群用力较大引起腰背部扭伤。

（4）相互配合不当　两人以上共同参与的劳动或体育运动比赛中，如其中一方动作不协调，易引起重力偏移，导致另一人的腰背部扭伤或其他部位损伤。

（5）其他原因　如自高处跌下、平地滑倒、交通意外或生活意外等，均可引起腰背部扭伤。

2.发病机制

脊柱为承重的支柱结构，在胸椎部，有肋骨与胸骨所构成的胸廓在其两侧及前方起保护作用，因此胸椎不易发生扭伤。而在腰椎，由于无其他骨骼支架支撑，前方为松弛的腹腔，因此腰椎的稳定性主要依靠韧带与肌肉维持。排列在腰椎两侧的纵行腰肌，是由长短不一的肌纤维在不同高度渐次加入而形成的，越靠近脊柱的肌纤维越短，最内侧的肌纤维跨越1个椎间隙连接2个椎体，稍靠外侧的肌纤维就稍长些，跨越2个椎间隙，依次类推，它们像麻绳一样组成腰肌。腰肌又被腰背筋膜所包裹，腰部的神经既要穿过筋膜，又要穿过腰肌。如果这些肌肉纤维不能发生协调一致的舒缩，就会发生排列顺序的紊乱，刺激和嵌压其中的神经而产生疼痛，疼痛可以造成肌纤维痉挛，而痉挛又进一步加重了对神经的刺激和嵌压，使疼痛加重。另外扭伤致腰椎所附着的韧带、筋膜、肌肉、关节囊遭受损伤。关节囊破裂时，伴有关节内出血、肿胀，机化后形成索状结缔组

织，造成关节内粘连。通常是在韧带、筋膜附着的骨骼处引起撕裂伤，此时会出现纤维断裂，局部有出血、水肿及渗出等病理改变。

（二）中医学认识

急性腰扭伤，又名"闪腰""岔气"，中医学对急性腰扭伤有较深刻的认识，《金匮翼·卷六》中说："瘀血腰痛者，闪挫及强力举重得之。盖腰者，一身之要，屈伸俯仰，无不由之。若一有损伤，则血脉凝涩，经络壅滞，令人卒痛不能转侧，其脉涩，日轻夜重者是也。"故"闪腰"致血脉凝滞局部，发为腰痛。

二、临床诊断

（一）辨病诊断

1. 诊断要点

急性腰扭伤多发于青壮年及体力劳动者，男性多于女性。常为突然发病，多有腰部扭挫伤史。以腰部剧烈疼痛为主，腰部僵硬，屈曲旋转活动受限，且肌肉痉挛较甚，咳嗽或打喷嚏会加重疼痛，难以行走。轻伤时疼痛不明显，数小时或次日后加重。严重者有撕裂样疼痛，不能坐立、行走，疼痛有时牵扯到一侧或两侧臀部或大腿后侧。更严重者卧床难起，辗转困难。

（1）有明显的外伤史　腰背痛发病急骤，伤后即感腰部一侧或两侧局限性疼痛。患者常能指出准确的疼痛部位（这一点在诊断上极为重要）。有些患者在受伤时感到有清脆的响声或韧带撕裂样感觉，随后疼痛为持续性。疼痛轻者可勉强行走，重者完全不能活动。在大声说话、呵欠、咳嗽或大、小便用力时均感到疼痛加重。

（2）局部压痛　在扭伤早期，受伤局部多有固定压痛点，并与自述疼痛部位相一致。为了确定痛点，用拇指在腰部反复按压，找出最敏感的痛点。如肌肉和筋膜损伤，压痛点多位于竖脊肌处、第 3 腰椎横突部、髂骨嵴后部；棘间韧带损伤，压痛点在脊柱中线棘突之间，属深压痛；棘上韧带损伤压痛点在中线棘突上，属浅压痛；椎间小关节损伤，压痛点在椎旁深处；腰骶关节损伤，则在腰骶关节处压痛。

（3）腰背肌痉挛　多数患者受伤侧腰肌紧张或痉挛，患者站立或向前弯腰时更加明显，疼痛可加剧，长时间卧床休息，紧张的肌肉可变松软，但用手触压后又可紧张。腰部一侧受伤时，向对侧弯曲肌肉，腘肌痉挛时明显加剧。

（4）脊柱侧弯　腰部肌肉、筋膜扭伤和撕裂引起的疼痛，必然导致肌肉发生痉挛，而不对称的肌痉挛，可引起脊柱向伤侧的侧弯改变。脊柱的侧弯是为了照顾受伤组织，使病变周围组织免受挤压所产生的一种保护性自动调节。疼痛与痉挛解除后，侧弯的脊柱即可正直。

（5）牵扯性下肢痛　这是因为腰肌或韧带扭伤，撕裂后刺激了有关神经所牵扯的部位，多为臀部、大腿后部、大腿前内侧等处。在咳嗽、大便用力与活动时牵扯痛加重。

2. 相关检查

（1）X 片检查　常检查腰椎正侧位，症状较轻者 X 线检查多无异常，损伤严重者，X 线表现为腰椎侧弯或见腰椎生理前凸消失。棘上、棘间韧带断裂者侧位片表现为棘突间距离增大或合并棘突骨折。

（2）实验室检查　多无明显异常，个别严重患者血沉、C 反应蛋白等炎性指标会升高。

（二）辨证诊断

1. 气滞血瘀型

（1）临床证候　腰部疼痛剧烈，拒按，刺痛，痛有定处，夜间加重，轻者俯仰不便，重者不能转侧，舌质黯或有瘀斑，脉弦。

（2）辨证要点　腰部疼痛剧烈，拒按，刺痛，痛有定处，舌质黯。

2. 寒湿闭阻型

（1）临床证候　腰部疼痛，平日腰骶部冷痛或重着，得温则舒，身重转侧不利，逐渐加重，静卧痛不减，阴雨天加剧，口淡不渴，舌质淡，苔薄白，脉濡缓或弦紧。

（2）辨证要点　腰部疼痛，平日腰骶部冷痛或重着，得温则舒，静卧痛不减。

3. 肝肾亏虚型

（1）临床证候　腰背酸痛，屈伸不利，腰酸腿软，遇劳更甚，肌肉萎缩，耳鸣耳聋，目睛干涩，夜尿频多，舌质偏红，苔薄或少苔，脉细数或沉细无力。

（2）辨证要点　腰背酸痛，屈伸不利，腰酸腿软，遇劳更甚。

三、鉴别诊断

（一）西医学鉴别诊断

1. 腰椎间盘突出症

腰痛伴下肢放射性疼痛，腰部功能活动受限，直腿抬高试验、腰部叩击试验，均为阳性，X线片可协助诊断。

2. 腰椎压缩性骨折

有从高处跌落史或腰部间接暴力史，可伴有腹胀、便秘等症状，X线显示椎体有楔形改变。

3. 肾绞痛

一侧腰背部绞痛，向会阴部放射，可伴有小便困难、血尿、恶心、呕吐、大汗淋漓等症状。

（二）中医学鉴别诊断

1. 肾着

肾着腰部沉重冷痛，与腰痛相似，但临床以肢体重着，腰膝冷痛，形寒肢冷，手足不温，倦怠乏力等为主要表现。为一个独立性疾病，需做鉴别。

2. 淋证

淋证中的热淋、石淋常伴有腰痛，但还可见小便频急，短涩量少，或小便中带血等症状，可与本病鉴别。

四、临床治疗

（一）提高临床疗效的要素

治疗急性腰扭伤辨证施以相应方药，适当重用活血化瘀之方，同时配合封闭疗法、物理疗法、针刺疗法、艾灸疗法、推拿疗法，即可达到通络止痛的目的。

（二）辨病治疗

急性腰扭伤若诊断明确，目前治疗方法很多，疾病可得到治愈，及时准确的治疗能解决患者病痛。

1. 推拿疗法

推拿手法具有行气活血、消肿止痛、舒筋活络的作用。通过手法可以缓解肌肉痉挛，改善血液循环，消除瘀滞，加速瘀血的吸收，促进损伤组织的修复。具体操作松解手法如下：①患者俯卧位，肢体放松，医者站于患侧，先用滚、按、揉手法在腰椎两旁竖脊肌往返治疗3~5遍，然后用两手拇指与其余四指对称用力，轻柔地按揉腰背部肌肉，方向与肌腹垂直，从腰椎至腰骶部，由上而下，重点按揉腰椎两侧竖脊肌和压痛点，反复拿揉2~4分钟。以缓解肌肉痉挛，改善局部血液循环。②点拨止痛法：以双手拇指点按肾俞、膀胱俞、气海俞、大肠俞等背俞穴及压痛点，每穴点按半分钟。然后在痛点或肌痉挛处施以弹拨手法，每处3~5次，以解痉止痛，松解粘连。③理筋整复法：医者一手掌按住腰骶部，另一手肘关节屈曲，用前臂抱住患者一侧大腿下三分之一处施腰部后伸扳法，有节奏地使下肢一起一落，反复做5~8

次，随后摇晃旋转腰骶和髋部，两侧各数次。然后患者侧卧位，患肢在上，屈膝屈髋，健肢在下，自然伸直，医者一手扶按肩前，另一手扶按髋臀部，施快速地斜扳，即可听到复位的弹响声。此法可调整腰椎后关节紊乱，使移位的关节复位，嵌顿的滑膜回纳。④整理手法：医者以掌根或小鱼际着力，在患者腰骶部施揉按手法，从上至下，先健侧后患侧，边揉按边移动，反复做3~5次，然后用小鱼际直擦腰部两侧膀胱经，横擦腰骶部，以透热为度，必要时配合局部湿热敷，以达到舒筋通络，活血止痛的目的。扭伤急性期宜卧硬板床休息，以减轻疼痛、缓解肌肉痉挛，防止继续损伤。

2. 冷敷疗法

冷敷疗法适用于本病的急性期，缓解期切勿使用。该法主要是利用人体对冷的生理反应，减轻局部组织充血和出血，使毛细血管收缩，微血管通透性降低，减轻局部充血肿胀，减轻末梢神经压迫引起的疼痛。操作方法：冷敷首先以冰块或人工冰袋对患处行冷敷，冷敷时需常移动冰块，勿停滞不动，至患部疼痛变麻木至稍有消失为宜。每次冷敷15~20分钟，每日三次，1~2天即可。冷敷时切勿将冰袋直接接触皮肤，防止冻伤。

3. 针灸疗法

急性腰扭伤主要以督脉、足太阳膀胱经为主，常取后溪、合谷、委中、阿是穴、肾俞、腰阳关等穴，每日一次，电针或普通针刺，2周1个疗程。也可单穴治疗急性腰扭伤，取后溪、合谷、养老、水沟等穴，留针15~20分钟，留针期间嘱患者活动腰部。疾病急性期也可采用刺络拔罐疗法，将疼痛最剧烈的点定为阿是穴，在腰阳关、肾俞、委中等穴位行按摩揉法，使得局部肌肉充血肿胀，三棱针消毒后快速刺破皮肤，使之出血，然后迅速在出血部位拔罐，

留罐15~20分钟。隔日一次，3次为1个疗程。

4. 牵引疗法

牵引可以缓解肌肉痉挛，纠正关节移位、嵌顿，缓解腰部疼痛及活动受限。①悬吊牵引法：患者站在单杠或门框架下的矮凳上，双手握住横杠，双足离凳，上肢、躯干和下肢放松伸直，利用身体重量悬吊牵引腰部，做前后摆和左右转动。每天牵引3~5次，结束时足踏凳下地，勿直接松手落地。②上下对抗腰椎牵引法：患者仰卧床上，双上肢伸直放松，一条牵引带固定于肋下，另一条牵引带固定于髂脊上，对抗牵引，牵引重量约为患者体重五分之一，牵引时间约40分钟，每日两次，间隔四小时。

5. 物理疗法

疾病缓解期可行的物理治疗，如特定电磁波谱、低频脉冲电磁场和超短波治疗，配合外用药物（如红花油，展筋酊等）外搽患部，每日2次，每次30~40分钟，7天1个疗程。

6. 封闭治疗

封闭治疗能改善受损局部肌肉组织的痉挛状态，有利于改善血液循环，缓解疼痛症状。具体操作：用手触摸项背部软组织，寻找压痛点，当触及硬结条索状物时即为治疗点，做好标记。常规消毒后，用5ml注射器吸取曲安奈德注射液25mg，2%利多卡因2ml，维生素B_{12}针剂0.5mg，从标记点垂直进针，在皮层注药后刺至深筋膜，有"沙沙"响声时注射1/3药物，再刺破筋膜进针少许，注药，然后退针至筋膜浅层，并向各个方向注射完余药。注射完后换新的注射器对下一个治疗点进行封闭治疗。

7. 药物

（1）口服　非甾体抗炎药（如双氯芬酸、洛索洛芬钠片等），骨骼肌松弛药（如

氯唑沙宗胶囊、美索巴莫胶囊），活血舒筋的中成药（如筋骨痛消丸，金乌骨通胶囊，延胡索止痛片）等。

（2）外用　各种药物外敷，包括各种跌打损伤膏药、药酒、双氯芬酸二乙胺乳膏剂乳膏、红花油等，上述诸药均具有一定作用。

8. 后期功能锻炼

扭伤急性期宜卧硬板床休息，以减轻疼痛，缓解肌肉痉挛，防止继续损伤。疼痛缓解后，宜做腰部后伸锻炼，如"燕飞"式、"拱桥"式，锻炼腰背肌功能，每天2~3组，每组10~20次，每次2秒。还有抱膝滚腰法锻炼功能：仰卧，屈膝屈髋，双手相扣抱于膝关节下，头部尽量向双膝靠拢，使脊柱向背部后凸，利用自身力量，做摆椅式滚动。开始时因腰肌板硬，滚动1~2分钟后，腰肌痉挛缓解，疼痛减轻，可加大滚动幅度3~5分钟，此法适用于年老体弱者。

（三）辨证治疗

1. 辨证施治

（1）气滞血瘀型

[治法] 活血化瘀，行气止痛。

[方药] 身痛逐瘀汤加减。羌活12g，香附12g，川芎12g，乳香15g，没药15g，地龙12g，五灵脂12g，桃仁12g，红花12g，牛膝15g，当归15g。炙甘草6g，每日1剂，水煎服。

[加减] 气滞甚者，加柴胡、白芍、三棱，以疏肝理气；瘀血甚者，加苏木、土鳖虫，以通络止痛；若微热，加苍术、黄柏，以燥湿清热；若脾气虚弱，去五灵脂，加黄芪、党参，以健脾益气；血虚者，加枸杞子、熟地黄、鸡血藤，以养血活血。

（2）寒湿闭阻型

[治法] 散寒化湿，通络止痛。

[方药] 甘姜苓术汤加味。炙甘草15g，干姜20g，茯苓30g，白术20g，牛膝15g，泽泻20g，杜仲15g，独活12g，苍术12g。每日1剂，水煎服。

[加减] 若寒邪偏盛，腰部冷痛，拘紧不适，可加熟附片、细辛，以温阳散寒；若湿邪偏盛，腰痛重着，可加薏苡仁，以健脾祛湿。

（3）肝肾亏虚型

[治法] 补益肝肾，活血强筋。

[方药] 补肾壮筋汤加减。熟地黄15g，当归15g，牛膝15g，山茱萸15g，茯苓15g，续断15g，杜仲15g，白芍15g，青皮12g，五加皮9g。每日1剂，水煎服。

[加减] 伴食少便溏，少气无力者，加黄芪、升麻、柴胡、白术，以健脾益气，升举阳气；阴虚者，加地黄、女贞子，以滋阴补肾；阳虚者，加附子、肉桂，以温补肾阳。

2. 外治疗法

中药外治方法很多，主要有中药熏洗、热敷、外贴膏药、涂搽酊剂、药膏等。常与理疗、手法等联合运用，有利于中药的吸收，局部发挥作用。可温经通络，舒筋活血，缓解肌肉痉挛，减轻疼痛，促进恢复。

（1）熏洗疗法

[处方] 桂枝，羌活，透骨草，伸筋草，徐长卿，鸡血藤。

[操作方法] 将药物文火煎沸30分钟，取药液1000ml，趁热熏洗患处，每天2次。

[适应证] 感受寒邪，诱发肢体疼痛者。

[注意事项] 素体阳虚者，药物用量宜小，并且可配伍适量附子，以温补阳气。

（2）热熨疗法

[处方] 透骨草，伸筋草，威灵仙，生山楂，川乌，草乌，花椒，细辛，海桐皮，红花，桂枝，羌活，艾叶，防风。

[操作方法] 将上药粉碎为粗粉，搅

匀，装布袋封口，或水煮或笼蒸，趁热外敷于患处，每次使用时间为1个小时左右，凉后可加热继续使用。

［适应证］用于素体阳虚，复感寒邪，肢体疼痛难愈者。

［注意事项］热度适中，不要烫伤皮肤，凉后加热继续使用。

3. 成药应用

（1）养血止痛丸

［组成］丹参，生白芍，鸡血藤，秦艽，桂枝，地黄，威灵仙，香附，乌药，川牛膝，甘草等。

［功能］益气养血，行气止痛，温经通络。

［适应证］膝关节骨质增生，慢性劳损引起的颈肩腰腿痛，各种急慢性软组织损伤等。

［用法］口服，一次1袋，一日2~3次，温开水送服。

［注意事项］孕妇禁服；属阳热证患者不宜使用。

（2）七厘胶囊

［组成］冰片，儿茶，红花，没药，人工麝香，乳香，血竭，朱砂等。

［功能］化瘀消肿，止痛止血。

［适应证］用于跌仆损伤，血瘀疼痛，外伤出血。

［用法］口服，一次2~3粒，一日1~3次；外用，上药调敷患处。

［注意事项］孕妇禁用。

（3）腰痹通胶囊

［组成］三七，川芎，延胡索，白芍，牛膝，狗脊，熟大黄，独活。

［功能］活血化瘀，祛风除湿，行气止痛。

［适应证］用于血瘀气滞、脉络闭阻所致的腰痛，症见腰腿疼痛，痛有定处，痛处拒按，轻者俯仰不便，重者剧痛不能转侧。

［用法］口服。一次3粒，一日3次，宜饭后服。30天为1个疗程。

［注意事项］对于消化性溃疡、孕妇等人群不可使用。

（四）医家诊疗经验

冯天有

冯天有教授用脊柱定点旋转复位手法治疗急性腰扭伤患者疗效较好。具体操作步骤如下：患者端坐在专门的复位椅上，术者马步站于患者身后，先通过触诊法确定病变节段的椎体棘突位置，并用一手拇指固定定位。令患者双手交叉置于自己的枕部，施术者另一手自患者上举侧上肢的腋下绕到胸前，抱住对侧肩部，同时定位手拇指始终顶在病变节段的椎体棘突一侧。引导患者将躯干小角度（5°~20°）前倾并旋转，旋转过程中躯干前倾的角度基本保持一致，以定位拇指始终能够感觉到棘突处在旋转扭力的中心位置为度。当旋转达到极限时，继续靠旋转惯性施加力量，此时往往可以听到或感觉到关节的弹响声，然后施术者保持实施手法的姿势，缓慢旋回患者躯干。最后在实施手法的棘突局部按照肌纤维及韧带的走向做简单的理顺手法。该手法每天1次，共治疗3次。

五、预后转归

急性腰扭伤属于急性发病的一种腰部肌肉、筋膜、椎间关节的急性损伤，若治疗及时，运用恰当的疗法，疗效极佳。若治疗不当或失治，可致损伤加重而转变成慢性腰痛，影响劳动和生活质量。中医治疗急性腰扭伤疗效确切，不仅有利于损伤组织的修复，舒缓肌肉组织的紧张和痉挛，还可以解除神经纤维的压迫，消除炎症、水肿。其治疗方法简单，安全，患者易接受。根据病情处于急性期或缓解期的不同阶段，选择合适的治疗方法。

六、预防调护

1. 姿势与体位

运重物时注意姿势要正确，避免弯腰时用力，如扛抬重物时要尽量让胸腰部挺直，髋膝部屈曲，起身时以下肢用力为主，站稳后再迈步。搬提重物时应取半蹲位，使物体尽量贴近身体。

2. 加强保护措施

在做重体力劳动时，可以使用护腰带，将腰部束紧以协助稳定腰部脊柱，增强腹压，增加肌肉工作效能。在寒冷潮湿环境中工作后，应洗热水澡以祛除寒湿，消除疲劳，尽量避免弯腰强迫姿势。

3. 功能锻炼

（1）仰卧位背伸肌锻炼

①五点支撑法：患者取仰卧位，双侧屈肘、屈膝，以头、双足、双肘五点做支撑，用力将腰拱起（亦可用双手掌托腰拱起），反复练习。

②三点支撑法：经五点支撑锻炼后，腰部肌肉较好者可把双臂置于胸前，以头及双足三点做支撑，用力做拱腰锻炼，反复多次。

③四点支撑法：即在前者的基础上，以双手、双足四点支撑做拱桥式锻炼，反复多次。

（2）俯卧位锻炼

①抬头挺胸伸臂俯卧：两上肢紧贴于躯干两侧伸直，做抬头挺胸，反复操练。

②伸直抬双腿：基本姿势同前，将抬头挺胸改为伸直抬双腿，反复操练。

③抬头挺胸抬腿（又称飞燕式）：结合前两者，以腹部着床，头、手、胸及两下肢一起上抬，反复多次。

七、专方选要

大将逐瘀汤

［组成］大黄，生姜，槟榔。

［功能］攻下散瘀，行气止痛。

［适应证］重症闪扭腰伤，疼痛不能转侧，大便秘结，体质健壮者。

［用法］每日1剂，诸药用水浸泡1个小时，武火煎开，文火煎煮30分钟，倒出药液，加水如上述煎法再煎30分钟，取药液400ml，分早、晚饭后半小时温服。

［注意事项］大黄、槟榔泻下利水之力较强，正气虚弱者慎用。

［出处］《正骨学讲义》。

主要参考文献

［1］李任成. 针刺治疗急性腰扭伤的研究进展［J］. 中国中医急症，2021，30（3）：554-557.

［2］罗金松. 推拿对急性腰扭伤镇痛机制的研究进展［J］. 云南中医中药杂志，2018，39（7）：82-84.

［3］杜诚恩. 冯氏脊柱定点旋转复位手法治疗急性腰扭伤的疗效观察［J］. 中医正骨，2012，24（9）：24-27.

［4］郭景哲. 郭焕章名老中医治疗急性腰扭伤经验［J］. 青海医药杂志，2012，42（2）：75-76.

［5］范京强. 郭氏"畅气通络"推拿手法结合针刺治疗急性腰扭伤70例疗效观察［J］. 新中医，2012，44（2）：81-82.

［6］沈钊雄. 中医治疗急性腰扭伤的研究进展［J］. 中国民间疗法，2012，20（4）：76-77.

［7］毛建平. 止痛活血汤联合针刺辨治急性腰扭伤的临床观察［J］. 中国中医急症，2014，23（11）：2087-2089.

［8］陈达祥. 腰椎手法推拿结合血府逐瘀汤加减治疗急性腰扭伤临床研究［J］. 世界中医药，2013，8（6）：656-658.

第三节　腰椎小关节紊乱症

腰椎小关节紊乱症也称为小关节滑膜

嵌顿。多由于轻度的急性腰扭伤或弯腰猛然起立使滑膜嵌入小关节之间造成小关节交锁或脱位使脊柱活动受限。伤后立即发生使患者无法忍受的剧痛。患者伤后往往屈身侧卧，情绪紧张，肌肉紧张，不敢动，生怕别人触碰或扳动脊柱，任何的活动，如咳嗽、震动都会使疼痛加重。由于疼痛，腰肌呈保护性肌痉挛，腰椎变平或稍后凸或略有侧凸。滑膜上端的肿胀可刺激位于椎间孔内的神经根产生放射性疼痛，腰部过伸时加重，弯腰时拉紧滑膜，刺激减轻疼痛也减轻。本病以腰痛为主，神经根刺激症状出现较少。中医文献早有记载，大抵属于中医学"闪腰岔气""闪腰损筋"等范畴。

一、病因病机

（一）西医学认识

人体的腰椎，其后关节由上位椎骨的下关节突及下位椎骨的上关节突所构成。小关节面有软骨覆盖，具有一个小关节腔，周围有关节囊包绕，其内层为滑膜，能分泌滑液，以利关节运动。腰椎关节突关节面的排列为半冠状位及半矢状位，其横切面近似弧形，伸屈、侧屈及旋转均较灵活。因为腰骶部活动范围较大，所以腰骶后小关节亦较松弛。腰部不正确地活动或负重，易造成腰椎的小关节移位或滑膜嵌顿。

腰椎小关节紊乱发病的原因主要有以下三个方面。

1. 关节脱位

在进行剧烈的腰部活动时，腰椎小关节经常超范围活动，极易造成腰椎小关节急性半脱位，关节交锁。

2. 滑膜嵌顿

当腰部突然闪扭或弯腰前屈和旋转运动时，会导致腰部的小关节间隙张开，关节内的负压增大，滑膜容易进入到关节腔内。活动时，滑膜会被卡在关节间隙，造成腰椎小关节的滑膜嵌顿。

3. 不良姿态

如果在工作与生活当中存在不良的坐姿或者站姿，比如说长时间扭着身子坐，向前拿东西时手伸得太远，站立时窝胸垂肩，下巴前突也会导致腰椎小关节紊乱。腰椎小关节紊乱临床主要表现为腰部疼痛，轻症时腰肌酸痛，重症时腰部剧烈疼痛，腰椎活动受限，腰部不能动弹，不能伸直，后伸和旋转活动时腰部疼痛加重。查体可见患椎椎旁有深压痛，局部肌肉紧张，一般不伴有神经根受压症状。腰椎小关节紊乱多发生在患者的腰骶部，根据症状、体征，结合腰部核磁共振成像检查，即可明确诊断。

（二）中医学认识

中医学认为，腰椎小关节紊乱症的主要病机为气血运行不畅，不通则痛。本病的主要病因多由于正气不足、感受外邪，或跌仆损伤时引起腰部经脉闭阻。而患者正气不足则容易导致气血化生失常，血少则不足以养筋，筋脉失去精血的滋养则会变得松弛。当脊柱、骨关节等部位遭受到直接或间接的外力作用后，由于松弛的筋脉不能有效的稳固关节，则容易发生关节正常生理解剖位置的改变，造成关节的移位及滑膜的嵌顿，继而出现小关节紊乱的症状。《难经》中曰："四损损于筋，筋缓不能自收持，五损损于骨，骨痿不能起于床。"《金匮翼》中曰："腰者，一身之要，屈伸俯仰，无不由主。若一有损伤，则血脉凝，经络壅滞，令人卒痛不能转侧。"唐代蔺道人在《仙授理伤续断秘方》一书中曾说："凡左右损处，只须相度骨缝，仔细捺捬忖度，便见大概。"《医宗金鉴·正骨心法》中亦说："或因跌仆闪失，以致骨缝开错，气血郁滞，为肿为痛。"又曰："若脊筋陇起，骨缝必错。则成伛偻之形。当先揉筋，令其和软，再按其骨，徐徐合缝，脊膂始直。"由此可见。古代医家很早就认识到腰椎小关节紊乱症的发生主要是脊柱骨关节产生了"骨错缝"及"筋出槽"。因此，治疗本病时强调"筋骨并重，柔筋和骨"。

二、诊断

（一）辨病诊断

诊断要点

（1）临床表现 常在腰部活动时发病，腰部剧烈疼痛，难以忍受，以致不能直立弯腰，甚至影响呼吸，咳嗽时可使腰痛加重，常致腰部活动受限。体格检查时可见脊柱后弯或侧凸畸形，腰部肌肉痉挛，特别是竖脊肌、棘突及棘突间压痛明显，腰部可有叩击痛，腰部深压痛明显，X线检查可见腰部脊柱生理曲度改变，未见其他改变。临床诊断时，当仔细收集病史，认真做体格检查，注意鉴别相关疾病。

（2）辅助检查

① X 线检查：腰椎小关节紊乱可见腰椎后关节排列方向不对称，腰椎侧弯或后突畸形，腰椎间隙左右不对称。

② CT 或 MRI 检查：如怀疑为腰椎间盘突出症，需要做 CT 或 MRI 检查以资鉴别。

（二）辨证诊断

1.气滞血瘀型

（1）临床证候 有外伤史，急性发作时腰部疼痛，腰部、腰骶部及臀部等任何活动都可使疼痛加重，无下肢麻木，腰部功能受限，舌质黯，舌苔薄白，脉弦。

（2）辨证要点 有外伤史，急性发作时腰痛，腰部功能受限，舌质黯。

2.风寒湿痹型

（1）临床证候 慢性发病，有腰痛病史，腰痛遇寒冷或气候变化时加重，得温痛减，舌质淡，苔白腻，脉弦紧。

（2）辨证要点 有腰痛病史，腰痛遇寒冷或气候变化时加重，得温痛减。

3.肝肾亏虚型

（1）临床证候 腰膝酸痛或酸困，或年老体弱，筋骨痿软，腰膝无力，步履艰难，眩晕，形体消瘦，舌质淡，脉弦细。

（2）辨证要点 腰膝酸痛或酸困，步履艰难，脉弦细。

三、鉴别诊断

（一）西医学鉴别诊断

1.急性腰扭伤

急性腰扭伤患者有明显的外伤史，扭伤部位疼痛，但压痛点在腰肌处，损伤多发生在竖脊肌和腰背筋膜的附着部，活动则疼痛加剧，且患处腰部肌肉僵硬，但棘突无压痛和叩击痛，直腿抬高试验时腰部疼痛，但足背伸试验阴性。痛点封闭后疼痛很快缓解，休息两周后症状很快消失。X线片无特异表现，或可发现骨关节畸形、退变和因被动体位产生的腰椎平直、侧弯或后突变形。

2.急性腰骶关节扭伤

急性腰骶关节扭伤常合并髂腰脱位、棘上韧带、棘间韧带、椎间盘、椎间小关节损伤。患者感腰骶部疼痛，部分患者感腿痛，少数患者因腰骶椎间孔前后壁损伤性水肿，刺激腰脊神经根产生放射性坐骨神经痛，被动过屈或过伸腰骶关节，使疼痛加剧。有放射性坐骨神经痛的患者直腿抬高试验为阳性。腰骶部有深压痛和叩击痛，叩击时疼痛可向臀部或下肢放射。局部封闭后疼痛常不会消失。患者前屈时脊柱可有侧弯，平卧时腰部平直僵硬，竖脊肌痉挛。

3. 急性骶髂关节扭伤

患者有明显外伤史，骶髂部位疼痛，伴有坐骨神经痛，患侧腰肌和臀肌痉挛，骶髂关节肿胀、压痛，立位屈伸活动时疼痛加剧，骨盆挤压分离试验、骶髂关节分离试验、伸髋试验、直腿抬高试验均为阳性。X线检查一般无特殊表现。

4. 腰椎间盘突出症

腰痛并伴有一侧放射性坐骨神经痛，症状时轻时重，下腰棘突旁压痛伴有放射痛、咳嗽、排便、喷嚏等可加重神经根痛症状，90%患者有不同程度脊柱侧弯或出现腰部运动受限及不对称性运动限制，患者脊柱偏歪，患椎上下棘间距离不等，棘上韧带有条索样剥离，触之厚，压痛明显。直腿抬高试验、坐骨神经牵拉试验阳性，下肢腱反射异常，肌力减弱或肌肉萎缩，皮肤感觉迟钝，X线检查提示腰前突减少、消失或反向，腰侧弯，病变椎间隙变窄，左右不等宽，且前窄后宽。

5. 慢性腰肌筋膜炎

病程长，症状轻，腰痛与姿势、劳累、感受风寒湿邪密切相关，疼痛为不适或隐痛，变换体位叩击有舒适感，既往可有重体力劳动、剧烈运动外伤史。检查时除腰部压痛外，无其他阳性体征发现，重者腰骶、骶髂、腰椎横突，棘突附近有深浅不同、程度不等的压痛点。X线检查可无异常发现，有时可见骨骼先天性畸形（脊柱裂，腰椎骶化），椎体楔状改变，椎骨退变增生，椎间盘椎体内突出。

6. 腰椎管狭窄症

腰椎管狭窄症多发于青年人，其他多见于中年后患者，主要症状是持续或间歇性腰痛，两下肢交替性放射痛，疼痛肢体麻木、无力，站立、行走或腰过伸时疼痛加剧、卧床、下蹲或腰前屈时疼痛缓解，部分患者可出现间歇性跛行。坐骨神经牵拉试验阳性，下肢神经功能障碍且多为根性表现。X线表现为椎管前后径缩短、椎体后缘骨质增生、关节突间距离小、椎骨间前后移位。

（二）中医学鉴别诊断

1. 肾着

肾着虽有腰部沉重冷痛，与腰痛相似，但临床以肢体重着，腰膝冷痛，形寒肢冷，手足不温，倦怠乏力等为主要表现。是一个独立性疾病，不难鉴别。

2. 腰软

虚证腰痛可伴有腰软，但腰软是以腰部软弱无力为特征，少有腰痛，多伴见发育迟缓，而表现为头项软弱、手软、足软、鸡胸等，多发生在青少年。

3. 淋证

淋证中的热淋、石淋常伴有腰痛，但多伴有小便频急、短涩量少或小便中带血等症状，可与本病鉴别。

四、临床治疗

（一）提高临床疗效的要素

《正体类要·序》中说："肢体损于外，则气血伤于内，营卫有所不贯，脏腑由之不和。"明确地指出了外伤与内损、局部与整体之间相互作用，相互影响。机体受到外伤，筋骨皮肉固然首当其冲，但气血亦同时受到损害，任何外伤劳损，除皮肉筋骨伤外，必然会形成血瘀内阻，气血凝滞，从而阻滞筋脉引起疼痛。因此，在临证过程中，要把整体观念，辨证论治，贯穿始终。治疗时当配合内服、外用药物，结合针灸等外治疗法对患者综合施治，使经脉营卫气血畅达，达到止痛消肿的目的。

（二）辨病治疗

1. 口服药物

腰痛明显时，可口服消炎止痛、解痉的药物，如对乙酰氨基酚，双氯芬酸钠、吲哚美辛等。

2. 局部注射疗法

取2%利多卡因5ml、曲安奈德20mg、维生素B$_{12}$针剂1mg、生理盐水20ml制成复合液备用，选腰椎棘突旁1.5cm处压痛点为穿刺点并做标记。常规消毒皮肤，用腰麻长针做深部穿刺，以患者自己感觉酸困麻胀为"得气"，注入以上复合液，每次最多注射3点，每点注射3~5ml，每周1次，4次为1个疗程。

3. 手法整复

腰椎关节施行注射疗法后，行手法整复，以腰椎棘突向右偏移为例，患者端坐于方凳上，医者正坐患者身后，首先用双拇指触诊法查清向右偏移的棘突后，左手拇指扣住偏移棘突，助手站于患者对面，两腿夹住患者左大腿，双手压住右大腿根部，医者右手自患者右腋下伸向前，掌部压于颈后，拇指向下，余四指扶持左颈部，医者右手拉患者颈部，嘱患者身体前屈90°，再继续向右侧弯，在最大侧弯时，医者右上肢使患者躯干向后侧弯，在最大旋转程时猛向上牵拉，并同时左手拇指向左上顶椎棘突，可立即觉察椎体轻微移位感，常伴"咔嗒"声响，提示复位成功。再用双手拇指从上到下理棘上韧带，最后用一手拇指从上到下顺次压一下棘突，检查偏移棘突是否已拨正，上下棘间隙是否已等宽。棘突向左偏移时，方法相同，操作相反。剧痛、无法活动的患者，可于俯卧位下整复。以腰椎棘突向右偏移为例，医者站于患者右侧，左臂从右大腿下面伸进，将右腿抱起过伸髋和膝，以患椎为支点旋转大腿。右手拇指借大腿摇转牵引之力，将偏右棘

突拨正，棘突向左偏移者，整复手法方向相反。

（三）辨证治疗

1. 辨证施治

（1）气滞血瘀型

[治法] 理气活血，舒筋活络。

[方药] 活血止痛汤加减。红花12g，赤芍15g，当归15g，川芎12g，丹参25g，乳香15g，没药15g，紫荆皮9g，威灵仙15g，葛根15g，伸筋草25g，积雪草9g，苏木15g，香附12g，青皮12g，三七（冲）4g，炙甘草3g。每日1剂，水煎服。

[加减] 若疼痛较甚者，酌加延胡索、郁金、枳壳，以增强活血行气止痛之功；兼纳呆乏力，舌苔厚腻等脾气虚弱者，加白术、焦三仙，以健脾益气和胃；兼胸胁胀满，情志不畅，脉弦紧等肝气郁结者，加柴胡、枳壳、郁金，以疏肝解郁；若肥胖痰多，眩晕，胸闷等痰阻清窍者，加清半夏、陈皮、白术、蔓荆子，以健脾升清化痰。

（2）风寒湿痹型

[治法] 祛风除湿，舒筋活络。

[方药] 麻桂温筋汤加减。麻黄12g，桂枝15g，红花12g，白芷12g，细辛6g，桃仁12g，伸筋草25g，葛根15g，威灵仙15g，木瓜15g，海桐皮15g，杜仲15g，牛膝12g，炙甘草5g。每日1剂，水煎服。

[加减] 风胜者，加秦艽、乌梢蛇，以祛风通经止痛；寒胜者，加附子，以温阳散寒止痛；湿胜者，加党参、白术、薏苡仁、萆薢，以健脾祛湿止痛；下肢屈伸不利，痛甚者，加乳香、没药、独活，以活血化瘀，通经止痛。

（3）肝肾亏虚型

[治法] 补肾强筋，舒筋通络。

[方药] 补肾壮筋汤加减。当归15g，

熟地黄 15g，牛膝 15g，山药 20g，茯苓 15g，续断 15g，杜仲 15g，白芍 15g，五加皮 9g，伸筋草 15g，桑寄生 15g，红花 9g，补骨脂 15g，枸杞子 15g。每日 1 剂，水煎服。

［加减］筋骨痿软者，加龟甲胶、枸杞子，以滋阴潜阳、强壮筋骨；兼神疲乏力，活动后加重者，加党参、黄芪、白术，以健脾益气。

2. 外治疗法

（1）伤湿止痛膏

［处方］马钱子，骨碎补，生川乌，生草乌，老鹳草，公丁香，积雪草，五加皮，肉桂，干姜，白芷，荆芥，防风，乳香，没药，颠茄流浸膏，芸香浸膏，水杨酸甲酯，薄荷脑，樟脑，冰片。

［操作方法］外用，贴患处，每日更换 1 次。

［适应证］腰部扭伤，软组织损伤等。

［注意事项］孕妇慎用；热痹及瘀肿严重，皮肤破损、溃烂、渗液，外伤合并感染化脓及过敏者不宜贴敷。

（2）中药外敷及熏洗

［处方］当归 60g，红花 30g，乳香 30g，没药 30g，儿茶 60g，紫荆皮 60g，威灵仙 60g，川芎 40g，葛根 60g，伸筋草 60g，透骨草 60g，草乌 30g，木瓜 60g，积雪草 60g，五加皮 60g。

［操作方法］上药粉碎成细末混合均匀，每次取 50~100g，用陈醋调匀外敷于患处，加红外线灯照射 30~40 分钟，每日 1 次，外敷 5~7 天。亦可用上药装入布袋封口，加水 1500ml，煮沸 20 分钟，热敷患处，每日 2 次。

［适应证］因气滞血瘀，诱发肢体疼痛者。

［注意事项］素体阳虚者，药物用量宜小，并且可配伍适量附子，以温补阳气。

3. 成药应用

（1）舒筋活血定痛散

［组成］乳香（醋炙），没药（醋炙），红花，延胡索（醋炙），血竭，当归，香附（醋炙），骨碎补，自然铜（煅醋淬）。

［功能］舒筋活血，散瘀止痛。

［适应证］用于跌打损伤，闪腰岔气，伤筋动骨，血瘀肿痛。

［用法］温黄酒或温开水冲服，一次 6g，一每日 2 次；外用白酒调敷患处。

［注意事项］骨折、脱臼患者应于手法复位后，再用药物治疗；本品含活血通经药物，孕妇忌用；本品含有乳香、没药，饭后服用可减轻胃肠反应。

（2）跌打活血散

［组成］红花，当归，乳香（制），没药（制），血竭，三七，儿茶，土鳖虫，大黄，骨碎补（炒），续断，冰片。

［功能］舒筋活血，散瘀止痛。

［适应证］用于跌打损伤，瘀血疼痛，闪腰岔气

［用法］外用，以黄酒或醋调敷患处。

［注意事项］本方含活血化瘀药物，孕妇忌用；皮肤破伤处不宜外敷；本品含有乳香、没药，饭后服用可减轻胃肠反应；脾胃虚弱者慎用。

（四）医家诊疗经验

1. 韦贵康

"韦氏"正骨手法以中医基本理论为指导，以中医正骨手法为基础，结合现代解剖生理学、病理学与生物力学原理，以客观指标作为手法定量标准，操作轻、巧、稳、透，患者无痛苦，疗效显著。韦贵康教授临床运用理筋正骨手法治疗时，重视"顺生理，反病理"的原则。在使用理顺手法时，强调治疗肌纤维扭裂损伤患者应沿肌纤维正常解剖循行方向推按；动脉障碍患者由近端向远端推按；脊源性胃肠功能

紊乱患者则沿肠胃正常蠕动方向推按。利用力学原理，如杠杆作用、旋转力等原理，以旋转力纠正旋转移位，如颈椎旋转复位法、角度复位法、侧旋提推法等都是以直接或间接推按力纠正前后侧方移位。软组织损伤用理顺法、松解法等。韦教授在施手法时，强调定位准确，手法步骤规范、完整，用力轻巧，减轻患者痛苦。

2. 龙层花

"龙氏正骨手法"具有稳准、轻巧、无痛、安全、有效等特点。通过三步定位明确病变部位，并选择相对应的正骨手法，能及时有效放松局部肌肉，解除肌肉痉挛，松解嵌顿的滑膜，整复移位关节，使腰痛得到有效改善。患者俯卧于治疗床上，医者用掌揉擦法在腰椎棘突、横突附着的肌腱紧张压痛点处反复揉按5~10分钟，以放松腰部肌肉。①摇腿揉腰法。医者用左手压在患者疼痛处做"定点"，右手在另一边做推力推摇患者双腿及腰，持续5分钟。②侧卧摇扳法（又叫斜扳法）。患者侧卧位，位于下面的下肢自然伸直，上面的下肢屈髋屈膝。医者立于患者前侧，一手肘置于臀部并加阻力于患者疼痛处，另一手置于患者肩部，同时用力缓慢推肩扳臀，使腰部自然扭转至有明显阻力位，不强求闻及"咔嗒"样弹响声，反复3~5分钟的连续动作。③牵抖冲压法。双向分压法嘱患者俯卧位，医者双手交叉分别按压于腰椎上下端，嘱助手分别牵拉患者下肢，同时医者向相反方向推压，重复5~6次。④侧摆移位手法。嘱患者俯卧位，施术者一手掌根部固定于患者腰椎棘突旁，另一手抱住患者双腿，水平侧扳到一定角度后，闪动一下恢复原位，同样对侧做一次。⑤抱膝滚动法。嘱患者仰卧，双手抱膝，医者一肘置于膝部固定，另一手置于患者骶尾部，抬起患者臀部，使膝关节靠近患者腹部，重复5~6次。以上方法每日1次，10次为1个疗程。

五、预后转归

腰椎小关节紊乱多为急症，患者经治疗后一般即可治愈，预后良好，不会影响寿命，但部分患者可能会出现腰部慢性疼痛，患者应按医嘱进行复诊。部分腰椎小关节紊乱患者可能会形成腰椎关节慢性无菌性炎症病灶，在受累、受凉等刺激因素下，会出现腰部反复慢性疼痛和活动受限。

六、预防与调护

1. 腰的保护

睡床要软硬适中，避免睡床过硬或过软，使腰肌得到充分休息。避免腰部受到风、寒侵袭，避免腰部长时间处于一种姿势，肌力不平衡，造成腰的劳损。

正确用腰，搬抬重物时应先下蹲，用腰时间过长时应改变腰的姿势，多做腰部活动，防止发生劳损，因工作性质而用腰过度或已产生轻度劳损时，应及时就诊，避免劳损进一步加剧，而最终引起腰椎退行性改变。

2. 腰部保健运动

坚持做腰的保健运动，经常进行腰椎各方向的活动，使腰椎始终保持在生理应力状态，加强腰肌及腹肌练习。

七、专方选要

1. 腰部扭伤方

[组成] 当归，川芎，赤芍，桃仁，续断，杜仲，乳香，没药，泽兰，枳壳，木香，甘草。

[功能] 活血祛瘀，行气止痛。

[适应证] 腰扭伤疼痛难以伸展者。

[用法] 每日1剂，诸药用水浸泡1个小时，武火煎开，文火煎煮30分钟，倒出药液，加水如上述煎法再煎30分钟，取药液400ml，分早、晚饭后半小时温服。

[注意事项] 孕妇禁用。

[出处]《伤科方药荟萃》。

2. 桃仁杜仲汤

[组成] 桃仁，羌活，红花，赤芍，杜仲，续断，木瓜，等。

[功能] 补肾壮腰，理气止痛。

[适应证] 腰部急性扭伤，伤及肾气。

[用法] 水煎去渣，每日2次，早晚温服，每日1剂。

[注意事项] 孕妇禁用。

[出处]《千家秘方》。

主要参考文献

[1] 许琳，陈玉翠，杨晓燕，等. 脐疗联合手法治腰椎小关节紊乱症的临床观察 [J]. 中国民间疗法，2022，7（30）：21.

[2] 唐振坤. 手法整复治疗腰椎小关节紊乱症研究进展 [J]. 新中医，2020，52（5）：17.

[3] 姜华伟. 体外冲击波治疗腰椎小关节紊乱综合征的临床研究 [J]. 颈腰背痛杂志，2019，40（6）：855.

[4] 丘宏龙. 腰椎三维复位法配合侧隐窝注. 治疗腰椎小关节紊乱疗效观察 [J]. 风湿病与关节炎，2014，10（3）：16.

[5] 操红艳. 徒手牵引斜扳法配合脱水剂治疗腰椎小关节紊乱症52例 [J]. 湖北中医杂志，2012，34（12）：69-70.

[6] 王和鸣，王诗忠. 图解南少林理筋整脊康复疗法 [M]. 北京：人民卫生出版社，2011：121-124.

[7] 程振伦. 中西医结合治疗腰椎小关节紊乱症的疗效分析 [J]. 中国医药指南，2010，11（31）：40.

[8] 王开明. 腰椎小关节研究进展 [J]. 黔南民族医专学报，2006，19（1）：61.

[9] 柳登顺，张剑赤. 实用颈腰肢痛诊疗手册 [M]. 第2版. 郑州：河南科学技术出版社，2006：601.

第四节 腰背部肌筋膜炎

腰背部肌筋膜炎是指因寒冷、潮湿、慢性劳损而使腰背部肌筋膜及肌组织发生水肿、渗出及纤维性变，导致肌肉和筋膜产生无菌性炎症反应，从而出现的一系列临床症状。腰背部肌筋膜炎是临床常见病与多发病，也是常被忽略或误诊的疾病。该病占腰腿痛就诊率的20%~30%，本病多见于女性患者，对患者的生活质量和工作能力影响较大。腰背部肌筋膜炎大抵属于中医学"痹证""筋痹""肌痹""腰腿痛"等范畴。

一、病因病机

（一）西医学认识

西医学认为，腰背部肌筋膜炎是以腰背部软组织纤维化改变为特征的一种局部非特异炎症性疾病。其病因病机主要有以下四个方面。

1. 慢性劳损

慢性肌肉、筋膜及韧带持续牵拉，使肌肉内的压力增加，血供受阻，这样肌纤维在收缩时消耗的能量得不到补充，产生大量乳酸，代谢产物得不到及时清除，积聚过多，而引起炎症、粘连。日久即可导致组织变性、增厚及挛缩，并刺激相应的神经引起慢性腰痛。

2. 急性损伤失治

急性损伤后未及时正确地治疗，或治疗不彻底，或反复多次损伤，致使受伤的腰肌筋膜产生慢性无菌性炎症、微循环障碍、乳酸等代谢产物堆积，刺激神经末梢引起慢性腰痛。

3. 先天性畸形

隐性脊柱裂、腰椎骶化或骶椎腰化，造成腰椎的稳定性下降，或两侧腰椎间小关节不对称，导致两侧腰背肌运动和肌张力不一致，造成部分腰背肌代偿性劳损。

4.感受风寒

感受风寒可使毛细血管收缩，血液循环障碍而引起腰痛。

（二）中医学认识

腰背部肌筋膜炎的病因，正气亏虚为内因，风寒湿邪和外伤失治为外因，不论内因、外因，皆可使脉络闭阻，气血运行不畅，而致筋脉不荣则痛，或不通则痛。诚如《济生方·尪痹》中所云："风寒湿三气杂至，合而为痹，皆因体虚，腠理空虚，受风寒湿气合而为痹也。"正气亏虚主要是由于肝脾肾三脏气血亏虚，脾乃人体后天之本，气血生化之源，又主肌肉四肢，脾胃虚弱则气血不足，筋脉骨肉无以充养。肝主筋而藏血，肝气郁滞，则气血运行不畅，筋脉失养而发病。肾乃先天之本，主骨藏精生髓，肾精不足，则骨髓不足，筋脉不得充养，皆可导致疼痛。

二、临床诊断

（一）辨病诊断

1.诊断要点

（1）临床表现　一般有腰背部劳损、外伤后治疗不当、外感风寒等病史。主要表现为腰背部疼痛、有僵硬感、活动不利。

①腰部疼痛：一侧或两侧腰背部疼痛，长期反复发作，呈钝性胀痛或酸痛，时轻时重，缠绵难愈。休息、适当活动或经常改变体位姿势可使症状减轻。劳累、阴雨天气则症状加重。

②腰背部僵硬感：日久可见腰背部喜暖怕凉，常觉僵硬，晨起加重。

③腰部活动：腰部活动基本正常，但有时有牵扯不适感。不耐久坐久站，不能胜任弯腰工作，弯腰稍久，便直腰困难。

（2）体征　查体时腰背部有固定压痛点，压痛较为广泛，腰背部肌肉僵硬，沿竖棘肌行走方向可触及条索状改变，活动受限。用利多卡因痛点注射后疼痛可暂时消失。若急性发作，可伴有明显的腰背肌痉挛，压痛明显，甚至出现脊柱侧弯，伴有下肢牵扯痛等。

（3）相关检查

①实验室检查：一般血、尿常规检查均属正常，少数急性期患者白细胞、血沉、C反应蛋白轻度增高。如难以确定，可进行腰穿，测定脑积液压力，做奎氏试验，进行脑积液常规检查，以排除转移瘤、结核、类风湿等疾病。

②X线检查：检查应常规拍摄胸腰椎X线片，但多无异常，中老年患者可能有增生退变征象。

③磁共振MRI条片状长T_1长T_2信号，检查：腰背部皮下可见边界较清，有渗出的液体信号。

④红外线热成像检查：可见异常改变区域。对于病情的判定、治疗方案的制定及预后疗效评定均有一定的指导意义。

（二）辨证诊断

1.风寒湿邪外袭型

（1）临床证候　腰背拘急疼痛，时轻时重，或痛点固定，遇寒加重，腰背难以俯仰转侧，形寒肢冷，或者腰背酸痛，重着不移，舌苔薄白，脉浮紧。

（2）辨证要点　腰背拘急疼痛，遇寒加重，脉浮紧。

2.瘀血内停，经络闭塞型

（1）临床证候　腰背疼痛剧烈，如锥刺，疼痛固定，拒按，难以俯仰转侧，运动时疼痛剧烈，入夜痛甚，舌紫黯或瘀斑，脉弦。

（2）辨证要点　腰背疼痛剧烈，如锥刺，疼痛固定，舌紫黯或瘀斑，脉弦。

3. 肾气不足，筋脉失养型

（1）临床证候　腰背部疼痛持续，休息后减轻，劳累后加重，腰膝酸软无力，或见眩晕，短气，耳鸣，脱发，牙齿松动，遗精，阳痿，女性月经不调，或畏寒，舌质淡或胖嫩，脉沉弦细。

（2）辨证要点　腰背部疼痛持续，劳累后加重，腰膝酸软无力，脉沉弦细。

（三）西医学鉴别诊断

1. 急性腰扭伤

腰部多有明显的扭伤史，伤后立刻出现疼痛，活动受限，有明显压痛点，体位不能自如转换，疼痛为痉挛性疼痛，X线检查无异常。

2. 腰椎间盘突出症

多有损伤史，伴肢体放射性疼痛，症状时轻时重，活动受限，咳嗽、喷嚏、转头、弯腰时可加重症状，休息后疼痛缓解。棘突间或棘旁有明显压痛，直腿抬高试验阳性，并有相应的神经根支配区域感觉、运动障碍。X线检查或CT可协助确诊。

3. 腰椎椎管狭窄症

腰痛反复发作，下肢麻木，行走无力，间歇性跛行。X线检查或腰椎CT可见椎间隙变窄、椎管内径变窄。

4. 第三腰椎横突综合征

多有扭伤或劳损史，第三腰椎横突处明显压痛并向及臀部放射，第三腰椎横突附近可触及条索状或结节状物。

5. 肿瘤转移疼痛

肿瘤转移疼痛多见于高龄患者，近期体重明显减轻，存在夜间疼痛，要做相关检查排除肿瘤。

四、临床治疗

（一）提高临床疗效的要素

治疗本病在急性期以疏风散寒祛湿为主，久治不愈者，则以培补脾肾为要。由于气血运行不畅是本病的基本病机，所以在治疗时当调和气血、活血化瘀，配合手法及功能锻炼疗法、物理疗法等，以提高疗效。

（二）辨病治疗

1. 一般治疗

解除病因，注意保暖，局部热敷，防止受凉。急性期注意休息。避免诱因，预防为主。治疗彻底，防止复发。

2. 手法治疗

手法治疗具有缓解痉挛、活血化瘀、舒筋活络等功效，配合应用能取得比较满意的效果。常用手法操作如下。

（1）㨰法　医者于腰背部督脉和足太阳膀胱经，自上而下施行㨰法，直至环跳穴，可反复多次在患者腰部沿竖脊肌纤维走行方向施以㨰法，手法宜轻柔缓和。再于患部施以分筋法，如有明显的条索状改变时，手法要略重，以手拇指沿肌纤维方向进行弹拨约2分钟。

（2）掌揉法　医者以大小鱼际着力，在腰痛部位的软组织上做环形揉动，自上而下，稍加一定的压力，反复揉动7~8分钟，再在腰背部做散法2分钟，使局部血运改善，达到温通经络、活血化瘀、消炎止痛的效果。

（3）膊运法　医者以前臂的尺侧面接触患者的皮肤，做环形或半环形揉动，此法接触面积较大，每次可治疗5~7分钟，然后再于局部施以顺筋法，自上而下将顺肌肉数次。

（4）按压法　采用双掌按压，双手相叠，用掌根鱼际或全掌着力按压，按压时动作要持续缓和，按压到一定深度时，可做旋转性按压。切忌手法粗暴。

3. 针灸疗法

包括普通针刺、艾灸、电针等，适用于所有患者，但晕针者禁用。

（1）针刺加灸法　取穴肾俞、腰阳关、命门、大肠俞、环跳、委中、阿是穴。先行针刺，得气后针上加灸，艾条距离皮肤约2cm，每个穴位灸2壮，每个艾条长1~1.5cm，燃完即可。防止烫伤。

（2）夹脊电针法　选用合适毫针，取胸腰椎患处的华佗夹脊处刺入1.5~3寸，以斜刺为主，予补泻手法，得气后接通电麻仪，用连续频率脉冲波刺激。电针输出大小以患者能耐受为宜，每次20~30分钟。每日1次或隔日1次，7次为1个疗程。

4. 药物治疗

对急性期疼痛明显者，合理给予药物治疗是非常有必要的，应用消炎镇痛药、骨骼肌松弛药、维生素类及中药等。

5. 功能锻炼疗法

通过功能锻炼激发患者的主观能动性，增强自信心，促进功能恢复。功能锻炼时应根据实际情况选择合适的锻炼方法，如太极拳、五禽戏、燕飞式、拱桥式等。

6. 物理疗法

物理疗法包括直流电、低频电疗法、中频电疗法、高频电疗法、微波治疗、超声波、磁疗、光疗等。物理疗法可以镇痛，促进局部血液循环，减轻局部炎症，兴奋骨骼肌及平滑肌，提高神经的痛阈及兴奋性。但是上述疗法会加大肌肉韧带的机化、粘连，降低肌肉弹性。激光疗法和红外线疗法对人体的主要作用有热效应、机械效应、光化学效应和电磁效应四个方面，主要是通过辐射热的作用，使组织产热，加快血液循环，促进新陈代谢，加强组织营养，同时降低神经末梢的兴奋性。因此，建议根据病情分疗程间断应用。

7. 注射疗法

注射疗法包括封闭、臭氧注射、穴位注射等，该法适用于疼痛明显且有固定压痛点的患者。

操作方法如下。①定点：用手触摸腰背部软组织，寻找压痛点，可触及硬结条索状物者即为治疗点，做好标记。②局部注射：常规消毒后，用5ml注射器吸取乙酸曲安奈德注射液10mg、2%利多卡因2ml、维生素B_{12}针剂0.5mg，从标记点垂直进针，在皮层注药后刺至深筋膜，阻力增大时停止进针，回抽无血后，注射1/3药物，再刺破筋膜进针少许，注药，然后退针至筋膜浅层，并向各个方向注射完余药。操作后无菌覆盖，预防感染。

臭氧注射仍采取上述注射方法，当局部注射时用35μg/ml臭氧10ml代替注射混合液即可，其余步骤同局部注射操作方法。

8. 针刀疗法

针刀疗法适用于疼痛顽固性患者。

操作方法：患者俯卧位，局部常规消毒，铺巾，甲紫做标记，应用朱氏4号针刀治疗。每周1次，3次为1个疗程。①腰椎棘突压痛者，经棘突表面进针，与脊柱方向平行，进针至筋膜层，做纵向切割1~2刀。②腰背部触及痛性结节者，经痛点表皮进针，进针方向要与结节或硬条索长轴方向一致，与局部相应层次的肌纤维走向一致，深度以穿透筋膜到达结节或硬条索为度，切割1~2刀，感觉针下松动即可。③腰、背部僵硬者，在僵硬处取2~3点，进针至筋膜层后，用针刀做十字切割，可闻及"嚓嚓"声。操作后无菌覆盖，预防感染。

（三）辨证治疗

1. 辨证施治

（1）风寒湿邪外袭型

[治法] 祛风散寒除湿。

[方药] 独活寄生汤加减。桑寄生18g，熟地黄15g，秦艽12g，杜仲12g，当归15g，茯苓20g，党参15g，白芍15g，独活15g，防风12g，川芎12g，牛膝15g，细辛6g，肉桂6g，炙甘草6g。每日1剂，水煎服。

〔加减〕素体气虚者，加黄芪、白术，以健脾益气；疼痛剧烈，遇寒痛甚者，加制附子、川乌、干姜，以温经散寒止痛；腰背酸痛重者，加葛根、狗脊，以温肾散寒，祛湿通络。

（2）瘀血内停，经络闭塞型

〔治法〕舒筋活血，行气止痛。

〔方药〕身痛逐瘀汤加减。羌活15g，香附12g，川芎12g，没药15g，五灵脂15g，桃仁12g，红花12g，川牛膝12g，当归10g，炙甘草6g。每日1剂，水煎服。

〔加减〕因外伤所致者，加乳香、蒲黄，以增强行气活血的功效；外感风寒，疼痛加重者，加桂枝、白芍、独活，以调和营卫，疏风散寒；脾肾阳虚，腰痛，畏寒，腰膝酸软者，加杜仲、续断、狗脊，以温补肾阳，强筋壮骨。

（3）肾气不足，筋脉失养型

〔治法〕补肾强筋，通络止痛。

〔方药〕金匮肾气丸加减。熟地黄15g，山药20g，山茱萸15g，茯苓15g，泽泻9g，牡丹皮9g，制附子12g，桂枝12g，当归15g，白术15g，白芍12g。每日1剂，水煎服。

〔加减〕偏于肾阳虚者，加狗脊、杜仲、续断，以温补肾阳，强筋壮骨；偏于肾阴虚者，重用熟地黄、山茱萸，合二至丸，以滋补肾阴。

2.外治疗法

中医外治的方法很多，主要有中药熏洗、中药浸渍、热敷、外贴膏药、涂搽酊剂、外涂药膏等。常与理疗、手法等联合运用，有利于中药的吸收，发挥温经通络、舒筋活血，缓解肌肉痉挛，减轻疼痛，促进恢复的作用。

（1）熏洗疗法

〔处方〕透骨草，伸筋草，鸡血藤，艾叶，川芎，红花，乳香，没药。

〔操作方法〕将药物文火煎沸30分钟，取药液1000ml，趁热熏洗患处，每天2次。

〔适应证〕因感受寒邪，诱发肢体疼痛者。

〔注意事项〕素体阳虚者，可配伍适量附子、干姜，以温补阳气。

（2）中药热熨

〔处方〕透骨草，伸筋草，威灵仙，鸡血藤，附子，川乌，花椒，细辛，海桐皮，红花，木鳖子，羌活，艾叶，防风。

〔操作方法〕将上药粉碎为粗粉，搅匀，装布袋封口，或水煮或笼蒸，趁热外敷于患处，每次使用时间为1个小时左右，凉后可加热继续使用。

〔适应证〕素体阳虚，复感寒邪，肢体疼痛难愈者。

〔注意事项〕热度适中，注意不能烫伤皮肤。

（3）中药薄贴

〔处方〕干姜，白芷，牡丹皮，荆芥，干姜，细辛，山柰，生天南星，辣椒，川芎，独活，没药，香加皮，丁香，生半夏，甘松，当归，冰片，乳香，桂枝，花椒，苍术，陈皮，辛夷，薄荷脑，大黄，樟脑，颠茄流浸膏，水杨酸甲酯。辅料为橡胶，氧化锌，松香，凡士林，羊毛脂，液状石蜡。

〔操作方法〕贴患处。

〔适应证〕用于筋骨疼痛，肌肉麻痹，痰核流注，关节酸痛。

〔注意事项〕对本品及所含成分过敏者禁用；皮肤破损处禁用；孕妇禁用。

（4）揉药治疗 操作方法：施术者沉肩、悬腕、垂肘，拇指螺纹面沾少许展筋丹，以掌关节带动拇指螺纹面在穴位上以画圆的方式运动，要求拇指螺纹面与穴区或痛区皮肤轻轻触，运动时摩擦皮肤，但不能带动皮肤，揉药范围约一元硬币大小，频率为分钟100~120次，每穴操作2~3分钟，局部皮肤微感发热即可。操作时施术者手指和施术部位必须是干净干燥的。该疗法集药物、穴位及手法于一体，该疗法操作要求较高，需勤学苦练方可掌握。

3. 成药应用

（1）舒筋活血片

［组成］红花，狗脊（制），槲寄生，泽兰叶，鸡血藤，络石藤，伸筋草，香附（制），香加皮，自然铜（煅）等。

［功能］舒筋活络，活血散瘀。

［适应证］用于筋骨疼痛，肢体拘挛，腰背酸痛，跌打损伤。

［用法］口服，一次 5 片，一日 3 次。

［注意事项］孕妇忌服。

（2）腰痛片

［组成］杜仲叶（盐炒），盐补骨脂，狗脊（制），断续，当归，赤芍，炒白术，牛膝，泽泻，肉桂，乳香（制），土鳖虫（酒炒）等。

［功能］补肾活血，强筋止痛。

［适应证］用于肾阳不足，瘀血阻络所致的腰痛及腰肌劳损。

［用法］口服。盐开水送服，一次 6 片，一日 3 次。

［注意事项］阴虚火旺，有实热者忌用。

（四）医家诊疗经验

毛天东

毛天东教授认为腰痛的发生与肝肾亏虚有密切关系。肝藏血，主筋，肾藏精，主骨。肝血亏虚则筋失所养，不能"束骨利节"，可致腰部稳定性降低。肾精充足则骨骼坚强有力，肾精亏虚则不能生髓充骨，发生退行性改变，筋骨互补互用，若腰部筋脉失养不濡可发生生病变。《素问·脉要精微论》云："腰者，肾之府，转摇不能，肾将惫矣。"肝肾亏虚，筋骨不坚，腰椎活动不灵活，且不耐劳作，易受外界因素的影响，如腰部长期过度伸屈活动，或跌仆

闪扭，均可导致腰背部筋骨受损，出现气血瘀积，经络阻滞的病理状态而发生腰背疼痛。还可因年老体虚，卫外不固，风寒湿热之邪乘虚而入，邪阻经络，气血运行不畅，其肾虚气化失常，影响津液的正常运行输布，水不正化而变为痰湿之邪，停滞于腰背经络，进而影响气血运行，形成痰瘀互阻的病理状态。总之毛天东教授认为正虚邪实乃本病的关键病机，肝肾不足，气血亏虚是发病的内因，痰、瘀及风寒湿邪闭阻经络是其外因。内外因相互作用，导致发生本病。治疗时根据虚实夹杂的特点，在补益肝肾的基础上，辅以祛风湿，行气活血药物。他将本病分为急性发作型和迁延难愈型。急性发作型应用壮腰汤。方为续断 15g，骨碎补 15g，五加皮 15g，泽兰 12g，牛膝 12g，赤芍 20g，当归 20g，木瓜 15g，狗脊 15g，木香 6g，枳壳 12g，小茴香 10g，乳香 12g，没药 12g。迁延难愈型应用益气通络汤加减。方为黄芪 20g，独活 10g，羌活 10g，当归 10g，白芍 15g，鸡血藤 12g，桑寄生 15g，杜仲 10g，牛膝 10g，威灵仙 10g，细辛 4g，制川乌 6g，全蝎 8g，木瓜 12g，桂枝 6g，甘草 6g，水煎服，每天 1 剂，分早晚 2 次温服。

五、预后转归

该病可防可治，主要以腰背部静息痛为主，适当活动后疼痛可减轻，劳累后复感加重，"时轻时重，迁延难愈"为其临床特点。生活中当以保护预防为主，选择科学系统正规的治疗，同时应特别注意心理疏导治疗，方可获得较为满意疗效。

六、预防调护

1. 健康检查

定期检查青少年或工作人员的身体健康情况，以及普及专科健康知识，做好

"治未病"工作。

2. 预防教育

树立患者治疗腰背痛的信心，避免错误治疗，减少个人和社会的损耗。改善劳动姿势，避免长时间保持同一姿势或长时间弯腰。家务劳动要适宜，避免过于弯腰。取物时避免扭腰，防止腰部负荷过大。

3. 选择合适床具

使用硬板软垫床，睡眠是人们生活的重要部分之一。床的合适与否直接影响到人的健康，过软的床垫不能保持脊柱的正常生理曲度。

七、专方选要

1. 益肾蠲痹丸

[组成] 骨碎补，熟地黄，当归，徐长卿，土鳖虫，僵蚕（麸炒），蜈蚣，全蝎，蜂房（清炒），广地龙（酒制），乌梢蛇（酒制），延胡索，鹿衔草，淫羊藿，寻骨风，老鹳草，鸡血藤，葎草，地黄，虎杖。

[功能] 温补肾阳，益肾壮督，搜风祛邪，蠲痹通络

[适应证] 发热，关节疼痛、红肿热痛、屈伸不利，肌肉疼痛，瘦削或僵硬。

[用法] 口服，一次 8~12g，一日 3 次。

[注意事项] 对于曾服用多种药物治疗的患者，在服用本药疼痛减轻后才可逐渐递减原服用药物，不可骤停。本品服用后偶有皮肤瘙痒过敏反应、口干、便秘、胃脘不适。此与虫类药异体蛋白质过敏有关，可用地肤子 30g，徐长卿 15g，白鲜皮 30g，煎汤服用。过敏者也可以选用抗过敏药对症治疗。过敏严重者停止服用。胃脘不适者，可用温水加蜂蜜分两次送服以减轻或消除不适症状，可用生黄芪 15g，莪术 6g，怀山药 20g，凤凰衣 6g，煎汤服用。口干者，可用麦门冬 10g，肥葳蕤 10g，北沙参 15g，泡茶饮用。肝肾阴

虚患者可同服六味地黄丸。便秘者，可用麻仁丸 6g，口服。对病程较长，久治难愈的患者，建议按疗程长期服用。本品含寻骨风药材，该药材含马兜铃酸，马兜铃酸可引起肾脏损害等不良反应。本品需在医师指导下使用，并定期检查肾功能，如发现肾功能异常应立即停药。儿童及老年人慎用，孕妇、婴幼儿及肾功能不全者禁用。

[出处]《效验秘方·续集》。

2. 正清风痛宁片

[组成] 青藤碱。

[功能] 祛风除湿，活血通络，消肿止痛

[适应证] 风寒湿痹证。症见肌肉酸痛，关节肿胀，疼痛，屈伸不利，麻木僵硬等。

[用法] 口服。一次 1~4 片，一日 3~12 片，饭前服或遵医嘱。

[注意事项] 定期复查血常规（建议每个月检查一次），并注意观察血糖和胆固醇。如出现皮疹或发生白细胞减少等不良反应时，应立刻停药。

[出处]《新编临床中成药学》。

主要参考文献

[1] 路阳. 电针刺激督脉穴为主治疗肌筋膜炎疗效观察 [J]. 湖北中医药大学学报，2011，13（4）：18-20.

[2] 魏汝波. 电针，中频电治疗背肌筋膜炎 85 例 [J]. 现代中西医结合杂志，2007，16（3）：432.

[3] 王英姿. 针刀治疗背肌筋膜炎 120 例 [J]. 上海针灸杂志，2005（3）：24.

[4] 戴朝富. 针刀配合隔姜灸治疗背肌筋膜炎 117 例 [J]. 上海针灸杂志，2011，30（12）. 857.

[5] 郑晓辉. 陈基长教授治疗颈胸腰背肌筋膜炎经验 [J]. 北京中医药大学学报，2005，

13（3）：29.

[6] 丘元，高志敏，何焕明，等. 腰背肌筋膜炎中医治疗研究 [J]. 医学信息，2014，27（6）：664.

第五节　慢性腰肌筋膜炎

慢性腰肌筋膜炎主要是指腰骶部肌肉、韧带、筋膜等软组织的慢性损伤，导致局部无菌性炎症，从而引起腰骶部一侧或两侧弥漫性疼痛的疾病。主要症状为腰部或腰骶部疼痛，反复发作，时轻时重，缠绵不愈，劳累时加重，休息时减轻，弯腰工作困难，疼痛可随气候或劳累程度而变化。本病多见于中老年人，近年来临床观察发现中青年人发病率逐渐增高。常与职业或工作环境密切相关，是慢性腰痛中最常见的一种疾病。也是影响人们生存质量的常见病、多发病，但临床中往往易被忽视，若久治不愈，病程迁延。长期反复发作的腰部酸痛，给患者的学习、工作及生活带来明显的不良影响，导致患者工作效率下降，严重者难以坚持工作，使患者的身心受到一定的影响。慢性腰肌筋膜炎大抵属于中医学"腰痛""痹证""肾虚腰痛""腰筋劳伤"等范畴。

一、病因病机

（一）西医学认识

腰肌劳损是一种动静力性损伤，从事运动和体力劳动的人所患的多为动力性腰肌劳损，而久坐和久站的办公室工作人员所患的多为静力性腰肌劳损。腰部脊柱是一根独立的支柱，其前方为松软的腹腔，附近只有一些肌肉、筋膜和韧带等软组织，无骨性结构保护。躯干的稳定性主要靠脊柱本身及周围的肌肉和韧带维持，故腰部在承重和运动时，过度的负重、不良的直弯腰所产生的强大拉力和压力，极易引起腰部脊柱周围的肌肉、筋膜和韧带损伤。同样有些久坐办公室的人，体力负荷虽然不重，但由于姿势不良，又缺乏运动，致使一部分肌肉过度疲劳，长期形成这部分肌肉的劳损。腰骶关节是脊柱运动的枢纽，骶髂关节则是连接躯干和下肢的桥梁，所有活动都是以腰部为枢纽带动肢体完成的，突然地过度屈伸、摆动和碰撞等，尤其是腰背肌力不足时，极易造成腰背部的软组织损伤。

其具体发病原因可归纳为以下几种。①长期固定在某一特定体位从事劳动（包括站立姿势和坐位姿势）和运动，以至于使腰部负荷过重，造成腰肌的疲劳和损伤，或者使腰肌长时间处于被动牵拉状态，造成累积性劳损变性，软组织疲劳则产生腰酸痛。②腰部急性损伤后，治疗不当或延误治疗，迁延日久，可造成腰部慢性损伤。或者反复损伤使受伤的组织不能完全修复，加之受伤的肌纤维变性或瘢痕化，遗留慢性腰痛。③腰椎先天畸形或腰部外伤后长期卧床，腰背肌长时间疲劳等。④长期睡在太软的床上也会引起腰痛。因为仰卧在软床上，臀部较重，有臀部下陷的趋势，使腰凸增大，造成腰部肌肉紧张所致。

慢性腰肌筋膜炎，是指腰骶部肌肉、筋膜、韧带等软组织慢性损伤，它是由于长期下蹲弯腰工作，腰背部经常性地过度负重、过度疲劳，或工作时姿势不良，或剧烈运动后受凉，或有腰部解剖特点和缺陷等所致，但亦可因腰部急性损伤治疗不及时、治疗不当，或反复受伤后导致软组织充血、水肿、纤维化，局部触摸时有条索状感或硬结。慢性腰肌筋膜炎是腰痛病中最常见的一种，任何职业人员都可能发病。对生产劳动和生活影响较大，故应积极进行防治。

（二）中医学认识

中医学认为，腰肌劳损因劳动后汗出过多，或冒雨涉水，或汗出当风，或久居湿地，致使寒湿入侵，痹阻经络，以致筋脉不和，气滞瘀阻而发病。或过度劳累，反复损伤，伤及肾气，肾精不能充养筋骨、经络，局部气机不畅，瘀血留滞，致筋脉不舒，痉挛疼痛。或因肾虚精亏，经脉失养，年老肾衰，精血亏耗，或先天禀赋不足，或劳欲过度，或慢性疾病，迁延日久，致肾虚精亏，不能濡养筋脉而发病。

正如《医学心悟》中说"腰痛，有风，有寒，有湿，有热，有瘀血，有气滞，有痰饮，皆标也。肾虚，其本也"。《七松岩集》中有说到"然痛有虚实之分，所谓肾虚者，皆两肾之精神气血虚也，凡言肾虚者，是两肾自病耳。所谓实者，非肾家自实，是两腰经络血脉之中，为风寒湿所侵，闪腰锉气之所碍，腰内空腔之中，为湿痰瘀血凝滞不通而为痛"。《素问·痹论》中有"风寒湿三气杂至，合而为痹也""以冬遇此者为骨痹""五脏皆有合，病久而不去者，内舍于其合也。故骨痹不已，复感于邪，内舍于肾"。由此可见，阳气内藏，太阳经气不足，外感风寒或寒湿之气，痹聚于骨，骨痹久病不愈，内传于肾，肾受损伤，而成肾痹。上述医籍中的描述与慢性腰肌筋膜炎病证相似，由此显示中医早已观察到本病，并对本病有了认识。

二、临床诊断

（一）辨病诊断

诊断要点

（1）临床表现

①症状：腰肌劳损的症状比较复杂，病情表现也因人而异，患者多表现为无明显诱因的慢性腰痛，少数可有外伤史、搬重物史、剧烈运动史。腰痛有隐痛、胀痛、酸痛，有的伴有沉重感，但常表现为钝性酸胀痛，时轻时重，反复发作，迁延难愈。休息、适当活动、经常改变体位姿势可使症状减轻，卧床过久，活动过度又加重，有些患者睡觉时腰痛加重影响睡眠，在腰部垫少许东西可减轻疼痛，早晨起床时腰部僵硬，疼痛加重，活动后可见好转。

该病以静息痛为主，适当活动后疼痛可减轻，劳累后复加重，"反复发作，时轻时重"为其临床特点。疼痛多为隐痛，经常发作，休息后减轻，劳累后加重，适当活动或变动体位时减轻，弯腰工作困难，若勉强长时间弯腰则腰痛加剧，甚至不能直腰。患者常喜用双手捶腰，以减轻疼痛，少数患者有臀部和大腿后上部胀痛。兼有风寒湿邪者，腰痛与天气变化有关，阴雨天腰痛加剧，可有乏力，喜温畏冷，受冷或劳累后可加重发作，腰痛如折，不能直立，活动欠利，苔白滑，脉濡细。

②体征：查体时腰部活动一般不受限，腰部肌肉僵硬，沿竖脊肌行走方向可触及条索状改变，腰骶部一侧或双侧有明显的局限性压痛点，在该区域叩拍时疼痛减轻而舒服，但按压此点可引起疼痛和放射，但疼痛不过膝部，直腿抬高试验阴性。若急性发作，可伴有明显的腰背肌痉挛，压痛明显，甚至出现脊柱侧弯，伴有下肢牵拉痛等。

（2）相关检查

①实验室检查：一般血、尿检查均属正常，少数急性期患者白细胞、血沉、C反应蛋白轻度增高。

②X线检查：应常规拍摄腰椎X线片，但多无异常，少数可发现腰骶椎先天性畸形，老年患者可发现椎体骨质增生退变。

③红外线热成像检查：可见异常改变

区域。对于病情的判定、治疗方案制定及预后疗效评定有一定的指导意义。

④超声波检查：可排除其他疾病。

（二）辨证诊断

1. 风寒痹阻型

（1）临床证候　腰部冷痛重着，静卧不减，舌淡，苔白，脉弦紧。

（2）辨证要点　腰部冷痛重着，舌淡，苔白，脉弦紧。

2. 血瘀气滞型

（1）临床证候　晨起腰背僵硬疼痛，痛有定处，日轻夜重，舌质紫黯，苔薄，脉弦涩。

（2）辨证要点　腰背僵硬疼痛，痛有定处，舌质紫黯，苔薄，脉弦涩。

3. 湿热阻络型

（1）临床证候　腰痛时有热感，炎热或阴雨天加重，活动后减轻，小便黄赤舌红，苔黄腻，脉濡数。

（2）辨证要点　腰痛时有热感，小便黄赤舌红，苔黄腻，脉濡数。

4. 肾气亏虚型

（1）临床证候　腰背隐痛，腿膝乏力，绵绵不绝，时轻时重，劳累后疼痛加重，休息后缓解，舌淡，苔少，脉细。

（2）辨证要点　腰背隐痛，腿膝乏力，舌淡，苔少，脉细。

三、鉴别诊断

（一）西医学鉴别诊断

1. 退行性脊柱炎

腰痛主要表现为休息痛，即夜间、清晨腰痛明显，而起床活动后腰痛减轻。脊柱可有叩击痛。X 线检查可见腰椎骨钙质沉着和椎体边缘增生骨赘。

2. 骨质疏松症

骨质疏松症和慢性腰肌劳损都有广泛性的背部痛表现；但骨质疏松症多发于中老年人，特别是绝经后女性，除背部痛外，常合并腰、四肢关节等部位疼痛发凉，怕冷不适，伴有驼背体征，X 线检查可见骨小梁稀疏或压缩骨折，骨密度检查示骨质疏松样改变。

3. 腰椎间盘突出症

有典型的腰腿痛伴下肢放射痛、腰部活动受限、皮肤感觉障碍等神经根受压症状。腰椎 CT、MRI 检查可见相关椎间盘突出，相应神经根受压。

4. 腰椎结核

部分腰椎结核患者可出现以腰痛或坐骨神经痛为主的临床表现，易与腰椎间盘突出症相混淆。但结核常为缓慢发病，进行性加重，无间歇期，多伴有午后潮热，全身乏力，身体逐渐消瘦，且实验室检查多有血沉加快，肺部多有原发病灶。X 线片可发现椎间隙变窄，椎体边缘模糊不清，有明显骨质破坏及寒性脓肿形成，有时可见腰椎小关节的破坏。

5. 强直性脊柱炎

多发于青少年。该病具有以下特点：①晨僵时间长，多大于 30 分钟。②多从骶髂关节开始发病，腰、胸、颈及骨盆可同时受累。③C 反应蛋白、血沉在活动期多异常增高，HLA-B27 检查多为阳性。④X 线检查示骶髂关节异常改变，骨质疏松，后期可出现竹节状改变。⑤年龄以青壮年男性多见，中老发病者较少。

（二）中医学鉴别诊断

大偻

大偻和慢性腰肌筋膜炎均有腰背部疼痛僵硬之证候。前者多为先天不足，加之寒湿、风湿、湿热等邪气侵袭，导致形体变形，症状多为剧烈疼痛，僵直活动不利为主；后者多以酸困疼痛、肌肉僵硬为主，腰部活动受限不明显。

四、临床治疗

（一）提高临床疗效的要素

治疗慢性腰肌劳损要从两个方面着手，一是祛邪，二是扶正固本。祛邪，就是根据患者感受外邪的不同，采用不同的方法祛邪；扶正固本，就是补肾以养腰骨，补脾以养腰肌，补肝以养腰筋，腰部筋肉骨健壮，则腰肌劳损就会逐渐痊愈。在肝脾肾三脏中，以肾最为重要。首先，肾为先天之本，肾气对五脏六腑的功能活动具有促进作用，肾气盛则肝脾的功能活动皆盛。其次，肾主骨，腰为肾之府，腰间脊骨及组织的功能活动均赖肾中精气的充养才能保持正常。

（二）辨病治疗

1. 一般治疗

解除病因，注意保暖，局部热敷，防止受凉。急性期注意充分休息。根据患者的发病原因矫正不良体位姿势，从根本上解除致病因素。以预防为主，治疗彻底，防止复发。

2. 手法治疗

腰肌劳损主要以理筋手法为主，以舒筋活血，益肾强腰为原则。手法治疗可有效促进局部血液循环，加速病理产物代谢，促使局部软组织修复达到治疗和改善腰肌劳损的目的。

（1）循经按揉　患者俯卧，医者以双手循两侧太阳膀胱经由上向下用㨰法或揉法治疗，用力由轻到重，往返重复3~5遍。然后以掌根在痛点周围按揉2~3分钟。

（2）穴位按压　患者俯卧，医者以双手拇指指腹依次按压两侧三焦俞、肾俞、气海俞、大肠俞、小肠俞、膀胱俞、志室、委中等穴，手法可稍重。

（3）拍击腰背　患者俯卧，医者五指并拢空掌拍击腰背部肌肉3~5遍，然后用手掌横擦腰背部，速度由慢到快，以皮肤发热为度。

3. 针灸疗法

（1）针灸疗法　腰肌劳损常取肾俞、大肠俞、小肠俞、腰阳关、委中、阿是穴等穴，每日1次，7~10次为1个疗程。适用于所有患者，取针后拔罐或配合其他治疗，效果更好。

（2）体针加灸法　取穴肾俞，次髎，水沟，环跳，委中，腰阳关。先针水沟或点刺放血不留针，然后针刺腰阳关、环跳、委中、肾俞得气后，在肾俞、大肠俞穴处针上加灸，艾条距离皮肤2~3cm，每个穴位灸1~2壮，每个艾条长1cm。避免烫伤。

（3）夹脊电针法　选用合适毫针，取腰部患处的华佗夹脊处刺入1.5~3寸，以斜刺为主，予补泻手法，得气后接通电麻仪，用连续频率脉冲波刺激。电针输出大小以患者能耐受为宜，每次20~30分钟。每日1次或隔日1次，7次为1个疗程。在治疗过程中，患者在通电的一瞬间有明显痉挛紧束感，约数秒钟后渐感适应，故应注意调节电针输出强度。每个疗程结束后，需要间隔2~3天，方可进行下1个疗程，过频或过疏治疗疗效均可受到影响。

4. 药物治疗

治疗慢性腰肌劳损时可用消炎止痛药及舒筋活血、祛风除湿、补肝肾的中药。可口服抗炎止痛药，如萘丁美酮胶囊，双氯芬酸，塞来昔布等，但在应用时应注意该类药物可能有胃肠道、心脑血管的不良反应。服用维生素E及B$_1$对肌肉筋膜炎症有一定疗效。中成药可应用伸筋片、筋骨痛消丸、金匮肾气丸、丹参片、独活寄生汤、麝香壮骨膏等。

5. 功能康复疗法

患者要劳逸结合，坚持功能锻炼，以增强体质，增加肌力，改善腰肌的新陈代谢，增加脊柱的稳定性及平衡能力。该疗法在慢性腰肌筋膜炎的治疗及预防中起着非常重要的作用，它贯穿于整个治疗过程中。通过功能锻炼激发患者的主观能动性，增强自信心，促进功能恢复。功能锻炼时应根据实际情况选择合适的锻炼方法。譬如太极拳、五禽戏、燕飞式、拱桥式等。

6. 物理疗法

物理疗法包括直流电、低频电疗法、中频电疗法、高频电疗法、微波治疗、超声波、磁疗、光疗等。物理疗法可以镇痛，促进局部血液循环，减轻局部炎症，兴奋骨骼肌及平滑肌，提高神经的痛阈及兴奋性。但是上述疗法会加大肌肉韧带的肌化、粘连，降低肌肉弹性。激光疗法和红外线疗法对人体的主要作用是热效应、机械效应、光化学效应和电磁效应四个方面，主要是通过辐射热的作用，使组织产热，加快血液循环，促进新陈代谢，加强组织营养，同时能降低神经末梢的兴奋性。

7. 注射疗法

注射疗法包括封闭、穴位注射等。该疗法适用于疼痛明显有固定压痛点的患者。

操作方法如下。①定点：用手触摸腰背部软组织，寻找压痛点，当触及硬结条索状物者即为治疗点，做好标记。②局部注射：常规消毒后，用5ml注射器吸取曲安奈德注射液10mg、2%利多卡因2ml、维生素 B₁₂ 针剂 0.5mg，从标记点垂直进针，在皮层注药后刺至深筋膜，阻力增大时即停止进针，若回抽无血，注射 1/3 药物，再刺破筋膜进针少许，注药，然后退针至筋膜浅层，并向各个方向注射完余药。另穴位注射，辨证寻经选穴，选择合适的药物进行注射，避免注入血管及神经鞘内。

8. 针刀疗法

针刀疗法适用于顽固性患者。

操作方法：患者俯卧位，局部常规消毒，铺巾，甲紫做标记，应用朱氏4号针刀治疗。每周1次，3次为1个疗程。①腰椎棘突压痛者，经棘突表面进针，与脊柱方向平行，进针至筋膜层，做纵向切割 1~2 刀。②腰背部触及痛性结节者，经痛点表皮进针，进针方向要与结节或硬条索长轴方向一致，与局部相应层次的肌纤维走向一致，深度以穿透筋膜到达结节或硬条索为度，切割 1~2 刀，感觉针下松动即可。③腰、背部僵硬者，在僵硬处取 4~6 点，进针至筋膜层后，用针刀做十字切割，可闻及"嚓嚓"声。

（二）辨证治疗

1. 辨证施治

（1）风寒痹阻型

[治法] 祛风散寒除湿。

[方药] 独活寄生汤加减。桑寄生 18g，熟地黄 15g，秦艽 12g，杜仲 12g，当归 12g，茯苓 12g，党参 12g，白芍 10g，独活 6g，防风 6g，川芎 6g，牛膝 6g，细辛 3g，甘草 3g，肉桂 3g。

[加减] 寒甚痛剧，拘急不适，肢冷面白者，加附子、白芷，以温阳散寒；湿盛阳微，腰身重滞，加独活、五加皮，除湿通络；兼有风象，痛走不定者，加防风、羌活，疏风散邪；若年老体弱或久病不愈，兼见腰膝酸软，脉沉无力者，加菟丝子、补骨脂、金毛狗脊，以助温阳散寒。

（2）血瘀气滞型

[治法] 活血行气，通滞散瘀。

[方药] 身痛逐瘀汤加减。羌活 12g，香附 12g，川芎 12g，没药 12g，地龙 9g，五灵脂 6g，桃仁 12g，红花 12g，牛膝 15g，当归 15g，甘草 6g。

[加减] 兼风湿痹痛者，可加入独活、威灵仙，以祛风除湿；若疼痛剧烈，日轻夜重，瘀血痼结者，可酌加土鳖虫、全蝎，以加强通络祛瘀作用；闪挫扭伤，或体位不正而引起者，加乳香、苏木，以活络

止痛，若为新伤也可配服七厘散；腰膝酸软者，加杜仲、川续断、桑寄生，以壮腰强肾。

（3）湿热阻络型

[治法] 清热化湿，舒筋活络。

[方药] 二妙汤加减。苍术15g，黄柏10g，牛膝10g，木瓜10g，薏苡仁12g，稀莶草8g，土茯苓20g。

[加减] 热重心烦痛甚，口渴尿赤者，加栀子、生石膏、忍冬藤、滑石，以清热除烦；湿邪偏重，身体困重者，加防己、萆薢、蚕沙、木通，以除湿通络；咽喉肿痛，脉浮数者，加柴胡、黄芩、僵蚕，疏风散邪；湿热日久兼有伤阴之象者，加二至丸，以滋阴补肾。

（4）肾气亏虚型

[治法] 温补肾阳。

[方药] 金匮肾丸加减。熟地黄15g，山药25g，山茱萸15g，泽泻12g，茯苓15g，牡丹皮12g，肉桂6g，熟附子15g，干姜15g，炙甘草9g。

[加减] 气短乏力，语声低弱，食少便溏者，加党参、黄芪、升麻、柴胡、白术，以健脾益气，升举清阳；肾阴虚者，加龟甲，合二至丸，以滋补肾阴。

2. 外治疗法

（1）熏洗疗法

[处方] 透骨草，伸筋草，鸡血藤，艾叶，川芎，红花，乳香，没药。

[操作方法] 将药物文火煎沸30分钟，取药液1000ml，趁热熏洗患处，每天2次。

[适应证] 用于因感受寒邪，诱发肢体疼痛者。

[注意事项] 素体阳虚者，可配伍适量附子、干姜，以温补阳气。

（2）中药热熨

[处方] 透骨草，伸筋草，威灵仙，鸡血藤，附子，川乌，花椒，细辛，海桐皮，红花，木鳖子，羌活，艾叶，防风。

[操作方法] 将上药粉碎为粗粉，搅匀，装布袋封口，或水煮或笼蒸，趁热外敷于患处，每次使用时间为1个小时左右，凉后可加热继续使用。

[适应证] 用于素体阳虚，复感寒邪，肢体疼痛难愈者。

[注意事项] 热度适中，不能烫伤皮肤，凉后加热继续使用。

（3）伤筋药水

[处方] 生草乌，生川乌，羌活，独活，生半夏，生栀子，生大黄，生木瓜，路路通，生蒲黄，樟脑，苏木，赤芍，红花，天南星，白酒，米醋。

[操作方法] 患处热敷或熏洗后，用棉花蘸药液轻擦，每日至少5次。

[适应证] 用于筋络挛缩，筋骨酸痛，风湿麻木。

[注意事项] 皮肤破损处禁用。

3. 成药应用

（1）壮腰健身丸

[组成] 狗脊，千斤拔，桑寄生（蒸），女贞子（蒸），鸡血藤，金樱子，牛大力，菟丝子（盐水制），蜂蜜。

[功能] 壮腰健肾，养血，祛风湿。

[适应证] 用于肾亏腰痛，膝软无力，小便频数，风湿骨痛，神经衰弱。

[用法] 口服，每次5g，每日1~3次，开水送服。

[注意事项] 忌生冷食物；年老体弱、高血压、糖尿病患者应在医师指导下服用；对本品过敏者禁用，过敏体质者慎用。

（2）骨仙片

[组成] 骨碎补，熟地黄，黑豆，女贞子，牛膝，仙茅，菟丝子，防己，枸杞子。

[功能] 填精益髓，壮腰健肾，强壮筋骨，舒筋活络，养血止痛。

[适应证] 胸椎炎，腰椎炎，筋膜炎，诸关节骨刺等。

[用法] 口服，每次4~6片，每日3次，

开水送服。

[注意事项] 感冒发热勿服。

（3）小活络丹

[组成] 天南星，制川乌，制草乌，地龙，制乳香，制没药。

[功能] 祛风除湿，化痰通络，活血止痛。

[适应证] 风寒湿痹证。肢体筋脉疼痛、麻木拘挛，关节屈伸不利、疼痛游走不定，舌淡紫，苔白，脉沉弦或涩。

[用法] 口服，每次1丸，每日2次，开水送服。

[注意事项] 方中川乌、草乌毒性较大，不宜过量；若愈汤剂，宜久煎。

（四）医家诊疗经验

龙层花

龙氏治脊手法需根据三步定位诊断法，即神经（临床症状）定位诊断、触诊定位诊断和X线检查定位诊断，确定病变移位的关节或节段，合理选用以下手法进行整复。①俯卧摇腿揉腰法：是腰椎后关节左右旋转式移位的常规手法。每次摇按揉5~8分钟。此法常配合其他正骨法进行复位。②单人侧卧斜扳法：本法适用于左右旋转式腰椎后关节移位者，其余移位类型做复位辅助手法。③牵抖冲压法：适用于前后滑脱式移位、倾位仰位式移位。根据腰椎变形情况此法亦可仰卧进行（腰椎前滑脱者）或双下肢同时牵抖进行。④双向间接分压法：适用于腰椎前滑脱或倾位仰位移位者。

圆利针斜刺的操作步骤如下。根据患者的主诉，确定劳损肌肉最痛点的位置，主要劳损肌肉的走向、层次的深浅，沿肌肉的长轴，根据最痛点的位置及其层次的深浅，选取离最痛点有适当距离的一点为进针点。针尖快速过皮后，持针手用拇指和食指拿住针柄，沿进针方向略向前推动针柄，改变进针方向，再向前推进些许，略向后拉动针柄，改变进针方向，向前推进些许，如此循环反复，最终使针尖刺破筋膜进入损伤的肌束。针尖刺入劳损的肌束后，继续保持针体倾斜程度继续推进，刺入劳损肌肉的最痛点，随即留针。留针时，不提插捻转，不附加任何手法。留针时间长短，视针感消失快慢而定。当针刺入肌肉后，酸胀针感消失后即可退针。要等"针感"完全消失或显著缓解后，才可以出针。隔日治疗1次，共治疗6次。

龙氏治脊手法具有纠正脊柱解剖位置异常，解除痉挛和松解粘连，缓解和消除疼痛，改善血液循环，促进受伤组织修复等作用。而圆利针斜刺能很快地调节肌细胞内部的平衡，使肌纤维迅速恢复正常。

五、预后转归

该病生活中当以保护预防为主，选择科学系统正规的治疗，可获得较为满意的疗效。日常要注意保暖，局部热敷，防止受凉。

腰痛患者若能得到及时正确的治疗，一般预后良好。但若失治误治，病延日久，痛久入络，气郁血阻于络脉，邪气益痼，营血益虚，腰部筋肉骨节失荣，可能合并腰部强直、痿弱（痿病）、瘫痪，则预后不良。

六、预防调护

1. 健康检查

定时健康检查，普及必要的专科健康知识，做好"治未病"工作。

2. 预防教育

给患者树立治疗腰背痛的信心，避免错误治疗，减少个人和社会的损耗。改善劳动姿势，长期弯腰用力或长期坐位工作的人需密切关注劳动姿势，避免长时间保持同一姿势或长时间弯腰。

3. 选择合适的床具

使用硬板软垫床，睡眠是人们生活的重要部分之一。床的合适与否直接影响到人的健康，过软的床垫不能保持脊柱的正常生理曲度，可用健康棕垫床。

4. 功能锻炼

（1）遵循原则　①循序渐进。②选择适宜的方法。③注意动作的准确性。④避寒保暖。⑤持之以恒，坚持练功。

（2）具体方法

①仰卧抱膝：仰卧，屈膝，屈髋，双手抱膝，臀部尽量抬离床面。

②飞燕点水：俯卧，挺腹塌腰，抬头，背伸双臂，后抬如燕飞式。

③左右侧屈：站立，双足分开与肩同宽，双手叉腰或上举抱住枕部，做腰左右侧弯活动，侧屈到最大幅度时持续数秒。

④拱桥挺腹：仰卧，双侧屈肘，屈髋膝，做挺腹伸腰的动作呈"拱桥"状。

⑤旋转摆腰：站立，双足分开与肩同宽，双手叉腰，沿腰部中轴左右摆动旋转，幅度由小到大，顺逆交替进行。

⑥现在广场舞也是一种很好的锻炼方法，但应注意避免受凉。

七、专方选要

1. 强腰散

［组成］川乌30g，肉桂30g，干姜30g，白芷20g，天南星20g，赤芍20g，樟脑30g。

［功能］温散寒邪，行滞通阳，活血镇痛。

［适应证］慢性腰腿痛（寒痹型，劳损型）。

［用法］将上药共研为极细粉末，每次用30~50g，开水冲调如糊状，摊于纱布上，趁热敷贴于痛处，隔日一换。

［注意事项］皮肤损伤慎用。

［出处］《效验秘方》。

2. 腰痛宁胶囊

［组成］马钱子粉，土鳖虫，川牛膝，甘草，麻黄，乳香（醋制），没药（醋制），全蝎，僵蚕（麸炒），苍术（麸炒）等。

［功能］消肿止痛，疏散寒邪，温经通络。

［适应证］寒湿瘀阻经络所致的腰椎间盘突出症、坐骨神经痛、腰肌劳损、腰肌纤维炎、风湿性关节炎，症见腰腿疼、关节痛及肢体活动受限。

［用法］黄酒兑少量温开水送服。一次4~6粒，一日1次。睡前半小时服或遵医嘱。

［注意事项］运动员慎用；心脏病、高血压及脾胃虚寒者慎用；不可过量久服。

［出处］《中国药典》2010版。

主要参考文献

［1］郭维淮. 洛阳平乐正骨［M］. 北京：人民卫生出版社，2008：716-717.

［2］孙昕. 慢性腰肌筋膜炎的综合康复治疗探析［J］. 亚太传统医学，2008，4（12）：59.

［3］龙层花. 脊椎病因治疗学［M］. 北京：世界图书出版公司，2012：227.

［4］谢定邦. 圆利针结合刺血拔罐治疗腰椎间盘突出症60例［J］. 中国针灸，2013，33（10）：956.

［5］陈恒娟. 中医疗法治疗慢性腰肌筋膜炎的临床新进展［J］. 世界最新医学信息文摘，2014，14（20）：171-172.

［6］陈耀龙，陈荣钟，陈淑慧. 龙氏治脊结合圆利针斜刺治疗慢性腰肌筋膜炎的临床研究［J］. 世界中医药，2014，9（6）：789.

第六节　腰椎间盘突出症

腰椎间盘突出症为腰腿痛常见原因之一，其主要症状为腰痛及下肢痛。腰椎间盘突出症是指腰椎间盘由于退行、外伤、劳损等原因致纤维环部分或全部破裂，连同髓核一并向外膨出、突出、脱出，刺激或压迫相应水平的硬膜囊、脊神经根、马尾神经等，引起腰部疼痛、下肢放射痛等一系列神经症状者，称为腰椎间盘突出症。

门诊腰腿痛患者中有15%诊断为腰椎间盘突出症，本病多见于壮年男性体力劳动者，以工人为最多，易发于20~40岁之间，平均年龄为30岁，男女之比约为10~30:1。临床上以第4~5腰椎和第5腰椎至第1骶椎之间的椎间盘最易发生病变。

一、病因病机

（一）西医学认识

腰椎间盘突出的病因主要是椎间盘本身退行性变，再加某种外因，如外伤、慢性劳损，以及受寒湿邪气侵袭等因素，使得腰椎间盘纤维环发生破裂，导致髓核膨出或突出。

1. 病因

在正常情况下，椎间盘经常接受体重的压力，腰部又经常进行屈伸活动，腰椎受到的挤压应力及磨损很大，尤以下腰部为甚，所以至30岁左右，椎间盘就开始发生变性。如果纤维环及髓核退行性变化的速度一致，多出现椎间盘变窄、椎间盘普遍突出，平衡退变也会导致软骨板骨化，但椎体趋向稳定，除腰部活动受限以外，并不会腰痛。如果纤维环和髓核退行性变明显不平衡，纤维环变化较早且明显，其坚韧性减低，髓核压力不变，即使无明显的外伤，亦可造成纤维环破裂，如果再受到较大的旋转或扭曲力，纤维环可在后外侧呈环形或辐射状断裂。环状破裂多位于椎间盘的周围部，在临床上可造成腰痛，辐射状破裂，多自髓核向外延续到椎间盘的边缘，但外层纤维环可保持完整，此时

髓核在较大的压力下被挤入裂隙内，随着腰部不断的活动和用力，迫使髓核逐渐向外突出，压迫神经根，造成坐骨神经痛。

成年及壮年时期，髓核的含水量高，膨胀性大，纤维环一旦破裂，髓核即因压力大而突出，老年后髓核脱水，膨胀力减小，若纤维环破裂，髓核多不突出。

日常工作和生活中多次重复的轻微腰部损伤，如提举重物及经常弯腰活动时，对椎间盘可产生挤压作用，这些轻微损伤不断的作用于椎间盘，可由量变到质变，也可使纤维环退行性变化，在此基础上，再加上腰部外伤，更易造成纤维环破裂而发为本病。

不少的腰椎间盘突出患者，既无外伤史，也无劳损史，只因受寒湿而发病。寒湿可使小血管收缩和肌肉痉挛，两者都可影响局部的血液循环，进而影响椎间盘的营养。肌肉紧张或痉挛，可增加椎间盘的压力，这对已有变性的椎间盘，会造成进一步的损伤。

在临床上也可见只因精神过度紧张而发生本病者，这是由于肌肉缺乏适当的松弛，增加了对椎间盘的压力，使变性的椎间盘发生突出。

2. 分型

（1）根据髓核突出方向分型

①后突出：向后突出的髓核可压迫神经根，产生下腰痛，后突出临床最多见。

②前突出：不引起症状，无实际临床意义。

③椎体内突出：是髓核经过闭塞的血管，向软骨板和椎体内突出，形成杯状缺口，此型多发生在青年期。

（2）根据向后突出的部位分型

①中央型：椎间盘向后中部突出，一般不压迫神经根，而只压迫下行的马尾神经，导致大小便障碍等症状。如突出物较大也可压迫神经根。

②旁中央型：椎间盘向后方旁边突出，对一侧神经根产生压迫或刺激，出现腰部疼痛及下肢放射痛症状，此类型在临床上最为常见。

③侧隐窝型：椎间盘突出于神经根管，也称为神经管形，对神经根产生明显的挤压，出现严重的下肢放射痛，症状经保守治疗后效果多较差，可行手术治疗。

④外侧型：椎间盘向侧方突出，对下行神经根有一定的刺激或压迫，症状多数较轻微，临床上常误诊。

（3）根据突出的程度分型

①隐藏型：纤维环不全破裂，其外层保持完整，髓核在受压的情况下向破裂软弱部分突出。此时如椎间盘所受压力较大，纤维环破裂多，则髓核继续向外突出。如能适当休息，髓核可以还纳，破裂纤维环也可得到愈合。此型有时会有坐骨神经痛，但经过休息后可好转。

②突出型：纤维环裂隙较大，但不完全，外层尚保持完整，髓核突出较大，呈球形，此型可转为破裂型。

③破裂型：纤维环完全破裂，髓核可突入椎管内，临床症状较为严重，多为持续的，一般行手术治疗。

（二）中医学认识

中医学很早就对"腰椎间盘突出"有叙述，《黄帝内经》和历代医家认为其属于"腰痛""痹证"的范畴。或为外伤劳损与外感风寒湿热邪气，导致营卫失调，气血经络受损，或由肝肾不足，外邪乘虚而入，致使气血瘀阻而发病。如《素问·刺腰痛》说："衡络之脉令人腰痛，不可以俯仰，仰则恐仆，得之举重伤腰。"又云："肉里之脉令人腰痛，不可以咳，咳则筋缩急。"《医学心悟》中也说："腰痛拘急，牵引腿足。"以上均说明，本病可由外伤引起，症状为腰痛合并下肢痛，咳嗽时加重。这与西医

所说的有关腰椎间盘突出的症状基本相似。《素问·逆调论》中曰："荣气虚则不仁，卫气虚则不用，荣卫俱虚，则不仁且不用。"巢元方在《诸病源候论》中对此病的论述比较全面，如谓"凡腰痛病有五：一曰少阴，少阴肾也，十月万物阳气伤，是以腰痛。二曰风痹，风寒著腰，是以痛。三曰肾虚，役用伤肾，是以痛。四曰臀腰，坠堕伤腰，是以痛。五曰寝卧湿地，是以痛""劳损于肾，动伤经络，又为风冷所侵，血气击搏，故腰痛也。阳者不能俯，阴者不能仰，阴阳俱受邪气者，故令腰痛不能俯仰"。这些论述较全面地概括了腰腿痛的病因病机。

（三）辨病诊断

1. 诊断要点

（1）临床表现　腰椎间盘突出症的主要症状为腰部疼痛及下肢放射性疼痛。下肢放射性疼痛出现的时间各有不同。有的在腰损伤后同时出现；有的当时只感到腰痛，一两天后才感到下肢有放射性疼痛；也可数周、数月后，才出现坐骨神经痛。下肢痛常伴有大腿、小腿及足部感觉异常。腰痛、下肢窜痛可同时存在，也可单独发生。腰痛多在下腰部、腰骶部或局限于一侧。并因疼痛和肌肉痉挛影响到腰部的伸屈活动。

①下腰痛：来源于腰部受伤的组织，下肢窜痛是因神经根受压所致，严重者影响生活和工作，但多经过充分卧床休息后能够缓解。之后又因劳累、扭腰、着凉等因素而复发。如此反复发作，时轻时重，可延续多年而不愈，但也有经休息和治疗后，多年内不再复发。

②坐骨神经痛：疼痛沿下肢坐骨神经或某个神经根的分布区向下放射，一般由臀部开始向下肢放射至大腿后侧、小腿外侧、足背、趾，疼痛区域较固定，患者多

能指出具体的部位。

③放射性疼痛：多因站立、用力、咳嗽、喷嚏或运动而加剧，休息后可减轻，但个别患者在站立、行走时疼痛减轻，也有患者在夜间休息时症状加重，但经过充分休息后疼痛多能减轻。病程较久或神经根受压较重者，常有下肢麻木感觉，麻木区与受累神经根的分布区域是一致的，限于小腿的外侧。足部中央型突出可发生鞍区麻木，有的患者感到下肢发凉，无温暖的感觉，检查患肢温度较健侧低。有的患者足背动脉搏动较弱，此为交感神经受刺激所致。

（2）体征姿势异常　患者为了避免神经根受压，多自然地将腰固定于某适当的姿势。根据病变的严重程度以及机体的自动调节能力，腰部可发生过度前凸、变平或侧弯。

①腰椎前凸增大：多是后外侧的小型突出所致。由于腰椎过度前凸，可使马尾神经移位于椎管的后部，避开了突出物的刺激和压迫，前凸增大，可使腰椎间隙前宽后窄，有力地阻止了突出物继续向后移，使破裂的纤维环变得松弛，有利于修复，同时也保护了后纵韧带。患肢站立时，躯干多稍向前倾，腰部可以伸直、侧弯，但前屈受限。

②腰椎曲线变平或后凸：此种姿势，是由于较大的、足以阻止腰部后伸的后外侧或后方突出物所致，常伴有严重的坐骨神经痛和腰椎侧凸，任何使腰部伸直的动作，都可加重下肢放射痛。

③脊柱侧弯：发生率较高，约占腰椎间盘突出症患者的80%。侧弯凸向健侧也可凸向患侧。侧弯是使神经根松弛，减轻疼痛的保护性反应。侧凸的方向可以表明突出物的位置及与神经根的关系。一般来说，突出物在神经根的前内侧（腋部），脊柱为了使突出物躲开神经根，则凸向健侧。

如果突出物位于神经根的前外侧（即神经根肩上），则脊柱必凸向患侧。但临床上也不尽然，如突出物在神经根的前外方，脊柱早期是凸向患侧，使神经根远离突出物，减少压迫，同时凸侧间隙增宽，以便突出物部分吸回椎间盘内，晚期突出物已固定粘连无吸回可能，脊柱即凸向健侧，使神经根松弛减少对神经根的挤压。有学者认为，侧弯的有无、方向及程度与黄韧带肥厚程度有关，突出越大，黄韧带越厚，神经根所受压力及张力越大，疼痛越剧烈。突出物位于神经根正前方时，神经根有时滑至突出物之前外方或前内方，因两者相对位置常有变化，侧弯方向即不恒定，有时凸向健侧，有时凸向患侧，也有时不显侧凸。如突出物完全在马尾部中央，也可以不发生侧弯。

脊柱运动受限于脊柱屈曲、伸展、侧弯及旋转等，尤以后伸受限最大。当脊柱屈曲时，椎间盘前部挤压较多，后侧间隙加宽，髓核向后移位，使成熟型突出物的张力加大，同时脊髓上移，牵拉神经根，疼痛增加使活动受限，当伸展时，突出物加大，黄韧带向前突出，直接挤压突出物和神经根，使疼痛加重限制了伸展运动。患者在站立时，脊柱稍后倾时，即感腰及下肢疼痛加重。

放射痛压痛点多在下腰椎棘突间及椎旁1~2cm处，用力下压时，压力传至黄韧带、神经根和突出物，可引起下肢放射痛，疼痛的部位符合受累神经根所分布的区域，此为诊断本病的可靠依据。此种放射疼痛，不同于一般扭伤或劳损引起的牵扯痛，可以鉴别扭伤或劳损。

（3）影像学检查　患者应常规拍摄腰椎正、侧斜位平片。X线检查排除腰椎其他病变，如结核、肿瘤、腰骶先天畸形等。

1）正位片：可见脊柱侧凸，尤以第4~5腰椎椎间盘突出多见。侧弯可凸向患侧，也可凸向健侧，椎间隙左右不等宽，但这种左右间隙的改变或上下椎间隙不等宽的改变并无诊断意义，实际上仅反映了腰椎呈保护性姿态。

2）侧位片：对诊断腰椎间盘突出症价值较大。正常的腰椎间隙宽度，除第5腰椎至第1骶椎间隙外，均是下一间隙比上一间隙宽。在腰椎间盘突出症时，可见受累椎间隙变窄，有时前窄后宽，腰椎前凸消失，严重者甚至可呈现为后凸，锥体上下缘可有骨质增生。

3）斜位片：腰椎间盘突出时，斜位片并无太多参考价值。但可排除引起类似症状的腰椎弓根处病变。同时也可明确左、右侧腰椎弓根情况。

4）脊髓造影：其诊断可靠率为29%~40%，目前常用的造影剂为水溶性碘剂，比较稀薄，反应小，容易抽出，也可短时间内自行吸收。脊髓造影的优点是能够看到整个椎管的情况，可以鉴别肿瘤和腰椎管狭窄症。腰椎间盘突出多在椎管一侧，硬膜的外前方可形成小而规则的充盈缺损或压迹，压迹的位置对着椎间隙。而脊髓马尾肿瘤，可造成椎管的部分和完全梗阻，造影剂中可形成杯状缺口或充盈缺损，缺损不一定对着椎间隙，常是对着锥体，缺损的范围可超过邻近的椎间隙和锥体，因肿瘤部位不同，充盈缺损也有不同的类型。一般造影形态可分成三种情况：①脊膜囊压迫现象，多见于中央型压迫。②神经鞘压迫，多见于侧方型。③脊膜囊和神经鞘压迫，多见于较大的侧方型压迫。

5）CT检查：其临床意义如下。①椎间盘后缘变形。在髓核突出时，与骨性关节面板边缘平行的椎间盘有局部突出，根据局部改变的性质可区分为椎间盘破裂与弥漫性膨出，弥漫性膨出为退行性变的一种早期征象。②硬膜外脂肪移位。下腰椎区域尤其是硬脊膜囊变小的第5腰椎、第1骶椎平面，通常有丰富的硬膜外脂肪。纤维环破裂时，突出的髓核，替代了低密度的硬膜外脂肪，在病变平面上，两侧相比，透亮区域呈不对称。③硬膜外间隙中的软组织密度影。该软组织密度影代表突出碎片的大小和位置。当碎片较小而外面有后纵韧带连着时，其软组织块影与椎间盘影相连续，只有在显示椎间盘本身的层面上才可见到。当突出的碎片较大，或已破裂到后纵韧带外面，且与椎间盘失去连续性，从环的破裂处游离时，在椎间盘平面以外的层面上也可显示软组织密度。④硬脊膜囊变形。椎体骨性关节面板在上腰段通常是凹陷的，第4腰椎平面呈直线，在第5腰椎、第1骶椎平面略凸。而硬脊膜囊在上腰段占据整个骨性椎管，在下腰段则并不充盈。故仅当椎间盘突出相当大时，才能造成硬脊膜囊显著变形，并缩小呈新月形裂隙状。⑤神经根梢的压迫和移位。正常情况下神经根梢呈软组织密度，位于骨性椎管外侧，椎弓根内侧。当碎片向骨性椎管外侧突出时，可将根鞘向后推移。⑥突出的髓核钙化。髓核长期突出时，突出物的软组织密度内有衰减值增高的区域，碎片与椎间盘面板边缘可以相连续。⑦骨性椎管内的真空现象。髓核本身的脱水和变性，使髓核内积气称为真空现象。椎间盘内气体的存在是一种变性征象，只有当气体位于椎间盘后缘之外时方可诊断为突出。突入椎体的髓核周围往往可见到骨硬化带。

6）MRI检查：可见突出的髓核呈扁平形、圆形、卵圆形或不规则形。突出的髓核与未突出部分之间有窄颈相连，此征象于矢状位显示清晰。游离的髓核为圆形或卵圆形孤立团块。脱出或游离的间盘碎片周围环绕一个低信号带。突出的髓核如发生钙化，可形成一团块。MRI还可清楚显示邻近椎间盘的变化及硬膜囊和脊髓受压的状况。

（4）肌电图检查 肌电图检查对腰椎间盘突出症的诊断有一定的意义。是检查某一神经根所支配的肌肉静止时和运动时的生物电压情况，用来确定该神经根是否受压，但选择的肌肉最好是由一个神经支配，以便明确何神经受累。故对临床不典型的病例具有一定的意义。肌电图检查只是在个别诊断困难的情况下进行，一般不主张常规应用，可作为辅助诊断。

（5）红外线检查 腰椎间盘突出症除出现下肢疼痛、麻木等感觉神经改变，还可以出现运动神经受损及下肢自主神经功能紊乱的病理改变，故进行红外线热成像检测对病情的判定及治疗有一定的指导意义。

（6）实验室检查 多无异常。少数急性期患者白细胞或血沉轻度增高。

（二）辨证诊断

1.气滞血瘀型

（1）临床证候 有外伤史，腰部疼痛难忍，痛如针刺，痛有定处，日轻夜重，活动受限，脊柱侧弯，腰椎一侧有明显压痛点，并向下肢放射性疼痛，后期可见下肢疼痛麻木，甚至肌肉萎缩，直腿抬高试验阳性，舌紫黯有瘀斑，脉弦。

（2）辨证要点 腰部疼痛难忍，痛如针刺，痛有定处，日轻夜重，舌紫黯有瘀斑。

2.寒湿痹阻型

（1）临床证候 无明显外伤史，腰腿冷痛重着，转侧不利，静卧痛不减，受寒后疼痛加重，脊柱侧弯，生理前凸消失，椎旁压痛或放射痛，肢体发凉，舌质淡，舌苔白腻，脉弦紧。

（2）辨证要点 无明显外伤史，腰腿冷痛重着，转侧不利，静卧痛不减，受寒后疼痛加重。

3.肝肾亏虚型

（1）临床证候 腰腿疼痛，卧则痛减，腿膝乏力，劳累更甚。偏阳虚者，畏寒肢冷，面色浮白，腰腿凉，小便清长，或有阳痿早泄，女子带下清稀；偏阴虚者，眩晕，耳鸣耳聋，咽干口渴，面色潮红，心烦失眠，多梦，遗精，脉弦细数。

（2）辨证要点 腰腿疼痛，卧则痛减，腿膝乏力，劳累更甚。偏阳虚者，畏寒肢冷，腰腿发凉，小便清长，脉沉迟；偏阴虚者，眩晕，咽干口渴，面色潮红，心烦失眠，脉弦细数。

三、鉴别诊断

（一）西医学鉴别诊断

1.腰椎管狭窄症

该病多发于中年人，起病缓慢，主要症状为腰痛、腿痛及间歇性跛行，站立行走时症状加重，休息、下蹲时症状可减轻。一般X线检查、脊髓造影或CT检查可明确诊断。

2.腰椎结核

部分腰椎结核患者可出现腰痛或坐骨神经痛表现，易与腰椎间盘突出症相混淆。但结核为缓慢发病，进行性加重，无间歇期，多伴有午后潮热，全身乏力，身体逐渐消瘦，且实验室检查多有血沉加快，肺部多有原发病灶。X线检查可发现椎间隙变窄，椎体边缘模糊不清，有明显骨质破坏及寒性脓肿形成，有时可见腰椎小关节破坏。

3.梨状肌综合征

梨状肌综合征其症状与腰椎间盘突出症很相似，但患者多无腰痛及脊柱体征，在梨状肌处有明显压痛及放射痛。直腿抬高试验60°之前疼痛明显，但超过60°后疼痛减轻。梨状肌局部痛点封闭可使症状减轻或消失，这是与腰椎间盘突出症的鉴别要点。

4. 骶髂关节炎

骶髂关节炎其压痛在髂后上下棘及骶髂关节处，骨盆挤压分离试验为阳性。X线检查显示骶髂关节间隙模糊、硬化或狭窄。

5. 马尾神经肿瘤

马尾神经肿瘤初期因侵及一条神经根，可出现根性痛，表现为腰痛、腿痛或腰腿痛，类似腰椎间盘突出症的神经功能障碍。肿瘤是持续生长的，故其症状持续性加重，无间歇，不因卧床休息而减轻。后期因肿瘤增大侵及多个神经根，故症状由一腿扩展到另一腿，出现双下肢自下而上的疼痛麻木，最终导致马鞍区麻木，直肠膀胱功能障碍，这与中央型椎间盘突出所出现的马尾神经障碍是不同的。马尾神经肿瘤患者腰穿多显示不完全或完全梗阻，且脑脊液检查蛋白含量增高，脊髓造影或磁共振检查可明确病变部位。

6. 腰背部肌筋膜炎

多发于腰背部筋膜，棘上和棘间韧带以及髂嵴后部等肌筋膜附着处，属软组织风湿性疾病。发作时腰痛剧烈，活动受限，腰肌痉挛，疼痛有时牵扯到臀部、大腿两侧，甚至小腿，但其性质属牵扯性疼痛，与腰椎间盘突出症所引起的神经根性疼痛不同。该病缺乏阳性体征，无感觉及反射改变，偶可摸到硬结或条索状物，可有明显的压痛点，痛点封闭可使疼痛症状消失。

7. 第三腰椎横突综合征

该病可有外伤或劳损史，表现为腰痛、臀部疼痛，活动时加重，疼痛可牵涉到大腿后侧，少数可牵涉到小腿。查体直腿抬高试验阴性，无下肢放射痛及神经根受累改变。常可触及第三腰椎横突过长，在竖脊肌外缘横突处，局部有明显压痛点，行横突及周围浸润封闭，症状可明显缓解。

（二）中医学鉴别诊断

1. 痿证

虽同是肢体疾患，但痿证以手足软弱无力，甚至肌肉枯萎瘦削，关键在于肌肉"痿弱不用"，关节相对"变大"，但无疼痛及活动受限。

2. 流痰

多发于脊柱、肩、肘、腕，其次下肢，亦可走窜，一般单发，脓肿形成后常可走窜，患处隐隐酸痛，起病慢，化脓迟，溃后不易收敛，但关节骨性变形较少，本病损伤筋骨时轻者致残，重者可危及生命。

四、临床治疗

（一）提高临床疗效的要素

督脉和膀胱经均循行于腰部，腰又为带脉所络，故脏腑经络病变均可引发腰痛。外伤、外邪为诱因，脏腑经络不通为其病理基础，故其治疗以通络止痛，配合功能训练为要点。在功能训练时，一定要把双下肢、骶髂肌群、腰背肌群的气血运行通道打开，让血肿有一个循环代谢的出路。同时要查看患者脊柱整体情况，如颈椎是否前伸、肩膀是否内扣、是否有驼背、骨盆是否移位等，要有针对性地给患者制定合理的运动处方，进行特定的功能训练，从根本上治愈腰椎间盘突出症。

（二）辨病治疗

1. 卧床休息

临床实践证明，大多数腰痛、腿痛患者，特别是病理类型为突起型腰椎间盘突出症患者，卧床休息可以明显缓解疼痛症状。腰椎间盘压力在坐位时最高，站立时居中，平卧位最低。制动可以解除肌肉收缩力与椎间各韧带紧张力对椎间盘所造成的挤压，处在休息状态有利于补充椎间盘的营养，使损伤椎环得以修复，突出髓核回纳。所以说卧床休息是非手术治疗的基础。

绝对卧床是指患者需整天躺在床上，吃饭、洗漱甚至小便都应尽量在床上完成。特别在最初的几天以及行手法治疗后，有必要绝对卧床。卧床时可将双膝、双髋屈曲，这对第4~5腰椎椎间隙突出的患者特别有效。或选择自觉舒适的侧卧、俯卧体位。患者必须绝对卧床至症状明显缓解，一般需要2~3周或更长时间。常用下肢直腿抬高试验来评价症状改善的程度。卧床休息一段时间后，随着症状改善，患者急欲下地活动，此时应告诫患者最好卧床3周以上。另外，患者下地活动时应小心，避免再度扭伤。有些患者卧床数周或更长时间，症状仍得不到改善，其原因就是没有完全卧床休息，还像正常人一样从事家务劳动或工作。

2. 手法治疗

手法治疗具有活血化瘀、舒筋活络、整复腰椎畸形之功效，可以使髓核位移，松解受压神经根。治疗时当调整突出物与受压神经根之间的相对位置，提供神经缓冲空间，消除或减轻神经机械压迫，抑制脊柱肌群紧张，阻断病理循环链，消除椎管内外无菌性炎症，促进神经传导功能恢复。手法适用于初次发作，病程尚短，或病程长但症状较轻的患者，还有单侧隐藏型和突出型青壮年患者。手法不适用于中央型突出、骨质增生明显、突出物有钙化、病程长且多次手法治疗不佳或反复发作者等。推拿手法分为推拿松解手法和脊柱正骨手法。松解手法主要采用滚法、拇指弹拨法和擦法，刺激腰椎横突外缘、髂嵴上缘、髂腰三角等竖脊肌附着区域，以及臀中肌、臀大肌、梨状肌、阔筋膜张肌部位，还有下肢外侧足少阳胆经路线和小腿后侧足太阳膀胱经路线。脊柱正骨手法分为轻巧的旋转复位法和腰椎后伸扳法，也可采用腰椎短杠杆微调手法和三维整背疗法。切忌粗暴手法。

（1）推拿松解手法

①揉摩法：患者俯卧，施术者立其身旁，以双手拇指和手掌自肩部起循脊柱两旁足太阳膀胱经路线自上而下，揉摩脊筋，过承扶穴后改用揉捏，下至殷门、委中，过承山穴，重复3次。

②按压法：施术者双手交叉，右手在上，左手在下，以手掌自第1胸椎开始，沿督脉向下按压至腰骶部，左手在按压时稍向足侧用力，反复3遍。再以拇指点按腰阳关、命门、肾俞、志室、居髎、环跳、承扶、委中等穴。

③滚法：施术者于背腰部督脉和足太阳膀胱经，自上而下施行滚法，直至下肢承山穴以下，反复3次。在下腰部可反复多次操作。

④牵引按压法：患者俯卧，两手把住床头，一助手在床前拉住患者腋部，一助手拉住两踝，向两端拉伸牵引约10分钟，施术者立于病患一侧用拇指或手掌按压椎旁压痛点。按压时力由轻变重。

⑤牵抖法：患者俯卧，双手把住床头，施术者立于患者足侧，双手握住患者双踝，在用力牵引的基础上，进行上下抖动，左手掌揉按下腰部，反复进行2~3次。

⑥俯卧扳腿法：施术者一手按住腰部，另一手托住患者对侧膝关节部，使该下肢尽量后伸，双手同时交替用力，可听到有弹响声，左右各做1次。

⑦俯卧扳肩法：施术者一手按住腰部，另一手抓住肩部，将肩扳到后伸位至不能后伸时，推按腰部之手突然用力下按，有时可听到弹响声，左右各做1次。

⑧推腰拉腿法：患者侧卧位，施术者一手推腰部向前，另一手握其足踝向后拉，如拉弓一样使腰部过伸，并有节奏地一松一紧晃动腰部。

⑨斜扳法：患者侧卧，健侧下肢伸直，另一下肢屈曲放在对侧小腿上部。施术者站在患者背后，一手扶住患者髂骨后外缘，另一手扶住患者肩前方，同时拉肩向后，推髂骨向前，使腰部扭转，有时可听到或感觉到"咔嗒"响声。

⑩滚摇伸腿法：患者仰卧，两髋膝屈曲，使膝尽量靠近腹部。施术者一手扶两膝部，一手夹两踝部，将腰部旋转滚动，再将双下肢用力牵拉，使之伸直。

（2）脊柱正骨手法

①旋转复位手法：患者端坐方凳上，两足分开与肩同宽。以右下肢疼痛为例，施术者立于患者之右后侧，右手经患者右腋下至颈后，用手掌压住颈后，拇指向下，余四指扶持左颈部，同时嘱患者双足踏地，臀部正坐不要移动，施术者左拇指推住偏歪的腰椎棘突右侧压痛处。一助手面对患者站立，两腿夹住并用双手协助固定患者左大腿，使患者在复位时能维持正坐姿势。然后施术者右手压住患者颈部，使上半身前屈60°~90°，再继续向右侧弯，在最大侧弯时使患者躯干向后内侧旋转。同时左手拇指向左顶腰椎棘突，此时可感到指下椎体轻微错动，有"咔嗒"响声。最后使患者恢复正坐，施术者用拇指、食指自上而下理顺棘上韧带及腰肌。

②三维整脊疗法：令患者俯卧于复位床上，使病变椎间位于两床板交界处，胸背部固定于头胸板上，骨盆固定于臀腿板上，前后紧绳，将胸背固定带和骨盆固定带拉紧。事前根据患者身高、体重、性别、年龄、病变部位及病变程度确定数据，将牵引距离、成角方向、成角度数、旋转方向、旋转度数等数据输入电脑，由电脑控制自动完成各种动作。在快速成角牵引后，在一定成角状态下定方向、定角度，在旋转同步进行时，医者配合手法对病变椎间施加顶推或按压的力，在短时间内即可完

成治疗。适应于中央型、旁中央型腰椎间盘突出症患者。不适用于伴有脊柱结核者、严重骨质疏松患者、严重内脏疾病患者、体质严重虚弱者、孕妇、有出血倾向者、压迫马尾神经出现大小便失禁者、病变椎间融合或有骨桥形成者。

（3）手法辨证施治

①气滞血瘀证：可在椎间孔或骶管裂孔封闭下进行推拿治疗，以减轻疼痛，便于手法操作。手法前，应配合脊柱短时间机械牵引。脊柱手法应注意轻巧，避免椎管内外软组织损伤，但下肢的松解手法刺激可适度加强。

②寒湿痹阻证：腰骶部松解手法刺激可适度加强，操作时间延长，加横擦肾俞、命门、八髎。还可配合中药熏蒸或湿热敷。

③肝肾亏虚证：慎用大幅度的腰椎旋转扳法和后伸扳法，强化腰椎导引以提高腰椎稳定性。

（4）手法注意事项　推拿治疗时，对突出物巨大或有钙化者、马尾神经受压者、继发椎管狭窄者，不宜用后伸扳法或踩跷法。保守治疗期间可用腰围保护，但不宜长期使用。慢性患者应卧硬板床并进行腰背肌功能锻炼。避免久坐，忌坐沙发、矮凳，避免腰部遭受震荡，不宜重体力劳动或剧烈运动，避免剧烈咳嗽或打喷嚏，保持大便通畅。正规保守治疗半年以上，放射性腰痛症状未见好转，甚至加重者，或症状严重，有明显神经根传导功能障碍，尤其是肌力明显减弱并影响工作生活者，或有马尾受压，二便功能障碍者，建议行手术治疗。

3.牵引疗法

目前多采用骨盆牵引与机械牵引，可减轻椎间盘压力，促使髓核不同程度地回纳，促进炎症消退，解除肌肉痉挛，解除腰椎后关节负载。适用于腰椎间盘突出症不宜推拿和其他疗法的患者，亦可作为辅

助治疗，效果较好。目前常见的牵引方法有以下几种。

（1）自我门框牵引法 适用于青壮年男性患者，患者双手攀门框，双足离地后做前后摆动动作，利用体重进行牵引，上肢有力者还可在足部挂重物以加大牵引力。

（2）手法牵引 患者俯卧或仰卧，助手将患者肩部紧紧固定，施术者双手握住患者的踝部，身体后靠对躯干施加牵引。若患者取卧位，则在牵引中试着将脊柱后伸。此种牵引对滑膜嵌顿或小的髓核突出往往有效。

（3）骨盆牵引法 患者仰卧于牵引床上，骨盆处捆较宽的骨盆带，在骨盆带的两侧稍偏后各系绳索，通过床尾的滑车，再系牵引锤，重量15~20kg，重量逐渐加重，但要小于患者体重的2/3，不能使患者感到疼痛。床尾抬高15~20cm，使头低脚高，借体重做反牵引。每日1~3次，每次半小时到1个小时，一般牵引3~4周。症状减轻后，可在腰围的保护下，下床活动，锻炼腰背肌肉，逐渐恢复轻工作。少数患者在牵引后有腰腿痛加重倾向，应停止牵引治疗。

（4）按抖疗法 患者俯卧位，于下胸及髂骨部各垫一枕，使下腰部悬空，助手牵引两端，在增宽椎间隙的同时，施术者有节律地快速按抖腰椎间盘突出椎节10~20分钟。

（5）胸带、骨盆带牵引 此法是在骨盆牵引的基础上加上胸部牵引带，形成对抗牵引，并加用牵引力测量仪以了解牵引力的大小。

（6）垂直悬吊牵引 患者胸部绑置牵引带，仰卧于可自动控制的悬吊牵引床上，床面与地面斜置成夹角，从30°开始，每天增加5°，8天内达成70°~90°，每天4小时分几次完成。该法不适用于体重过大和有心、肺疾病的患者；当髓核已突出后纵韧带后面，游离于椎管内则不宜使用。若

最初几天内出现坐骨神经痛加剧，应停用此法。

（7）机械牵引 机械牵引的原理与胸带、骨盆带牵引相同，但重量，时间均通过机械控制。目前应用的有自控脉冲牵引治疗床、振动牵引床、立式自动控制腰牵引器等，部分牵引床可设置振动或被动运动。

4. 针灸疗法

适用于所有患者，取针后拔罐或配合其他治疗，效果更好。

（1）体针加灸法 取穴肾俞，次髎，水沟，环跳，委中，腰阳关。治疗时先针刺水沟或点刺放血不留针，然后针刺腰阳关，环跳、委中、肾俞、次髎，得气后，在肾俞、次髎穴处针上加灸，艾条距离皮肤2cm，每个穴位灸3~5壮，每个艾条长1cm，烧3~5分钟，共30分钟。针上加灸，可使经气通畅，血得热则行，血流加快，血管弹性增强，从而达到"脉道以通，血气乃行"这一治疗机制。

（2）夹脊电针法 用两枚3.5寸毫针在椎间盘突出节段患侧华佗夹脊处刺入3寸，以直刺为主，要求酸麻至下肢为宜，予平补平泻手法，然后接通电麻仪，用连续频率脉冲波刺激。电针输出大小以患者能耐受为宜，每次45~60分钟。急性期隔日1次，缓解期每周2次，10次为1个疗程。在治疗过程中，患者在通电的一瞬间有明显痉挛紧束感，约数秒钟后渐适应，故应注意调节电针输出强度。3天1次的针刺频度对慢性神经源性痛的治疗效果最好，过频或过疏疗效均不满意。急性期以每周2次最佳，稳定期每周1次效果较好。

（3）循经通络法 取穴大肠俞，秩边，环跳，阳陵泉，悬钟，殷门，承山。常规消毒后快速进针行捻转泻法，留针20~30分钟，每日1次。同时加用推拿手法解除臀部肌肉痉挛，增加椎间盘外压力，对重症

患者可用骨盆牵引、降低椎间盘内压力等辅助方法。针刺诸穴能促使患部气血循行加快，以加速髓核中水分的吸收，减轻对神经根的压迫。加用推拿手法可使椎间隙增宽，降低椎间盘内压力，使突出物位移，同时扩大椎间孔和神经根管，减轻突出物对神经根的压迫。

5. 功能康复疗法

功能康复疗法又称运动体操疗法，该疗法在腰椎间盘突出症的治疗中起着非常重要的作用，它贯穿于整个治疗过程中。通过功能锻炼激发患者的主观能动性，增强自信心，促进功能恢复。体操疗法应体现动静结合的原则，急性期患者以制动为主，患者应减少下地，适度行床上锻炼即可，恢复期可下地练习。除进行慢跑、太极拳、五禽戏等外，还可针对腰背、腹部的肌肉练习燕飞式、拱桥式等。

6. 药物治疗

对急性期疼痛明显、影响睡眠、神经根炎性反应剧烈者，可应用消炎镇痛剂，如氯诺昔康、双氯芬酸钠、萘丁美酮等，但应用一般不超过一周，必要时也可短时间应用激素、脱水药物，同时配合给予维生素 B 族类药物如甲钴胺等应用，以营养神经。西药主要用于脱水、消炎、镇痛、扩血管、改善局部血液循环，可以缓解腰椎间盘突出症的症状，改善预后。

（1）脱水疗法　用 20% 甘露醇 250ml 静脉滴注，脱水 6 天停药。在脱水的同时，给予 10% 葡萄糖 500ml 加二磷胆碱 0.5g、肌苷 0.2g、维生素 B_6 0.2g 静脉滴注 15 天。可以在消除突出部位组织水肿时，解除神经根梢内水肿，减少神经根刺激。

（2）封闭疗法　本疗法对病史短、突出物小者效果较好。对突出物大、压迫神经根突出物钙化、伴有椎管狭窄者，能缓解部分症状。

①骶管注射疗法：取俯卧位，髋部垫高 30~35cm，双髋关节各外展 10°~15°，内旋 5°~10°。先定位骶骨裂孔，常规消毒皮肤后，在无菌操作下注射器取 9 号针头，抽取乙酸确炎舒松 -A 注射液 25mg、2% 利多卡因注射液 10ml，再抽取无菌注射用水或 0.9% 氯化钠注射液 25~30ml。在骶管裂孔中心垂直刺入皮下后，将针头斜向头侧，针体几乎与骶骨纵轴线一致，继续进针通过骶尾韧带（刺过骶尾韧带时有突破落空感），回抽无脑脊液及血液时即可推注药液。推注药液速度不宜过快，一般 5~10 分钟推注完毕。5~7 天注射 1 次，共 4~6 天。

②骶管冲击疗法：使用大剂量液体可以起到"液体刀"作用。虽然目前尚无充分依据证实骶管冲击疗法有消除粘连作用，但地塞米松可以起到抗炎作用，减轻神经根的炎性反应，维生素 B_1、维生素 B_{12} 具有营养神经作用，促进神经根的恢复。利多卡因具有止痛、麻醉、肌松作用，能够麻醉阻滞疼痛，解除肌痉挛，阻断恶性循环。骶管冲击疗法时应注意严格无菌操作，防止发生感染，治疗前进行血常规检查，高血糖及感染患者禁用。进针时如发现骶管裂孔变异，操作者难以及时找到骶管裂孔时，应观察患者情绪变化及生命体征，决定是否终止治疗。骶管冲击疗法时，速度并非越快越好，当患者神经根症状明显时应减慢注射速度，防止加重神经根的损伤，如注射速度放慢时，患者症状立即减轻，则可以间断性地加快注射速度，以期达到"液体剥离"的作用。

③硬膜外封闭：操作及原理与骶管注射相似。取侧卧位，患肢在下，有利于药液弥散。多在第 2~3 腰椎或第 3~4 腰椎间隙，一般为病变节段上两个间隙，但亦有在病变间隙穿刺注药以达到分离粘连目的。

④痛点封闭疗法：适用于腰部和下肢有明确局限性压痛的腰椎间盘突出症患者。治疗效果与注射部位有密切关系。用 2% 普

鲁卡因 2ml 或利多卡因 2~4ml 加乙酸可的松 25mg 痛点注射，每周 1 次，3 次为 1 个疗程。该封闭疗法只能缓解症状，不能作为主要治疗措施，并且其缓解疼痛症状的疗效不及硬膜外封闭疗法。

7. 物理疗法

物理疗法包括直流电、低频电疗法、中频电疗法、高频电疗法、微波治疗、超声波、磁疗、光疗等。

物理疗法可以镇痛，促进局部血液循环，减轻局部炎症，兴奋骨骼肌及平滑肌，提高神经的痛阈及兴奋性。但是它们会加大肌肉韧带的肌化、粘连，降低肌肉弹性。激光疗法和红外线疗法对人体的主要作用是热效应、机械效应、光化学效应和电磁效应四个方面，主要是通过辐射热的作用，使组织产热，加快血液循环，促进新陈代谢，加强组织营养，同时能降低神经末梢的兴奋性。

8. 针刀疗法

小针刀疗法适用于腰椎间盘突出症的各期治疗。大多数患者的症状可得到缓解。操作时宜在棘间、棘旁压痛明显处或肌肉痉挛明显形成条索并有压痛处行棘间韧带和竖脊肌松解。亦可在相应痛点较明显处，行棘间椎板间黄韧带松解。对于腰背部筋膜、竖脊肌肌腱处的痛点也可行松解。由于腰部解剖关系复杂，神经血管较多，针刀操作时一定要仔细、稳妥、定位准确，以免造成不必要的损伤。

9. 手术治疗

（1）手术适应证 ①严重疼痛，经各种非手术疗法无效。②症状严重，屡次复发，造成长期痛苦，影响工作、学习和生活的青壮年患者。③中央型突出，马尾神经压迫症状明显，有括约肌功能障碍者。④神经症状迅速恶化，出现肌肉麻痹和垂足者。⑤有神经根粘连，表现为严重持久麻木或感觉异常者。

（2）手术禁忌证 ①腰椎间盘突出症影响生活和工作不明显者。②腰椎间盘突出症首次或多次发作，未经保守治疗。③腰椎间盘突出兼有较广泛的纤维织炎、风湿等。④临床疑为腰椎间盘突出症，但 X 线检查未见有特殊征象。

（3）手术方法 ①后路典型手术法。②经腹入路腰椎间盘摘除术。③前路腹膜外腰椎间盘摘除术。④腰椎间盘摘除显微外科手术。

（4）注意事项 对于术前定位，但术中未发现椎间盘突出时，必须找出相应神经根。观察神经根的改变和神经出椎间孔处。观察有无神经根嵌压、神经纤维瘤和硬膜外囊肿等类似腰椎间盘突出症的疾病。如果无异常发现，必须探查另一间隙。

（三）辨证治疗

1. 辨证施治

（1）气滞血瘀型

［治法］活血化瘀，行气止痛。

［方药］身痛逐瘀汤加减。当归 20g，川芎 15g，红花 12g，桃仁 12g，五灵脂 12g，乳香 9g，没药 9g，秦艽 15g，羌活 12g，地龙 15g，川牛膝 10g，香附 12g，威灵仙 12g，甘草 10g。

［加减］兼有面色不华，倦怠乏力者，加党参、黄芪、白术、茯苓、以健脾益气；如病久不愈，肢麻较重者，加全蝎、蜈蚣，以加强化瘀通络之功。

（2）寒湿痹阻型

［治法］祛湿通络，散寒止痛。

［方药］独活寄生汤加减。桑寄生、白芍各 24g，独活、杜仲、牛膝各 15g，生地黄 18g，当归、人参、茯苓各 12g，秦艽 10g，防风、川芎各 9g，细辛、甘草各 3g。

［加减］如寒湿偏盛者，加熟附子，以温阳化湿；如湿盛者，加泽泻、薏苡仁、白术，以健脾祛湿；若下肢麻痛较重者，

加蜈蚣、全蝎，以通经络止痛。

（3）肝肾亏虚型

［治法］肾阳虚治宜补益肝肾，温阳通督止痛；肾阴虚治宜补肾，滋阴通督止痛。

［方药］偏于肾阳虚者，右归饮加减。用熟地黄15g，怀山药20g，山茱萸15g，枸杞子15g，菟丝子20g，杜仲15g，肉桂6g，当归15g，熟附片15g，干姜15g，狗脊15g。偏于肾阴虚者，左归饮加减。用熟地黄15g，枸杞子15g，怀山药20g，山茱萸15g，鹿角胶15g，麦门冬15g，五味子12g，炒酸枣仁15g，牛膝15g。

［加减］偏于肾阳虚者，重用熟地黄、山茱萸，加鹿角胶、淫羊藿，以增强温补肾阳之功；尿频，小便清长者，加金樱子、芡实，以固肾涩精缩尿；偏于肾阴虚者，重用枸杞子、山茱萸、鹿角胶，加女贞子、墨旱莲，以滋补肾阴；潮热盗汗者，加地骨皮、牡丹皮、黄柏，以清热泻火。

2. 外治疗法

（1）中药热熨

［处方］透骨草、伸筋草各30g，威灵仙、五加皮、千年健、三棱、莪术各20g，艾叶、花椒、红花各10g。

［操作方法］将上药粉碎为粗粉，搅匀，装布袋封口，或水煮或笼蒸，趁热外敷于患处，每次使用时间为1个小时左右，凉后可加热继续使用。

［适应证］用于素体阳虚，复感寒邪，肢体疼痛难愈者。

［注意事项］热度适中，不能烫伤皮肤，凉后加热继续使用。

（2）伤筋药水

［处方］生草乌120g，生川乌120g，羌活120g，独活120g，生半夏120g，生栀子120g，生大黄120g，生木瓜120g，路路通120g，生蒲黄90g，樟脑90g，苏木90g，赤芍60g，红花60g，生天南星60g，白酒10kg，米醋2.5kg。

［操作方法］患处热敷或熏洗后，用棉花蘸本品轻擦，每日至少五次。

［适应证］治筋络挛缩，筋骨酸痛，风湿麻木

［注意事项］皮肤破损者禁用。

3. 成药应用

（1）筋骨痛消丸

［组成］丹参，鸡血藤，香附，乌药，川牛膝，桂枝，威灵仙，秦艽，白芍，地黄，甘草等。

［功能］活血行气，温经通络，消肿止痛。

［适应证］适用于血瘀、寒湿类腰椎间盘突出症患者。

［用法］每次6g，每日2次，温开水送服。三十天为1个疗程。

［注意事项］孕妇禁服；属阳热证患者不宜使用。

（2）椎间盘丸

［组成］黄芪，桂枝，白芍，当归等。

［功能］温通经脉，养血散寒止痛。

［适应证］适用于腰椎间盘突出、椎管狭窄、骨质增生所致的腰腿痛、颈肩臂痛、四肢麻木等症状。

［用法］口服，一次1袋，一日2~3次，温开水送服。

［注意事项］忌辛辣刺激性食物。

（四）名医治疗特色

1. 韦绪性

韦绪性教授认为，脊柱之为病，首当责之于肾、督二脉。督脉贯脊，属肾，总督一身之阳气，为"阳脉之海"。《灵枢·营气》中谓："上额，循巅，下项中，循脊，入骶，是督脉也。"《素问·骨空论》中明确指出督脉旁络入肾。督脉为原气所发，能温煦脏腑，敷布命门之火，蒸化任脉精血，联络诸经，且通过其分支与肾相连。肾为先天之本，主藏精，主骨生髓，内寓元阳，

且元阳借助于督脉而布达全身。肾气充足，则肾督盈盛，骨骼坚强，邪不可侵。反之，若肾之精气不足，则督脉空虚，易于感邪，阻滞气血，引发腰脊疼痛。即《素问·骨空论》中所谓："督脉为病，脊强反折。"说明督脉患病常见腰、脊病候，与其循行及功能密切相关。《素问·脉要精微论》认为："腰者，肾之府，转摇不能，肾将惫矣。"明确指出了腰痛与肾虚的关系。之后历代医家均强调了肾虚在腰痛发生中的重要性，如《景岳全书》认为："腰痛之肾虚十居八九。"《杂病源流犀烛·腰脐病源流》中强调："腰痛，精气虚而邪客病也……肾虚其本也；风、寒、湿、热、痰饮、气滞、血瘀、闪挫、其标也，或从标，或从本，贵无失其宜而已。"说明寒、湿、热等邪多在肾虚的基础上乘之。如偏于肾阳不足者，多易感受寒湿之邪；偏于肾阴不足者，则易感受湿热之邪。发病之初多以邪实为主，病位浅在肢体经脉，久则多属正虚邪恋，虚实夹杂，病位深入筋骨络脉。肾之精气不足，脉络失养，"不荣则痛"，风、寒、湿、热、瘀等邪气阻滞经络气血，"不通则痛"。总之，本病以腰背腿痛为主症，其病位在督脉，"不荣"与"不通"并存，"督脉失和"，这是劳损性脊柱病的基本病机。肾气不足是形成本病的病理基础，督脉失和是发病的关键。由此可见，本病属于本虚标实证，肾虚是发病之本，风、寒、湿、热、瘀是发病之标。瘀血为患并非仅局限于"久痛入络"，发病初期可因跌仆外伤，或腰部用力不当，闪挫，导致瘀血留着腰部而引起腰痛，并可因经络气血阻滞不通，引起经脉循行部位的疼痛。所涉及的病变脏腑亦并非仅局限于"肾"，与肝脾两脏密切相关。由于肾藏精，为先天之本，脾主运化，为后天之本，气血生化之源。肾所藏先天之精有赖于脾运化之水谷精微的充养，方可保证肾精的充足。肝藏血，主筋，肾藏精，主骨，精血同源，肝肾相互滋养。若脾气亏虚，肝血不足，则肾精亦亏，致腰府，筋脉失其濡养而见腰腿痛。

经络是人体气血运行的通道，内属于脏腑，外络于肢节，表里相合。其由正经、奇经、经别、络脉、经筋、皮部构成，与腰部联系密切。十二正经中，足太阳膀胱经"夹脊抵腰中，入循膂""其支者从腰中下脊，贯臀"，且足太阳膀胱经与足少阴肾经相表里，而腰乃肾之精气所灌之域，故腰部与足太阳膀胱经关系最为密切，其次为足少阳胆经、足阳明胃经、足少阴肾经、足厥阴肝经等。如足厥阴肝经"是动则为腰痛不可以俯仰"（《灵枢·经脉》）；足少阳胆经"机关不利，不利者，腰不可以行"（《素问·厥论》）。奇经八脉中，督脉行身后正中，"夹脊抵腰中，入循膂属肾"。带脉状如束带，围腰一周，横行腰腹之间。任脉、冲脉与督脉同起于胞中，腰腹部是冲、任、督三脉脉气所发之处，三脉皆与腰部关系密切。在病理情况下，劳损性脊柱病发病的全过程无不与经络不畅、气血不和密切相关。

针对上述病机，其治法重在"补肾强督"，并应权衡标本主次，分清轻重缓急。急者当以"强督"法为主，以治其标；缓者当以"补肾"法为要，以治其本。据此确立"治本以补肾为先，兼调肝脾；治标以强督为主，注重活血化瘀，兼祛伏邪；调理经络，贯穿病程始终"的论治规律。补益肾气之法，不仅能养精、生髓、壮骨，且因乙癸同源，故也能养筋荣筋，强壮关节。补肾尚需兼顾肝、脾，脾虚者当健脾益气，以化生气血，若肾精充足，筋脉得以濡养，腰痛易愈。肝肾阴虚者，治之以柔，柔肝益肾以养阴血，使气血调和，则腰痛自除。"强督"应视"不通则痛"与"不荣则痛"的主次，或以化痰、除湿、祛瘀、散寒等法为主祛邪，或以强督脉养血、育阴、填精等法为主扶正，以强督脉。

对活血化瘀法的运用，所选择的药物和用量应视病程之长短、病情之轻重而有所区别。在急性期，宜选用小剂量的当归、川芎、鸡血藤等，以养血活血；病程较长，疼痛不减者，则宜用桃仁、红花、川牛膝等，以化瘀止痛；腰痛顽固难愈者，用全蝎、蜈蚣、地龙等虫类药物，借其灵动走窜之性，深入经脉，攻逐痼结之瘀，故腰痛可止。本病感邪不立即发病者，当属于"伏气病证"之范畴，多与风、寒、湿、热之邪侵入人体，伏而不去有关，其或伏于血脉，或伏于筋骨，故祛除伏邪，要权衡疏风、散寒、除湿、清热等治法的主次，而一法独进，或数法合施。

调理经络法要贯穿病程始终。由于本病病程较长，病情复杂多变，单一疗法收效较慢，故应多种疗法并举。首先，内服中药可选择配合针灸、药浴、外敷、熏洗、磁疗、激光、电疗、气功、电离子导入等疗法，以提高疗效。其次，要结合疼痛部位用药，如痛涉下肢者，可选用独活、川牛膝、川木瓜，以引药下行，祛邪通络；痛在腰部者，可选用淫羊藿、桑寄生、续断，以壮腰通络；痛在项背者，可选用桂枝、葛根、桑枝，以引药上行，祛邪通络。其三，要重视藤类药物的运用，藤蔓类药物多长于通经活络、舒筋止痛，对本病有较好的疗效。如青风藤、海风藤为治风寒湿疼痛之要药，能舒筋活血，镇痛力强；鸡血藤能活血舒筋止痛，无论虚实皆可酌情使用；忍冬藤可以清络中之热，通络中之滞，故为治疗本病热证必用之药；其四，肾虚者应重用血肉有情之品。如肾阳虚者用鹿茸，以补督脉，温肾阳；肾之精血虚，可用鹿角胶、鹿角霜；肾阴虚者用龟甲胶，以通任脉，滋肾阴。

2. 毛书歌

毛书歌教授应用三维屈旋加平拉背压法治疗旁中央型腰椎间盘突出症。

（1）三维屈曲旋转法　采用三维旋转床治疗。根据患者的身高、体重、性别、年龄、发病部位、突出块与神经根及硬膜囊的位置关系等确定牵引距离、成角度数、旋转方向、旋转度数，将数据指令输入计算机。用胸部固定带、臀部固定带固定患者于三维治疗床上，启动治疗床时，医者将拇指置于患者腰部病变侧间隙，助手踩动脚踏开关，仪器自动按照指令完成牵引与角度旋转治疗。

（2）平拉背压法　患者在进行三维屈曲旋转法后即进行平拉背压治疗。在牵引床上实施平拉背压法。医者立于患者的患侧，一手掌根按压于相应病变节段棘突间隙，另一手虎口叠加于腕背部，双肘伸直，向下垂直连续弹压，压力为300~500N，频率为120次/分钟，患者如无不良反应，连续弹压（期间换人操作时可以暂时停顿）约10分钟即停止手法，去除牵引带。

毛教授认为三维屈旋旋转法加平拉背压法，是牵引疗法与正骨推拿疗法相结合的一种治疗旁中央型腰椎间盘突出症的传统疗法，是在具有二百余年历史的平乐正骨手法基础上改进的一种治疗方法。复位时先通过三维屈曲旋转法有效纠正腰椎侧方突出或小关节倾斜，然后平拉背压法可有效改变脊柱小关节位置，松解神经根与突出椎间盘及周围组织的粘连，改变突出物与神经根的位置关系，降低神经根局部的张力，减轻缓解神经根的缺血、水肿，从而减轻临床症状，有效缩短了疗程，达到良好的治疗效果。毛教授认为三维屈旋旋转法加平拉背压法把三维屈旋和平拉背压2种的手法联合使用，克服了单纯三维屈旋移位不变形的缺点，其临床疗效优于单纯三维屈曲旋转法。

五、预后转归

腰椎间盘突出症的特点是易复发，尤其是神经功能障碍者，修复时间较长。但是腰椎间盘突出症非手术综合治疗的总体有效率约在95%。因此，腰椎间盘突出症轻度患者一般预后良好，只要选择方法正确，并且坚持治疗，均能达到良好的治疗效果。但是每一位患者症状不同，病情不一，应根据临床症状、体征、病程及影像学检查选择恰当的治疗方法，可以达到最佳的治疗效果。对于较为严重的腰椎间盘突出症患者，经过非手术治疗效果不佳时可以选择手术治疗，特别是对于马尾神经损伤、进行性下肢无力患者，应尽早手术治疗。

六、预防调护

1. 预防教育

树立患者治疗腰背痛的信心，避免错误治疗，减少个人和社会的损耗。

2. 姿势正确

随意性坐位时，腰椎处于后凸状态，长时间以不良姿势坐着，就会造成腰背伸肌等软组织过度疲劳，肌张力下降，长期下去会严重影响椎间盘正常生理功能，加速椎间盘的退变。

正确的坐姿应是上身挺直，收腹，下颌微收，两下肢并拢。如坐在有靠背的椅子上，应在上述姿势的基础上尽量将腰背倚靠椅背，这样腰骶部的肌肉不会太疲劳。另外，腰椎间盘突出症患者不宜坐低于20cm的矮凳，应坐有靠背的椅子，因为这样可以承担躯体的部分重量，使腰背部相对处于松弛状态，减少腰背劳损的概率。

3. 调节体位

若长时间处在一种体位上，就会造成肌肉、韧带组织的劳损，尤其是在弯腰状态下，椎间盘的压力前方大于后方，髓核向后方挤压，使后部纤维环与后纵韧带损伤的概率加大，反复损伤或急性损伤常易引起椎间盘的后脱。为此，健康人长时间坐位改变起立时，需要做1~2个伸展腰部的活动，有腰痛病史的患者应在半小时至1个小时左右变换体位，伸展腰部，必要时还应在医生指导下进行有针对性的运动，防止和延缓椎间盘退变。

4. 功能锻炼

实践证明，功能锻炼是腰椎间盘突出症防治中不可缺少的组成部分，中等强度的运动可改善局部的微循环，减轻和消除腰椎间盘周围软组织的充血、水肿所导致的腰腿痛的症状，达到防止和延缓腰椎间盘的退变作用。功能锻炼与手法治疗、药物治疗、理疗等方法具有同等重要的地位。

5. 佩戴腰围

佩戴腰围时会限制腰椎的前屈后伸活动，使腰椎局部组织得到相对充分的休息，缓解肌肉痉挛，促进血运恢复，消散致痛物质，使神经根周围及椎间关节的炎症反应得以减轻或消失。还可以加强腹肌肌力，减少腰部肌肉和韧带的劳损及负担，使重心后移，减少腰椎的前凸。可以因此当腰椎间盘突出症的患者经卧床或牵引治疗后开始下地活动时，常佩戴腰围可以加强保护，使腰椎的活动量和活动范围受到一定限制，以巩固前期治疗效果。但需注意，佩戴腰围的时间要适度，使用过久，可能使肌肉和关节活动降低，引起肌肉失用性萎缩，对腰围产生依赖性，可能会加重症状。

七、专方选要

1. 核归丸

[组成] 核桃仁、黑芝麻各21g，杜仲、菟丝子、当归各60g，川续断、木瓜、延胡索各30g，骨碎补45g，香附15g。

[功能] 活血祛瘀，除湿散寒，舒筋止痛。

［适应证］腰椎间盘突出症。

［用法］口服，每日2次，每次1丸，黄酒20ml送下，连服100丸为1个疗程。

［注意事项］饮食宜清淡，忌酒及辛辣、生冷、油腻食物。

［出处］《中医骨伤科杂志》。

2.地龙舒腰汤

［组成］麻黄3g，秦艽、赤芍、当归、川芎、地龙、威灵仙、川牛膝各9g，三七末4g，陈皮6g。

［功能］疏风散寒活血止痛。

［适应证］主治腰部劳损风湿疼痛较剧的腰椎间盘突出症。

［用法］制成汤剂。每日1剂，水煎2次，混匀后分早晚2次温服。若下肢疼痛剧烈者，加制川乌6g、独活9g；兼有游走窜痛者，加木瓜6g、防己9g；下肢麻木者，加土鳖虫9g、蜈蚣2条；夜寐不安者，加合欢皮、远志、茯苓各9g；胃脘胀闷，纳呆者，加生山楂、佛手、鸡内金各9g。

［注意事项］饮食宜清淡，忌酒及辛辣，生冷，油腻食物。

［出处］《效验秘方》。

主要参考文献

［1］毛书歌，宋永伟，李志强，等．三维屈旋加平拉背压法治疗旁中央型腰椎间盘突出症临床研究［J］．中医正骨，2009，21（7）：5-7.

［2］窦志刚，李志强．臭氧消融术治疗不同类型腰椎间盘突出症的疗效比较［J］．中医正骨，2015，27（1）：25-27.

［3］吕朝晖，温振杰，吴学样，等．腰椎间盘突出症的临床分级与治疗方法的选择［J］．中医正骨，2001（3）：11-12+64.

［4］陈建慧．中药辨证综合治疗腰椎间盘突出症临床观察［J］．中医正骨，2009，21（12）：27-28.

［5］黄承军，娄宇明，梁冬波，等．脊柱整体辨证外治方案治疗腰椎间盘突出症的研究［J］．现代中西医结合杂志，2010，19（28）：3551-3552+3558.

［6］罗换新，赵学文．腰椎间盘突出症中医辨证分型与MRI参数的对应分析［J］．中国中医药科技，2014，21（3）：237-239.

［7］余涛，杨玉红．辨证论治配合牵引按摩治疗腰椎间盘突出症386例［J］．陕西中医，2012，33（12）：1599-1600.

［8］王金贵．辨证分期推拿法在腰椎间盘突出症综合治疗方案中的应用［J］．环球中医药，2010，3（6）：421-423+441.

第七节　腰椎管狭窄症

腰椎管狭窄症是指腰椎椎管、神经根管、椎间管因先天或后天各种因素（退变、外伤、失稳及其他），导致骨性或纤维性结构异常，单一平面或多平面的一处或多处管腔内径减少而引起马尾神经根症状，但不包括单纯椎间盘突出及占位性病变，如感染、肿瘤等。据统计原发性椎管狭窄约占3%，继发性椎管狭窄约占97%，其中退变性约占70%。本节主要讨论退变性腰椎管狭窄症，其形成的重要原因是构成椎管的骨性与纤维结缔组织的退行性改变，病变开始是反复轻微损伤，肥大性脊柱炎是这一病理变化的最终结果。病理发展过程较缓慢，在这一过程中可并发椎间盘突出、侧隐窝狭窄、中央椎管狭窄等。此外，也可有多平面的椎管狭窄、脊柱滑脱等病变。

一、病因病机

（一）西医学认识

腰椎管狭窄症主要是由于原发性或继发性各种原因导致椎管前后、左右内径缩小或断面形状异常，使腰椎椎管狭窄。这种狭窄可能是骨的病变，如腰椎骨质增生、小关节突肥大等，也可能是软组织的病变，如椎间盘后突、黄韧带肥厚等所引起。本病一般分为原发性腰椎管狭窄与继发性腰椎管狭窄两大类。原发性腰椎管狭窄包括特发性、软骨发育不全性，这种狭窄表现为椎管的前后径和横径呈均匀一致性狭窄，原发性腰椎管狭窄临床上少见。继发性腰椎管狭窄最常见的原因是腰椎退行性变，如腰椎骨质增生、黄韧带及椎板肥厚、小关节突肥大、椎间盘退变等原因使椎管容积狭小。此外，陈旧性腰椎间盘突出、脊柱滑脱、腰椎骨折脱位复位不良、脊柱融合术后或椎板切除术后等，也可能引起腰椎管狭窄。由于椎管容积缩小，故而压迫马尾与神经根产生腰腿痛。

腰椎管狭窄还可分为局限性和广泛性两类。局限性狭窄者仅一个节段或一个节段的一部分狭窄，又可分为中央椎管、神经根管和侧隐窝狭窄。

（1）中央椎管狭窄　常由于椎板和黄韧带增生肥厚及椎间盘退变或伴有椎间盘突出所致。腰椎管前后径小于10mm应考虑为中央椎管狭窄。

（2）神经根管狭窄　腰神经根管是指神经根自硬脊膜囊发出，斜向外下，直至出椎间孔外口路经的管道，但这一概念只适用于第4腰椎、第5腰椎、第1骶椎神经根。神经根管可分为入口、中间和出口区。

①入口区：指神经根离开硬膜囊至峡部上缘区域。椎体及椎间盘的后面组织是其前壁，椎间关节是其侧壁，关节囊和黄韧带构成后壁。骨质增生、关节突肥大、黄韧带肥厚及椎间盘突出导致的狭窄等，均位于该区。此区是神经根管最常见的狭窄部位。

②中间区：相当于椎弓峡部区，为真骨性区。峡部为其后壁，峡部所对应椎体后侧为其前壁，较少发生狭窄。但峡部裂增生、原发三叶形椎管、椎弓根异常短缩等，均可引起该区狭窄。

③出口区：主要指椎间孔。前壁为椎体、椎间盘，后壁为后关节的外侧。椎间盘后外侧脱出，后关节增生及滑脱等可引起该部位狭窄从而压迫神经根。

（3）侧隐窝狭窄　侧隐窝是椎管两侧的延伸部。其前方是椎体后缘的外侧部分及相应的椎间盘，后方是上关节突前壁、黄韧带外侧部及相应椎板上缘，外侧是椎弓根内壁，内侧与硬膜及硬膜外脂肪、血管丛相邻。

侧隐窝空间的大小与椎管的发育形态有密切的关系。三角形的椎管侧隐窝浅，不易发生狭窄。三叶形椎管侧隐窝深，前后径小，从发育上就存在着狭窄的因素。因此，侧隐窝狭窄症都发生在下位第4~5腰椎的三叶形腰椎管病例中。

侧隐窝矢状径是指椎弓根上缘处、上关节突前缘和椎体后缘之间的距离。矢状径在5mm以上者为正常，4mm为狭窄临界状态，3mm以下者为狭窄。

（二）中医学认识

腰椎管狭窄症属中医"腰腿痛""腰痛""痹证"的范畴。《素问·脉要精微论》中指出"腰者肾之府，转摇不能，肾将惫矣"。《仁斋直指方·腰痛》中也曾指出，"肾虚为腰痛之本，肾气有虚，凡冲风、受湿、伤冷、蓄热、血沥、气滞、水积、堕伤，与夫失志作劳，种种腰痛，叠见而层出矣"。所以肾虚是腰痛病的发生过程中的重要病因，在《证治汇补·腰痛》中就强调："治惟补肾为先，而后随邪之所见者以施治……初痛宜疏邪滞，理经隧，久痛宜补真元，养血气。"因此中医学认为其病因主要是先天肾气不足，后天肾气虚衰，又遇反复外伤、慢性劳损和风寒湿邪的侵袭。先天肾中精气不足，无以充养骨髓，骨髓空虚，则骨骼发育不良，造成椎管狭窄。而年迈体弱，肾气虚衰，气血不充，腰部筋骨失养，不荣则痛，也可发生腰痛。腰背乃足三阳经所在部位，六淫之邪外侵引起经络阻闭，气血凝滞，筋脉拘挛，不通则痛，导致腰腿痹阻疼痛。所以本病的主要病理机制是肾虚不固，邪阻经络，气滞血涩，营卫不和，气血失充，最终腰腿筋脉痹阻而产生疼痛。

二、临床诊断

（一）辨病诊断

1.诊断要点

（1）临床表现　大多数患者有间歇性跛行、腰痛及下肢放射痛。间歇性跛行多见于中央型椎管狭窄或狭窄较重者，其特点是徒步行走数十米或百米即出现下肢酸胀、乏力、疼痛甚至麻木，步态失稳，以至难以继续行走，坐或下蹲休息后症状可很快缓解或消失，但继续行走后又重复上述表现。不少患者在骑车行进中不表现出上述症状，这是因为椎管实际空间的大小随体位发生相应变化，挤压或松解椎管内神经组织，引起了脑脊液与血液循环变化。近代学者将间歇性跛行分为两种类型：①姿势型（站立和腰椎伸展时症状可加重）。②缺血型（支配下肢的神经在下肢运动时发生缺血）。

腰椎管狭窄症患者所出现的腰痛，程度较轻微，但有慢性加重的趋势。有些患者不活动时也会出现疼痛。有的患者活动数小时后疼痛反而减轻，但若活动过久会产生更加剧烈的疼痛，由于腰椎管狭窄和椎间盘突出均可压迫腰骶神经根，故所引发的放射性下肢疼痛是相似的。但对于中央型椎管狭窄患者，症状通常为双侧的，并累及臀部和大腿后侧，症状发生不按皮节分布。而对于侧隐窝狭窄的患者，由于是特定的神经根受压，因此症状通常呈皮节分布，侧隐窝狭窄的患者在休息和晚上疼痛加剧，但行走的耐受力要优于中央型

椎管狭窄的患者。需要注意的是单纯性腰椎管狭窄时，咳嗽、喷嚏不引起也不加重疼痛。

患者的症状多，但体征少或较轻，特别是在休息后更难查到阳性体征，这是本病的特点。脊柱活动受限较少，直腿抬高及直腿抬高加强试验通常为阴性，下肢神经检查一般正常。只有在患者尽量行走并出现明显下肢症状后再检查才可能发现神经功能改变。

弯腰试验多为阳性，当患者加快步行速度时，疼痛加重，如继续行走，患者为了减轻疼痛多采取弯腰姿势，或坐位时腰部向前弯曲减轻症状。凡腰前屈姿势均可使症状减轻或消失。

腰部过伸试验多为阳性，这是因为过伸时，椎管管腔前后径变窄，导致神经受压而疼痛加剧，同时病变处压痛明显。

（2）并发症　很多患者常伴有其他的腰椎退变性疾病，都表现为腰腿痛，但各有特点，除了从症状上区别外，更主要的是从影像学上鉴别，以免遗漏。

①腰椎间盘突出症：尽管严重的、单一的腰椎间盘突出症也会造成椎管狭窄，但因为是继发性的，并不归为腰椎管狭窄症。

②腰椎滑脱症：指因腰椎峡部不连或退变而发生的脊椎滑脱。滑脱使上下椎管前后移位，诱使椎管进一步变窄，同时椎体滑脱可促进退变，更加重椎管狭窄。

③腰椎不稳症：指因脊柱损伤，腰椎峡部崩裂，退行性改变及肌肉功能丧失，引起腰椎运动节段的活动范围超过正常限制，腰椎稳定性减弱。主要表现为腰痛及坐骨神经痛。其特点是两侧腰部酸、胀及无力，感觉其腰部似"折断"，站立过久后更为明显。

④退变性脊柱侧弯症：退变性脊柱侧弯是指骨骼成熟后由于椎间盘及椎间小关

节的退行性改变导致原发性脊柱侧弯。退变性脊柱侧弯引起的顽固性腰背部疼痛、间歇性跛行、下肢放射痛等症状，需要手术治疗。

⑤颈腰综合征：根据临床调查，颈腰综合征在腰椎管狭窄症患者中的发病率不少于8%，本病的临床特点是既有颈脊髓受压又有腰神经根受压，可表现为四肢麻木、疼痛、无力、步态不稳、大小便功能障碍。该病颈椎病变多见脊髓型及神经根型颈椎病，而腰段病变多见腰椎管狭窄及腰椎间盘突出症。往往较重节段症状掩盖较轻节段症状。

（3）病史 本症多发于50岁以上者，男性多于女性，尽管椎管狭窄可引起症状，但并非所有椎管狭窄的患者均有症状。一般来说，椎管狭窄的自然病史表现为隐匿性的，可因创伤或过度运动出现症状加重。许多患者在X线检查时提示椎管狭窄，但主诉或体征很少。

2. 相关检查

（1）X线检查 X线平片可以显示腰椎增生、椎间隙变窄、退行性滑脱、小关节肥大、小关节不对称及椎间孔变窄等。这些改变虽不足以确诊腰椎管狭窄，但常提示可能存在椎管狭窄。

需要指出的是，传统X线检查对诊断腰椎管狭窄症有一定的价值，但因为X线平片往往不易定位，尤其是测量椎管矢状径（由于骨性标志的相互重叠）。X线平片影像放大率不一致，测量的准确性下降。另外X线不能反映神经根管骨性侧隐窝的情况以及椎管内软性组织的病理性改变，因此单纯利用X线诊断腰椎管狭窄症存在一定的困难。

（2）椎管造影 椎管造影为诊断腰椎管狭窄的有效方法。椎管造影技术不仅能够显示出硬膜囊形态，还能观察狭窄椎管的部位、范围、程度，亦可排除其他引起

马尾神经压迫、间歇性跛行的椎管内病变。应用水溶性造影剂正位摄影，有时可见神经根袖缺失或侧方充盈缺损，有时可见单侧或双侧呈齿状缺损，侧位摄影有时可见造影剂在背侧有缺损。

（3）CT检查 CT检查为诊断腰椎管狭窄提供了可靠依据，CT能清晰地显示脊柱横断面的骨性和软组织结构，尤其是关节突、侧隐窝、椎间盘和椎管内外结构的变化。了解椎管狭窄的性质和原因。CT检查时，应依据腰椎管狭窄的病理特点，选取椎间盘中央切面和椎弓根上切迹切面，此两切面前方为椎间盘退变突出之最高点，即椎管最狭窄的前界，相对应之后部为关节突增生和黄韧带增厚皱褶处，为椎管最狭窄的后界平面。当软组织窗中椎管矢状径 < 11.5mm，横径 < 16.5mm，或骨窗中矢状径 < 13mm，横径 < 17mm 时，考虑为中央椎管狭窄，若软组织窗中椎管矢状径 < 8mm，横径 < 9.5mm 或骨窗中矢状径 < 11.5mm，横径 < 13mm 时则为绝对狭窄。当硬模囊矢状径 < 7mm，横径 < 11.5mm 时考虑椎管狭窄，若分别小于5mm或8mm则为绝对狭窄。黄韧带正常厚度为3mm，若大于3.5mm则可成为导致硬膜囊矢状径变小的重要因素。椎管与椎体矢状径比值及硬膜囊与椎管矢状径比值在诊断腰椎管狭窄时有意义。椎管多椎体矢状径比值在椎弓上切迹层面小于0.6时可考虑椎管狭窄，如小于0.45可确诊为椎管狭窄；硬膜囊与椎管矢状径比值如低于0.75则为相对狭窄，说明椎管狭窄的原因来自椎管内软组织，但在0.6以下则可确诊为椎管狭窄。

（4）MRI检查 MRI可使检查部位在矢状、冠状、横截层面显示各种组织三维结构形态及其变化。根据腰椎结构组织成分不同，MRI所显示的信号强度也有差别，构成了腰椎组织结构的不同影像，用以判

断腰椎病变，包括椎间盘退变或突出，椎间盘突出物的大小、位置和方向，纤维环破裂与否，以及与硬膜囊和神经根之间的关系等。还可以显示椎管后结构变化，椎管矢状径大小及形态变化等。MRI 所显示的脊髓继发性改变优于 CT 检查，但显示椎管骨性增生、骨性狭窄及韧带钙化则不如 CT 检查。

（5）肌电图　肌电图检查为非特异性检查，下肢肌电图检查，可帮助判断受压神经部位及鉴别诊断。

（二）辨证诊断

1. 气滞血瘀型

（1）临床证候　外伤或劳作病史，腰部疼痛难忍，并向下肢放射，腰腿痛如针刺，痛有定处，日轻夜重，腰部板硬，活动受限，腰椎一侧有明显压痛点，脊柱侧弯，后期可见下肢疼痛麻木，甚至肌肉萎缩，直腿抬高试验阳性，舌质紫黯有瘀斑，脉弦涩。

（2）辨证要点　腰部疼痛难忍，并向下肢放射，腰腿痛如针刺，舌质黯紫有瘀斑。

2. 风寒痹阻型

（1）临床证候　无外伤史，腰腿冷痛重着，转侧不利，静卧痛不减，椎旁压痛或放射痛，受寒疼痛加重，肢体发凉，舌质淡，舌苔白腻，脉弦紧。

（2）辨证要点　腰腿冷痛重着，转侧不利，静卧痛不减，受寒疼痛加重。

3. 气虚血瘀型

（1）临床证候　腰部酸痛，痛势较轻，延绵不断，不耐劳作，劳作后腰部及下肢疼痛加重，肢体麻木不仁，舌质紫黯，苔薄白，脉细涩。

（2）辨证要点　腰部酸痛，痛势较轻，延绵不断，不耐劳作。

4. 肾阳亏虚型

（1）临床证候　腰部酸痛，遇劳更甚，卧则痛减，时轻时重，畏寒肢冷，腰腿发凉，小便清长，或有阳痿早泄，女子带下清稀，脉沉细。

（2）辨证要点　腰部酸痛，遇劳更甚，卧则痛减，时轻时重，畏寒肢冷。

三、鉴别诊断

1. 腰椎间盘突出症

腰椎间盘突出症多见于青壮年，起病较急，有反复发作病史，腰痛合并有放射性腿痛。体征上多有脊柱侧屈、脊柱腰段生理性前曲减弱或消失。在下腰部棘突旁 1~2cm 处有压痛，并向一侧下肢放射，直腿抬高和直腿抬高加强试验阳性。腰椎管狭窄症多见于 40 岁以上中年人，起病缓慢，与腰椎间盘突出症突然发病不同，主要症状是腰痛、腿痛和间歇性跛行。腰痛主要在下腰部，站立、行走时加重，坐位及侧卧位屈肢时减轻。

2. 慢性腰肌筋膜炎

该病主要由于急性腰扭伤未及时彻底治疗，或因长期不良姿势，造成腰肌疲劳产生疼痛。该病病程较长，患者常诉腰骶部有酸痛、钝痛感，有时出现下肢反射性疼痛，但症状具有休息时轻、劳累后重的特点，患者常拳击腰部以缓解疼痛，且症状与风寒湿关系密切。一般经休息、理疗、推拿按摩可治愈。

3. 腰椎结核

腰椎结核常为缓慢发病，进行性加重，无间歇期，多伴有午后潮热，全身乏力，身体逐渐瘦弱，且血沉加快，肺部多有原发病灶。X 线片可发现椎间隙变窄、椎体边缘模糊不清，有明显骨质破坏及寒性脓肿形成，有时可发现腰椎小关节及骶髂关节的破坏。

4. 马尾肿瘤

马尾肿瘤初期因侵及一条神经根，可出现根性痛，表现为腰痛、腿痛或腰腿痛，但随着肿瘤持续生长，其症状多持续性加重，无间歇，不因卧床休息而减轻。后期因肿瘤增大侵及多条神经根，故症状由一腿扩展到另一腿，出现两下肢自下而上的疼痛麻木，最终导致马鞍区麻木，直肠膀胱功能障碍。马尾肿瘤患者腰穿多显示不完全或完全梗死，且脑脊液检查蛋白含量增高，脊髓造影可明确病变部位，呈典型的倒杯状阴影。

四、临床治疗

（一）提高临床疗效的要素

"肾主腰脚，其经贯脊络肾"，督脉循脊而行，又为"阳脉之海"。若肾、督脉被风寒湿邪侵袭，经脉气血凝滞不通，或肾、督脉阳虚，失于温煦，均可导致退行性脊柱疾病。根据"肝主筋""肝病则筋急如张弓弦"的理论，腰椎管狭窄症宜从肾、督脉肝经论治，分别应用活血通督、温阳通督、益精填髓、调理肝肾、通经活络等法治疗。

（二）辨病治疗

1. 一般措施

急性发作期应卧床休息，一般取屈髋、屈膝位侧卧，这对缓解椎管狭窄有一定的作用。充分休息可使局部静脉回流改善，减轻充血、水肿等炎症反应，使腰背肌放松，症状得以恢复。但需要注意的是，长时间卧床易引起肌肉萎缩、深静脉血栓形成等并发症，故原则上卧床时间不能超过2周。对于急性期或症状严重者，可用腰围固定，短期内可改善症状，但长时间使用也会引起腰背肌萎缩。

2. 药物治疗

对急性期疼痛明显、影响睡眠、神经根炎性反应剧烈者，可应用消炎镇痛剂，如氯诺昔康、双氯芬酸钠、萘丁美酮等，必要时也可给予激素、脱水药物短时间应用，同时配合给予维生素B族类药物如甲钴胺等，以营养神经。

3. 针灸治疗

按照经络学说选取相应腧穴，主要为肾俞、环跳、承山、足三里、阳陵泉、昆仑、三阴交、阿是穴等。针刺手法宜平补平泻，或以泻为主，或以补为主。虚证明显者可针刺后加用艾灸以温经散寒，补肾通督。

4. 推拿手法

（1）点穴　点按腰夹脊、大肠俞、八髎、环跳、承扶、委中、承山、太溪、昆仑等穴位。

（2）操作　以轻柔的按、揉、㨰法在腰背部、臀部操作。两助手分别牵引腋下及足踝部，维持2~3分钟，施术者双手交叠置于患处，抖动按压20次左右，力量均匀，幅度要适当。患者仰卧，使双膝、屈曲，然后逐渐增大屈曲度数，使大腿贴近胸壁，下压双膝，使腰部极度屈曲，然后略放松。患者侧卧行左右轻度斜扳法，行扳法前应先顺势活动几下，扳时不可刻意追求听到弹响声，更不可用暴力猛扳。患者俯卧，沿受损神经根及其分布区进行按、揉、拿手法，促进气血运行，疏通经络等。

（3）平乐推拿手法　二步十法是河南省名中医鲍铁周根据长期临床经验结合现代脊柱生物力学原理，将平乐治筋疗法开拓创新的新手法。十法是指"推拿按㨰揉，扳盘运抖摇"，前五法为放松手法，为第一步，后五法为治疗手法，为第二步。二步十法治疗，首先可以达到松解腰椎局部神经根粘连，减少神经根周围刺激的目的。其次可以改善腰椎局部的血液循环，通过改善脊柱周围肌群的血液循环，促进椎管内血液运行，并能促进椎管附近血管微循速度加快，改善局部缺血缺氧状态。再次是松解腰椎前后髋部周围肌肉，达到改善周围肌肉僵硬的目的。最后刺激末梢神经，通过兴奋周围神经，促进神经根和马尾神经功能恢复。

5. 腰椎牵引治疗

一般采用骨盆牵引治疗，患者取卧位，双膝下垫被，使膝关节与髋关节尽量屈曲，这样可以使椎管容量和有效横截面积增大，减轻退变组织对马尾神经的压迫，牵引重量和牵引时间需根据患者耐受程度、体重及病情轻重灵活掌握，以患者舒适为度。

6. 物理疗法

可选用红外线、超短波、中药离子透入、局部热敷等。解除肌肉痉挛，促进炎症消除。

7. 功能锻炼

功能锻炼是缓解腰椎管狭窄症状的有效疗法之一。急性症状缓解后，可逐步行腰背肌、腰肌及腹肌的功能锻炼，腰背肌肌力增强可加强脊柱的稳定性，减轻脊柱退行性变的速度，腰肌肌力增强可抵抗神经组织所受椎管内的机械性压力。针对腰背部肌肉的锻炼时间及幅度应逐渐增加，以患者耐受为度。

（1）直腿抬高锻炼　患者仰卧，双腿并拢伸直，往上抬起30°，保持一段时间放下。可增强腹肌肌力，拮抗神经组织所受到的椎管机械性压力。

（2）抱膝按压滚腰法　患者仰卧，充分屈曲双膝、双髋关节，医者或家属一手托住患者骶尾部，一手置于患者小腿上固定下肢，反复按压小腿，使腰部有节律性地屈曲弛张1~3分钟。再做抱膝滚腰法，同样仰卧，充分屈曲膝髋关节，双手抱紧小腿，医者或家属一手托住患者颈背部，一手托其骶部或扶其小腿，两手用力，使患者腰骶部在床上反复前后滚动1~3分钟。或者抱住小腿，身体屈曲呈虾状，自行前后摇滚。上述功能锻炼每天按顺序做一次，每周五次，连续4周为1个疗程。其机制是，前屈位时肥厚的黄韧带被拉长变薄，减轻向椎管内凸出的程度和上下关节突的后凸，并使侧隐窝相对增宽，使椎管及侧隐窝有效容积增大，不仅可以减轻对硬膜囊和神经根的压迫程度，还可以促进血液循环，改善微循环，清除静脉瘀滞，清除致痛性代谢废物，从而消除疼痛和间歇性跛行等症状。

（3）直腿抬高踝背伸锻炼　患者仰卧，双下肢交替尽力抬高至90°，用力踝背伸，以明显疼痛为限。每天早晚各一次，每次10~30下。这种锻炼不仅可使神经根与致压物产生相对位移，使神经根脱离和减轻压迫，松解神经根粘连，还可以促进神经根本身的血液循环，消退神经根炎症。

8. 手术治疗

手术指征：①日常活动受限或疼痛无法忍受，经系统地非手术治疗无效者。②神经症状进行性加重，如股四头肌无力、踝关节不能背伸等。③有马尾神经功能障碍。

（1）椎管减压术　椎管减压术有腰椎全椎板切除术、腰椎半椎板切除术以及椎板间扩大开窗术，手术均选用硬脊膜外麻醉。

①全椎板切除术：适用于中央椎管狭窄。手术选用脊柱后正中切口，暴露出定位椎板。先将欲切除椎板的棘突切除，再切除两椎板间的黄韧带，用咬骨钳将椎板的中央部分咬除，可在直视下向两侧扩大，咬除椎板及黄韧带，直至小关节突附近。仔细检查硬膜和神经根压迫的狭窄因素，切除造成狭窄的骨纤维结构。全椎板切除术暴露好，视野清楚，但对术后脊柱的稳定性有一定影响。

②腰椎半椎板切除术：适用于单侧侧隐窝狭窄、神经根管狭窄及关节突肥大。操作时，沿棘突垂直做皮肤切口，暴露术

侧的椎板及小关节,切除患部椎板及黄韧带,进入椎管,然后逐步向上咬除,直至上一个椎板间隙,需要时也可切除上一节段及下一节段的部分半椎板。直视下切除上、下小关节突的内侧半,探查侧窝及神经根,彻底解除压迫。此法对脊柱的稳定性影响很小。

③椎板间扩大开窗术:适用于诊断明确的单一侧隐窝狭窄。操作时先切除椎板间的黄韧带,再向上、下咬除部分上、下椎板缘,即可暴露椎管,方法与半椎板入路相同。术后应放置引流条,防止积血,卧硬板床或石膏围腰固定6~8周。

(2)腰椎融合术 腰椎融合术式主要有后侧融合术、后外侧融合术、腰椎间植骨融合术、360°融合术等几种。

目前腰椎间植骨融合术运用最普遍。腰椎间植骨融合术的基本原理是将包裹着移植骨的椎间融合器,置入相邻两椎体之间,移植骨便可开始由椎间融合器的孔壁生长,使椎间融合器和椎体逐渐形成一个坚固的整体。此过程称之为"椎间融合"。椎间融合恢复了椎间盘高度,使神经得到间接减压。恢复了腰椎生理力线,建立和维持了腰椎稳定性。椎间融合器材料主要有金属和碳纤维。目前应用最广泛的是金属,多由钛合金制做成,形状分为水平圆柱形与垂直环形等。现在有一种新的方形碳纤维融合器,已和后路椎弓根螺钉联合应用于临床。

(3)内固定术 内固定的应用使得许多腰椎融合手术得以成功,植骨融合加适当的内固定,使复位以后的椎体稳定性增加,提高了植骨融合的成功率,缩短了术后康复时间。但脊柱固定器械永远不能取代良好的融合及植骨术。如果没有获得骨性愈合,所有用器械固定的融合术最终将失败。

(三)辨证治疗

1.辨证施治

(1)气滞血瘀型

[治法]行气散瘀,温督止痛。

[方药]身痛逐瘀汤加减。羌活15g,桃仁12g,红花12g,香附12g,当归15g,没药15g,川芎12g,川牛膝15g,杜仲15g,鸡血藤30g,炙甘草3g。

[加减]疼痛明显者,加三棱、莪术、两面针,以活血化瘀止痛;腰痛连腿者,加独活、木瓜、桑寄生,以祛风除湿,补肝益肾;兼寒湿者,加茯苓、白术、肉桂、干姜,以温阳健脾,散寒除湿止痛;兼湿热者,加薏苡仁、黄柏,以清热利湿;气滞重者,加青皮、香橼、佛手,以理气止痛。

(2)风寒痹阻型

[治法]祛风散寒,温督止痛。

[方药]乌头汤加味。制川乌(先煎)12g,麻黄12g,白芍15g,黄芪15g,白蜜(兑服)30g,桂枝15g,苍术15g,川芎15g,当归15g,红花12g,海桐皮20g,炙甘草15g,

[加减]久痛兼瘀者,加丹参、赤芍,以活血化瘀止痛;痛甚者,加乳香、没药、蜈蚣,以增强化瘀通络止痛之功;脾胃气虚者,重用黄芪,加党参,以健脾补气;肝肾不足者,加杜仲、续断,以温肾壮骨。

(3)气虚血瘀型

[治法]补气活血。

[方药]定痛和血汤加减。黄芪60g,桃仁12g,乳香15g,没药15g,当归15g,川芎12g,地龙15g,鸡血藤25g。

[加减]肾阴虚者,加女贞子、山茱萸,以滋补肾阴;肾阳虚者,加巴戟天、补骨脂、仙茅、淫羊藿,以温肾壮阳,强筋健骨;急性发作而疼痛较甚者,加醋延

胡索、丝瓜络，以活血化瘀，通络止痛。

（4）肾阳亏虚型

［治法］温补肾阳，通督止痛。

［方药］右归饮加减。制附子（先煎）15g，干姜 15g，枸杞子 15g，鹿角胶（烊化）15g，山药 20g，山茱萸 15g，熟地黄 15g，杜仲 15g，当归 15g，淫羊藿 20g，炙甘草 12g。

［加减］腰腿冷痛者，加桂枝、制草乌，以温经散寒，通络止痛；兼血瘀者，加红花、乳香、没药，以活血化瘀止痛；下肢麻木者，加鸡血藤、桑枝，以补血活血，舒筋活络。

2. 外治法

（1）七珠展筋散

［处方］人参，血竭，乳香，麝香，煅珍珠，冰片，牛黄等。

［操作方法］施术者沉肩，悬腕，垂肘，拇指螺纹面沾少许展筋散，以掌关节运动带动拇指螺纹面在穴位上以画圆的方式运动，要求拇指螺纹面与穴区或痛区皮肤轻轻触，运动时同皮肤摩擦，但不能带动皮肤，揉药范围约一元硬币大小，频率为每分钟 100~120 次，每穴操作 2~3 分钟，局部皮肤微感发热即可。取穴以痛为腧，辨证选穴。

［适应证］各型腰椎管狭窄症、软组织及关节损伤。

［注意事项］过敏者慎用。

（2）熏洗疗法

［处方］透骨草 30g，伸筋草 30g，威灵仙 20g，五加皮 20g，千年健 20g，三棱 20g，莪术 20g，艾叶 10g，红花 10g。

［操作方法］将药物文火煎沸 30 分钟，取药液 1000ml，趁热熏洗患处，每天 2 次。

［适应证］用于感受寒邪，诱发肢体疼痛者。

［注意事项］素体阳虚者，药物用量宜小，并且可配伍适量附子，以温补阳气。

3. 成药应用

（1）丹鹿通督片

［组成］丹参，鹿角胶，黄芪，延胡索，杜仲等。

［功能］活血通督，益肾通络。

［适应证］腰椎管狭窄症（如黄韧带增厚，椎体退行性改变，陈旧性椎间盘突出）属瘀阻督脉型所致的间歇性跛行、腰腿疼痛、活动受限、下肢酸胀疼痛、舌质黯或有瘀斑等。

［用法］口服。一次 4 片，一日 3 次。1 个月为 1 个疗程，或遵医嘱。

［注意事项］本品不适用于先天性腰椎管狭窄症和脊柱滑脱症所致的腰椎管狭窄症。

（2）祖师麻片

［组成］祖师麻。

［功能］祛风除湿，活血止痛。

［适应证］主治风寒湿闭阻，瘀血阻络所致的痹证，症见肢体关节肿痛、畏寒肢冷。

［用法］口服，一次 3 片，一日 3 次。

［注意事项］孕妇及风湿热痹者慎用；有胃病者可饭后服用，并配合健胃药使用。

（四）医家诊疗经验

鲍铁周

鲍铁周教授治疗腰椎管狭窄症主要是针对病变不同阶段的病因病机特点进行辨证治疗。病变早期，以邪实为主，多为瘀血阻络，寒湿侵袭，而出现局部冷痛，痛有定处，屈伸不利，俯仰不便等表现，治疗以温经通络，散寒止痛为主，方选椎间盘丸。病变中期，正邪相争，气滞血虚，临床主要表现为腰痛不耐久坐，疼痛缠绵及下肢麻木，时轻时重等，治疗以益气养血，行气止痛为主，方选养血止痛丸。病变后期，外邪渐去，肾虚症状日益显著，主要表现为腰腿酸痛，腿膝无力，遇劳更甚，卧则减轻，治疗以补肾通督为主，方选芪仲腰舒丸。鲍铁周教授认为因"瘀""滞""邪"所致的腰背疼痛，还宜用祛瘀止痛，温经散寒功效的药物进行熏洗或热敷，达到温经通络，舒筋活血的目的。

五、预后转归

对于症状明显，经系统正规保守治疗无效者，合并有明确的神经损伤、肌无力、肌萎缩及二便功能障碍者，应行手术治疗。对于50岁以下而腰椎不稳或切除范围较广者，可同时或二期行脊柱融合术。术后一般卧床2~3周，脊柱融合术后需卧床2~3个月。一般经手术治疗后可取得满意效果。

六、预防调护

1.避免外伤

避免或减少腰部外伤，如腰椎骨折、腰部扭伤或急性腰椎间盘突出等。

2.端正坐姿

注意在日常生活、学习或工作中养成正确的坐立行走及搬提东西的姿势，避免腰部长时间处于某一种姿势，导致腰肌劳损，加速椎间盘变性和腰椎小关节退变的发生。

3.适度锻炼

平时注意锻炼腰部，选择一两种适合自己的锻炼方法，坚持做腰背肌功能锻炼，养成良好的习惯，维持脊柱内外力量平衡，增强脊柱的稳定性，减少和预防腰椎失稳或腰椎间盘突出症的发生。

4.注意防护

注意腰臀的保暖防寒，寒冷天气时可佩戴护腰保暖，避免长时间淋雨涉水，湿地劳作，平时可适当做腰部热敷、烤灯照射等治疗。

七、专方选要

1.椎管狭窄方

[组成]鹿角胶6g，黄芪20g，骨碎补9g，川续断12g，泽兰9g，丹参9g，土鳖虫9g，地龙9g，鸡血藤9g，延胡索9g，杜仲9g。

[功能]活血软坚，补益肝肾。

[适应证]腰椎管狭窄症。腰椎的椎管骨性或纤维性结构狭窄，引起脊髓神经受压，临床主要表现为行走乏力、间歇性跛行和顽固性坐骨神经痛。

[用法]水煎服，每日1剂，分2次服。

[注意事项]阴虚燥热者慎用。

[出处]《南少林骨伤秘方验案》。

2.芍膝猪苓汤

[组成]猪苓20g，茯苓20g，泽泻12g，滑石15g，阿胶（烊化）10g，白芍20g，牛膝10g。

[功能]育阴利水，柔养筋脉。

[适应证]肝肾阴虚，湿热内结之腰腿痛者。

[用法]水煎服，每日1剂。

[注意事项]虚寒者慎用。

[出处]《南少林骨伤秘方验案》。

主要参考文献

[1]张欲燃，张玉民.椎管减压联合椎体成形术治疗下腰椎退行性椎管狭窄症合并椎体压缩性骨折[J].中医正骨，2011，23（9）：67-68+71.

[2]柯银涛，陈光杰.多"或"桥"或"式减压术治疗多节段腰椎管狭窄症[J].中医正骨，2004，16（2）：52-53.

[3]胡少平.退行性腰椎管狭窄的螺旋CT诊断及临床意义[J].实用骨科杂志，2010，16（6）：438-440.

[4]刘佳.鲍铁周教授治疗腰椎退行性疾病经验总结[J].中医正骨，2014，26（7）：68-69.

[5]李志强，鲍铁周.二步十法推拿配合独活寄生汤加减治疗腰椎管狭窄症52例[J].中医正骨，2010，22（7）：69-70.

[6]夏英鹏，徐天同，贾宇涛，等.单纯椎板

减压治疗退变性椎管狭窄症并腰椎侧凸的疗效及其影响因素［J］. 中国脊柱脊髓杂志，2007（7）：494-498.

［7］李新福，刘勇. 后路减压融合内固定术治疗退变性腰椎椎管狭窄合并节段性腰椎不稳的临床疗效［J］. 脊柱外科杂志，2014，12（4）：198-201+21.

［8］王志强. 保留棘突和棘上与棘间韧带全椎板切除术治疗腰椎中央椎管狭窄96例［J］. 郑州大学学报（医学版），2003，38（4）：620-621.

［9］许国华，叶晓健，袁文，等. 腰椎退变性侧弯伴椎管狭窄的外科治疗［J］. 颈腰痛杂志，2009，30（4）：294-297.

第八节　棘上韧带损伤

棘上韧带是由腰背筋膜、背阔肌、多裂肌的腱膜组成，是架在棘突顶上的索状纤维组织。其纤维与棘突骨质密切相连，比较坚固，表面与皮下相连，起自第7颈椎棘突，止于骶中脊，是稳定脊柱的主要韧带之一。在脊柱前屈时，由于此韧带位于最外层，应力最大，故易被暴力屈曲牵拉造成急性撕裂伤。长期弯腰也可产生累积性损伤，使韧带某些纤维撕裂，局部微量出血渗出，出现疼痛，时间长则可出现瘢痕和组织增生，镜下可见淋巴细胞浸润、小血管壁增厚等病变，出现粘连、无菌性炎症，并出现条索状纤维组织。急性者多因弯腰劳动、搬取重物或突然转身发病，慢性者则有长期弯腰劳损或久病未愈史。

一、病因病机

（一）西医学认识

该病多因脊柱突然向前屈曲所致。因此，多发于重体力劳动时或激烈的运动场上。断裂时患者可自觉有响声，随之腰部似"折断"状，失去支撑感，多发生于下腰部。严重者常与棘间韧带同时损伤。

（二）中医学认识

棘上韧带受直接或间接暴力作用，超过负荷时可发生断裂，局部形成渗出及血肿，致气血阻滞不通，"不通则痛"而成腰痛。长期弯腰工作而不注意工作姿势时可使腰部韧带纤维撕裂，或使腰部韧带自骨质上轻微掀起，久之发生剥离或断裂等损伤，韧带长期劳损会出现退变，局部有少量渗液出血，致气血凝滞，筋脉不和，经络阻闭，形成慢性腰痛。

二、临床诊断

（一）辨病诊断

1. 诊断要点

（1）临床表现　在局部断裂处多有剧烈疼痛，尤以前屈时痛觉更甚，后仰时可减轻，故患者喜采取"仰首挺腹"样姿势。腰部活动明显受限，尤以前侧弯曲及旋转受限明显。

（2）体征　压痛是本病的重要体征，轻压痛最为明显，于断裂之棘间韧带处有明显压痛；检查体瘦患者时，若触及断裂之棘间隙，可有凹陷感。

（3）理化检查　X线平片无特殊表现。MRI检查可清晰地显示韧带断裂的部位及程度。

（二）辨证诊断

1. 气滞血瘀型

（1）临床证候　患者有明显外伤史，伤后即感腰部不能活动，疼痛难忍，脊柱侧弯，腰椎棘突间隙有明显压痛点，腰痛如针刺，痛有定处，日轻夜重，腰部板硬，舌紫黯，或有瘀斑，脉弦紧或涩。

（2）辨证要点　腰痛如针刺，痛有定

处，日轻夜重，腰部板硬，痛处拒按，舌紫黯，或有瘀斑，脉弦紧或涩。

2. 寒湿痹阻型

（1）临床证候　有外伤史，患者多说不出发病原因。有棘突间隙压痛。腰冷痛重着，转侧不利，静卧痛不减，受寒疼痛加重，肢体发凉，舌淡，舌苔白或腻，脉沉紧或濡缓。

（2）辨证要点　腰冷痛重着，转侧不利，静卧痛不减，受寒疼痛加重，肢体发凉，舌淡，舌苔白或腻，脉沉紧或濡缓。

三、鉴别诊断

（一）西医学鉴别诊断

1. 腰背部肌筋膜炎

腰背部肌筋膜炎又称纤维组织炎。多发于腰背部筋膜，属软组织风湿性疾病。其发作时腰痛剧烈，活动受限，腰肌痉挛，疼痛有时牵扯到臀部、大腿两侧，甚至小腿，但其性质属牵扯性疼痛。该病缺乏阳性体征，无感觉及反射改变，偶可摸到硬结或条索状物，可有明显的压痛点，痛点封闭可使疼痛症状消失。

2. 退行性脊柱炎

病变部位主要在脊柱关节，腰痛主要表现为休息痛，即夜间、清晨腰痛，腰部僵硬明显，但起床活动后腰痛减轻，僵硬短时间逐渐缓解。脊柱可有叩击痛。X线检查可见腰椎骨钙质沉着和椎体边缘增生退变。

3. 胸腰椎骨折

有外伤或骨质疏松病史，还有不同程度的腰部功能障碍，常伴有驼背畸形。X线检查可发现椎体呈楔形样改变或棘突骨折线影。磁共振可清晰地显示骨折的部位及程度。

4. 胸椎小关节错缝

胸椎小关节错缝多有过度运动或受伤史，疼痛较为严重，痛引前胸，咳嗽、行走震动均会明显加重疼痛感，疼痛部位较为局限，患处棘突旁有固定压痛，棘突可有偏歪，X线检查可见患椎棘突有歪斜改变。

5. 第三腰椎横突综合征

该病可有外伤或劳损史，表现为腰痛、臀部疼痛，活动时加重，疼痛可牵涉到大腿后侧，少数可牵涉到小腿。但查体直腿抬高试验阴性，无下肢放射痛及神经根受累改变。常可触及第三腰椎横突过长，局部有明显压痛点，做横突及周围浸润封闭，症状可明显缓解。

（二）中医学鉴别诊断

1. 肾着

肾着虽有腰部沉重冷痛，与腰痛相似，但多有身体沉重、腰以下冷、腹重下坠等，为一个独立性疾病，需做鉴别。

2. 腰软

腰软是以腰部软弱无力为特征，少有腰痛，多伴见发育迟缓，而表现为头项软弱、手软、足软、鸡胸等，多发生在青少年。

四、临床治疗

（一）提高临床疗效的要素

手法、火罐和外敷消炎止痛膏联合治疗本病，杂合以治，既能改善损伤棘上韧带的血液循环，起到活血化瘀，消除炎症的作用，又能理筋整复，松解粘连，达到标本兼治的效果，在临床上往往能取得良好疗效。

（二）辨病治疗

1. 一般治疗

用腰围进行制动，注意保暖，局部热敷，防止受凉。急性期注意休息。后期注意锻炼腰背肌功能。

2. 药物治疗

对急性期疼痛明显者，合理给予药物治疗是非常必要的，可以应用消炎镇痛及骨骼肌松弛药（如双氯芬酸、萘丁美酮胶囊、复方氯唑沙宗胶囊等）等。

3. 针灸疗法

包括普通针刺、艾灸等，适用于所有患者，但晕针者禁用。

（1）取穴 取穴肾俞，腰阳关，命门，大肠俞，环跳，委中，阿是穴。

（2）治疗 先行普通针刺，得气后针上加灸，艾条距离皮肤约2cm，每个穴位灸2壮，每个艾条长1~1.5cm，燃完待尽即可。一定要注意做好防烫伤。

针上加灸，旨在使经气通畅，血得热则行，血流加快，血管弹性增强，从而达到"脉道以通，血气乃行"这一治疗效果。

4. 物理疗法

物理疗法包括直流电、低频电疗法、中频电疗法、高频电疗法、微波治疗、超声波、磁疗、光疗等。物理疗法可以镇痛，促进局部血液循环，减轻局部炎症，兴奋骨骼肌及平滑肌，提高神经的痛阈及兴奋性。激光疗法和红外线疗法对人体的主要作用是热效应、机械效应、光化学效应和电磁效应四方面，主要是通过热辐射的作用，使组织产热，加快血液循环，促进新陈代谢，加强组织营养，但同时能降低神经末梢的兴奋性。因此，建议根据病情分疗程间断应用。

5. 注射疗法

注射疗法包括封闭、臭氧注射等，该法适用于疼痛明显且有固定压痛点者。

操作方法如下。①定点：用手触摸腰背部软组织，寻找压痛点，可触及硬结条索状物者即为治疗点，做好标记。②局部注射：常规消毒后，用5ml注射器吸取乙酸曲安奈德注射液10mg、2%利多卡因2ml、

维生素B_{12}针剂0.5mg，从标记点垂直进针，在皮层注药后刺至深筋膜，阻力增大时即停止进针，回抽无血，注射1/3药物，再刺破筋膜进针少许，注药，然后退针至筋膜浅层，并向各个方向注射完余药。注射后用无菌纱布覆盖，固定，预防感染。

臭氧注射仍采取上述注射方法，当局部注射时用35μg/ml臭氧10ml替代注射混合液即可，余步骤同局部注射操作方法。

6. 推拿疗法

（1）准备手法 患者俯卧，医者以按揉法在患处及周围施术3~5分钟，重点按揉结节状或条索状物，使其消散。

（2）治疗手法 用两拇指指腹点按患椎上下夹脊穴，约2分钟；以损伤棘突处为定点，施用胸腰椎左右斜扳各1次，以手下椎骨有松动感为佳；如有棘上韧带剥离移位时，沿棘上韧带方向做上下推抹5~8次，使其平复。

（3）结束手法 直擦腰背部督脉及两侧膀胱经，以透热为度。可于局部配合湿热敷，以温经通络，活血止痛。

7. 手术疗法

病程长、非手术治疗无效者，可行韧带修补术。

（三）辨证治疗

1. 辨证施治

（1）气滞血瘀型

［治法］舒筋活血，行气止痛。

［方药］身痛逐瘀汤加减。羌活9g，香附9g，川芎6g，没药6g，地龙6g，五灵脂6g，桃仁12g，红花10g，牛膝12g，当归12g，甘草6g。

［加减］疼痛明显者，加三棱、莪术、两面针，以活血化瘀止痛；腰痛连腿者，加独活、牛膝，以祛风止痛，引药下行；兼寒湿者，加茯苓、白术、肉桂、干姜，以温阳散寒，除湿止痛；兼湿热者，加薏

苡仁、黄柏，以清热健脾祛湿；气滞重者，加青皮、香橼、佛手，以理气止痛。

（2）寒湿痹阻型

[治法] 祛风散寒除湿。

[方药] 独活寄生汤加减。桑寄生18g，熟地黄15g，秦艽12g，杜仲12g，当归12g，茯苓12g，党参12g，白芍10g，独活6g，防风6g，川芎6g，牛膝6g，细辛3g，肉桂2g，甘草3g。

[加减] 疼痛较剧者，酌加制川乌、制草乌、白花蛇，以助搜风通络，活血止痛之效；寒邪偏盛，酌加附子、干姜，以温阳散寒；湿邪偏多，去地黄，酌加防己、薏苡仁、苍术，以祛湿消肿；肢体麻木，加天麻、白附子，以祛风解痉，化痰通络；病程日久者，久病多瘀，宜加丹参以活血祛瘀，通经止痛。

2.外治疗法

熏洗疗法

[处方] 桂枝、羌活、伸筋草、徐长卿、鸡血藤各适量。

[操作方法] 将药物文火煎沸30分钟，取药液1000ml，趁热熏洗患处，每天2次。

[适应证] 用于感受寒邪，诱发肢体疼痛者。

[注意事项] 素体阳虚者，药物用量宜小，并且可配伍适量附子，以温补阳气。

3.成药应用

（1）腰痛宁胶囊

[组成] 马钱子粉，土鳖虫，川牛膝，甘草，麻黄，乳香（醋制），没药（醋制），全蝎，僵蚕（麸炒），苍术（麸炒）。

[功能] 消肿止痛，疏散寒邪，温经通络。

[适应证] 寒湿瘀阻经络所致的腰腿疼、关节痛及肢体活动受限者。

[用法] 每次4~6粒，每日1次，口服。

[注意事项] 孕妇，小儿及心脏病患者禁服；风湿热体温37.5℃以上者应慎服；合并高血压者不宜应用；偏瘫患者试服时遵医嘱；癫痫患者忌服。

（2）金乌骨通胶囊

[组成] 金毛狗脊，乌梢蛇，葛根，淫羊藿，木瓜，威灵仙，补骨脂等。

[功能] 滋补肝肾，祛风除湿，活血通络。

[适应证] 用于肝肾不足，风寒湿痹，骨质疏松，骨质增生引起的腰腿酸痛、肢体麻木等症。

[用法] 用法：每次3粒，每日3次，口服。

[注意事项] 孕妇忌服。

五、预后转归

本病预后较好。生活中当以保护预防为主，选择科学系统正规的治疗。

六、预防调护

1.急性损伤

手法治疗后嘱患者1周内避免腰部旋转活动，3日内不做身体后仰动作。韧带肿胀明显者，可用局部封闭每日1次，共2次。

2.慢性损伤

手法治疗后配合湿热敷或中药外敷，注意局部保暖。

七、专方选要

活络效灵丹

[组成] 当归，丹参，生乳香，生没药。

[功能] 活血祛瘀，通络镇痛。

[适应证] 气血郁滞之肢体顽固性疼痛。

[用法] 水煎服，每日2次。也可共研细末为散剂，1剂分做4次服，每日2次，用温酒送下。

[注意事项] 伤科疾病非瘀血者慎用，孕妇忌用。

[出处]《医学衷中参西录》。

主要参考文献

[1] 马鋆, 王富春. 穴位贴敷治疗棘上韧带损伤医案举隅 [J]. 全科口腔医学电子杂志, 2019, 6 (21): 184+196.

[2] 丁德光. 调脊通督针法治疗胸腰椎棘上韧带损伤疗效观察 [J]. 上海针灸杂志, 2014, 33 (3): 245-246.

[3] 杜涛. 揉拨法治疗第三腰椎横突综合征60例 [J]. 云南中医药杂志, 2010, 31 (5): 54.

[4] 荣鸿. 四联疗法治疗棘上韧带损伤76例 [J]. 中国针灸, 2006, 26 (1): 63-64.

第九节　第三腰椎横突综合征

第三腰椎是腰椎活动的中心, 横突最长, 其尖端易受外力影响出现损伤。第三腰椎横突综合征是指第三腰椎横突局部肌肉、筋膜急慢性损伤刺激脊神经后支, 所出现的以腰臀腿痛为主要症状的临床综合征。第三腰椎横突损伤时, 除横突局部的经筋损伤, 还影响了局部的纵向、横向经脉, 故腰臀腿痛症状繁杂。临床上, 常见第四腰椎横突尖端也有类似第三腰椎横突的病变。

一、病因病机

(一) 西医学认识

第三腰椎横突由于解剖学和生物力学因素, 所受的应力较大。腰椎前屈、侧弯及旋转运动时易致横突尖端附着的软组织出现肌肉撕裂、小血管破裂等病理变化, 引起组织水肿, 压迫和刺激腰神经后支的外侧支, 引起所支配的肌肉痉挛, 并在局部形成纤维化、瘢痕样组织, 出现一系列症状。第三腰椎横突过长或两侧不对称等解剖上的变异, 也是导致本病发生的原因之一。

(二) 中医学认识

中医学认为该病属于痹证、腰痛范畴。《素问·痹论》曰: "风寒湿三气杂至, 合而为痹也。" 腰部受风寒湿三邪侵袭, 导致气血闭阻, 经络阻滞不通, 筋脉失养, 以致 "不通则痛" "不荣则痛"。巢元方在《诸病源候论》中曰 "凡腰痛病有五: 一曰少阴, 少阴肾也, 十月万物阳气伤, 是以腰痛。二曰风痹, 风寒著腰, 是以痛。三曰肾虚, 役用伤肾, 是以痛。四曰臀腰, 坠堕伤腰, 是以痛。五曰寝卧湿地, 是以痛" "劳损于肾, 动伤经络, 又为风冷所侵, 血气击搏, 故腰痛也。阳者不能俯, 阴者不能仰, 阴阳俱受邪气者, 故令腰痛不能俯仰"。这些论述较全面地概括了腰腿痛的病因病机。本病发病原因是肝肾不足, 风寒湿邪侵入, 反复劳损或跌仆损伤。肝主筋, 肾主骨。腰为肾之府, 因跌仆闪挫, 过度负重导致经脉受损, 气血瘀阻。或感受风寒湿邪, 痹阻经脉, 导致寒凝血滞, 不通则痛, 久之伤及肝肾, 肝肾不足, 筋脉失于濡养, 不荣则痛。由此可见, 外伤及风寒湿邪是本病的外因, 经络阻塞、气血运行不畅是的内因。故治当祛风散寒除湿、舒筋活络化瘀治其标, 补肾壮腰治其本。

二、临床诊断

(一) 辨病诊断

1. 诊断要点

(1) 临床表现　腰痛以腰两旁为主。本病可因慢性劳损, 反复发作, 腰部酸困疼痛, 亦可急性发作, 疼痛剧烈, 甚至腰部不能伸直。本病常有明显的牵扯性疼痛, 腰痛牵扯臀部、大腿后外侧或腹股沟部。从刺激脊神经后支的角度而言, 应为放射痛。慢性患者多无功能活动受限, 可在腰部活动至某一角度或维持某一姿势时间较长时，出现腰部酸困加重；急性发作时，可出现明显的腰部功能活动障碍，可表现为单一方向活动困难，如不能后伸或前屈，也可呈现为几个方向。患者可呈弯腰挺臀被动体位，翻身困难。

（2）体征　第三腰椎横突端部及周围有明显压痛点，点按时局部疼痛明显，并可伴有至臀、腿部的放射痛，疼痛或牵扯到腹部、腹股沟部。并可在臀部外上方或腹股沟处发现条索及压痛点，也可在肾俞穴、志室穴发现压痛点。慢性发病可无肌痉挛，但急性发病肌痉挛明显，主要发生于一侧竖脊肌、臀大肌和髂腰肌，按压腰部时可诱发肌痉挛。慢性发病可无腰段脊柱生理曲度改变；而急性发病可见腰段脊柱生理曲度改变，呈板状腰，或腰段脊柱侧弯，多向健侧倾斜，凸向患侧，即弯腰挺臀姿势。疼痛和肌痉挛解除后，腰段脊柱曲度可恢复正常。

2. 相关检查

（1）X线检查　可见第三腰椎横突较长，或左右横突不对称，有时可见到脊柱侧弯，生理曲度改变，也可见到棘突偏歪或椎间关节紊乱。

（2）实验室检查　一般血、尿检查均属正常，少数急性期患者白细胞、血沉、C反应蛋白轻度增高。如难以确定诊断，应做其他实验室检查等，以排除转移瘤、结核、类风湿等疾病。

（二）辨证诊断

1. 血瘀气滞型

（1）临床证候　腰痛如刺，痛处固定，拒按，腰肌板硬，转摇不能，动则痛甚，舌质黯红，脉弦紧。

（2）辨证要点　腰痛如刺，痛处固定，活动受限，舌质黯红，脉弦紧。

2. 风寒阻络型

（1）临床证候　腰部冷痛，转侧俯仰不利，腰肌硬实，遇寒痛增，得温痛缓。舌质淡苔白滑，脉沉紧。

（2）辨证要点　腰部冷痛，遇寒痛增，得温痛缓，舌质淡苔白滑，脉沉紧。

3. 湿热痹阻型

（1）临床证候　腰部疼痛，腿软无力，痛处伴有热感，遇热或阴雨天痛增，活动后痛减，恶热口渴，小便短赤，苔黄腻，脉濡数或弦数。

（2）辨证要点　腰部疼痛，痛处伴有热感，遇热或阴雨天痛增，恶热口渴，小便短赤，苔黄腻，脉濡数或弦数。

4. 肝肾亏虚型

（1）临床证候　腰痛日久，遇劳则甚，卧则痛减，喜按喜揉，腰部酸软无力，面色无华，手足不温，舌质淡，脉沉细。

（2）辨证要点　腰痛日久，酸软无力，遇劳更甚，卧则减轻，舌质红少苔，脉沉细。

三、鉴别诊断

（一）西医学鉴别诊断

1. 腰椎间盘突出症

腰椎间盘突出症除腰痛外还伴有患肢坐骨神经痛，呈阵发性加剧，直腿抬高受限，棘旁压痛伴患肢放射痛等。

2. 腰椎肿瘤

腰痛呈进行性加重，有夜痛症，经过对症处理又不能缓解疼痛者，应高度警惕。若属脊髓、马尾部肿瘤的话，可伴有大、小便失禁、马鞍区（即会阴部）麻木刺痛，双下肢瘫痪等。

3. 腰椎结核

腰痛伴低热、贫血、消瘦等症，同时血沉增快，拾物试验阳性，X线检查可见有骨质破坏，腰大肌脓肿。

4. 肾周围炎

肾周围炎有腰痛伴发热症状，血白细

胞数增高，尿常规检查有白细胞，肾区有叩击痛。

（二）中医学鉴别诊断

1. 肾着

虽有腰部沉重冷痛，与腰痛相似，但多有身体沉重，腰以下冷，腹重下坠等，为一个独立性疾病，需做鉴别。

2. 肝痹

肝痹指筋痹证日久不愈，进一步发展侵犯肝脏，兼有头痛、多梦、多尿、腹胀、腰痛、胁痛等症状的病证。

四、临床治疗

（一）提高临床疗效的要素

临床治疗本病，可用疏肝柔肝、健脾益气、补肾壮骨法。还可应用练功活动、手法治疗、物理疗法等，有助于提高疗效。

（二）辨病治疗

1. 非手术治疗

（1）局部封闭　用泼尼松 25mg 加 1% 普鲁卡因 2~5ml 浸润横突尖及周围软组织，每周一次，连续三次。

（2）物理治疗　热疗、电疗可缓解症状。

2. 手术疗法

对于症状严重，频繁发作，保守治疗无效影响工作、生活者，可做第 3 腰椎横突剥离或切除术。

3. 手法治疗

（1）治疗原则　解除腰肌痉挛，松解粘连，增强肌力。

（2）常用穴位及部位　常用穴位包括阿是穴、肾俞、居髎、环跳、委中等穴和下腰部。

（3）常用手法　为擦法、按揉法、弹拨法、拿法、擦法和热敷法。

（4）操作　患者取俯卧位，医生立于患侧，先在患侧软组织的远端用擦法或掌根按揉法直至下腰部，上下往返 5~8 分钟。重点是痛点周围，并在阿是穴做指揉法 1~2 分钟。指揉后再以阿是穴为中心向四周做分推理筋手法。继以上体位，在腰部施擦法或掌根按揉法，沿膀胱经而下，经臀至股后上下往返 3~5 次。按压肾俞、居髎、环跳、委中诸穴 5~10 次。若有腰部运动受限者，可根据具体情况选加适当的腰部被动运动。继以上体位做第三腰椎横突弹拨法，根据定位，医生双手拇指重叠，对第三腰椎横突的顶端做向下、向内方向的按压推动，10~15 次。弹拨后辅以指揉法 1~2 分钟后，局部再施以擦法或热敷法。

4. 固定与休息

初起可卧床休息，起床活动时可用腰围固定。

5. 练功活动

除俯卧"飞燕"练功外，还可站立，两足分开与肩同宽，两手拇指自后叉腰，拇指顶按第 3 腰椎横突，然后腰部旋转，连续动作 5~10 分钟，最后腰后伸，双手拇指捻散腰部，以放松腰部肌肉，解除粘连，消除炎症。

6. 药物治疗

急性期疼痛明显时，合理给予药物治疗是非常有必要的，要摒弃止痛药物不能应用的观点。主要应用消炎镇痛及骨骼肌松弛剂（如吲哚美辛，双氯芬酸，萘丁美酮胶囊，复方氯唑沙宗胶囊等）等。

（三）辨证治疗

1. 辨证施治

（1）血瘀气滞型

［治法］活血化瘀，舒筋理气。

［方药］身痛逐瘀汤加减。桃仁、红花、香附、当归各 10g，没药、三七各 6g，川芎 9g，牛膝、杜仲各 15g，鸡血藤 30g，

甘草3g。

［加减］偏于气血虚者，加黄芪、枸杞子、熟地黄，以补气血，养筋骨；腰部冷痛喜温者，加续断、干姜、制附子，以温阳散寒止痛；腰痛酸软无力明显者，加黄芪、熟地黄、杜仲、鹿角胶，以补益肝肾，强筋壮骨；腰痛如刺拒按者，加延胡索、五灵脂、红花，以活血化瘀；腰痛有热感，口苦烦热者，加苍术、黄柏、木瓜、防己、龟甲，以清热除烦。

（2）风寒阻络型

［治法］祛风散寒，通络止痛。

［方药］独活寄生汤加减。独活18g，桑寄生12g，桂枝15g，秦艽12g，细辛3g，防风12g，当归15g，白芍15g，川芎12g，杜仲12g，川牛膝12g，党参15g，炙甘草6g。

［加减］偏寒湿者，加白术、干姜、苍术、薏苡仁，以温中健脾祛湿；素体阳虚者，重用杜仲，加补骨脂、淫羊藿，以温肾壮骨；疼痛日久不愈者，加桃仁、红花，以活血化瘀，通络止痛。

（3）湿热痹阻型

［治法］清热化湿，宣通经络。

［方药］四妙丸加减。苍术15g，黄柏12g，川牛膝15g，党参15g，滑石30g，车前子（包煎）15g，薏苡仁30g。

［加减］疼痛重者，加细辛、独活，以祛风止痛；久病气虚者，加当归、黄芪，以养血益气；瘀血阻络者，加川芎、鸡血藤，以活血化瘀通络；湿热伤阴者，加白芍、麦门冬、枸杞子，以养阴柔肝止痛；腰背上部痛者，加桑枝、桂枝、当归，以温经散寒，养血通络；湿邪重者，加茯苓、木瓜、威灵仙，以祛湿通络止痛。

（4）肝肾亏虚型

［治法］补益肝肾，强筋壮骨。

［方药］金匮肾气丸加减。熟地黄15g，山药20g，桑寄生20g，白芍15g，山茱萸15g，泽泻12g，茯苓15g，牡丹皮12g，桂枝15g，鹿角霜15g。

［加减］偏于肾阴虚者，重用熟地黄、山茱萸，加女贞子、墨旱莲，以滋阴补肾；偏于肾阳虚者，加杜仲、淫羊藿、补骨脂，以温补肾阳。兼有血瘀者，加红花、桃仁、鸡血藤，以活血化瘀。

2. 外治疗法

（1）熏洗疗法

［处方］桂枝、羌活、伸筋草、徐长卿、鸡血藤各适量。

［操作方法］将药物文火煎沸30分钟，取药液1000ml，趁热熏洗患处，每天2次。

［适应证］用于感受寒邪，诱发肢体疼痛者。

［注意事项］素体阳虚者，药物用量宜小，并且可配伍适量附子，以温补阳气。

（2）热熨疗法

［处方］透骨草，伸筋草，威灵仙，鸡血藤，附子，川乌，花椒，细辛，海桐皮，红花，羌活，艾叶，防风。

［操作方法］将上药粉碎为粗粉，搅匀，装布袋封口，或水煮或笼蒸，趁热外敷于患处，每次使用时间为1个小时左右，凉后可加热继续使用。

［适应证］用于素体阳虚，复感寒邪，肢体疼痛难愈者。

［注意事项］热度适中，不能烫伤皮肤，凉后加热继续使用。

3. 成药应用

活络效灵丹

［组成］当归，丹参，生乳香，生没药。

［功能］活血祛瘀，通络镇痛。

［适应证］气血郁滞之肢体顽固性疼痛。

［用法］水煎服，每日2次。也可共研细末为散剂，1剂分做4次服，每日2次，用温酒送下。

［注意事项］伤科疾病非瘀血者慎用，孕妇忌用。

（四）医家诊疗经验

刘柏龄

刘柏龄教授创立的"推搂揉捻挑刺法"治疗第三腰椎横突综合征疗效显著，操作方法如下。

（1）术前准备　患者俯卧在按摩床上，施术者立其俯卧位的左侧，先以右手掌根按摩患者的腰部（以第三腰椎为中心）以松解腰部的紧张肌肉，缓解疼痛，便于推搂揉捻，施术者于患者腰部（以第三腰椎为中心），施行分推法和搂法，然后将拇指按在第三腰椎横突的顶端，用揉、捻法。揉捻的时间宜长些。最后在腰部行浅度按摩法，逐渐进行深度按摩法，使腰部肌肉充分放松。挑刺法在以上手法施行完毕的基础上，腰部局部常规消毒，于第三腰椎横突纤维性硬结处，用三棱针挑刺，以挑破表皮，挑断部分肌纤维为度，每周1次，最多3次。

（2）注意事项　对急性患者应采用理筋为主的手法，且手法宜轻，以免造成新的组织损伤。慢性患者应以弹拨分筋为主，且手法重复，应以患者能耐受为度。治疗期间，早期应避免腰部持重，多卧，少坐，保暖；后期待疼痛减轻时，可配合腰部伸屈和旋转活动，以促进功能康复。

五、预后转归

本病若治疗不当或治疗不及时，可导致横突周围软组织瘢痕粘连，筋膜增厚，肌肉痉挛，产生相应的症状。

六、预防调护

1. 腰背肌锻炼

锻炼可采用五点支撑势、三点支撑势、拱桥势、挺胸伸脊势、伸脊后抬腿势、飞燕点水势，其运动量和难度是逐步递增的。训练时要根据患者体力状况决定，原则上运动量应由小到大，难度由易到难，要坚持每天训练，以不疲劳力度。六势不一定要每天都做一遍，可有选择地交替练习。

2. 健康教育

建立良好的生活方式，生活要有规律，发病期间多卧床休息，注意保暖，保持心情愉快。受凉是第三腰椎横突综合征的重要诱因，注意保暖，防止受凉。本病病程长，恢复慢，患者应保持愉快的心情，用积极乐观的人生态度对待疾病。

七、专方选要

1. 芪仲腰舒丸

［组成］黄芪，杜仲，当归，白芍，续断，牛膝，桂枝，狗脊，徐长卿等。

［功能］温经散寒，补肾养血止痛。

［适应证］适用于腰痛，腰椎骨质增生，腰肌劳损，腰及下肢冷痹、麻木、困痛等症。

［用法］口服，一次1袋，一日2~3次，温开水送服。

［注意事项］孕妇慎用。

2. 平乐展筋酊

［组成］血竭，乳香，没药，红花，三七等。

［功能］活血祛瘀，舒筋止痛。

［适应证］跌打损伤，肿胀不消，劳伤宿疾。

［用法］外用，每日2次，涂擦患处，按摩至发热，劳伤宿疾先行涂药热敷30分钟，然后按摩。

［注意事项］孕妇忌用。

主要参考文献

［1］赵英. 第三腰椎横突综合征诊疗方法［J］. 中国社区医师，2008（17）：14.

［2］刘银军，邓晋丰. 第三腰椎横突综合征的中医药治疗概述［J］. 按摩与导引，2000（2）：66-67.

［3］曲宪双，郑美凤，俞昌德. 第三腰椎横突综合征治疗方法集要［J］. 实用中医内科杂志，2003（4）：253-254.

［4］叶丙霖，李盛华. 第三腰椎横突综合征治疗进展［J］. 甘肃中医，2007（6）：90-92.

［5］李绍军. 刘柏龄教授治疗第三腰椎横突综合征经验［J］. 长春中医药大学学报，2009，25（5）：684.

［6］沈钊雄. 针灸治疗第三腰椎横突综合征的研究进展［J］. 中医研究，2012，25（4）：77-79.

第十节　腰椎骨质增生症

腰椎骨质增生症是指腰部退行性改变或以退行性改变为主，引起脊柱骨与关节广泛性增生病变，并继发一系列临床症状者。属中医学"痹证""腰痛"范畴。其基本病理特点为关节突关节软骨损伤，关节边缘和软骨下骨反应性增生。腰椎骨质增生症是临床上引起下腰痛的重要原因之一，随着老龄化社会的到来，腰椎骨质增生症发病率也在上升，对腰椎骨质增生症的研究已引起人们的重视。

一、病因病机

（一）西医学认识

腰椎的退行性改变从"三关节复合体"开始，即从椎间盘和（或）椎间关节开始，腰椎退变可分为三个阶段，即退变早期、脊柱不稳定期、畸形固定期。第一阶段为功能障碍阶段，属退变早期，受累椎体平面不能正常发挥功能，病理解剖发现小关节囊韧带稍松弛，小关节轻度纤维化，生物力学测试发现椎体刚度下降，退变进

一步发展进入脊柱不稳定期，这时受累平面的小关节囊明显松弛，关节软骨严重退变，关节突关节周围骨质增生硬化，最后进入畸形固定期，此时小关节盘周围有明显骨质增生，畸形固定，运动节段重新获得稳定动力。X线片显示受累节段运动范围减小，体外力学测试发现腰椎刚度重新增大。

腰椎骨质增生症关节突关节的病理改变主要有以下四个方面：关节面软骨退变、脱落，软骨下骨坏死，骨赘形，关节囊和关节囊韧带附着处炎症。多数研究表明关节突关节的形态异常与退变性脊柱疾患之间有密切关系。关节突关节的外形、大小和方向性异常被认为是引起腰椎骨质增生症的重要原因之一。特别在第4~5腰椎和第5腰椎至第1骶椎。脊柱关节突关节属滑膜关节，其有完整的滑膜和关节囊组织。上关节突斜向后外方，关节凹向后内侧；下关节面凸隆，伸向前外方与上关节突关节面相对应并构成的关节突关节，在脊柱不同节段关节突关节所处位置和形态不完全一致。第1~2腰椎关节突关节间隙处于失状面，上关节突形成前后环状结构包绕着大部分下关节突，有相当好的稳定性。腰椎关节突关节自上而下逐渐形成冠状位。关节位置、大小和形态并非完全对称。关节突关节囊主要位于关节突的后外侧，而前内侧的关节囊大部由黄韧带所代替，关节囊的最内层为滑膜，滑膜组织向关节间隙内突出形成皱襞。

生物力学研究表明，关节突关节的不同部位所承受的应力不同。关节突关节的前侧1/3主要承受压缩应力，而后侧2/3则承受剪切应力。在不同的应力环境下关节突关节形态改变不同。有关数据表明关节突关节承受压力侧，该侧软骨下骨结构破坏是关节形态改变的主要特征，而骨赘的形成则主要发生在剪切应力侧。

腰椎的活动是以"三关节复合体"为基础，椎间盘的退变同样能引起腰椎骨质增生症，椎体正常运动的生物力学要求是椎间盘和关节突关节之间应力分布均匀，通常当发生屈曲活动时，小关节承受约1/3的载荷，椎间盘约承受2/3。但当椎间盘存在蠕变和松弛效应时，此时小关节承受的剪切负荷逐渐增大，同时由于附着在椎板的肌肉收缩，小关节互相靠拢，相互之间产生很高的作用力，当椎间盘出现病变时，椎间隙变窄，上述变化更趋明显，加速椎体关节突关节退变。

（二）中医学认识

中医学认为，骨痹的发病与体质因素、天气条件、工作环境、生活习惯及饮食偏嗜等有着紧密关系。《素问·痹论》曰："风寒湿三气杂至，合而为痹也。"《金匮要略方论》中曰："人年五六十，其病脉大者，痹夹背行，皆因劳得之。"《丹溪心法·腰痛》曰："腰痛主湿热，肾虚，瘀血，挫闪，有痰积。"因此，中医学将其病机归纳为脏腑亏虚，筋骨失于濡养。复因摄生不慎，风寒湿邪乘虚客于筋脉，留于筋骨，若遇跌仆闪挫，积久劳损，损伤腰部脉络，更致气血运行不畅，经络痹阻不畅，病及督脉、足太阳经脉，出现腰部僵痛，酸冷板滞，转侧不利。正如《类证治裁·痹证》中记载："诸痹，良有营卫先虚，腠理不密，风寒湿乘虚内袭，正气为邪气所阻，不能宣行，因而留滞，气血凝涩，久而成痹。"综上所述本病乃本虚标实之证。

二、临床诊断

（一）辨病诊断

1. 诊断要点

（1）临床表现

①晨起腰痛，活动后减轻。约80%以上患者诉早上起床后感到腰部酸胀及疼痛，一般多可忍受，且伴活动受限，自觉腰部僵硬。但稍许活动后，疼痛减轻，再步行数百步疼痛可缓解或消失，腰部活动范围也恢复如常。此主要是由于腰椎诸关节囊及周围韧带僵化之故。

②多活动或负重后疼痛，休息后疼痛减轻。患者腰部活动过多或负重后，即感腰痛，并逐渐加重，伴活动受限。此时如稍许平卧或在沙发、躺椅上适当休息，症状可明显改善。症状大多在傍晚时，即活动了1天之后方出现，病情严重者在活动1~2小时后可发作。

③腰部僵硬及酸胀感尤为明显。不像其他腰痛患者以"痛"为主。本病多见腰椎关节活动受限、不灵活、发酸、发胀等症状。

（2）体征

①多无明确压痛点：90%以上病例无明确的固定压痛点。

②均匀性腰部活动受限：腰部活动范围诸方向均受限，其受限范围差异较大，早期病例腰椎活动度可正常，但中、后期会表现出程度不同的功能受限。

③叩之有舒适感：检查者叩击下腰部时，患者有舒适感。这是因为诸小关节韧带僵化之故。

④多不伴有坐骨神经放射痛：本病发作时并无根性症状，因此多不伴有坐骨神经放射痛。

（3）相关检查　无论是X线平片、CT检查或核磁共振检查均显示典型的退行性变征象。并依据退变所处的阶段不同，呈现出相应的改变。

1）X线检查的主要表现如下。

①椎节不稳。属病变早期。一般是上一椎体的下缘在下一椎体上缘前后滑动，并出现梯形变。侧向松动与不稳较少见，这主要由于腰椎的骨性结构特点及两侧肌

群较强之故。

②椎间隙狭窄。由于椎间盘退变，早期即可显示患椎间隙变窄，并随着脱水加剧，以及软骨面受累椎间隙的垂直高度明显降低，甚至仅为正常椎节椎间隙的1/3或1/4。

③骨赘增生。于椎体边缘可显示出大小不一、形态各异的骨质增生。骨赘的实际大小较X线片所见略大，除椎体边缘骨刺外，小关节骨增生亦较多见，但因该处骨组织重叠密集而难以判定。因此当怀疑该处骨质增生，且伴有根性受压症状需定位选择术式时，需行体层摄片或CT检查。除骨赘外，X线片上还可发现邻近椎节松动与不稳征，这是因相邻椎节活动量增加之故。并注意第5腰椎椎弓根有无退变性断裂，同时酌情测量椎管和（或）根管的矢状径以判定有无继发性椎管狭窄症。

2）CT平扫

①骨赘形成。关节间隙狭窄不平（关节软骨变薄），小关节间隙＜2mm，可存在关节内不平，关节间隙消失，关节突增生肥大，骨髓腔和皮质骨同比例增大。这是小关节整体或局部增生肥大。

②关节"真空"现象。关节间隙内存在CT值＜100HU的圆或椭圆形结构。

③关节囊钙化。表现为关节囊附着处弧形密度增高。

④小关节半脱位：上下关节面失去正常咬合关系，关节面错开半个关节面以上，小关节面方向向矢状位偏移。

⑤关节面软骨下骨骨质疏松或硬化。CT检查能更加准确地诊断与评价该病，较X线检查有着明显的优势。

3）MRI检查：对诊断小关节骨关节炎具有较高价值，MRI检查可准确判断小关节形态改变，并能反映小关节骨关节炎的病理变化。有学者利用MRI成像对该病

的严重程度进行分级。依据小关节在水平切层T_2加权像上关节面软骨破坏、软骨下骨改变及骨赘形成三个基本病理变化进行分级，共分四级。①Ⅰ级。正常小关节形态，关节面软骨完全覆盖，软骨下骨板均匀一致，无骨赘形成。②Ⅱ级。软骨基本覆盖关节面，部分区域出现磨损，软骨下骨局部增厚，可能有小的骨赘形成。③Ⅲ级。软骨不能完全覆盖关节面，软骨下骨部分裸露，软骨下骨增厚不超过关节面面积的1/2，明确的骨赘形成。④Ⅳ级。软骨大部分缺损，仅可见少量软骨残留的痕迹，软骨下骨呈象牙样改变，大于1/2关节面面积，较大的骨赘形成。

（二）辨证诊断

1. 寒湿侵袭型

（1）临床证候 腰部疼痛酸重，转侧不便，痛时腰背拘挛，难以屈伸，遇寒冷加重，有时腰部麻木并牵连下肢，遇阴雨天加剧，舌苔白腻，脉浮紧。

（2）辨证要点 腰部疼痛酸重，转侧不便，痛时腰背拘挛，遇寒冷加重。

2. 肝肾亏虚型

（1）临床证候 腰膝酸软疼痛，痿软无力，绵绵不断，久坐或久立尤甚，或下肢疼痛，每因劳累加重，少腹拘紧，面色白，四肢不温，疲倦乏力，大便稀，舌质淡，脉沉细无力。

（2）辨证要点 腰膝酸软疼痛，痿软无力，绵绵不断，久坐或久立尤甚。

3. 久积劳损型

（1）临床证候 劳累后腰部酸楚疼痛，肢体倦怠，腰部俯仰活动后更甚，按摩及温敷或休息后可缓解，畏风自汗，纳少，舌淡，苔薄白，脉细缓。

（2）辨证要点 劳累后腰部酸楚疼痛，肢体倦怠，腰部俯仰活动后更甚。

三、鉴别诊断

（一）西医学鉴别诊断

1. 急、慢性腰部扭伤

扭伤是腰痛最常见的病因。在日常生活中，抬物不当、摔倒或体育运动等都可能扭伤腰部，特别是人到中年后，体重增加，运动减少，所以常见扭伤。扭伤造成肌肉、筋膜受损，故可引起疼痛。

2. 腰肌劳损

患者常无外伤史，一般认为是经常发生的轻微性损伤逐渐积累所致，也有少数患者起源于急性腰扭伤。长期弯腰工作、工作时姿势不正常或处于特殊体位都会引起腰痛。

3. 棘上韧带和棘间韧带损伤

棘上韧带是指附着在胸、腰、骶椎棘突上的韧带。在脊柱屈曲时，棘上韧带处于最外层，最容易被暴力所伤。使部分韧带纤维撕裂或自棘突上被轻微掀起，久之即发生剥离及断裂。局部产生创伤性炎症反应，后期可见小血管壁增厚、神经纤维变性甚至钙盐沉积。棘上韧带损伤多发于第5~8胸椎及第2~4腰椎等。

4. 强直性脊柱炎

本病多见于青壮年，50岁以上者少见。多以骶髂关节开始发病，颈、胸、腰、骨盆均同时受累，血沉增快，HLA-27检查为阳性。X线平片早期为骨质疏松、脱钙，进而关节突、胸肋关节及肋横突关节形态模糊不清，最后是韧带钙化，呈竹节样改变。

5. 骶髂关节病变

女性多见，尤以产后多发，痛及压痛点多局限于单侧或双侧骶髂关节部，骶髂关节各种检查多为阳性，X线片显示骶髂关节可有致密性改变、松动、增宽或破坏性改变，因病因不同可有不同症状。

（二）中医学鉴别诊断

肾劳

五劳之一。主要由性欲过度损伤肾气出现腰痛、遗精、月经紊乱、盗汗、骨蒸潮热，下肢软弱无力等症。

四、临床治疗

（一）提高临床疗效的要素

腰椎骨质增生症治宜补益肝肾，疏风散寒祛湿。配合物理疗法、手法治疗、针灸疗法、中药熏蒸疗法等，内治、外治结合，以舒筋活络，温通经脉，则痛自止。

（二）辨病治疗

1. 药物治疗

常用非甾体抗炎药，如双氯芬酸、美洛昔康、萘丁美酮、依托度酸、舒林酸和阿西美辛等，非甾体抗炎药对于本病有明确消炎镇痛作用，也不会影响软骨基质蛋白聚糖的合成，甚至有促进其合成的作用。而且，作为选择性环氧合酶-2（COX-2）抑制剂的美洛昔康、依托度酸和萘丁美酮等都有胃肠安全性，且对心血管和肾的不良影响少，推荐选用。

2. 手法治疗

以舒筋活络、温通经脉为原则，可以纠正患者脊柱轻度排列紊乱，松解粘连，解除肌肉僵硬，改善局部血液循环，消除炎症，减轻症状，有利于功能恢复。①患者俯卧，施术者双拇指压按肾俞、大肠俞、八髎、腰眼、环跳、委中、承山、昆仑、太溪诸穴，以酸胀为度。②以双手掌交叠沿脊柱，由上至下推压3~5遍。③按揉腰骶部，在第3腰椎横突竖脊肌外缘及髂后缘肌肉附着处，施以按压捻揉手法。④患者双手紧握床头，施术者双手牵引踝关节2~3分钟，然后用力将患者身体向上抖动3次。

患者侧卧，采用轻扳法左右各1次。患者俯卧，以虚拳叩击腰部、臀部、股后，最后以擦法施于腰骶部，透热为度。

3. 针灸疗法

可选肾俞、三焦俞、命门、环跳、委中、昆仑等穴，每次3~4穴，留针15分钟，每日或隔日1次，10次为1个疗程。

4. 中药熏洗疗法

中药熏洗疗法采用电脑控制中药雾化熏洗床进行，熏洗床上铺一次性垫单，患者平卧，颈部暴露于熏洗雾化，颈部前方及双侧用毛巾被掩盖，避免药气散发，温度以个体忍受为度，每日2次，每次30分钟。常用药方：透骨草、伸筋草各30g，威灵仙、五加皮、千年健、三棱、莪术各20g，艾叶、花椒、红花各10g。用自动煎药机煎制成袋，每日1剂。达到温经活血通络止痛的目的。

5. 物理疗法

采用超短波、磁疗、蜡疗、红外线疗法、脉冲电刺激疗法、水疗等疗法，可消炎消肿，镇痉止痛，缓解肌肉痉挛，降低纤维结缔组织张力，松解粘连，软化瘢痕，有促进神经、肌肉和关节运动功能恢复的作用。

6. 手术疗法

（1）脊神经后内侧支热凝术　本法可用于关节内注射疗法无效者。在X线透视下将脊柱穿刺针刺至关节突关节外侧下1/2附近。确认位置后。取出穿刺针芯，置入电极即可进行治疗。为提高疗效，针向宜自上斜向下穿刺，使电极与关节处于正切位，与神经平行，温度宜选择90℃。这种治疗方法操作简单，创伤较小，但远期效果较差，治愈率约40%。

（2）脊神经后内侧支切断术　此法用于保守治疗无效、疼痛顽固发作、影响患者工作和生活、尚无关节突骨赘形成、无影像学异常改变者。在局部麻醉下，从后

入路暴露病变节段的小关节，先认清一侧上关节突乳突与其横突根部乳突，两乳突间有纤维结缔组织，形成管状，切开此管，即可找到脊神经后内侧支和小关节支，予以切断并抽出。可同时一并剥除关节囊。术后卧床4~7天。手术须同时切除小关节上、下两脊神经后内侧支。由于一个小关节不仅受上下两脊神经后内侧支支配，还受其他脊神经交通支支配，在直视下切除也较困难，因此疗效不太理想。神经切除后由于神经再生而形成神经瘤者，可能使疼痛更为剧烈而不得不行脊神经根切除术。

（3）筋膜切开松解术　用于腰背部持续性疼痛无法缓解者，此多系腰背部纤维织炎致使末梢神经卡压之故。一般在局部麻醉下施术，以便在术中根据患者痛点将该处组织切开松解之。

（4）脊柱融合术　对伴有椎节明显不稳或有后方小关节损伤性关节炎者，可选择相应的脊柱融合术。

（5）脊柱后路小关节减压术　此法用于腰椎骨质增生症，因骨赘压迫脊神经根而产生根性症状。局部麻醉后从后入路，暴露两侧小关节后，用直径3mm左右的钻头由浅入深向后方小关节钻孔。接近根管时，患者自觉有痛感，用神经剥离子加以分离松解。还可继续用钻头或刮匙等扩大减压范围。对关节切除过多可能引起失稳者，可在同侧或对侧椎板间或棘突间植骨。以维持椎节稳定。

（三）辨证治疗

1. 辨证施治

（1）寒湿侵袭型

[治法]疏风散寒祛湿，蠲痹止痛。

[方药]独活寄生汤加减。独活15g，桑寄生15g，秦艽10g，防风8g，细辛6g，当归15g，白芍15g，川芎12g，熟地黄15g，杜仲15g，川牛膝12g，党参15g，桂

枝 15g，茯苓 20g，薏苡仁 30g。

［加减］关节活动不利者，加鹿衔草、木瓜，以祛风湿，强筋骨；疼痛明显者，加制川乌、干姜、乳香、没药，以祛风湿，活血散寒止痛；夹痰湿者，加陈皮、清半夏、萆薢，以祛痰化浊；久痹不愈者，加蜈蚣、乌梢蛇，以除顽痹，搜风通络止痛。

（2）肝肾亏虚型

［治法］补肾壮阳，舒筋通络。

［方药］右归饮合补肾壮筋汤加减。熟地黄 15g，怀山药 20g，山茱萸 15g，枸杞子 15g，菟丝子 20g，鹿角胶 15g，杜仲 15g，肉桂 6g，当归 15g，熟附片（先煎）15g，干姜 15g，炙甘草 6g。

［加减］疼痛明显者，加延胡索、乳香、没药、以活血化瘀；兼虚热者，加青蒿、鳖甲，以清虚热退骨蒸；兼湿热者，加土茯苓、海桐皮、忍冬藤，以祛风除湿，通络止痛；骨节酸痛者，加秦艽、木防己、威灵仙，以祛风湿，通经络；气血亏虚者，加鸡血藤、当归，以活血补血，舒筋活络。

（3）久积劳损型

［治法］补益气血，化瘀通络。

［方药］八珍汤加味合黄芪桂枝五物汤加减。党参 20g，白术 15g，茯苓 20g，川芎 12g，当归 15g，熟地黄 15g，黄芪 25g，桂枝 15，白芍 15g，生姜 6 片，大枣 8 枚，炙甘草 5g。

［加减］腰以上痛者，加葛根、姜黄，以活血通经，舒筋活络止痛；腰以下痛者，加怀牛膝、木瓜，以补肾活络止痛；兼肾阳虚者，加杜仲、鹿角霜，以补肾壮骨；兼阴虚者，加女贞子、白芍。

2. 外治疗法

（1）伤筋药水

［处方］生草乌 120g，生川乌 120g，羌活 120g，独活 120g，生半夏 120g，生栀子 120g，生大黄 120g，生木瓜 120g，路路通 120g，生蒲黄 90g，樟脑 90g，苏木 90g，赤芍 60g，红花 60g，生天南星 60g，白酒 10kg，米醋 2.5kg。

［操作方法］患处热敷或熏洗后，用棉花蘸本品轻擦，每日五次。

［适应证］治筋络挛缩，筋骨酸痛，风湿麻木。

［注意事项］皮肤破损者禁用。

（2）中药热熨

［处方］透骨草、伸筋草各 30g，威灵仙、五加皮、千年健、三棱、莪术各 20g，艾叶、花椒、红花各 10g。

［操作方法］将上药粉碎为粗粉，搅匀，装布袋封口，或水煮或笼蒸，趁热外敷于患处，每次使用时间为 1 个小时左右，凉后可加热继续使用。

［适应证］用于素体阳虚，复感寒邪，肢体疼痛难愈者。

［注意事项］热度适中，不能烫伤皮肤，凉后加热继续使用。

3. 成药应用

（1）骨仙片

［组成］骨碎补，熟地黄，黑豆，女贞子，牛膝，仙茅，菟丝子，防己，枸杞子。

［功能］填精益髓，壮腰健肾，强壮筋骨，舒筋活络，养血止痛。

［适应证］用于骨、关节增生症，如腰椎关节增生等。

［用法］口服，每次 3~6 片，每日 3 次，开水送服。

［注意事项］感冒发热勿服。

（2）金乌骨通胶囊

［组成］金毛狗脊，乌梢蛇，葛根，淫羊藿，木瓜，威灵仙，补骨脂等。

［功能］滋补肝肾，祛风除湿，活血通络。

［适应证］用于肝肾不足，风寒湿痹，骨质疏松，骨质增生引起的腰腿酸痛，肢体麻木等症。

［用法］每次 3 粒，每日 3 次，口服。

［注意事项］孕妇忌服。

（3）芪仲腰舒丸

［组成］黄芪，杜仲，当归，白芍，续断，牛膝，桂枝，狗脊，徐长卿等。

［功能］温经散寒，补肾养血止痛。

［适应证］适用于腰痛，腰椎骨质增生，腰肌劳损，腰及下肢冷痹、麻木、困痛等症。

［用法］口服，一次 1 袋，一日 2~3 次，温开水送服。

［注意事项］孕妇慎用。

（4）椎间盘丸

［组成］黄芪，桂枝，白芍，当归等。

［功能］温通经脉，养血散寒止痛。

［适应证］适用于椎间盘突出，椎管狭窄，骨质增生所致的腰腿痛，颈肩臂痛，四肢麻木等症状。

［用法］口服，一次 1 袋，一日 2~3 次，温开水送服。

［注意事项］忌辛辣，油腻食物。

（四）医家诊疗经验

鲍铁周

鲍铁周教授对腰椎退变性疾病的非手术治疗具有丰富的临床经验，强调"治病求因，以肾为本""筋骨并重，内外兼治""动静结合，保持平衡"。①治病求因，以肾为本：鲍铁周教授认为在腰椎退变的过程中存在着错综复杂的矛盾，这些矛盾普遍存在于腰椎退行性疾病的整个发病过程，辨证时要重视主要病因和主要矛盾，针对病因，辨证施治，以肾为本。②筋骨并重，内外兼治：鲍铁周教授对于腰椎退行性疾病的治疗强调筋骨并重，内外兼治，多采用手法或牵引治疗达到缓解肌肉痉挛、消除韧带紧张、纠正小关节移位、恢复腰椎正常生理曲度的目的，同时还注重遵循"温肾通督，气血冲和，以和治痛"的

原则进行辨证治疗。③动静结合，保持平衡：加强机体自身的调节能力和代偿功能，防治腰椎退行性疾病，主动的腰背肌功能锻炼有利于腰椎退行性病变的恢复，也是保持长期疗效的关键。鲍铁周教授认为对于腰椎退变性疾病患者，治疗早期就应进行肌肉放松锻炼，以缓解肌肉痉挛，治疗后期应制定个性化的功能锻炼方案，以恢复腰背肌力量的平衡，维持腰椎的稳定性。除腰背肌的功能锻炼外，鲍铁周教授还强调拮抗肌与腰背肌的功能锻炼，认为只有保持腰背肌与拮抗肌的相互平衡才能维持腰椎的稳定，减轻腰椎负荷，加强对脊柱的保护。

五、预后转归

无症状者可以不用治疗，平时应注意避免过度劳累，休息充分，保持正确的工作姿势、体位，增强腰背肌的锻炼，天气变化时宜保暖，避风寒。急性期患者应卧硬板床休息，腰围局部固定，但腰围不可用太长时间，以免导致腰背部肌肉萎缩无力，服用解热镇痛类药物时，应注意其不良反应。

六、预防调护

1. 健身运动

预防腰椎骨质增生需要坚持长期健身运动，防止中老年骨质疏松症的发生，运动方式有散步、健身操、太极拳、太极剑、长跑等。

2. 保健按摩

保健性的自我按摩运动，可采用坐位或站位，用双手掌及各指自上往下在腰部进行按摩，力量由轻到重，直至局部发热，再用双手推拿腰部 2~3 分钟，以促进腰部的血液循环，缓解肌肉的僵硬和紧张。

3. 保持良好的站立姿势

站立时正确的姿势应是双膝关节微屈，

臀大肌轻度收缩，自然收缩腹肌，腰椎轻度变直，减少腰骶角，增加脊柱支撑力，预防腰椎间盘的损伤。

4. 保持良好的坐姿

长期坐位者，应选择可调式靠背椅，使坐位时腰部有所依靠，减轻腰部负担，连续保持坐位姿势超过1个小时者，应起立活动一下腰部，防止腰部的肌肉劳损、小关节移位、椎间盘损伤。

5. 选择良好的睡床

建议睡硬或半硬床，不主张选择软钢丝床，人体仰卧时软床可使腰椎的生理曲度发生改变，侧卧时脊柱侧弯，会增加腰椎骨质增生症的患病概率。

6. 减轻体重

体重过重是诱发脊柱和关节骨质增生的重要原因之一。过重的体重会加速关节软骨的磨损，使关节软骨面上的压力不均匀，造成骨质增生。因此对于体重超标的人，适当减轻体重可以预防脊柱和关节的骨质增生。

7. 避免长期剧烈运动

长期、过度、剧烈的运动或活动是诱发骨质增生的基本原因之一。对于持重关节（如膝关节、髋关节），过度的运动会使关节面受力加大，磨损加剧。长期剧烈运动还可使骨骼及周围软组织过度地受力及牵拉，造成局部软组织的损伤和骨骼上受力不均，从而导致骨质增生。

8. 健康教育

帮助患者树立起战胜疾病的信心。本病的一个重要的临床特征是慢性疼痛，而疼痛是一种主观症状，受患者心理影响较大。因此调整患者心理状态对于治疗和康复都极为重要，另外利用各种条件，采用对患者最有益的康复治疗措施。使用支具可将脊柱维持在合适的体位，红外线、热敷等对改善症状有积极作用，同时适量进行治疗性体育锻炼，能够促进患者恢复。

七、专方选要

壮腰健肾汤

［组成］鹿角胶，龟甲胶，人参，狗脊，肉苁蓉，枸杞子，山药，续断，杜仲，桑寄生，鸡血藤，没药，制附子，香附。

［功能］壮腰健肾，养血，祛风湿。

［适应证］肾虚型腰椎骨质增生症。

［用法］水煎服。

［注意事项］孕妇忌服。

［出处］《中医伤科学》。

主要参考文献

［1］吴克光. 老年性脊柱炎的辨证论治［J］. 江西中医药，2011，42（4）：4-5.

［2］陆鸿飞. 温针配合推拿治疗增生性脊柱炎78例［J］. 上海针灸杂志，2003，22（10）：10.

［3］李金虎. 推拿及中药浓缩颗粒剂配合治疗腰椎增生性脊柱炎临床观察［J］. 江西中医药，2001，32（6）：36.

［4］冯伟，冯天有. 严重腰椎退变性脊柱炎腰椎旁肌应力点损伤症的临床研究［J］. 空军总医院学报，2001（17）：3.

［5］吴兴民，项玉春. 小针刀配合手法治疗严重腰椎退变性脊柱炎，腰椎旁肌应力点损伤症［J］. 吉林医学，2008，29（21）：1943.

［6］李广元，廖锦芳，张素兰，等. 关于温针灸在腰椎骨质增生症治疗中的应用进展［J］. 中外医疗，2019，7（197）：196-198.

第十一节　腰椎滑脱症

脊柱滑脱常见于腰椎，在我国腰椎滑脱症是骨科的常见病之一。目前，对腰椎滑脱的病因还不明确。现多将腰椎滑脱分成发育不良性（包括高度发育不良性及低度发育不良性）、峡部裂性、退变性、创伤性和病理性等6种。而腰椎骨多随年龄增加发生腰椎退变，称为假性腰椎滑脱症。其次因行动损伤、先天发育或不明原因造成腰椎峡部崩裂导致腰椎滑脱，又称真性腰椎滑脱症。腰椎滑脱多发于第4~5腰椎椎体间以及第5腰椎和第1骶椎椎体之间。退行性腰椎滑脱症是由于长时间持续的腰椎不稳定，使相应的小关节发生退行性改变，关节突变平，加之椎间盘退变，使得椎骨之间的连接变得松弛不稳定，从而逐渐发生腰椎滑脱。腰椎滑脱的发病率因种族、地区而异，在欧洲为4%~6%，在我国占人口总数的4.7%~5%。峡部崩裂引起的腰椎滑脱症约占15%，退行性腰椎滑脱约占35%。在我国腰椎滑脱症的发病年龄以20~50岁较多，占85%，男性多于女性，男女之比为29∶1。退行性腰椎滑脱的程度轻，多为2°以内滑脱。大多腰椎滑脱是没有症状的，常在体检拍片时无意发现。也有部分患者因下腰痛就诊拍摄X线片时确诊为腰椎滑脱。

一、病因病机

（一）西医学认识

腰椎滑脱的病因至今尚不明确，大量研究表明先天性发育缺陷和慢性劳损或应力性损伤是两个可能的重要原因，一般认为以后者为主。腰椎滑脱症有多种类型，其涉及的病理学范围广泛，应用最广泛分类法是Wiltse-Newman-Macnab法。

1. 腰椎滑脱Wiltse-Newman-Macnab分类

1）Ⅰ型：发育不良性。

2）Ⅱ型：峡性。腰椎峡部缺损。①ⅡA。腰椎峡部应力骨折。②ⅡB。腰椎峡部延长，但仍完整无骨折。③ⅡC。腰椎峡部急性骨折。

3）Ⅲ型：退行性滑脱——由于长时间站立，持续下腰不稳。

4）Ⅳ型：创伤性滑脱——腰椎峡部附近后部结构的急性骨折。

5）Ⅴ型：病理性滑脱——由于全身或局部骨质病变导致脊柱后部结构破坏。

2. 腰椎滑脱的表现

1）Ⅰ型：发育不良性，腰椎胎生时有椎体及椎弓骨化中心，每侧椎弓有两个骨化中心，其中一个发育为上关节突和椎弓根，另一个发育为下关节突以及椎板和棘突的一半。若两者之间发生不愈合，则形成先天性峡部崩裂，又称为峡部不连，局部形成假关节样改变。行走以后由于站立可使上方的脊柱向前滑动，称为脊柱滑脱；也可因骶骨上部或第5腰椎椎弓发育异常，产生脊柱滑脱，其峡部并无崩裂。患者多有严重的腘绳肌痉挛，但若伴有脊柱裂，神经情况多较好。高度滑脱少见，患者多因腿痛、背肌和腘绳肌痉挛、步态改变而求医。第5腰椎水平以下的马尾常受压，单纯融合，未同时减压，患者的神经症状恢复很慢，但可最终恢复，可在融合坚固后再行减压。

2）Ⅱ型：腰椎峡部缺损，从生物力学角度分析，人体处于站立时，下腰椎负重较大。导致前移的分力作用于骨质相对薄弱的峡部，长期反复作用可导致疲劳性骨折及慢性劳损损伤。该型特点为：①罕见于5岁以前。②多在小学一年级时开始发病。③4%的患者在7岁发生。④多见于11~15岁的少年运动员。⑤从事剧烈和强对抗性运动者可在青年期发生。⑥女性高度滑脱的发生率是男性的4倍。⑦多因腰腿痛而求医。⑧滑脱可在成年期明显加重，但极罕见。⑨小于10%的滑脱即使从事重体力工作也多不出现症状，10%~25%的滑脱可引起某些症状，而大于25%的滑脱多造成背痛。⑩第5腰椎椎体的楔形改变可增加出现症状的可能性。⑪矢状面旋转的增加较滑脱本身更容易引起身体姿态的改变。⑫即使高度滑脱也不导致分娩问题。

3）Ⅲ型：退行性滑脱。由于长时间持续的下腰不稳或应力增加，使相应的小关节发生磨损和退行性改变,关节突变得水平,加之椎间盘退变,椎间不稳,前纵韧带松弛,从而逐渐发生滑脱,但峡部仍保持完整,故又称假性腰椎滑脱症。多见于50岁以后发病,女性的发病率是男性的3倍,多见于第4腰椎,其次是第5腰椎椎体,滑脱程度一般在30%以内。可发生间歇性跛行和坐骨神经痛,但严重的神经损害罕见,多见垂足。该型即使有坐骨神经痛,也无坐骨神经牵拉征,多数患者无须手术治疗。

4) V型:病理性滑脱。系全身或局部病变,累及椎弓、峡部、上关节突、下关节突,使椎体后结构稳定性丧失,发生病理性滑脱。局部骨病变可以是肿瘤或炎症。

5) IV型:创伤性滑脱。腰椎峡部可因急性外伤,尤其是后伸性外伤产生急性骨折,多见于竞技运动或搬运时。

峡部位于腰椎关节突间部,其前外侧及后内侧皮质骨之间只有少量骨小梁,较坚固,皮质最厚部最窄。关节突间部主要承受来自关节突间的压力,此力量的作用随位置的变化而变化,关节面之间的角度随姿势的变化而改变,且角度在侧屈时最明显,伸展位较屈曲位角度大。临床上绝大多数腰椎滑脱发生于第4~5腰椎或第5腰椎至第1骶椎。脊柱任一运动节段均存在剪切力,在腰骶部因椎间隙倾斜,剪切力尤为明显。因此,上一椎体对下一椎体有向前滑移、旋转的趋势。在生理载荷下,腰椎保持相互间的正常位置关系有赖于关节突关节、完整椎间盘的纤维环、周围韧带、背伸肌收缩力量和正常的脊柱力线。任何一种或数种抗剪切力机制减弱或丧失均会导致腰骶部不稳,久而久之产生滑脱。正常人体重心位于腰骶关节前方,一旦发生滑脱,前置载荷重力力臂增加,将明显增加第5腰椎至第1骶椎间的压力,可加速椎间盘退变,导致小关节退变或关节囊韧带

撕裂等。第5腰椎重度滑脱时,第5腰椎椎体后下方位于第1骶椎椎体前上方,纵向负荷长期应力集中于小范围区域,将使局部变形。表现为腰椎指数(腰椎后缘高/腰椎前缘高)减小,第5腰椎椎体楔形变,第1骶椎圆顶形改变,导致腰椎倾斜旋转加速,腰骶部后凸畸形加重。另外,由于第5腰椎对骶骨近端的压力,骶骨逐渐变得垂直,骶骨倾斜角变小。当患者站立时,由于腰椎过度前凸,易致第4腰椎反滑和骨盆屈曲性代偿,绳肌和髂腰肌紧张,加剧骨盆垂直,从而使第5腰椎~第1骶椎后凸畸形。如仍不能维持矢状面均衡,患者需屈髋、屈膝,因此重度滑脱患者常由于身高高度丧失,比例平衡,出现一种特有步态。随着年龄的增长,椎间盘的髓核水分吸收,纤维环松弛,间隙变窄,椎间不稳,小关节突退变,椎间盘的缓冲作用消失,下腰椎旋转轴由髓核移至椎间小关节,且站立位时腰椎前滑力增大,椎间活动增加,小关节突过度活动及所受的负荷增加,关节面重新塑形,关节间隙前移,其间小关节软骨剥离,软骨下骨裸露,使骨小梁顺应力的排列异常,第5腰椎上关节突后面磨损吸收致第4腰椎前滑,小关节突及关节面在异常旋转力作用下发生骨增生,关节突肥大,关节囊松弛,出现椎体前移。在中立位时,还可维持正常排列,但在过度屈伸时,可逐渐发生一定程度的前移及向后滑脱,严重者可致椎间孔狭窄,压迫神经根,产生坐骨神经痛。

(二)中医学认识

腰为肾之府,是肾之精气所灌之域,与膀胱相表里,足太阳膀胱经循行于此,且任、督、冲、带等经脉、络脉分布其间,故无论内伤、外感或外伤等,若伤及肾或痹阻肾之经络,均可发生腰痛。如《杂病源流犀烛·腰脐病源流》中指出:"腰痛,精气

虚而邪客病也。"究其病因不外乎外感、内伤。湿性重浊、黏滞，最易痹着腰部，所以外感总离不开湿邪为患。或劳力汗出，湿衣裹身，或久卧冷湿之地，或涉水冒雨，或当风受寒，或夏月感受湿热之邪，或寒湿之邪蕴久化热转成湿热，诸邪留于腰府经络，均可阻滞经络气血，气血运行不畅而发为腰痛。亦有由劳累外伤，跌仆损伤，腰部用力不当，损伤腰肌，均使腰府经络气血运行不畅，气滞血瘀发为腰痛。如《金匮翼·腰痛》言："盖腰者一身之要，屈伸俯仰，无不为之，若一有损伤，则血脉凝涩，经络壅滞。"另外因肾亏体虚，先天禀赋不足，又加之劳累太过，或久病体虚，或年老体衰，或房事不节，或气郁化火，耗伤真阴，以致肾精亏损，无以濡养腰府筋脉而发生该病。如《景岳全书·腰痛》中言："腰痛之虚证十居八九，但察其既无表邪，又无湿热，而或以年衰，或以劳苦，或以酒色所伤，或七情忧郁所致者，则悉属真阴虚证。"本病病位在肾及腰部经络。大抵外感多在经络，内伤以肾为主，但涉及脾、肝等脏。病性为本虚标实。虚实夹杂为本病的特点。本虚是肾虚为主，涉及脾肝。标实常是风寒、风热、风湿、寒湿、湿热、瘀血、气滞等。外感及外伤腰痛以邪实为主，病位较浅，在经在络，继则入血伤正，进而入肾，使病机复杂，病性由实转虚，逐渐加重。内伤腰痛病位较深，病在于脏，以肾为主，亦可影响到腰部经络，病由内而外，形成虚实夹杂之证。

二、临床诊断

（一）辨病诊断

1. 诊断要点

（1）临床表现　腰椎滑脱患者的症状与滑脱的类型、脊柱的稳定性、滑脱的水平以及年龄等要素相关。并非所有的滑脱都有临床症状，除了与脊柱周围结构的代偿能力有关外，还取决于继发损害的程度，如关节突增生、椎管狭窄、马尾及神经根的受压等。腰椎滑脱的主要症状如下。

①腰骶疼痛：当椎间盘被破坏时，就会发生严重的滑脱，此时产生的疼痛是由于马尾神经受牵拉引起，峡部可以是完整的。而峡部裂引起的滑脱并不一定产生疼痛，因为滑脱是逐步发生的，只有压迫神经根时，才会出现疼痛。当然在峡部发生急性骨折时会立刻出现疼痛。腰椎峡部裂引起腰痛的主要原因是峡部裂处椎弓的异常活动。峡部裂时，其棘突、椎板和下关节突作为一个活动单位，弯腰时棘突被拉紧，后伸时棘突被挤嵌，均引起此游离椎弓的头尾活动。这种异常活动的存在，使峡部疲劳骨折难以愈合，骨折处新生纤维软骨，骨痂样组织中可带有神经末梢，峡部的异常活动可刺激该处的神经末梢引起腰痛。当骨折陈旧性峡部不连已经形成，疼痛也可能减轻。峡部的神经末梢，在椎管外面系脊神经后支的内侧支，在椎管内侧为脊神经肌膜支的分支，两者均可能通过脊神经前支向臀部或股后部放射发生反应痛。峡部利多卡因局部注射，可暂时缓解其腰痛与反应痛，并有诊断意义。

②坐骨神经受累：部分患者出现一侧或双侧下肢痛，伴或不伴有腰痛。这是因为局部的神经根受一种或多种因素刺激。腰椎滑脱导致神经根受到向前的牵拉，后部可能受到椎板及峡部纤维软骨的压迫，前部还可能受到变性椎间盘的压迫。神经受累后往往表现相应支配节段疼痛和感觉肌力障碍。疼痛及麻木症状可出现在两侧，但因腰椎紊乱后的扭曲侧弯可使两侧受损程度不一，症状表现也会轻重不等，甚至只在单侧出现症状。

③间歇性跛行：若神经受压或合并腰椎管狭窄则常出现间歇性跛行症状。

④马尾神经受牵拉或受压迫症状：滑

脱严重时，马尾神经受累可出现下肢乏力、鞍区麻木及大小便功能障碍等症状。

（2）体征　腰部检查可见腰椎前凸增加，臀部后凸，也可因神经根受压而出现腰椎变直。腰椎活动受限，前屈时疼痛经常加重。腰椎峡部裂体征主要有游离椎弓的棘突压痛，峡部不连处深压痛，腰后伸痛。患椎棘突处压痛，可触及上一个棘突前移，而致局部形成台阶感。坐骨神经受损的体征常不肯定，仔细进行神经系统检查，多数患者可出现不同程度的神经根受累体征，如背伸无力、足背痛觉下降、跟腱反射减弱等。

（3）相关检查

1）X线检查：X线表现对于腰椎滑脱的诊断及治疗方案的制定十分重要。凡疑似本病者均应常规拍摄站立位的前后位、左右斜位、侧位及动力性X线片。①前后位片不易显示峡部病变。通过仔细观察，可能发现在椎弓根阴影下有一密度减弱的斜行或水平裂隙，多为双侧，宽度约1~2mm。明显滑脱的患者，滑脱的椎体因与下位椎体重叠而显示高度减小，椎体倾斜，下缘模糊不清，密度较高，与两侧横突及骶椎阴影相重叠，称为Brailsford弓。滑脱腰椎的棘突可向上翘起，也可与下位椎体之棘突相抵触，且偏离中线。②侧位片能清楚显示椎弓崩裂形态。裂隙于椎弓根后下方，在上关节突与下关节突之间，自后下斜向前下，边缘常有硬化征象。病变一侧者侧位片显示裂隙不完全或不清楚，两侧者显示较清楚。侧位片可显示腰椎滑脱征象，并能测量滑脱分度及分级。

国内常用的是Meyerding分度，即将下位椎体上缘分为4等份，根据椎体相对下位椎体向前滑移的程度分为Ⅰ~Ⅳ度。Ⅰ指椎体向前滑动不超过椎体中部矢状径的1/4者。Ⅱ指锥体向前滑动超过1/4，但不超过2/4者。Ⅲ指锥体向前滑动超过2/4，

但不超过3/4者。Ⅳ指超过椎体矢状径的3/4者。

还可用Newman分级判定法。将第1骶椎上缘划分十个等份，之后按同等尺寸再在骶骨前方同样划分。其评判分级是依据上方腰椎椎体前缘所在的位置，斜位片可清晰显示峡部病变。

2）CT检查：CT检查不仅能够观察椎体和椎间盘的异常，还可以清楚显示椎体后部小关节结构和软组织异常。腰椎滑脱的CT表现主要有双边征、双管征、椎间盘变形。CT对峡部病变的诊断率较高。三维CT或矢状重建成像可以明确椎间孔变化及滑脱程度。在椎弓根下层面显示峡部裂可分三种类型。①双侧峡部裂，双侧关节突间部的低密度带，边缘不规则呈锯齿状，在矢状重建图像与定位片上可见低密度带，将上下关节突分开。当合并脊柱滑脱时，滑脱水平椎管前后径增加呈双管征，硬膜囊伸长呈纺锤形。②单侧峡部裂，患侧关节突间部显示低密度带，而健侧的椎弓根由于受力增加，发生代偿性增生硬化，表现为两侧椎弓不对称，健侧椎弓增厚密度增高，棘突倾向健侧。③不完全峡部裂，多见于峡部裂的骨折愈合期，表现为关节突间呈梭形膨大，密度增高，有骨痂生成，在矢状重建图像上可见关节突间部延长。

由于峡部裂处骨痂形成增厚的软组织或骨块，在椎管的侧面使椎管横径变小，压迫硬膜囊。当合并脊柱滑脱时，滑脱水平以下的椎管前方CT检查显示椎管前后径变小及其程度，还可显示腰椎椎弓崩裂与滑脱引起的神经孔畸形和侧隐窝狭窄。

3）MRI检查：观察腰椎神经根受压情况及各椎间盘退变程度，有助于确定减压和融合范围。

4）脊髓造影：椎管造影是一种有创检查，对检出椎管内突出物价值较大。因滑

脱中有极少数病例（6%）伴发椎间盘突出，故只在神经体征明显、不排除肿瘤或计划在术中行复位者可应用。

（二）辨证诊断

1.气滞血瘀型

（1）临床证候 有外伤、劳损史，痛处固定，或胀痛不适，或痛如锥刺，日轻夜重，或持续不解，活动不利，甚至不能转侧，痛处拒按，舌质黯有瘀斑，脉弦。

（2）辨证要点 腰腿痛如刺，痛有定处，日轻夜重，俯卧转侧艰难。

2.风寒湿痹型

（1）临床证候 腰部冷痛重着，转侧不利，逐渐加重，阴雨天或腰部感寒后疼痛加剧，痛处喜温，得热则减，苔白腻而润，脉弦紧。

（2）辨证要点 腰腿冷痛重着，转侧不利，受寒及在阴雨天加重。

3.湿热痹阻型

（1）临床证候 腰部痛，牵掣拘急，痛处伴有热感，夏季或腰部着热后痛剧，遇冷痛减，口渴不欲饮，尿黄，或午后身热，微汗出，舌质红，苔黄腻，脉弦数。

（2）辨证要点 腰部痛，牵掣拘急，痛处伴有热感，苔黄腻。

4.肝肾亏虚型

（1）临床证候 腰痛酸软，遇劳则甚，卧则减轻，喜按喜揉，腿膝酸软无力，手足不温，体倦乏力，舌质淡，舌苔薄白，脉沉细。

（2）辨证要点 腰痛酸软，遇劳则甚，卧则减轻，手足不温。

三、鉴别诊断

西医学鉴别诊断

1.肿瘤

腰部脊柱肿瘤可原发，亦可为别处转移。后者多见，常累及多个椎体。所引起的腰腿痛，系持续性和进行性加重。若为椎体肿瘤，多为椎体本身的破坏，一般多不累及椎间盘。椎管内肿瘤常需要通过造影、CT 检查等明确诊断。

2.内脏疾病

腹腔、盆腔脏器或腹膜外疾患，常可通过交叉感染链或交感神经节的交通支影响脊神经，引起腰部和腿部的疼痛，检查时患者腰部活动可正常，亦无明确的压痛点。

（二）中医学鉴别诊断

1.痿证

虽同是肢体疾患，但痿证以手足软弱无力，甚至肌肉枯萎瘦削，关键在于肌肉"痿弱不用"，关节相对"变大"，但无疼痛及活动受限。

2.痹证

痹证主要表现为四肢关节痛，或关节有明显的红肿热痛，也有表现为全身性、广泛的肌肉疼痛，有时出现腰背疼痛。

四、临床治疗

（一）提高临床疗效的要素

从临床实践来看，慢性筋骨病损往往先从"筋"的损伤和病变开始，进而累及到骨与关节，即先发生筋出槽，筋伤之后其约束能力下降，可诱发骨关节发生细微移位，导致骨错缝，骨错缝又进一步加剧筋出槽，两者互相影响，在失代偿的情况下，筋骨关系失和，则出现临床症状。由此可见，本病当以"筋主骨从"为治疗原则。视其不同证情，予以祛风湿、止痹痛、补肝肾、益气血、补肾壮腰等法，或一法独进，或数法合施。临床观察表明，封闭疗法、牵引疗法、推拿疗法、康复锻炼，可显著提高疗效，当重视运用。

（二）辨病治疗

1. 治疗原则

治疗本病应该因人而异，其目的是尽早恢复工作。对于急性疼痛者，可通过适当的卧床休息和对症治疗达到缓解消除疼痛的目的。对于慢性疼痛者，除对症治疗外，还需要配合长期的腰腹肌锻炼和心理治疗。

此外腰椎滑脱症治疗的原则还应包括如下几条。①不是所有的腰椎滑脱症都需要治疗。实际上，相当一部分腰椎滑脱症患者终生无腰痛症状，未经治疗。而获得性腰椎滑脱患者慢性腰痛的程度及类型与正常人无实质性差异。②伴有腰痛的腰椎滑脱症并非都需要手术。对有腰痛症状的腰椎滑脱症患者，首先应明确其疼痛的部位及性质，判断其疼痛是否与滑脱有关，因为滑脱部位相邻椎间盘的变性、小关节病变或软组织损伤等都可导致腰痛。应针对其原因进行对症治疗，或进行试验性治疗，如制动、理疗。保守治疗无效或确定其疼痛与滑脱有关时，再考虑手术治疗。③根据滑脱的严重程度选择适当的手术方式。重要的是手术前对患者的年龄、滑脱类型、滑脱程度、椎间盘及椎管的状态做出综合评价，从而选择适当的手术方法，以期取得预想中的效果。④滑脱椎体的融合是手术治疗的最终目的。对腰椎滑脱患者来说，一个理想的手术应该包括受压神经组织的减压、滑脱椎体的复位及内固定、滑脱椎体与邻近椎体的融合。

2. 非手术治疗

适用于病史短、症状轻、无明显滑脱的患者，或单纯峡部裂患者及年龄大、体质差不能耐受手术的患者。非手术疗法主要包括休息理疗、腰背肌锻炼、腰围或支具制动、对症处理等。经规范化保守治疗后，大多数患者症状能够缓解。

（1）日常措施　对大多数患者有效，非手术治疗包括卧床休息，避免腰部负重、扭转、弯腰，减少腰部过度旋转、蹲起等活动，减少腰部过度负重。这样可减少腰椎小关节的过度劳损、退变，在一定程度上避免退行性腰椎滑脱症的发生。减轻体重，尤其是减少腹部脂肪堆积。体重过重会增加腰椎的负担及劳损，特别是腹部脂肪堆积，增加了腰椎在骶骨上向前滑脱的趋势。另外可佩戴腰围，通过其制动和保护作用缓解肌痉挛、减轻症状，同时还可保持或增加腹腔压力、分担脊柱负荷，有助于防治慢性疼痛。

（2）药物治疗　临床常用三类止痛药物治疗该病。

①非甾体抗炎药：非甾体抗炎药的主要作用机制是抑制前列腺素的合成，使其对组织的致敏作用减弱，同时还可降低组织对缓激肽的敏感性、抑制组胺的释放、降低血管通透性等。此外，这类药物还有退热、消肿、改善僵硬等消炎作用。非甾体抗炎药的常见不良反应有胃肠道反应，其次是对造血系统、肾脏、肝脏有不同程度的毒性反应以及变态反应。其中 COX-2 选择性抑制剂的不良反应较小。非甾体抗炎药常用于轻中度急慢性下腰痛。但对急性下腰痛效果较好，慢性下腰痛效果减弱。

②辅助性镇痛药：包括抗抑郁药、抗痉挛药、抗惊厥药。其作用机制还未完全明了。该类药物与非甾体抗炎药合用可加强镇痛效果。

③麻醉性镇痛药：多用于急性疼痛。

（3）封闭疗法　有压痛点注射以及后关节腔、神经孔内、腰骶管硬膜外注射等方法，利用激素的抗炎、抗毒、抗过敏作用，以减轻机体组织对损伤性刺激所产生的病理反应，降低毛细血管壁和细胞膜的通透性，减少炎性渗出，使局部肿胀消退。还可以抑制结缔组织增生、抑制组胺及其他毒性物质的释放。另外，局部麻醉药能稳定神经纤维的细胞膜，抑制动作电位的产生，从而中断疼痛的传导。

（4）牵引疗法　目前多采用骨盆牵引与机械牵引，可促进炎症消退、解除肌肉痉挛、解除腰椎后关节负载。一般采用仰卧三屈位（即仰卧屈腰、屈髋、屈膝位），胸带固定于两侧腋下，骨盆带固定于髂嵴上缘，捆绑松紧适中，牵引时由小重量开始，逐渐增加，每次40分钟。牵引时在患者膝关节下垫高枕，以保持患者屈膝、屈髋、屈腰的状态。牵引疗程为3周。

（5）推拿治疗　一般采用擦、摩、揉、推、擦、一指禅推等手法，对不同深度的组织起不同强度的作用，通过放松肌肉提高痛阈、整骨复位。具体方法如下。

①推理竖脊肌法：患者俯卧位，两下肢伸直，施术者立于患者左侧，用两手掌或大鱼际，自上而下地反复推理腰部的骶棘肌，直至髂骨背面或臀部、股骨大转子附近，并以两手拇指分别点按两侧志室穴和腰眼穴。

②腰部牵引法：患者俯卧，两手紧抱床头，施术者立于床尾，两手分别握住其两下肢部，沿纵轴方向进行对抗牵引。

③腰部屈曲滚摇法：患者仰卧，两膝屈曲，使膝尽量靠近腹部。施术者一手扶两膝部，一手扶两踝部，使腰部过度屈曲，再将双下肢用力牵拉伸直。

④旋转手法：可采用坐姿旋转复位手法，施术者拇指拨动偏歪的棘突，向对侧方向用力顶压，另一手从患侧腋下绕过，手掌按压颈背部，两手做腰部前屈旋转活动，拨正偏歪的棘突。

⑤卧位复位法：适用于急性腰椎滑脱患者或滑脱不久的年幼患者，可在硬膜外麻醉下试行复位，患者仰卧，腰部悬空，双膝屈曲90°，分别在小腿后上侧及腹部悬挂重物，利用躯干下压的重力将向前移位

的腰椎复位。

（6）石膏固定复位技术　对于严重腰椎滑脱症（滑脱＞50%），保守治疗多不能缓解顽固的腰痛、神经根性疼痛和畸形，因此需要手术治疗，融合滑脱的节段。复位有以下目的。①恢复腰椎的正常生物力学功能，增加融合的成功率。②解除神经压迫。复位本身可以解除马尾和神经根的牵拉和嵌压，必要时可同时行减压术。③矫正腰骶后凸畸形的同时，可以改善胸椎前凸和腰椎过度前凸，解除疲劳和缓解疼痛。④恢复正常的曲线，使患者可以充分直立，改善外观。

（7）康复锻炼　康复锻炼主要目的在于恢复和增强脊柱的功能，增强腰背肌的肌力，发挥机体代偿功能。在正常情况下，腰椎和腰肌共同支持上身的体重并维持脊柱的功能活动。当腰椎滑脱形成结构上失稳，通过腰背肌锻炼后，可形成强有力的腰背肌"腰围"，从而代偿和支持了椎体的负重功能，并最大限度地发挥脊柱活动的生理功能。可见，加强腰背肌锻炼，可加速新陈代谢、改善血液循环、增加腰肌的弹性及力量，对防治腰痛有着重要的作用。

一般采用"滚床式"。具体方法如下：患者仰卧于床上，尽量屈膝屈髋，用双手指交叉抱住双膝于胸前，使腰椎呈屈曲状，患者家属用一个手掌托住患者双足底部，另一手掌托住患者颈背部，在双手用力的同时，嘱患者配合用力，做前后滚动10~30次，然后用力屈伸下肢3~5次。每日这样锻炼2~3次。患者也可自行练习这样的"滚动操"，练功次数应从少到多，从轻到重，逐渐加大运动量，切勿急于求成。早期练功可出现腰部胀痛感，一般2~3天后即可消失。至于腰椎往后滑脱的人不多，如果是此类滑脱，则"滚动操"不宜做，宜做"燕飞"或拱桥式操。

3. 手术治疗

（1）手术指征　①滑脱大于50%，处于生长发育期的青少年。②进行性滑脱者。③非手术治疗无法矫正脊柱畸形和步态明显异常者。④非手术治疗不能缓解疼痛者。④下肢出现神经症状或马尾综合征者。

（2）滑脱的手术原则　减压、复位、融合和稳定脊柱。手术目的是解除患者症状，故术前要准确判断手术的部位和范围，术中在减压、固定、融合等几个步骤中有所侧重，再结合相关的影像学检查制定出一个合理的手术方案。

1）减压：减压是解除症状的主要手段。轻度腰椎滑脱是否需要进行神经根减压尚存争议。对于重度滑脱者主张进行神经减压，以缓解症状。减压范围应当包括黄韧带、椎间盘、增生的关节突、侧隐窝，有椎管狭窄症状者需行椎管成形术。减压除了可以解除硬膜和神经根的压迫，还有利于滑脱复位。由于减压后破坏腰椎结构，削弱脊柱稳定性，故要同时行融合术。椎间盘是维持椎间稳定的重要结构，术前要明确症状是否与椎间盘有关，尽量保留有用的椎间盘，这样可以减少手术创伤和手术时间。

2）复位：至今对滑脱是否需要复位有较大争议。目前国内大部分学者认为原则上应尽量争取复位，如不能完全复位，部分复位亦可。滑脱复位的优点如下。①恢复腰骶椎的生理曲度及负重曲线，正常的负重曲线有促进骨融合的作用。②复位后有相对较宽广的植骨床，有利于植骨融合。③可缓解神经根的牵拉，减少神经损害并发症。④恢复脊柱正常生物力学关系，减少滑脱椎体在下位椎体上的滑移，稳定脊柱。手术中应当在充分减压的基础上进行复位，减压后神经无压迫，椎间结构松弛，使复位更简单容易。随着脊柱器械的发展，对严重滑脱者复位已不是难题。

3）内固定：坚强的内固定不但有助于防止畸形进展，提高早、中期临床疗效，还能增加椎管融合率。但前路手术可以不使用内固定。椎弓根钉可达到三柱固定，可进行撑开，提拉复位，其抗旋转、剪切应力性能很强，故是后路手术主要使用的内固定物。自椎弓根钉发明以来，椎弓根钉器械的材料、形状、钉棒连接方式、固定方式、复位方式都有很大改进。现代的椎弓根钉连接准确，操作简单，结构牢固，易于复位，有较高抗拔出强度和抗疲劳强度。

4）融合：腰椎滑脱融合术按手术入路分为前路、后路融合术及前后联合手术。按植骨部位分为峡部修补、椎板植骨融合、椎体间融合、侧后方植骨融合术。

单纯峡部修补。植骨融合能保留病变节段的运动功能，对腰椎的正常生理活动范围干扰小，手术创伤小，操作技术简单。但必须严格掌握手术适应证，特别要注意以下两点。①仅适用于单纯峡部裂患者。对于合并椎体滑脱，即使是轻度椎体滑脱也不适用。②适用于青少年患者。对于年龄超过30岁者，直接修复很难获得成功。

后路椎板植骨融合术。包括有火柴棒植骨和大块H形植骨。1911年由Albee和Hibb首创，目前因其假关节发生率高较少采用。

椎体间融合术有植骨量大、植骨融合快、融合率高、支撑椎体前柱并保持脊柱稳定性等优点。从生物力学角度分析，椎体间植骨融合是理论上的修复前中柱的理想方法。椎体间融合术的主要术式有经前路、后路、经椎间孔入路。

经前路椎体间融合术的突出优点是能在直视下进行复位、植骨融合等操作。该术式不足之处在于对施术者要求较高，损伤大，易造成性功能障碍及术后粘连等并发症，不能解除来自于椎管后路压迫而导致的神经症状等。

后路椎体间融合术是在两侧椎板分别开窗，切除椎间盘，进行椎体间植骨融合，其优点是能保留或加强脊柱稳定，植骨操作简单，植骨容易，融合后能确定稳定脊柱，减压彻底，术后并发症较少。但该手术有增加损伤硬脊膜和神经根的可能。

经椎间孔入路椎体间融合术是近年兴起的新技术。该技术的主要特点是从单侧后外侧入路进入椎间隙，可行双侧前柱的椎间植骨支撑，术式仅切除一侧的小关节，保留了椎板及另一侧的小关节，对椎骨的破坏相对较少，而且增加了手术中植骨面积，从而提高了植骨融合率，无需牵引硬脊膜及神经根，不会导致神经根及马尾神经的损伤。

侧后方融合术的优越性在于可同时行减压手术，植骨部位距腰椎屈伸活动轴较近，周围血液循环丰富，有利于骨愈合，术后卧床时间相对较短，可以与椎体间植骨、椎板植骨同时使用，做360°融合。但侧后方植骨融合假关节形成率较高。术后后外侧植骨区承受较强张力，在长期反复剪切应力的作用下，可能会出现融合区拉长或疲劳骨折，使腰椎滑脱进一步发展。

椎体间植骨可以选用的材料众多，除了传统的自体、异体骨块外，还有各种材料。椎体间融合器自应用以来，形状从开始的有螺纹圆柱体变为方形、盒形，材料从钛合金变为碳纤维和生物相容性更好的聚醚醇酮，现在各种入路均有专用的融合器。

（三）辨证治疗

1.辨证施治

（1）气滞血瘀型

[治法] 活血祛瘀。

[方药] 复元活血汤加减。柴胡12g，瓜蒌15g，当归20g，红花12g，大黄（酒浸）12g，炒枳壳12g，土鳖虫9g，三棱12g，桃仁12g，炙甘草6g。

[加减] 腰膝困痛者，加狗脊、杜仲，以补肝肾强筋骨；瘀久化热者，加知母、牡丹皮，以祛瘀清热。

（2）风寒湿痹型

[治法] 疏风祛湿散寒。

[方药] 羌活胜湿汤加减。羌活15g，独活15g，蔓荆子12g，防风9g，川芎9g，当归15g，桂枝15g，白芍15g，茯苓20g，薏苡仁30g，炙甘草6g。

[加减] 湿邪偏重者，加厚朴、白术、土茯苓，以健脾祛湿化浊；偏寒者，加制附子、干姜，以温阳散寒；体倦乏力者，加党参、黄芪，以健脾益气；痛甚，舌质紫黯者，加全蝎、延胡索，以化瘀通络止痛。

（3）湿热痹阻型

[治法] 清热利湿。

[方药] 三仁汤加减。白蔻仁12g，薏苡仁30g，炒杏仁9g，藿香12g，清半夏12g，通草6g，厚朴15g，车前子15g，滑石25g，淡豆豉9g。

[加减] 小便灼热感明显者，加猪苓、赤小豆、白茅根，以清热利湿；湿重于热者，加苍术、厚朴，以燥湿健脾；疼痛剧烈，瘀象明显者，加三七粉（冲）、醋延胡索，以通络止痛。

（4）肝肾亏虚型

[治法] 补肾壮腰。

[方药] 右归丸加减。熟地黄15g，山药20g，山茱萸15g，枸杞子15g，杜仲15g，附子15g，干姜6g，当归15g，菟丝子25g，山药20g，茯苓15g，鹿角霜15g。

[加减] 脾胃气虚者，加党参、黄芪，以补脾益肺；心悸气短者，加制何首乌、阿胶、远志，以养血安神；痛如针刺者，加全蝎、醋延胡索，以化瘀止痛。

2.外治疗法

热熨疗法

［处方］当归，羌活，红花，白芷，乳香，没药，骨碎补，续断，防风，木瓜，花椒，透骨草。

［操作方法］上药装入布袋，放在蒸笼内蒸热后，敷在患处，每日2次，每次30分钟。

［适应证］各种风寒湿肿痛证。

［注意事项］热度适中，不能烫伤皮肤。

3.成药应用

（1）壮腰健身丸

［组成］狗脊，黑老虎，千斤拔，桑寄生（蒸），女贞子（蒸），鸡血藤，金樱子，菟丝子（盐水制），辅料为蜂蜜。

［功能］壮腰健肾，养血，祛风湿。

［适应证］用于肾亏腰痛，膝软无力，小便频数，风湿骨痛，神经衰弱。

［用法］口服，每次5g，每日1~3次，开水送服。

［注意事项］忌生冷食物；年老体弱者，高血压、糖尿病患者应在医师指导下服用；对本品过敏者禁用，过敏体质者慎用。

（2）金乌骨通胶囊

［组成］金毛狗脊，乌梢蛇，葛根，淫羊藿，木瓜，补骨脂等。

［功能］滋补肝肾，祛风除湿，活血通络。

［适应证］用于肝肾不足，风寒湿痹，引起的腰腿酸痛、肢体麻木等症。

［用法］用法：每次3粒，每日3次，口服。

［注意事项］孕妇忌服。

（四）医家诊疗经验

韦贵康

韦贵康教授采用牵松晃腰松解法及牵松按压复位法治疗腰椎滑脱症取得了满意疗效。

（1）牵松晃腰松解法　患者俯卧，以踝部作为对抗牵引力，绕紧牵引绳。施术者手持摇把，一牵一松地来回转动摇把，逐渐加力牵引，这时可见患者腰椎关节一开一合，椎间隙逐渐增宽。可持续1~3分钟，然后绕紧牵引绳，锁住绳轴。施术者两手重叠，置于患者臀部一侧进行推晃，臀部左右摇晃，腰椎关节来回旋转左右开合，频率由慢到快，力由小到大。牵松法要与晃腰法交替进行。

（2）牵松按压复位法　用于前后滑脱，在牵松法后，用较大力量拉紧引绳，锁住绳轴，使腰椎关节尽量松开，椎间隙尽量增宽，再施以复位手法。

（3）前滑脱复位法　患者仰卧牵引，施术者双手重叠压在前滑脱的椎体上，先用左右横揉法，使手根逐渐深入，按压在突出的椎体上，逐渐用力加压。牵引与加压交替进行。注意在患者呼气时下压，可听到复位的响声。

（4）后滑脱复位法　患者俯卧牵引，施术者两手重叠，用手根或肘尖在患者呼气时进行加压，可听到复位的响声。牵松法与加压法交替进行操作。

五、预后转归

腰椎滑脱症的患者若能得到及时正确治疗，一般预后良好。但若失治误治，病延日久，痛久入络，气郁血阻，经络不通，肢节失荣，则可转化为痿证等，预后欠佳。该病需要在日常生活中正确调护，因此告知患者保持正确的姿势和体位十分必要，避免腰部肌肉过度紧张，避免久坐久卧，不可勉强持重，适当做松弛腰部肌肉的活动，坚持适当按摩患处，防止受凉及坐卧冷湿之地。肾虚腰痛者应节制房事，湿热腰痛者宜慎食辛辣、少饮酒浆，肝郁腰痛者应畅情志。对于腰痛日久不愈，或腰痛剧烈，伴有身热尿赤者，要及时进行有关检查，以明确诊断。

六、预防调护

对于腰椎滑脱症的患者来说，是否能进行功能锻炼，要视患者的病情决定。一般来说，在腰椎滑脱症急性发作期，一定要卧硬板床休息，并适当采取的治疗，绝对禁止体育运动。对腰椎滑脱症急性发作缓解期或已经缓解仅有轻微症状的患者，可适当参加体育运动，但要缓慢地进行运动并适当控制活动量，循序渐进。切忌突然剧烈运动。初期应选择腰部活动和负荷相对少一些的运动项目，并在运动时采取佩戴宽腰带或腰围等保护措施。腰椎滑脱症患者在工作中要保持正确的姿势，可时而按摩腰腿部，或做一下体操，以缓解腰部肌肉的紧张。保持良好的生活习惯，防止腰腿受凉，防止过度劳累。如果有神经根的压迫症状，还需要进行神经根管及椎管的减压，从而减轻下肢疼痛麻木等。注意休息，休息能够使身体各部位积聚的压力得以释放，保证身体的协调性，减少发生本病的概率。

七、专方选要

益督丸

［组成］杜仲120g，菟丝子90g，酒浸蒸熟续断60g，酒浸蒸熟鹿角胶60g。

［功能］补肾健骨。

［适应证］腰痛。

［用法］将前三味研为细末，水化鹿角胶，制为丸，加黄豆粒大。每次9g，每日两次。服药后，嚼服熟胡桃肉一枚。

［出处］《医学衷中参西录·论腰疼治法》。

主要参考文献

［1］侯代伦，柳澄，陈海松，等. 多层螺旋CT不同角度MPR图像诊断腰椎弓峡部裂的对照研究［J］. 实用放射学杂志，2007，23（2）：150-153.

［2］申勇，吴华荣. 成人峡部裂性腰椎滑脱病理进展的初步探讨［J］. 中国矫形外科杂志，2005，13（9）：697-699.

［3］侯代伦，柳澄，陈海松，等. 64层CT不同角度MPR图像诊断腰椎弓峡部裂的对照研究［J］. 中国医学影像技术，2006，22（10）：1535-1537.

［4］于建秀，王清山，初成刚. 退行性腰椎滑脱的CT表现［J］. 临床放射学杂志，2001，20（1）：78-79.

［5］邹德威，欧阳甲，阮狄克. 关于腰椎滑脱治疗中一些问题的讨论［J］. 中国脊柱脊髓杂志，2006，16（1）：7-10.

［6］海涌，陈晓明，陈志明，等. 后路椎间融合术治疗成人腰椎滑脱的前瞻性研究［J］. 中华骨科杂志，2004，24（10）：4.

［7］李兴华，谢宜旭. 腰椎滑脱手术复位问题的探讨［J］. 中国骨与关节损伤杂志，2006，21（4）：262-264.

［8］西永明. 退行性腰椎滑脱外科治疗中的相关问题［J］. 中国脊柱脊髓杂志，2006，16（1）：65-67.

［9］元唯安，詹红生，杜国庆. 论"筋主骨从"观念在慢性筋骨病损诊疗中的临床意义［J］. 上海中医药杂志，2019，53（9）12-15.

［10］常晓娟，于杰等退行性腰椎滑脱症的现代中医研究进展［J］. 天津中医药，2020，37（3）：345-349.

［11］万大地，袁野，范鑫超，等. 腰椎滑脱症的分类及治疗进展［J］. 中国医药导刊，2021，23（3）：190-193.

第十二节 骶髂关节损伤

骶髂关节损伤又称骶髂关节紊乱、骶髂关节半脱位或骶髂关节错缝，是指在外力和其他致病因素作用下，骶骨与髂骨关节周围的韧带、肌肉损伤，关节活动超出生理范围，并使关节面产生微小移动，不能自行复位，导致该关节内外力学环境失衡及相关软组织损伤，并出现临床症状的一种疾病。据不完全统计，骶髂关节损伤在下腰痛患者中的发病率为10%~20%。目前，治疗骶髂关节损伤的主要方法有卧床制动休息、牵引、手法推拿、正骨、理疗、中药熏洗、针刺等，以推拿正骨为主，但是手法不够统一，临床选择方法尚无定论。本病大抵属于中医学"髀痛疾""腰痛""痹证"之范畴。

一、病因病机

（一）西医学认识

骶髂关节在解剖上是非典型的滑液关节，逐渐由前方尾侧的滑膜关节向后方头侧移行为韧带联合性关节。骶骨关节面朝向后外，髂骨关节面朝向前内，其耳状面变异很大，呈"L"形、"C"形或钝角形，随着年龄的增长，骶髂关节变得粗糙、不规则。骶髂关节只有极小的运动，其旋转运动一般为1.2°~1.7°，平均位移为0.7~0.9mm，是一个不规则的微动关节。骶髂关节作为微动关节，由周围肌肉、筋膜和韧带等共同限制和固定。因此，人们虽然经常负重，但造成骶髂关节扭挫伤或移位者较少，只有在受到较大暴力的冲击下，才能推动骶髂关节超过生理所允许的活动度，引起关节周围的肌腱、韧带损伤而发病。如当弯腰拾取重物时，膝关节伸展，髋关节强力屈曲，髂骨过度后旋，则易造成后半脱位。反之，当膝关节屈曲，同侧髋关节强力伸展，髂骨过度前旋，则易造成前半脱位。或者突然跌倒，单侧臀部着地，地面的作用力通过坐骨结节向上传导，而躯体向下的冲击作

用力通过骶髂关节向下传导，两作用力在骶髂关节汇合，将髂骨推向上、向内移动，产生骶髂关节错缝。当关节移位后，在负压的作用下，滑膜嵌入，可造成较剧烈的疼痛。若不及时纠正移位，创伤性炎症刺激可波及紧贴于关节面的坐骨神经和股后皮神经的神经束及附着于骶骨中段外侧的梨状肌，产生腰骶及坐骨神经痛。骶髂关节的前面，有由第2~第4骶椎神经发出的副交感神经纤维，形成骨盆神经，又与从腰部延伸而来的骶交感神经纤维，组成神经丛，支配盆腔脏器。当炎症刺激骶部交感、副交感神经时，可出现相应盆腔脏器的症状。临床中有不少患者不以关节处疼痛为主症，而往往自觉受牵涉或放射部位疼痛更明显，易误诊为"腰椎间盘突出症""坐骨神经痛"等。此外，骶髂关节为微动关节，虽然有移位，但是在X线征上由于关节结构变动微小，且受X线投照角度的影响，诊断敏感性不高，只有将临床症状和体征合参，才能提高诊断正确率。

（二）中医学认识

《素问·痹论》曰："肾痹者，善胀，尻以代踵，脊以代头。"《素问·长刺节论》："病在骨，骨重不可举，骨髓酸痛，寒气至，名曰骨痹。"《黄帝内经》之后历代医家类似论述颇多，如《仁斋直指方·腰痛》中认为："肾虚为腰痛之本，肾气有虚，凡冲风受湿，伤冷蓄热，血沥气滞，水积堕伤，与夫失志作劳，种种腰痛，叠见而层出矣。"因此，中医学认为其病因主要是先天肾气不足，后天肾气虚衰。先天肾中精气不足，无以充养骨髓，骨髓空虚，则骨骺发育不良，是其内因。反复外伤、慢性劳损和风寒湿邪的侵袭是其常见外因，也是主因。腰骶部乃足三阳经所在部位，六淫之邪外侵引起经络阻闭，气血凝滞，筋

脉拘挛，不通则痛，导致痹阻疼痛。因此其主要病理机制是肾虚不固，邪阻经络，气滞血涩，气血失充，筋骨失养，最终导致筋脉痹阻而产生疼痛。

二、临床诊断

（一）辨病诊断

1. 诊断要点

（1）临床表现　大多数患者有明显的外伤史，如突然滑倒以单侧臀部着地，或上身负重走路以单侧下肢踏入坑地，或单侧下肢突然负重等原因。部分产后或中老年妇女可无明显外伤史逐渐发病。症状主要为一侧腰臀部有明显疼痛，疼痛程度不一，多表现为跛行，患肢不敢着地，单脚跳动则疼痛加剧，坐位时患侧臀部不敢着力，平卧及翻身困难，患肢保持屈髋屈膝位。部分患者由于骶丛或坐骨神经受到刺激或压迫，产生丛性或干性神经痛，出现腰骶部疼痛，向患侧下肢沿坐骨神经走向有放射性疼痛、麻木。若影响臀上神经，可引起腰骶部疼痛；影响股神经，可出现大腿前侧疼痛；影响闭孔神经时，可出现大腿内侧疼痛。极少数患者可能会刺激阴部神经、盆神经，患者会出现肛门下坠感、尿频、尿急。

体格检查可见患侧骶髂关节肿胀，较健侧隆起，两侧髂后上棘和髂后下棘高低不等，双下肢假性不等长。局部明显压痛，叩击痛，骶髂关节分离试验阳性，床边试验、单髋后伸试验、骨盆分离挤压试验阳性，单腿跳跃试验阳性。部分患者可出现多神经干性分布区感觉障碍，或膝、跟腱反射减弱或消失。骶髂关节错缝根据髂骨移位方向不同，临床上一般分为前错型和后错型。前错型触诊髂后上棘向上向内移位，病侧肢体变短。后错型触诊髂后上棘向下向外，病侧肢体变长。

（2）相关检查

①影像检查：X线片可见两侧髂后上棘高低不在同一水平线上或骶髂关节缝变窄，或双侧髂骨，双侧闭孔不等大，耻骨联合不等高。但因骶髂关节本身是个微动关节，且其成像受体位影响较大，当外力使其产生微小移位时，X线、CT扫描无明显特征性表现。目前疼痛较为明显的患者可进行全身骨骼核素显像检查，可以早期发现骶髂关节损伤，也可排除其他强直性脊柱炎等疾病。

②血液检查：一般未见明显异常，个别患者可见C反应蛋白升高。

（二）辨证诊断

1. 血瘀气滞型

（1）临床证候　腰骶部刺痛，痛有定处，日轻夜重，俯仰不便，转侧受限，便结溺清，舌质黯紫有瘀斑，脉弦。

（2）辨证要点　腰骶部刺痛，痛有定处，日轻夜重，转侧受限。

2. 寒湿痹阻型

（1）临床证候　腰骶部冷痛或重着，骨节酸痛，得温则舒，身重辗转不利，晨起尤甚，活动后减轻，阴雨天加剧，口淡不渴，舌淡红，苔白腻，脉弦紧。

（2）辨证要点　腰骶部冷痛或重着，骨节酸痛，得温则舒，脉弦紧。

3. 气血亏虚型

（1）临床证候　腰骶部酸痛不舒，得温则舒，面色少华，神疲无力，腰骶痛不耐久坐，疼痛缠绵，下肢麻木，舌质淡红，苔薄白，脉弦细。

（2）辨证要点　腰骶部酸痛不舒，得温则舒，神疲无力。

4. 肝肾亏虚型

（1）临床证候　腰腿疼痛，卧则痛减。下肢酸软，畏寒肢冷，少气懒言，腰腿发凉，耳鸣耳聋，咽干口渴，体倦乏力，舌质淡，苔薄白，脉弦细。

（2）辨证要点　腰腿疼痛，卧则痛减，下肢酸软，畏寒肢冷。

三、鉴别诊断

（一）西医学鉴别诊断

1. 腰椎间盘突出症

腰痛伴有单侧下肢放射痛是该病的主要症状。可见明显弯腰凸臀症。腰痛常发生于腿痛之前，也可两者同时发生，大多有外伤史，也可无明确诱因。放射痛沿坐骨神经传导，直达小腿外侧、足背或足趾。一切使脑脊液压力增高的动作，如咳嗽、喷嚏和排便等，都可加重腰痛和放射痛。活动时疼痛加剧，休息后减轻。多数患者采用侧卧位，并屈曲患肢，个别严重患者在各种体位均疼痛，只能屈髋屈膝跪在床上以缓解症状。合并腰椎管狭窄者，常有间歇性跛行，脊柱侧弯畸形，腰部活动受限明显，直腿抬高试验阳性，直腿抬高加强试验阳性，胸腹部垫枕试验阳性，患侧肢体反射减弱。

骶髂关节损伤和腰椎间盘突出症均以腰痛伴一侧下肢放射痛为主要表现，两者极易混淆。但腰椎间盘突出症压痛放射痛主要在腰部，骶髂关节分离试验阴性，骨盆分离挤压试验阴性，CT、MRI 检查可见椎间盘突出。而骶髂关节损伤，压痛、放射痛主要在骶髂关节处，骶髂关节分离试验阳性，腰椎 CT、MRI 检查多无椎间盘突出。

2. 腰椎管狭窄症

腰管狭窄症常见于中年人以上者，患者主要症状是长期反复的腰腿痛和间歇性跛行。疼痛性质为酸痛或灼痛，有的可放射到大腿外侧或前方等处，可为单侧或双侧，可左、右腿交替出现症状。当站立和行走时，出现腰腿痛或麻木无力，疼痛和跛行逐渐加重，甚至不能继续行走，休息后症状好转，骑自行车无妨碍。多数患者主诉多，但阳性体征少。CT、MRI 检查可见骨性椎管狭窄。

慢性骶髂关节损伤亦可出现间歇性跛行，但与腰椎管狭窄症无明显体征不同，多有明显骶髂关节处压痛，叩击痛，骶髂关节分离试验阳性，骨盆分离挤压试验阳性，CT、MRI 检查多无明显异常。

3. 髋关节病变

髋关节病变多见髋部明显疼痛，无明显下腰痛，部分患者可有大腿前侧或内侧酸困疼痛不适，但是一般无小腿症状。骶髂关节损伤疼痛在骶髂部，后侧明显，髋关节病变疼痛在髋部、腹股沟处明显，骶髂关节损伤和髋关节病变均可出现骶髂关节分离试验阳性，但骶髂关节分离试验时多引起骶髂部疼痛，髋关节病变时骶髂关节分离试验阴性，多为活动受限或腹股沟处疼痛。髋关节病变多见髋关节活动受限，活动范围越大症状越明显，内收外展，内外旋转均可诱发髋部疼痛加重。

4. 强直性脊柱炎

强直性脊柱炎是一种慢性全身性炎性疾病，它的病因不明，主要侵犯脊柱，尤以骶髂关节病变最为常见。它最为显著的变化为关节纤维化和骨性强直。最初表现为反复发作的腰部疼痛僵硬，逐渐出现其他关节僵硬，肿胀疼痛，并见单侧或双侧下肢神经疼痛，叩击骶髂关节时可诱发下肢疼痛加重。强直性脊柱炎的急性发作期，可有与骶髂关节损伤几乎相同的体征，但骶髂关节损伤多有外伤史，仅累及骶髂关节，无腰部及胸廓活动受限，无晨僵，实验室检查多无明显异常。而强直性脊柱炎多有贫血、血沉增快、C 反应蛋白增高。必要时可行骨盆正位片或骶髂关节 CT 检查，强直性脊柱炎骶髂关节可有毛糙、虫蚀样改变，或骶髂关节间隙变宽、变窄、融合等表现。而骶髂关节损伤，影像上多无特异性表现。

5. 梨状肌综合征

梨状肌综合征和骶髂关节错缝均常有外伤史，均可出现腰臀部疼痛、坐骨神经痛。但梨状肌综合征压痛、放射痛多在梨状肌肌腹，而骶髂关节损伤压痛在骶髂关节处。梨状肌综合征患者梨状肌紧张试验阳性，骶髂关节分离试验阴性，骶髂关节损伤患者梨状肌紧张试验阴性，骶髂关节分离试验阳性，骨盆分离挤压试验阳性。

6. 髂骨致密性骨炎

髂骨致密性骨炎症状体征与骶髂关节损伤极其类似，但髂骨致密性骨炎多发于已婚、已育妇女，无明显外伤史，骨盆正位或骶髂关节CT可见髂骨有明显硬化区域，而骶髂关节损伤多有外伤史，骨盆正位片或骶髂关节CT无明显特异性表现。

（二）中医学鉴别诊断

肾着

虽有腰部沉重冷痛，与腰痛相似，但多有身体沉重，腰以下冷，腹重下坠等，为一个独立性疾病，需做鉴别。

四、临床治疗

（一）提高临床疗效的要素

中医理论认为，骶髂关节损伤属极小活动幅度的关节"离位"范畴，治当分实证与虚证。若损伤处刺疼拒按、胀热，患肢活动困难，其局部肌筋痉挛，舌质红，苔黄腻，脉弦数者，为气血凝滞壅阻经络，积瘀生热所致，宜清热化瘀，疏通经络；损伤后其离位处隐隐作痛，低热，患肢活动困难，其周围肌筋松软，舌质淡，苔白脉沉细者，多为年老体弱，肝肾不足，气血虚衰无以"主骨利关节"所致，宜调补气血，补益肝肾，温通经络。

（二）辨病治疗

骶髂关节损伤一般采用非手术治疗，正骨手法治疗可取得较好的疗效。急性损伤患者（有明确外伤史，发病一周以内）可立即行复位手法治疗，慢性损伤患者可先行单下肢牵引治疗1~2周后再行手法复位。

1. 牵引治疗

适用于病程较长的慢性骶髂关节损伤患者，或体弱、高龄、妇女等不适宜较重正骨手法治疗者。主要目的是制动休息，松解局部粘连，缓解肌肉痉挛，为手法治疗做准备。一般采用单下肢牵引，下肢外展30°，根据患者体质牵引重量5~8kg。每次1~2小时，每日2次，间隔4~6小时一次。

2. 骶髂关节封闭

患者取俯卧位，局部皮肤常规消毒后用常用生理盐水15ml+2%利多卡因5ml+乙酸曲安奈德注射液25mg+维生素B_{12}1.0mg，用7号长针头，沿骶髂关节裂隙刺入骶髂关节腔内，加压注入，必要时一周后可重复封闭一次。一般不超过3次。

3. 正骨手法治疗

先行放松手法。患者俯卧，从患侧腰骶部到下肢疼痛放射区使用滚法、拿法及指揉法。再配合点按大肠俞、小肠俞、秩边、环跳、承扶、殷门、风市、委中、承山等穴。动作要轻柔和缓，以解除韧带和肌肉的紧张痉挛，缓解疼痛。

放松手法后根据不同错缝类型，后错缝采用手牵足蹬法（以左侧为例），患者俯卧，施术者站在患者的右侧，用右足跟踩在患侧髂后上棘与第5腰椎棘突之间，施术者右足外旋以分离骶髂关节，用双手拉起患肢的踝部，令患者屈膝，助手环抱患者屈曲的膝关节行纵轴牵引，施术者提拉患肢使患肢尽量背伸，待拉到尽处，突然用脚向外下方猛蹬患者髂骨，同时放松手拉的足部，即可闻及复位的响声，轻叩患侧骶髂关节数下，使之更加吻合。前错缝采用屈髋屈膝冲压法。患者仰卧位，健肢伸直，助手固定髂前上棘及膝关节，施术者立于患侧，一手握着患肢踝部，另一手扶在膝部持续牵引 1~2 分钟后，摇晃患肢数次，然后令患者屈髋屈膝，向对侧腋窝冲压 1~2 次，多可闻及弹响声。术后嘱患者将患肢外展 30°，绝对卧床 4 小时。患肢不负重，扶拐行走一周。

4. 针灸治疗

局部选取阿是穴（尤其是在骶髂关节间隙处）、八髎穴、环跳穴等。远处可根据下肢麻木疼痛放射部位循经取穴。若放射至下肢后侧选取承扶、殷门、委中、承山等穴；外侧放射性麻痛选取风市、阳陵泉、阳陵泉、绝骨等；外前侧可选足三里、解溪等穴；伴腰痛者可选命门、肾俞、关元等穴。每天针刺 1 次。

5. 药物治疗

早期可外用内服活血止痛中药，必要时可口服非甾体抗炎药。

6. 其他治疗

骶髂关节处远红外线照射、超短波照射、中频治疗仪理疗，均可采用，每日 1~2 次，每次 15~30 分钟。

（三）辨证治疗

1. 辨证施治

（1）血瘀气滞型

［治法］活血化瘀，通经止痛。

［方药］大黄蟅虫丸加减。大黄 12g，炒枳壳 12g，蟅虫 12g，桃仁 15g，白芍 15g，水蛭 9g，地黄 15g，炙甘草 6g。

［加减］服药后大便稀薄者，减大黄、炒枳壳，以防伤正；素体脾虚者，加党参、黄芪，以健脾益气。

（2）寒湿痹阻型

［治法］温经散寒，除湿止痛。

［方药］乌头汤加味。制川乌（先煎）15g，干姜 15，麻黄 12g，白芍 15g，黄芪 20g，白蜜（兑服）30g，苍术 15g，川芎 15g，当归 12g，海桐皮 20g，炙甘草 12g。

［加减］偏于寒者，加桂枝、细辛，以温经通络；湿邪较重者，加薏苡仁、萆薢，以健脾祛湿；疼痛较甚者，加制乳香、制没药，以活血止痛；体质虚弱者，加太子参、白扁豆，以益气健脾。

（3）气血亏虚型

［治法］补益气血，通经止痛。

［方药］十全大补汤加减。党参 15g，黄芪 25g，白术 15g，茯苓 15g，当归 15g，川芎 12g，熟地黄 15g，白芍 10g，肉桂 3g，炙甘草 4g。

［加减］偏于气虚者，以红参易党参，加白扁豆，以增强健脾益气之力；偏于血虚者，加枸杞子、制何首乌、炒酸枣仁，以养心安神；脘腹胀满，纳差者，去熟地黄，加焦山楂、砂仁、豆蔻，以开胃消食。

（4）肝肾亏虚型

［治法］滋阴补肾，通督止痛。

［方药］左归丸加减。熟地黄 12g，山茱萸 12g，枸杞子 10g，山药 15g，茯苓 12g，麦门冬 15g，五味子 10g，柏子仁 15g，炒酸枣仁 15g，炙甘草 10g，

［加减］年老体弱，大便燥结者，加肉苁蓉、当归，以益精血，润肠通便；体倦乏力，面色少华者，加党参、黄芪，以补益脾肺。

2. 外治疗法

（1）熏洗疗法

［处方］透骨草、伸筋草、千年健、海桐皮、桂枝、牛膝、艾叶、花椒、白芷、莪术、威灵仙各 25g。

［操作方法］将药物文火煎沸 30 分钟，取药液 1000ml，趁热熏洗患处，每天 2 次。

［适应证］用于感受寒邪，诱发肢体疼痛者。

［注意事项］急性损伤患者24小时内禁用。

（2）热熨疗法

［处方］透骨草，伸筋草，威灵仙，鸡血藤，附子，川乌，花椒，细辛，海桐皮，红花，木鳖子，羌活，艾叶，防风。

［操作方法］将上述中药打成粗粉后，棉布袋分装，用醋泡30分钟后，蒸30分钟，敷于患处，每次30分钟，每日2次。

［适应证］用于素体阳虚，复感寒邪，肢体疼痛难愈者。

［注意事项］热敷时温度适中，不能烫伤皮肤，凉后加热继续使用。

3. 成药应用

（1）养血止痛丸

［组成］丹参，生白芍，鸡血藤，秦艽，桂枝，地黄，威灵仙，香附，乌药，川牛膝，甘草等。

［功能］益气养血，行气止痛，温经通络。

［适应证］各种急慢性软组织损伤等。

［用法］口服，一次1袋，一日2~3次，温开水送服。

［注意事项］孕妇禁服。阳热证不宜使用。

（2）芪仲腰舒丸

［组成］黄芪，杜仲，当归，白芍，续断，牛膝，桂枝，狗脊，徐长卿等。

［功能］温经散寒，补肾养血止痛。

［适应证］适用于腰及下肢冷痹，麻木，困痛等症。

［用法］口服，一次1袋，一日2~3次，温开水送服。

［注意事项］孕妇慎用。

（四）医家诊疗经验

杨金斗

杨金斗教授在多年的临床工作中总结出了治疗骶髂关节损伤的松筋板按法。此法操作简单，针对性强，患者痛苦小且疗效好。松筋扳按法分为松筋和扳按两部分。松筋是指采用如揉、分筋、理筋及点穴等手法，以达放松局部肌肉，解除粘连的作用。扳按是指扳动患者肩背部使脊柱最大角度的前旋或背伸，从而使力量传导至患者骶骨。同时掌根按于因前或后错缝而位置发生变化的髂前上棘或髂后上棘，向错缝方向的反方向用力，使错缝的骶髂关节得以复合。松筋是施扳按的前提，扳按是整复骶髂关节的关键。根据错缝方向的不同又分为仰卧扳肩按髂法和侧卧扳肩推髂法。

扳按法时要遵循稳、准、巧的施术原则。稳是指手法用力要稳妥，准是指定位准确，巧是指用力轻巧，避免蛮力。骶髂关节错缝的病位在骶骨与髂骨的耳状面，通过触诊能够准确判断错缝的方向。扳按法利用了长杠杆原理将力量集中在患者骶骨，同时另一手准确按压髂前上棘或髂后上棘，由于力量全部作用在患侧骶髂关节处，用轻巧之力便可完成整复。患者容易接受，做到"法之所施，患者不知其苦"。

松筋扳按法充分体现了治疗伤科疾病时要遵循筋骨并重且操作手法准、巧的学术思想。此法在操作中应注意的几点要领如下。①要将脊柱旋转或背伸到最大角度，并令患者双手环抱于胸前，使双侧背部肌肉紧张，这样才能确保力量传导至骶骨。②按压髂前上棘或髂后上棘时方向准确，双手用力要协调。③在使用本法后令患者适当卧床休息，症状明显者应卧床休息1~2周，可使病情快速恢复且不易复发。

五、预后转归

骶髂关节一般情况下不轻易移位，一旦移位，则自行归位的可能性很小，常常导致顽固性剧烈疼痛，若不进行有效复位，症状很难缓解。一般采用卧床制动休息办法，可以达到松弛肌肉的目的，但大多数损伤后，骶髂关节移位较为明显，自行复位困难，多需要手法复位或牵引后手法复位。手法复位主要根据移位分型，摆好体位，准确定位，依据力学原理，使用稳妥、轻巧之力，作用于骶髂关节，避免使用蛮力，当听到复位关节的弹响声或疼痛显著减轻时，提示复位成功，一般不需再次复位。复位前应排除合并严重糖尿病、原发性高血压、冠心病、骨质疏松、骨折、肿瘤、腰椎结核、出血倾向者。因移位和复位可导致关节韧带、滑膜损伤，应给予深部热疗消肿止痛，促进损伤修复，进一步缓解疼痛等不适症状。如果出现严重的骶髂关节损伤，伴有周围韧带断裂时，骶髂关节不稳定，可以选择手术固定治疗。

六、预防调护

1. 体检

对于经常使用腰骶部的工作人员，应注意活动姿势，避免腰骶部旋转，特别是骨盆的旋转，适当改善劳动姿势及活动姿势，可以减少骶髂关节的损伤。

2. 围生期妇女

对于怀孕后期的妇女，骶髂关节常常自动松弛，这段时期避免长时间负重、外伤、劳累等情况发生，产后注意局部保暖，等待骶髂关节闭合后再行长时间的活动。家务劳动要适宜，避免过度旋转骨盆。防止骶髂关节负荷过大。

3. 加强肌肉锻炼

强有力的背部肌肉可防止腰骶部软组织的损伤。预防教育可树立患者治疗本病的信心，避免错误治疗，减少个人和社会的损耗。

七、专方选要

地乌蠲痹汤

［组成］地黄60g，制川乌9g，威灵仙9g，蚕沙15g，秦艽15g，乌梢蛇6g，怀牛膝9g，豨莶草15g，五加皮15g，独活9g。

［功能］滋阴活血，温经散寒，通络止痛。

［适应证］行痹、痛痹、着痹以及化热伤阴的热痹所致的肌肉、筋骨、关节疼痛麻木。

［用法］水煎服。

［出处］姜春华经验方。

主要参考文献

［1］杜德利. 新手法治疗骶髂关节损伤68例［J］. 中医杂志，2006，47（9）：686.

［2］包新任，王琦. 改良腰椎斜扳法治疗骶髂关节紊乱症疗效观察［J］. 中国全科医学，2013，16（3）：310-311.

［3］秦家超. 定向复位法治疗骶髂关节移位126例疗效观察［J］. 中国中医急症，2013，22（10）：1761-1762.

［4］孙希武. 骶髂关节阻滞治疗下腰痛临床疗效观察［J］. 河北医学，2013，19（10）：1549-1551.

［5］刘畅. 杨金斗主任医师松筋扳按法治疗骶髂关节错缝的经验［J］. 中国中医急症，2013，22（6）：942-943.

［6］罗华送. 三维正脊疗法治疗骶髂关节半脱位82例［J］. 中国中医药科技，2013，20（3）：327-328.

［7］林金来，蔡奇芳. 美式骶髂关节矫正术为主治疗骶髂关节移位88例的临床观察［J］. 医药前沿，2013（21）：155-157.

［8］梁伍，卢柳霞，王青松. 三维牵引加腰骶弹力固定带外固定治疗骶髂关节半脱位疗效观察［J］. 中国运动医学杂志，2011，30（4）：369-370+349.

［9］颜大荃，冯前，张治国. 针刺结合定点牵拉法治疗骶髂关节错缝疗效观察［J］. 按摩与康复医学，2014（1）：62-63.

［10］戴晓林. 改良手法整复在骶髂关节移位治疗中的运用［J］. 医药前沿，2013（35）：178-179.

第十三节　强直性脊柱炎

强直性脊柱炎是一种主要累及中轴骨骼的慢性炎症性疾病，其特征是骶髂关节炎，从骶髂关节开始，逐步上行蔓延至脊柱关节，造成骨性强直。病损以躯干关节为主，也可波及近躯干的髋关节，但很少波及四肢小关节。它的发病率比类风湿关节炎低，约占全人口的0.1%，因本病多见于男性青年，男女之比约为10∶1，本病多发于15~30岁，其中又以16~25岁的年龄组发病率最高，初发关节以腰椎、骶髂关节、髋关节、膝关节最多，先发于腕及手指小关节者最少。该病病因尚未明了，但比类风湿关节炎有更强的家族遗传倾向，家族史的阳性率为23.7%。除心脏并发症、肾淀粉样变性和颈椎骨折脱位外，本病对患者的寿命并无明显影响。

本病大抵属于中医学"肾痹""大偻""骨痹""背偻"等范畴，其发病不出外感，内伤两端。外感六淫是本病发生的外因，如《素问·痹论》中云："风寒湿三气杂至，合而为痹也，其风气胜者为行痹，寒气胜者为痛痹，湿气胜者为著痹也。"内伤者则与肾及督脉关系密切，如《素问·痹论》中曰"痹在于骨则重……骨痹不已，复感于邪，内舍于肾""肾痹者，善胀，尻以代踵，脊以代头"。《素问·调逆论》云："肾者水也，而生于骨，肾不生则髓不能满，故寒甚至骨也……病名曰骨痹，是人当挛节也。"至明代张介宾在《类经》中言："骨痹者，病在阴分也，真阴不足则邪气得留于其间。至虚之处，乃是留邪之所。肾为先天之本，内寓元阴元阳，藏精生髓主骨统督，今肾虚不足，阳气者不能温煦，阴精者失于濡养，故腰背既冷且痛。"这些论述均说明了强直性脊柱炎与肾密切相关。而《素问·骨空论》曰："督脉者……贯脊属肾……挟脊抵腰中……督脉为病，脊强反折。"《难经·二十九难》中曰："督脉为病；脊强而厥。"《脉经·评奇经八脉病》曰："尺寸俱浮，直上直下，此为督脉。腰背强痛，不能俯仰。"此皆强调了强直性脊柱炎与督脉的关系，为强直性脊柱炎的辨证论治奠定了理论基础。

一、病因病机

（一）西医学认识

本病病因至今未明，强直性脊柱炎很可能是由于基因和环境因素的综合作用引起的疾病。病因可参考以下几个方面的内容。

1.基因因素

强直性脊柱炎比类风湿关节炎有更强的家属遗传倾向，临床上可见兄弟或父子同时患病的情况。尽管基因因素的重要性已被公认，但其遗传方式仍不清楚。

2.其他因素

还有其他因素，包括外伤、甲状旁腺疾病、肺结核、铅中毒、上呼吸道感染、淋病、局部化脓性感染、内分泌及代谢缺陷、过敏等，都曾被人提及，但都缺乏有力的根据。

强直性脊柱炎是一种不同于类风湿关节炎的疾病，但在早期两者的病理变化很相似，两者都先见增殖性肉芽组织为特点的滑膜炎。此时，镜检可见滑膜增生肥厚，绒毛形成，浆细胞和淋巴细胞浸润，这些炎细胞多聚集在滑膜小血管周围，呈巢状。有别于类风湿关节炎的是，强直性脊柱炎在附近骨质中也可发生和滑膜病变无联系的慢性炎性病灶，病变多始于骶髂关节，逐渐上犯腰、胸、颈椎、肩、髋、肋骨、胸骨柄体等关节，常累及耻骨联合等处。约有25%患者同时累及膝、踝等周围关节。强直性脊柱炎滑膜肥厚和关节软骨面的腐蚀破坏程度较轻，很少发生骨质吸收和关节脱位，但关节囊和韧带的骨化却很突出，加之关节软骨面的钙化和骨化，极易发生关节骨性强直，结合部的炎性肉芽组织既能腐蚀结合部的松质骨，又可向韧带、肌腱、关节囊内蔓延。在组织修复过程中，新生的骨质生成过多、过剩，不但足以填补松质骨的缺损，还向附近的韧带、肌腱、关节囊过渡，形成韧带骨赘。这种增生和发展的结局，是导致关节骨性强直的重要原因。

（二）中医学认识

1. 病因

以病名为依据，结合本病的临床表现分析本病的病因病机，实可执简驭繁。

（1）从"肾痹"分析　"肾痹者，尻以代踵，脊以代头"（《素问·痹论》），王洪图教授释之曰："尻，尾骶部。踵，足后跟。尻以代踵，指足不能行，以尻代之；脊以代头，指头俯不能仰，背驼甚，致脊高于头。"说明早在《素问·痹论》中就描述了强直性脊柱炎的晚期症状表现。《素问·五脏生成》中明确提出了"肾痹"的病因病机，如谓"肾痹，得之沐浴清水而卧"，即肾痹是因为感受寒湿之邪而致。《素问·痹论》曰"风寒湿三气杂至，合而为痹也""以冬遇此者为骨痹""五脏皆有合，病久而不去者，内舍于其合也。故骨痹不已，复感于邪，内舍于肾"。由此可见，阳气内藏，太阳经气不足，外感风寒或寒湿之气，痹聚于骨，骨痹久病不愈，内传于肾，肾受损伤，而成肾痹。

（2）从"大偻"分析　"阳气者，精则养神，柔则养筋。开阖不得，寒气从之，乃生大偻"（《素问·生气通天论》），"偻"，《新华字典》注解曰"脊背弯曲"，《辞源》释为"曲背"。"大偻"，王冰注释为"身体俯曲，不能直立，偻，脊柱弯曲"。"大"字，著名风湿病专家焦树德认为，其有两种含义：一指脊柱为人体最大的支柱，一

指病情严重。大偻的症状表现与强直性脊柱炎晚期临床表现相似。因此，焦树德教授将"大偻"定义为病情深重，脊柱弯曲，背俯的疾病，并建议将"大偻"作为强直性脊柱炎的中医病名。"大偻"的病机即是阳气不固，或阳气开阖不得而失常，卫外功能失司，感受寒邪，留滞于腰背的筋脉而致脊背俯不能仰。

（3）从"脊强"分析　"督之为病，脊强而厥"（《难经·二十九难》）"脊强，腰似折，项似拔，此足太阳经气郁不行，羌活胜湿汤"（《类证治裁·肩背手臂痛》）"膀胱肾间冷气攻冲背膂，腰脊强仰不利，宜乌沉汤"（《东医宝鉴·外形篇》），提示"脊强"是由肾气虚衰，督脉、足太阳经经脉空虚，感受风寒或湿邪，经气郁而不行，湿凝瘀滞而致。

（4）从"背偻"分析　"肝主筋而藏血。血为阴，气为阳。阳气，精则养神，柔则养筋。阴阳和同，则气血调适，共相荣养也，邪不能伤。若虚则受风，风寒搏于脊膂之筋，冷则挛急，故令背偻"（《诸病源候论》），"背偻"的病机是阴阳失调，气血亏虚，营卫失和，感受风寒湿之邪，搏击于脊背，寒则收引，脊背筋脉挛急而致脊背伛偻。

2. 病机特点

上述四个病，在古医籍中的描述与强直性脊柱炎晚期的症状颇为相似，由此足以证明，中医学对本病早已有深刻的认识，肾督亏虚与风寒湿外邪侵袭，是致病的关键。先天禀赋不足是强直性脊柱炎的发病基础，感受风寒湿等邪气，是其发病诱因，外邪乘虚内侵督脉、筋骨，壅滞气血，或致水液输布失常，痰湿内生，甚至痰瘀互结。以寒邪为主者，寒性凝滞，收引，故病多疼痛；以风邪为主者，风性善行数变，早期可见游走性关节疼痛。其病位在肝肾与督脉，以肾虚督寒为多见，若病程日久

寒湿化热，或阳损及阴，可致肝肾阴精亏虚，终致本虚标实，缠绵难愈，甚或脊柱关节僵硬畸形。故其治疗以温肾强督，蠲痹通络为主。

二、临床诊断

（一）辨病诊断

本病多发于16~25岁青年人。起病隐匿，进展缓慢。早期症状常为下腰痛和僵硬，可伴乏力，食欲减退，消瘦和低热等。起初疼痛为间歇性，后变为持续性。后期炎性疼痛消失，脊柱大部强直。可发展至严重畸形。女性患者周围关节侵犯较常见，进展较慢，脊柱畸形较轻。

1. 诊断要点

（1）骶髂关节表现　最早为骶髂关节炎，后发展至腰骶部、胸椎及颈椎，下腰痛和僵硬常累及臀部、大腿。本病下腰痛可从一侧转至另一侧，直抬腿试验阴性。直接按压骶髂关节或将其伸展，可引起疼痛。有时只有骶髂关节炎的X线征而无症状和体征。

（2）腰椎表现　下腰痛和下肢活动受限多是腰椎受累和骶髂关节炎所致。早期为弥漫性肌肉疼痛，之后集中于腰骶椎部。腰部前屈、后伸、侧弯和旋转均受限。腰椎棘突压痛，腰背椎旁肌肉痉挛。后期有腰背肌萎缩。

（3）胸廓、胸椎表现　腰椎受累后波及胸椎，可有胸背痛、前胸和侧胸痛。胸部扩张受限，胸痛为吸气性，可因咳嗽、喷嚏加重。主要由于肋椎关节、肋骨肋软骨连接处、胸骨柄关节和胸锁关节受累。胸廓扩张度较正常人降低59%以上。

（4）颈椎表现　早期可为颈椎炎，由腰、胸椎病变上行而来。可发生颈、胸椎后凸畸形，头常固定于前屈位，颈后伸、旋转可受限。可有颈椎部疼痛，沿颈部向头部放射。神经根痛可放射至头和臂，有颈部肌肉痉挛，最后肌肉萎缩。

（5）后期脊柱表现　颈部固定于前屈位，胸椎后凸畸形，胸廓固定，腰椎后凸畸形，髋和膝关节屈曲挛缩是本病后期特征性姿势。后期炎症疼痛消失，但可发生骨折，一般为多发性。由于畸形，X线不易发现骨折位置，需特殊位置检查。

（6）周围关节表现　周围关节受累率为肩和髋40%，膝15%，踝10%，腕和足各5%，极少累及手。肩和髋关节活动受限较疼痛症状突出，早期滑膜炎期，即活动受限，随着病变进展，软骨退变，关节周围结构纤维化，关节强直。

（7）关节外表现　本病可影响多系统，伴发各种疾病。多在本病发病后出现，少数在发病前出现。①心脏病变：脊柱炎较重，并有全身和周围关节病，患者心脏病变，表现为主动脉瓣闭锁不全、心脏扩大和房室传导阻滞，并可发生阿－斯综合征。②眼部病变：结膜炎和虹膜炎的发病率可达25%，病程越长，发生虹膜炎的概率越大。③肺部病变：肺上叶纤维化是本病的后期并发症，表现为咳嗽、咳痰和气喘。胸部正位检查提示双肺上叶弥漫性纤维化，可有囊肿形成与实质破坏，类似结核，应加以区别。治疗常无效，多在大量咯血后死亡，中医养肺滋阴法有效。④慢性前列腺炎。⑤肾淀粉样变：较少见。有蛋白尿时疑为此症。⑥肾脏病变：本病患者的肾小球功能无明显异常。⑦神经系统病变：本病后期可侵犯马尾神经，表现为下肢或臀部疼痛，伴感觉和运动功能障碍，出现膀胱和直肠症状。

2. 相关检查

（1）实验室检查　本病没有诊断性或特异性检查。50%~75%的患者出现轻度血沉增快，亦常可见到轻至中度IgA升高，它与类风湿因子和抗核抗体无任何相关性。

（2）放射学检查　本病的特征性放射学改变经过很多年后才出现。主要见于中轴关节，尤其是骶髂关节、椎间盘椎体连接、骨突关节、肋椎关节和肋横突关节。骶髂关节炎是最早和最持久的 DR 征象。通常一个简单的后前位 DR 片足以判断有无病变。病变为双侧对称性，表现为软骨下骨板模糊，接着是类似邮票的锯齿样破坏和邻近骨的硬化。病变最初在髂骨面更清楚。随着软骨下骨破坏的发展会形成骶髂关节间隙增宽的假象。继骨间桥和钙化出现后关节间隙逐渐变窄，数年后出现骶髂关节骨性强直，邻近骨硬化消失。肌腱端炎表现为肌腱和韧带的骨附着处的骨质糜烂和骨炎，以坐骨结节、髂嵴、跟骨、股骨大转子和椎骨棘突最常见。病程长和病情严重的强直性脊柱炎患者最终导致脊柱完全融合（竹节样脊柱）。

（3）超声检查　超声技术已开始应用于肌肉骨骼系统的检查，其优势在于非侵入性，便携带，花费少，没有放射性。超声可以早期发现软骨和骨糜烂、滑膜增生、关节周围各种结构的变化。

（二）辨证诊断

1. 湿热壅滞督脉型

（1）临床证候　腰部疼痛剧烈，拒按，僵硬，转侧不利，夜间尤甚，活动后减轻，甚至不能活动，或伴下肢关节肿痛，灼热，身重，发热，口干口苦，纳差，小便黄，大便干结，舌质红或黯红，苔黄腻或黄燥，脉弦数或滑数。

（2）辨证要点　多见于强直性脊柱炎的急性活动期，腰部疼痛剧烈，僵硬，苔黄腻，脉弦数或滑数。

2. 寒湿留着督脉型

（1）临床证候　腰骶部冷痛或重着，骨节酸痛，得温则舒，身重转侧不利，晨起尤甚，活动后减轻，阴雨天加剧，口淡不渴，舌质淡红，苔薄白，脉濡缓或弦紧。

（2）辨证要点　多见于强直性脊柱炎早、中期，腰骶部冷痛或重着，骨节酸痛，得温则舒。

3. 肝肾阴亏，邪留督脉型

（1）临床证候　腰背强直，转侧不利，腰酸腿软，肌肉萎缩，伴烦热盗汗，失眠易怒，目睛干涩，咽干，大便干少，小便黄，舌质偏红，苔薄或少苔，脉细弦或弦细数。

（2）辨证要点　多见于强直性脊柱炎中、晚期，腰背强直，转侧不利，腰酸腿软。

4. 脾肾阳虚，寒留督脉型

（1）临床证候　腰背强直，转侧不利，腰酸腿软，肌肉萎缩，伴形寒肢冷，面色无华，气短神疲，自汗懒言，形体瘦弱，纳少，大便溏薄，夜尿频，舌质淡或略黯淡，舌体胖边有齿印，苔薄白，脉沉弦细。

（2）辨证要点　多见于强直性脊柱炎中、晚期，腰背强直，转侧不利，腰酸腿软，形寒肢冷。

5. 肝肾精亏，督脉失养型

（1）临床证候　腰背强直，转侧不利，晨僵，腰酸腿软，肌肉萎缩，精神萎靡，头晕健忘，耳鸣耳聋，夜梦多，男子阳痿、早泄，妇女月经量少，舌质淡，苔薄白，脉沉细弱。

（2）辨证要点　多见于强直性脊柱炎中、晚期，腰背强直，转侧不利，晨僵，腰酸腿软，精神萎靡。

三、鉴别诊断

（一）西医学鉴别诊断

本病病因不明，早期诊断非常困难。因此，患者的病史、体征和 X 线检查结果就相当重要。下腰痛和僵硬感是最常见的临床表现，但很多其他表现可先于此发生。

不过在人群中腰痛是极其常见的症状，且引起腰痛最常见的原因并非炎症性，而是机械性。机械性疼痛一般在活动时加重，休息时减轻，不伴扩胸度和脊柱侧弯活动受限，血沉常不快，DR 检查无骶髂关节炎表现（表1）。

表1 炎性下腰痛与机械性下腰痛的鉴别

项目	炎性下腰痛	机械性下腰痛
发病年龄	＜40 岁	任何年龄
起病	慢	急
症状持续时间	＞3 个月	＜4 周
晨僵	＞1 个小时	＜30 分钟
夜间痛	常常	无
活动后	改善	加剧
骶髂关节压痛	多有	无
背部活动	各方向受限	仅屈曲受限
扩胸度	常减少	正常
神经系统查体异常	少见	多见
血沉增快	常有	多无
骶髂关节 DR 异常	常有	常无

（二）中医学鉴别诊断

本病应与骨痿相鉴别，两者皆为骨骼疾病，后者多为肝肾亏虚，肾阳虚，不能滋养，温煦筋骨，所导致的骨骼痿软无力，酸困疼痛。而前者多为寒湿、风湿、湿热等邪气侵袭，导致腰部疼痛剧烈，拒按，僵硬，转侧不利，夜间尤甚，活动后减轻。

四、临床治疗

（一）提高临床疗效的要素

强直性脊柱炎病程较长，顽固难愈，故早期诊断、早期治疗、控制发展、改善症状是提高疗效的关键。肾阳或肾之精气不足，则督脉空虚，不能温煦，濡养经络，筋骨失养，再遇风、寒、湿等外邪侵入，常可诱发本病。故肾虚督寒，督脉失养是本病之病理基础，治当以补肾强督，通经活络，兼祛伏邪为法。

（二）辨病治疗

目前虽无治愈强直性脊柱炎的有效办法，但大多数患者的病情可以得到较好控制。患者及时就医，早期诊断，正确的处理对结局影响很大。近年来，本病的预后已明显改善。

1. 非药物治疗

患者必须尽快直立行走，尽可能伸直脊柱并定期做背部的伸展运动。劝告患者戒烟，每日做深呼吸运动 1~2 次，以维持正常的扩胸度。吸烟不但影响肺功能，还会增加药物的不良反应，应及时戒烟。睡较硬的床垫，枕头越薄越好，最好是仰卧或伸背俯卧，避免蜷曲侧卧。游泳是强直性脊柱炎患者最好的运动方式，戴上潜水镜和通气管能使颈部明显屈曲畸形的患者做自由泳运动。本病无须特别饮食控制，尚未发现某些食物可引起甚至加重病情。

2. 非甾体抗炎药

目前治疗强直性脊柱炎的主要药物仍是非甾体抗炎药。无论是急性发病还是在慢性病程中，都可用非甾体抗炎药来改善脊柱或是外周关节疾病的症状。所有非甾体抗炎药均可减缓疼痛和僵硬感。抗炎药种类繁多，但疗效大致相当。吲哚美辛对强直性脊柱炎的疗效尤为显著。如患者年轻，又无胃肠、肝、肾及其他器官疾病或禁忌证，吲哚美辛可作为首选药物。其他可选用的药物如双氯芬酸、美洛昔康片、洛索洛芬钠。非甾体抗炎药引起的不良反应有胃肠不适、胃溃疡肝肾损伤、血细胞减少、水钠潴留、高血压及过敏反应等。医师应针对每例患者的具体情况选用一种抗炎药物。在用药过程中应始终注意监测药物不良反应并及时调整。

3. 糖皮质激素

因糖皮质激素不良反应，且不能阻止病情发展，所以不推荐长期口服糖皮质激素。顽固性肌腱端炎和持续性滑膜炎可局部应用糖皮质激素治疗。对难治性虹膜炎可能需要全身用激素或免疫抑制剂治疗。对外周关节炎可行关节腔内注射糖皮质激素治疗。

4. 缓解病情药物

当非甾体抗炎药治疗不能满意地控制病情，患者对非甾体抗炎药耐受性较差，或者当患者出现了较多的关节外症状等时，应考虑使用缓解病情药。

（1）硫氮磺吡啶 自1984年以来，硫氮磺吡啶广泛应用于治疗强直性脊柱炎。对磺胺类过敏者不一定不能服用本药。到目前为止，只有硫氮磺吡啶被证实治疗强直性脊柱炎有效，且该药主要对患者的外周关节有效，但对脊柱和肌腱端炎无效或效果不佳。为了弥补硫氮磺吡啶起效较慢及抗炎作用较弱的缺点，通常选用一种起效快的抗炎药。本品的不良反应包括消化系症状、皮疹、血细胞减少、头痛、头晕，以及男性精子减少及形态异常（停药可恢复）。

（2）甲氨蝶呤 一种叶酸拮抗剂，广泛用于治疗类风湿关节炎。还可以明显改善外周关节炎症状，但脊柱症状没有变化。尽管小剂量应用甲氨蝶呤不良反应较少，但在治疗时仍应注意其不良反应。

（3）TNF-α抑制剂 TNF-α在免疫反应中具有介导炎症和免疫调节作用，其效应包括激活淋巴细胞，释放其他细胞因子IL-1、IL-6、前列腺素和金属蛋白酶，也可以促进血管形成和调节黏附分子。在本病患者骶髂关节活检组织中发现大量TNF-α，mRNA表达说明TNF-α参与了强直性脊柱炎的发病机制。强直性脊柱炎患者血清TNF-α水平高于非炎性下腰痛患者。此外，强直性脊柱炎和脊柱关节炎患者具有的亚临床肠道炎性病变和克罗恩病相似，而抗TNF-α治疗对克罗恩病有效。因此，抗TNF-α治疗对强直性脊柱炎同样有效。

（4）沙利度胺 沙利度胺有特异性免疫调节作用，它能抑制单核细胞产生TNF-α，也能协同刺激T淋巴细胞，辅助T淋巴细胞应答，还可抑制血管形成和黏附分子活性。沙利度胺对难治性强直性脊柱炎患者有效，不仅可以控制夜间腰痛与僵硬，还可改善外周关节炎、血沉、C反应蛋白等。

（三）辨证治疗

1. 辨证施治

（1）湿热壅滞督脉型

［治法］清热化湿，化瘀止痛。

［方药］四妙丸加味。黄柏12g，苍术、姜黄各15g，薏苡仁、鸡血藤、萆薢各30g，川牛膝15g，醋延胡索15g，泽兰25g，生甘草10g。

［加减］湿重关节肿胀，苔厚腻者，加汉防己、野木瓜、泽泻，以除湿消肿；热盛关节灼热或发热者，加忍冬藤、白花蛇舌草、柴胡、黄芩，以清热解毒；多关节肿痛、游走痛，舌质黯者，加羌活、川芎、鸡血藤、威灵仙，以养血活血祛风；病程久延，疼痛剧烈，瘀象明显者，加三七粉（冲）、露蜂房、地龙，以通络止痛。

（2）寒湿留着督脉型

［治法］散寒除湿，通督止痛。

［方药］麻黄附子细辛汤合泽泻汤加味。麻黄12g，桂枝15g，白芍15g，细辛6g，制附子（先煎）15g，干姜15g，泽泻12g，白术20g，当归15g，川芎12g，独活15g，炙甘草6g。

［加减］寒邪束表，头痛，恶寒者，加羌活、防风，以疏风散寒解表；湿重，苔

腻脘闷者，加砂仁（后下）、苍术、厚朴，以燥湿健脾；瘀血阻滞，痛有定处，反复发作者，加三七粉（冲服）、桃仁、制乳香、制没药，以逐瘀止痛。

（3）肝肾阴亏，邪留督脉型

[治法] 滋养肝肾，祛湿止痛。

[方药] 六味地黄汤加减。熟地黄15g，牡丹皮12g，山茱萸15g，泽泻12g，茯苓20g，山药20g，泽兰20g，汉防己15g，羌活12g，川木瓜25g，炙甘草6g。

[加减] 若阴虚内热，咽干口燥，舌质偏红，舌根苔腻者，加知母、黄柏、苍术，以滋阴清热燥湿；咽痛不适者，加桔梗、牛膝，以利咽止痛；阴虚盗汗，筋脉拘急者，加女贞子、墨旱莲、葳蕤，以滋肝肾，养筋脉。

（4）脾肾阳虚，寒留督脉型

[治法] 温补脾肾，散寒通督。

[方药] 金匮肾气丸加减。熟地黄15g，山药20g，山茱萸15g，牡丹皮9g，茯苓20g，泽泻12g，桂枝15g，制附子（后下）15g，狗脊15g，淫羊藿15g，盐杜仲12g，独活12g，伸筋草20g，炙甘草15g。

[加减] 脾胃不和，胃脘不适者，加砂仁、陈皮、法半夏、炒麦芽，以行气开胃消食；肝肾不足而见腰腿酸软者，加续断、桑寄生，以滋补肝肾；夜尿频者，加益智仁、芡实，以补肾固涩。

（5）肝肾精亏，督脉失养型

[治法] 补益肝肾，强筋养督。

[方药] 独活寄生汤加减。独活15g，桑寄生20g，细辛6g，桂枝15g，怀牛膝15g，杜仲15g，党参15g，川芎12g，当归15g，白芍15g，熟地黄15g，续断15g，炙甘草6g。

[加减] 兼血瘀或疼痛较甚者，加三七粉、醋延胡索、姜黄，以化瘀止痛；梦遗、滑精者，加金樱子、芡实、海螵蛸，以补肾固涩；女子月经不调者，加益母草、香

附、菟丝子，以补肾活血调经。

2.外治疗法

中药外治的方法很多，主要有中药熏洗、热敷、外贴膏药、涂搽药膏等。常与理疗、推拿手法等联合运用，有利于中药的吸收，发挥温经通络，舒筋活血，缓解肌肉痉挛，减轻疼痛，促进恢复的作用

（1）熏洗疗法

[处方] 桂枝、羌活、伸筋草、徐长卿、鸡血藤各适量。

[操作方法] 将药物文火煎沸30分钟，取药液1000ml，趁热熏洗患处，每天2次。

[适应证] 用于因感受寒邪，诱发肢体疼痛者。

[注意事项] 素体阳虚者，药物用量宜小，并且可配伍适量附子，以温补阳气。

（2）热熨疗法

[处方] 透骨草，伸筋草，威灵仙，鸡血藤，附子，川乌，花椒，细辛，海桐皮，红花，木鳖子，羌活，艾叶，防风。

[操作方法] 将上药粉碎为粗粉，搅匀，装布袋封口，或水煮，或笼蒸，趁热外敷于患处，每次使用时间为1个小时左右，凉后可加热继续使用。

[适应证] 用于素体阳虚，复感寒邪，肢体疼痛难愈者。

[注意事项] 热度适中，不能烫伤皮肤，凉后加热继续使用。

3.成药应用

（1）顽痹通丸

[组成] 桂枝，独活，羌活，防风，白术，青风藤，海风藤，苍术，细辛等。

[功能] 祛风散寒，除湿通络。

[适应证] 用于风寒湿闭阻经络所致的关节、肌肉疼痛，得温则减，遇冷加重，或伴见肿胀，僵硬，重着，麻木，屈伸不利者。

[用法] 口服，一日2~3次，一次1袋，温开水送服或遵医嘱。

［注意事项］素体气虚者，用量宜小，并配服香砂养胃丸。

（2）顽痹清丸

［组成］忍冬藤，络石藤，桑枝，薏苡仁，黄芩，益母草，乳香，紫草，川牛膝等。

［功能］清热除湿，祛风通络。

［适应证］用于风湿热闭阻经络所致的关节、肌肉灼热，红肿，痛不可触，屈伸不利，或关节肿大，僵硬变形，伴有口渴，心烦，皮肤斑疹者。

［用法］口服，一日 2~3 次，一次 1 袋，温开水送服或遵医嘱。

［注意事项］慎食辛辣食品及饮酒，以免助阳生热。

（3）顽痹乐丸

［组成］补骨脂，续断，熟地黄，淫羊藿，鹿角霜，骨碎补，桑寄生，杜仲，川牛膝等。

［功能］补肾祛寒，活血通络。

［适应证］肾阳不足，精髓亏虚，风寒湿邪入中或痹证日久所致的关节、肌肉疼痛肿胀，或关节变形，肌肉消瘦，屈伸不利，伴见形寒怕冷，腰膝酸软，精神不振，面色苍白者。

［用法］口服，一日 2~3 次，一次 1 袋，温开水送服或遵医嘱。

［注意事项］本方温补肾阳作用较强，不宜久服。

（4）顽痹康丸

［组成］熟地黄，白芍，牛膝，桑寄生，鹿角胶，知母，杜仲，续断，骨碎补，威灵仙等。

［功能］滋补肝肾，祛风除湿，清退虚热。

［适应证］用于阴精亏虚，风湿之邪入侵表现为关节、肌肉疼痛肿胀，或关节变形，肌肉消瘦，屈伸不利，伴见心烦热，低热，盗汗，腰膝酸软等症。

［用法］口服，一日 2~3 次，一次 1 袋，温开水送服或遵医嘱。

［注意事项］本方用于肾阴阳两虚证，应在医师指导下服用。

（四）医家诊疗经验

1. 焦树德

肾督阳虚是本病的内因，寒湿入侵是外因，内外合邪，阳气不化，寒邪内盛，筋骨失于荣养发为本病。焦老以补肾强督为大法，在桂枝芍药知母汤的基础上，结合自己多年的临床经验，筛选药物，组方补肾强督治尪汤治疗强直性脊柱炎，疗效卓著。

2. 朱良春

本病的病因病机主要在于肾督阳虚，寒湿瘀阻，或肾督阴亏，湿热瘀滞，经络气血不通而致，朱良春教授力倡益肾蠲痹，善用虫类药物搜剔经络。

3. 王为兰

王为兰教授将强直性脊柱炎的主要病因病机概括为肾督为病，脊强厥冷。肾之阳虚阴亏，精气不足，既可内生寒热湿瘀痰邪，又可由六淫邪气及外伤而诱发，终致督脉虚滞，痹阻脊柱而成病，以补肾通督为大法，根据证候寒热不同加减变化。

五、预后转归

强直性脊柱炎对于本病的治疗虽无根治良方，但及时、积极地治疗，可使病情好转。采用支持疗法，中西药结合应用及手术等可取得一定疗效。

大部分患者预后功能状态和工作能力都很好，甚至病情持续发展的患者也是如此。尽管对某些患者来说预测预后存在困难，但可以肯定伴有髂关节受累或颈椎完全强直且有驼背的患者更容易出现残疾。幸运的是，近年来施行全髋置换术已能部分或完全阻止残疾的发生。有些研究提示，本病患者寿命会轻度缩短。但这些研究选择的对象是病情较重的患者，对于病情相对较轻的患者与正常人相比寿命无差别。

六、预防调护

开展疾病教育，对于治疗本病至关重要，应该让患者相信，本病是一种可治的疾病，并不是所有的患者都会进展到脊柱强直。本病病情发展缓慢，尽管疼痛和僵硬感通过口服非甾体抗炎药会得到很好控制，但定期做治疗性体育锻炼是减少或防止畸形和残疾的重要方法。

1.患者教育

对患者及其家属进行定期的疾病知识宣教，使其充分认知疾病。

2.姿势与体位

日常活动中保持最大功能位姿势，以防出现脊柱和关节畸形。包括站立时挺胸、收腹和双眼平视前方，坐位时胸部直立，睡硬板床，多取仰卧位，避免促进屈曲畸形的体位，睡矮枕，出现上胸椎或颈椎受累时停用枕头。四肢大关节应保持功能位，避免非功能位强直。

3.功能锻炼

规律的体育锻炼是治疗本病的基础，每周至少5天，每天至少锻炼30分钟。深呼吸及用力咳嗽可增加胸廓扩张度，增强椎旁肌肉力量和增加肺活量，保持关节活动度，预防或减轻残疾。

4.其他

注意休息，摄入富含钙、维生素的膳食，多吃水果，需戒烟、戒酒。

七、专方选要

1.三气饮

［组成］当归，枸杞子，杜仲，熟地黄，牛膝，茯苓，芍药（酒炒），肉桂，北细辛，白芷，炙甘草，附子。

［功能］补益气血，温阳散寒。

［适应证］本病气血亏损，风寒湿痹证。

［用法］每日1剂，诸药用水浸泡1个小时，武火煎开，文火煎煮30分钟，倒出药液，加水如上述煎法再煎30分钟，取药液400ml，分早、晚饭后半小时温服。

［注意事项］附子、炙甘草等量，待疼痛缓解，减附子、北细辛用量。

［出处］《景岳全书》。

2.加味防己黄芪汤

［组成］防己，黄芪，白术，甘草，苍术，薏苡仁，独活，生姜，红枣。

［功能］祛风除湿，健脾益气。

［适应证］本病脾胃气虚，风湿相搏证。

［用法］每日1剂，诸药用水浸泡1个小时，武火煎开，文火煎煮30分钟，倒出药液，加水如上述煎法再煎30分钟，取药液400ml，分早、晚饭后半小时温服。

［注意事项］本方扶正重于祛邪，疼痛甚者，可加羌活、桂枝、威灵仙。

［出处］《医经会元》。

3.独活寄生汤

［组成］独活，防风，细辛，秦艽，桑寄生，杜仲，牛膝，桂枝，当归，川芎，白芍，生地黄，人参，茯苓，炙甘草。

［功能］补益肝肾，疏风散寒祛湿。

［适应证］本病肝肾两虚，风寒湿痹证。

［用法］每日1剂，诸药用水浸泡1个小时，武火煎开，文火煎煮30分钟，倒出药液，加水如上述煎法再煎30分钟，取药液400ml，分早、晚饭后半小时温服。

［注意事项］本方补益肝肾之力尚属不足，若肾阳虚明显者，加续断、狗脊。待疼痛缓解，将祛风散寒药减量。

［出处］《备急千金要方》。

4.蠲痹汤

［组成］羌活，防风，生姜，白芍，当

归（酒浸一宿），炙黄芪，炙甘草。

［功能］祛风活血，祛湿宣痹。

［适应证］本病湿邪痹阻经络，气血凝滞证。

［用法］每日1剂，诸药用水浸泡1个小时，武火煎开，文火煎煮30分钟，倒出药液，加水如上述煎法再煎30分钟，取药液400ml，分早、晚饭后半小时温服。

［注意事项］本方祛湿之力不足，湿重者宜加薏苡仁、汉防己、苍术（米泔水浸，炒）。

［出处］《杨氏家藏方》。

5. 防风汤

［组成］防风，独活，秦艽，当归，赤芍，赤茯苓，黄芩，桂枝（不见火），杏仁，炙甘草。

［功能］养血祛风通络。

［适应证］本病风湿痹阻经络证。

［用法］每日1剂，诸药用水浸泡1个小时，武火煎开，文火煎煮30分钟，倒出药液，加水如上述煎法再煎30分钟，取药液400ml，分早、晚饭后半小时温服。

［注意事项］本方祛湿之力不足，若症见脘闷呆、大便溏薄、肢体困重者，宜加苍术、白术、薏苡仁、汉防己，以健脾祛湿。

［出处］《济生方》。

6. 薏苡仁汤

［组成］当归，白芍（炒），薏苡仁，麻黄，肉桂，炙甘草，苍术（米泔水浸，炒）。

［功能］温通经络，除湿宣痹。

［适应证］寒湿痹阻证。

［用法］每日1剂，诸药用水浸泡1个小时，武火煎开，文火煎煮30分钟，倒出药液，加水如上述煎法再煎30分钟，取药液400ml，分早、晚饭后半小时温服。

［注意事项］需重用薏苡仁，轻证用量不少于30g，重证用量可在60g以上，并宜

伍用苍术、白术，以健脾化湿，并防止湿盛伤脾。

［出处］《明医指掌》。

7. 强督笑痛方

［组成］制附子，黄芪，鹿茸，狗脊，盐杜仲，骨碎补，补骨脂，桂枝，白芍，全蝎，乌梢蛇，制马钱子（研末冲），桑寄生，炙甘草。

［功能］补肾强督，通经活络，兼祛伏邪。

［适应证］强直性脊柱炎属肾虚督寒证。

［用法］以上诸药每日1剂，用水浸泡，制附子加水浸过药面浸泡1个小时，武火煎开，文火煎煮30分钟，倒出药液，加水如上述煎法再煎30分钟，取药液400ml，分早、晚饭后半小时温服。人参用文火煎50分钟（兑服），制马钱子研末，每天分3次冲服，连服7天后停服。

［注意事项］制附子、炙甘草等量，制马钱子每天不超过0.9g，疼痛明显好转后，制附子、炙甘草、制马钱子、全蝎、乌梢蛇减量。

［出处］《全国名老中医韦绪性辨治疼痛病精要》。

主要参考文献

［1］焦树德. "大偻"刍议［J］. 中国中医药信息杂志，2000（7）：13.

［2］莫成荣，朱辉. 莫成荣治疗强直性脊柱炎的经验［J］. 辽宁中医杂志，2004，31（3）：184–185.

［3］陈湘君，王政. 陈湘君治疗强直性脊柱炎经验［J］. 辽宁中医杂志，2000，27（5）：196.

［4］袁国华. 强直性脊柱炎诊治进展［J］. 实用医院临床杂志，2007，15（4）：22–24.

［5］韦绪性. 全国名老中医韦绪性辨治疼痛病精要［M］. 北京：中国中医药出版社，2016：166–170.

第八章 下肢痛

第一节 概述

中医文献无下肢痛病名记述，早在《黄帝内经》中出现诸如"肢节痛""骨痛""脚下痛""腰股痛""股，膝，髀，腨，胻，足皆痛"等病证的记载。这些病名，大抵可归属于"下肢痛"范畴。《黄帝内经》论述的痹证如"行痹""痛痹""着痹""筋痹""脉痹""肌痹""皮痹""骨痹"等亦是以四肢疼痛为主症的病证，故亦可将其中有关的"痹证"归属于下肢痛范畴。西医学中有许多疾病都可导致下肢痛，如髋关节一过性滑膜炎、股骨头缺血性坏死、膝关节骨性关节炎等发病率较高，以下肢痛为主症的疾病严重影响人们的生活质量，应该引起临床工作者的高度重视。

下肢具有维持身体直立姿势，支持体重和维持运动的功能，故下肢结构形态基于生理需要发育得更加粗大强壮，以支撑身体运动的机械重力。下肢部位解剖结构复杂，包括人体许多重要的骨骼与关节。髋骨分左右两块，是全身最大的不规则扁平骨，由髂骨、坐骨、耻骨三块骨骼融合而成，有朝向下外的深窝，称为髋臼，其作用为连接股骨组成髋关节，形成下肢骨架。《太素·经筋》曰："髋骨如臼，髀骨如枢，髀转于中，故曰髀枢也。"这里的"髀枢"就是古人对髋关节的理解。髋关节周围有坚韧致密的关节囊，但长时间保持外展外旋活动，如跳跃、劈叉，可使关节囊受到损伤，导致关节疼痛、肿胀、跛行等症状，称为髋关节一过性滑膜炎，常见于儿童，又称小儿髋关节扭伤、小儿髋关节半脱位、小儿髋关节错缝。股骨是人体

最长最坚实的长骨，古称"大楗骨"，又名"髀骨"，上端有股骨头与髋臼形成髋关节，下端与胫骨、髌骨形成膝关节。股骨头因其特殊的血供结构，股骨头韧带内动脉仅能供应股骨头凹的有限区域，血供较股骨颈少。因此，极易引起股骨头坏死。髌骨又称膝盖骨，介于大小腿之间，形圆而扁，保护膝盖的前表面，髌骨所在的膝关节是人体最复杂的关节，有内外侧半月板使关节面彼此不直接触碰，起到吸收震荡、缓冲压力的作用。《伤科补要·第二十二则大楗骨膝盖骨》中云："《内经》曰膝乃筋之府。若伤之，上连腰屈疼痛，下移骨肿，或足腹冷硬，步履斜行，或膀子重伤，后成黄病。"书中记载了膝关节以"筋"为主要构造，以及损伤后出现疼痛和活动受限的症状。在老年人群中，最常见的是膝骨性关节炎，这是一种退行性骨关节疾病，由于关节内软骨退行性改变导致软骨破坏、软骨骨质增生、骨赘形成等，主要症状为膝部疼痛、关节僵硬及行走困难。《伤科补要·第二十三则骨脚踝跗骨》云中："骨，即膝下踝上下腿骨也，俗名胫骨。其形二根：在前名成骨，其形粗；在后名辅骨，其形细，俗名劳堂骨。下至踝骨，骨之下，足跗之上，两旁突出之高骨也。在内名内踝，俗名合骨；在外为外踝，俗名核骨。"以上详细阐释了胫腓骨、踝关节和足骨的解剖结构，胫腓骨下端与距骨滑车构成的踝关节，类似于单轴的屈曲关节，具有背屈伸和跖屈运动功能，距骨滑车前宽后窄，背屈时较宽的滑车前部嵌入关节窝内，使踝关节更加稳定。当跖屈时，由于较窄的滑车后部进入关节窝内，足能做轻微的侧方运动，关节不够稳定，故踝关节扭伤多

发生在跖屈（如下山、下坡、下楼梯）时。总之下肢结构以稳固为特征，该处骨骼粗壮，关节面宽，韧带发达，肌肉强劲有力，使下肢的稳固性大于灵活性，在血管滋养及神经支配下共同完成人体下肢的功能活动。

中医学认为，下肢痹证的主要病因与感受风寒湿热外邪，过劳损伤和素体虚弱相关。外邪主要为感受风、寒、热、湿诸邪，阻滞经脉，或因跌仆损伤经脉，导致气血瘀滞，经络不通，不通则痛。内伤则多为先天禀赋不足，或久病体虚，或年老体弱，或房事不节，致肾阴亏虚，肝肾同居下焦，精血同源，肾阴虚则水不涵木，肝血亏损，肝血虚则无以养筋以束骨利机关，则发为下肢疼痛。《素问·痹论》中云："五脏皆有合，病久而不去者，内舍于其合也。故骨痹不已，复感于邪，内舍于肾。筋痹不已，复感于邪，内舍于肝。脉痹不已，复感于邪，内舍于心；肌痹不已，复感于邪，内舍于脾。皮痹不已，复感于邪，内舍于肺。所谓痹者，各以其时重感于风寒湿之气也。"书中记载了筋痹、脉痹、肌痹、皮痹、骨痹与五脏之间的发病关系。在治疗上，中医学遵从整体观念，以辨证论治为原则，根据证的特性遣方用药。在临床上根据相应的证候选择合适的方药，以活血化瘀，化痰散结，通络止痛。此外，中药熏洗、针灸和手法治疗等对下肢痹证也有良好的效果。古代医家在治疗下肢痛的病证中积累了丰富的经验，如《医宗金鉴·正骨心法要旨》中载髀骨（股骨）"坠马拧伤，骨碎筋肿"，治疗上以手法复位后，以"竹帘裹之"，相当于现代的夹板固定，配合服用正骨紫金丹，外敷万灵膏。《伤科补要·第二十二则大腿骨膝盖骨》云："若膝盖骨破两者，用丝弦藤做箍，布条缚之，生线四根，如抱膝图法，将手挤圆，箍定其骨，膀下缚住，屈卧月余；服接骨紫金丹。若箍后仍两，一生跛足，不可治矣。"书中详细介绍了膝骨骨折后当运用"抱膝图"法，内服接骨紫金丹，该治法与目前临床上的保守治疗，无明显的差异。

西医学在下肢病的诊断上，应用医学影像技术可有效地判断病位在骨骼、软组织、肌肉还是神经等，为临床诊断提供了更客观的诊断依据。在治疗方面采用保守疗法与手术治疗相结合，治疗股骨头缺血性坏死患者，早期主要应用降脂、抗凝与促钙吸收剂等药物，如治疗效果不理想，病情持续发展，必要时可考虑手术治疗。手术治疗可改善患者的症状，恢复患者的肢体功能。

综上，临床治疗可缓解或解除患者下肢疼痛的症状，提高患者的生活质量。在治疗上应坚持中西医结合的理念，以"未病先防，既病防变，瘥后防复"为原则，积极治疗下肢疾病。

第二节　暂时性髋关节滑膜炎

暂时性髋关节滑膜炎是以髋关节肿胀、疼痛，活动受限为主要临床表现的一种自限性疾病。本病多发于 3~12 岁儿童，男性较女性多见，多发于右侧。临床对于其发病机制尚无统一的认识。

中医学认为本病大抵属于"髋痹证"的范畴，发病机制一般为剧烈运动致经络损伤，瘀血痹阻，或外感风寒湿邪，痹阻经络，气血郁阻，化生湿浊，流注关节，瘀血与湿浊瘀久化热，湿热夹杂引发关节肿痛，筋肉拘挛，导致髋关节活动不利。

一、病因病机

（一）西医学认识

暂时性髋关节滑膜炎的发病原因目前尚无统一认识，当前主要有感染学说，变态反应学说，关节发育不良学说，外伤学说等。

1. 感染学说

人体内潜在的感染病灶引起机体变态反应或病毒性感染，通过血液刺激关节滑膜导致关节滑膜的炎症反应是感染学说的主要观点。研究证实，70%暂时性髋关节滑膜炎的发病与非特异性上呼吸道感染及中耳炎有关。

2. 外伤学说

儿童时期人体的髋臼、股骨头发育尚未成熟，关节囊及周围韧带松弛，股骨头活动范围较大。当奔跑、跳跃等时，若下肢过度外展、外旋，髋关节间隙增大，滑膜被关节腔的负压吸入后嵌顿其中，造成滑膜组织充血水肿，继而出现髋关节疼痛肿胀，活动障碍，跛行。

3. 关节发育不良学说

髋关节发育异常，或儿童股骨头发育稚嫩，关节囊比较松弛，如发生感染、外伤、变态反应、反复撞击，均可刺激关节滑膜，导致暂时性髋关节滑膜炎发生。

（二）中医学认识

本病临床主要表现为髋关节肿胀，伴或不伴膝关节疼痛，活动受限，属中医学"痹证"范畴，根据具体病变部位称为"髋痹证"。

1. 病因

（1）跌仆闪挫，气血瘀滞　跌仆外伤，或活动不当，损伤肌肉、筋脉、关节，导致局部气滞血瘀，发生疼痛，肿胀，关节活动受限。

（2）风寒湿邪侵袭　患者久居湿地，贪凉，淋雨当风，汗出涉水等，风、寒、湿邪侵袭肌腠经络，滞留于髋关节筋骨，导致经络痹阻而发生疼痛，关节活动受限。若患者素体阳盛，风寒湿邪郁久化热，导致湿热滞留筋骨而发病。

（3）肝肾亏虚，筋骨失养　患者年幼，禀赋薄弱，肝肾不足，筋骨发育不良，肢体筋膜失养，外邪乘虚而入，滞留关节筋骨，痹阻经络而发本病。

（4）脾肺不足，卫外不固　患者脏腑娇嫩，脾肺发育不足，卫气不固，外邪易袭，脾失健运，痰湿内停，易与外邪相合，痰瘀留滞关节筋脉，痹阻气血而发病。

2. 病机特点

本病的病机特点是本虚标实。本虚为肝、肾、脾、肺不足，标实为风、寒、湿、热、痰、瘀邪痹阻。跌仆闪挫或外邪侵袭为本病的诱因，经脉痹阻、气血不通是本病的基本病机。如《济生方·痹》中言："体虚则腠理空虚，受风寒湿而成痹也。"《医宗金鉴·正骨心法要旨》中曰："若素受风寒湿气，再遇跌打损伤，瘀血凝结，肿硬筋翻，足不能直行。"书中认为患者病机为正气虚衰，卫外不固，受到外邪侵袭所致。

二、临床诊断

（一）辨病诊断

1. 临床表现

（1）病史　发于2~12岁儿童，发病前1~2周多数患者有上呼吸道感染史。1周前有剧烈运动，如跑、跳等所致的外伤史。

（2）症状　多数患者出现髋关节疼痛，行走困难，有时可出现髋关节肿胀，部分患者逐渐发展为患肢不能站立，跛行，活动时患髋疼痛加重。部分患者仅有患肢不适感，行走不受限制。

（3）体征　患侧髋部压痛，内收、旋转及屈曲功能障碍，跛行，患肢假性变长在2cm以内，或骨盆倾斜，骶髂关节分离试验阳性，托马斯征弱阳性。

（4）辅助检查

①实验室检查：白细胞及红细胞沉降率正常或轻度升高，抗链球菌溶血素"O"试

验正常，结核菌素试验阴性。

②X线检查：骨盆轻度倾斜，髋关节囊肿胀，关节间隙增宽，无骨质破坏。

③MRI检查：髋关节腔内积液增多。

④超声检查：患髋股骨颈前间隙较健侧明显增宽，双侧差值＞1mm，滑膜增厚，关节积液。

（二）辨证诊断

1.湿热内蕴型

（1）临床证候　关节活动不利，局部灼热肿胀，痛不可触，得冷则舒，舌质红，苔黄腻，脉滑数或弦滑。

（2）辨证要点　多有外感或外伤史，局部灼热或红肿，舌质红，苔黄腻。

2.风寒湿痹型

（1）临床证候　髋关节疼痛，遇寒加重，肢体重着酸痛，舌质淡，苔白或白腻，脉弦紧。

（2）辨证要点　疼痛关节无红肿，疼痛遇寒加重，舌质淡。

3.瘀血阻滞型

（1）临床证候　髋关节疼痛，固定不移，夜间痛甚，肌肤紫黯肿胀，舌质紫黯或有瘀斑，苔白或腻，脉弦。

（2）辨证要点　髋关节疼痛，固定不移，夜间痛甚，肌肤紫黯肿胀。

4.脾胃虚弱型

（1）临床证候　患髋关节酸痛，跛行，肢体无力，面色无华，纳呆便溏，乏力懒言，舌质淡，舌苔白或白厚，脉细。

（2）辨证要点　病程较长，患髋关节酸痛，肢体无力，乏力懒言。

三、鉴别诊断

（一）西医学鉴别诊断

1.风湿性关节炎

风湿性关节炎为多关节游走性疼痛，伴高热，关节红、肿、热等，关节局部症状较重。血沉快，抗链球菌溶血素"O"升高。

2.髋关节滑膜结核

患者有潮热、消瘦、盗汗等症状，初起为髋部疼痛，患髋活动受限，跛行，髋关节屈曲挛缩畸形。X线摄片可见关节囊肿胀，关节间隙稍宽，晚期可发展为骨关节结核，骨质破坏明显，结核菌素试验阳性，血沉加快。

3.股骨头骨骺炎

患儿髋关节活动减轻，中度受限，骶髂关节分离试验阳性，托马斯征阴性。X线摄片显示股骨头骨骺密度增高或碎裂，股骨颈变短，变宽。

（二）中医学鉴别诊断

本病当与痿证相鉴别，痿证患者下肢痿弱乏力或无力而不能活动，无疼痛症状，本病病程日久可见患肢肌肉萎缩变形。

四、临床治疗

（一）提高临床疗效的要素

提高疗效需要及早明确诊断，尽可能通过早期辨证论治，及时祛除风、寒、湿、热等病邪，以缩短病程，提高疗效。其次是内治外治相结合，在内服中药的同时结合中药外敷、熏蒸和手法治疗，可以直接作用于病灶，快速缓解症状，促进治愈。其三，根据病情需要，及时采取中西医结合治疗，辨病与辨证相结合，手术与内服中药同时进行。

（二）辨病治疗

暂时性髋关节滑膜炎是骨科临床的常见病，多以髋关节疼痛，活动障碍为主要症状，严重影响患者的日常生活。西医学以抗感染治疗、皮肤牵引、制动休息等方法为主，必要时采用关节镜微创手术治疗。

1.一般治疗

（1）皮肤牵引及制动治疗　通过重力牵引，对抗因疼痛所致的髋关节周围肌肉紧张、痉挛，适当增宽髋关节间隙，有利于关节囊水肿的吸收和消除。同时限制髋关节的活动，减轻关节滑膜的充血水肿，从而获得良好的治疗效果。患者取卧位，患肢制动，选用合适的皮牵引带固定于患侧股部，松紧适当，根据患者具体病情使用3~5kg的重量，牵引1~2周。

（2）非甾体抗炎药　非甾体抗炎药作为治疗暂时性髋关节滑膜炎的首选药物，可有效缓解疼痛，缩短髋关节滑膜炎的疗程。常用对乙酰氨基酚片口服，每次0.2g（12岁以上儿童及成年人），每日2次；双氯芬酸缓释片口服，每次75mg，每日1次；塞来昔布片口服，每次0.2g（12岁以上儿童及成年人），每日2次；依托考昔片口服，每次30mg，每日1次。以上药品可根据患者的年龄、病情合理选用。

（3）物理因子治疗　使用特定电磁波谱治疗，可促进关节局部血液循环，加强新陈代谢，具有消炎、止痒、镇痛、提高酶活性和免疫功能的作用。

①磁热治疗：利用高频电磁波治疗，可以促进局部血管扩张，改善髋关节周围微循环，还可以促进外敷药物的吸收，达到消炎止痛的目的。治疗垫以痛点位为中心放置，必要时用绑带固定，温度以局部舒适为度，温度一般在40℃~52℃之间，时间为20~30分钟。

②红光治疗：红光具有促进新陈代谢，加速微循环，增强细胞吞噬功能，起到抗炎止痛的作用。治疗时可直接照射患部，照射距离为12~20cm，以患者感觉舒适、温热为宜，红灯亮起开始理疗计时，每次照射时间为15~20分钟，每日1~2次。

（4）微创手术治疗　若保守治疗效果不佳或患者病情严重时，可行关节镜微创手术治疗。

（三）辨证治疗

1.辨证论治

（1）湿热内蕴型

［治法］清热利湿，宣痹止痛。

［方药］宣痹汤合薏苡仁汤加减。防己15g，杏仁9g，滑石20g，连翘15g，栀子6g，薏苡仁25g，清半夏9g，蚕沙9g，忍冬藤20g，当归15g，赤芍15g，苍术15g，生甘草12g。

［加减］出现红斑结节者，加地黄、牡丹皮、丹参，以凉血消癥；如关节红肿疼痛者，加水牛角粉、制乳香、制没药，以凉血化瘀止痛；小便不利者，加车前子、猪苓、白茅根，以清热利湿。

（2）风寒湿痹型

［治法］散寒除湿，祛风止痛。

［方药］防风汤加减。防风15g，桂枝12g，当归15g，干姜20g，茯苓20g，鸡血藤15g，独活15g，薏苡仁30g，川牛膝9g，木瓜25g，炙甘草6g。

［加减］如寒湿甚者，加制附子、麻黄，重用干姜，以温阳散寒；若风邪偏盛，疼痛游走者，加寻骨风、秦艽，重用鸡血藤，以养血祛风；如湿邪偏盛，关节肿胀重着者，加防己、蚕沙，以祛湿通络；如下肢肌肤麻木者，加豨莶草、路路通、海风藤，以舒筋通络。

（3）瘀血阻滞型

［治法］活血化瘀，通络止痛。

［方药］身痛逐瘀汤加减。秦艽12g，川芎15g，桃仁12g，红花12g，羌活15g，没药12g，当归15g，五灵脂（炒）15g，香附9g，川牛膝9g，醋延胡索15g，炙甘草6g。

［加减］如寒湿甚者，加制川乌、干姜，以温经散寒；纳呆者，加焦山楂、焦

麦芽、焦神曲，以消食和胃；如大便不畅者，加生大黄、炒枳壳，以行气通腑；如下肢肿胀者，加苏木、泽泻、泽兰，以活血利水；如气血不足者，加炙黄芪、鸡血藤，以益气养血。

（4）脾胃虚弱型

[治法] 健脾益气，养血止痛。

[方药] 八珍汤加减。党参20g，熟地黄20g，当归13g，白术12g，茯神15g，当归12g，远志9g，石菖蒲9g，炒酸枣仁12g，木香9g，炙甘草6g。

[加减] 如气虚自汗者，加黄芪、防风，以益气固表；寒湿甚者，加制干姜、茯苓、薏苡仁、厚朴，以温中散寒，健脾祛湿。

2. 外治疗法

（1）手法治疗 局部手法治疗可以缓解股内收肌群的痉挛，再运用复位手法使被嵌顿的滑膜组织回到原位，恢复髋关节的功能。首先让患者采取仰卧位，助手双手放于患者髂前上棘处固定骨盆，施术者立于患侧，用手指弹拨按摩患部肌肉，缓解患部软组织痉挛，避免手法治疗过程中再次损伤软组织或造成关节脱位。软组织放松后，施术者一手握住患侧踝关节，一手托住患肢腘窝处，在患者可承受范围内做屈髋屈膝及旋转膝、髋关节的活动，缓慢增加至最大活动范围，停顿3分钟左右。骨盆倾斜双下肢不等长的患者，长侧做屈髋、内收、内旋动作，短侧做屈髋、外旋、外展动作，然后根据肢体的长短决定牵引质量。适用于髋部疼痛较重且存在髋关节滑膜嵌顿症或双下肢不等长的患儿。注意手法治疗时操作要轻柔，根据患者的耐受度调整力度，避免肌肉拉伤或关节脱位。

（2）外敷膏药 选用活血止痛膏、麝香关节止痛膏、消肿止痛膏等外用药，外贴患处。

（3）中药熨烫治疗 处方：田基黄30g，土荆芥10g，麝香15g，刘寄奴15g，伸筋草30g，威灵仙15g，苏木20g，五加皮15g，透骨草15g，夹竹桃15g，苍术15g，艾叶15g。操作方法：将上述药物装入小布袋，封口，用水浸泡15分钟，然后蒸之（可用微波炉，中火加热4分钟），待水开约15分钟后药味浓，取出药袋并用毛巾包裹，熨烫患侧髋关节。每次熨烫30分钟，每日2次，每个药袋可用2次。适用于风寒湿痹证、瘀血阻滞证和脾胃虚弱证。注意皮肤有破溃或对药物过敏者禁用，使用时注意控制温度在40~50℃，避免烫伤。

（4）针刺治疗 针刺具有疏经通络、改善微循环、止痛等功效，在暂时性髋关节滑膜炎的治疗中效果显著。可取环跳、委中、肾俞、阳陵泉、承扶等穴位。针刺治疗早期及中期应用泻法，后期多用平补平泻法，每日1次，5天为1个疗程。适用于各种证型患者。要注意无菌操作，事前告知患者，避免患者心理紧张出现晕针等情况。

（5）艾灸治疗 灸法具有温经通络、消肿止痛的功效。适用于风寒湿痹证、气滞血瘀证和脾胃虚弱证，一般采用温和灸法。将艾条点燃，距穴位或痛点皮肤2~3cm处施灸，每处灸10分钟左右，以皮肤出现红晕，有温热感而无灼痛为度。每日12次，5天为1个疗程。皮肤有破溃者禁用，使用时注意控制温度，避免烫伤。

3. 成药应用

滑膜炎片

[组成] 夏枯草，防己，泽兰，豨莶草，女贞子，薏苡仁，丹参，功劳叶，土茯苓，当归，黄芪，丝瓜络，川牛膝。

[功能] 清热利湿，活血通络。

[适应证] 本品用于湿热闭阻，瘀血阻滞所致的痹病，症见关节肿胀疼痛，痛有定处，屈伸不利。

[注意事项] 糖尿病患者忌服。孕妇慎用。

（四）医家诊疗经验

郭会卿

郭会卿教授认为，本病多由风、寒、湿、热等外邪，或痰浊、瘀血痹阻脉络所致。本病应当首辨外感与内伤。治疗时应坚持整体观念，遵循实则泻之、虚则补之、寒者热之、热者寒之原则。注重湿热导致本病，善于运用四妙丸加减。

五、预后转归

治疗本病关键要早期诊断，及时治疗，虽然部分患者可以自行痊愈，但多数需要采取针对性治疗，若延误治疗，有发生股骨头缺血性坏死的可能，造成发育障碍。

六、预防调护

针对轻度疼痛的患儿，可采取注意力转移法，为其播放动画片，与其聊天、赠送小玩具，将其对疼痛的注意力转移至感兴趣的事物上。若患儿疼痛严重，应遵医嘱使用镇痛药，提升患儿的治疗依从性。饮食应以清淡易消化为主，多食用蛋白质、维生素、钙元素含量较高的食物，如水产品、瘦肉、蛋类、新鲜果蔬等。可根据患者不同的辨证分型，给予饮食指导，如湿热内蕴证患者可食用地瓜粥、冬瓜薏米粥、赤小豆粥，起到清利湿热的作用；风寒湿痹证患者宜食用葱白粥、山药粥，温热服用，可起到散寒祛风的作用；瘀血阻滞证患者可食用桃仁粥、田鸡粥，可以起到活血化瘀的作用；脾胃虚弱证患者宜食用猪肚粥、莲藕粥、山药粥，可起到健脾益气的作用。医护人员每天帮助患儿进行股四头肌等长收缩、站立摆腿、患肢前屈后伸等功能锻炼，避免关节僵硬、肌肉萎缩等，锻炼后卧床休息，尽量避免走路，尤其要避免做患肢外展、外旋动作。

七、专方选要

1. 四妙丸

[组成] 苍术，牛膝，黄柏（盐炒），薏苡仁。

[功能] 清热利湿。

[适应证] 湿热下注所致的痹病，症见足膝红肿，筋骨疼痛。

[用法] 口服，一次6g，每日2次。

[注意事项] 孕妇慎用。

[出处]《普济方》。

2. 清热胜湿汤

[组成] 苍术（米泔制），黄柏（盐炒），羌活，白芍（酒炒），陈皮，牛膝（酒洗），木瓜，杜仲（姜汁炒），威灵仙，泽泻，甘草。

[功能] 清热利湿，通络止痛。

[适应证] 腰胯痛湿热所致者。

[用法] 上药加生姜3片，水煎服，每日1剂。

[注意事项] 阴虚内热者慎用。

[出处]《寿世保元》。

主要参考文献

[1] 侯翔，黎金焕，黄庆恩，等. 髋关节一过性滑膜炎的治疗进展 [J]. 大众科技，2016（10）：51-53.

[2] 李璐，宋莹，张敏. 儿童一过性髋关节滑膜炎的中西医临床研究进展 [J]. 风湿病与关节炎，2018（3）：77-80.

[3] 彭彩霞. 彩色多普勒超声在小儿髋关节一过性滑膜炎早期诊断中的应用 [J]. 影像研究与医学应用，2019（23）：177-178.

[4] 张焕峰，刘长春. 手法加中药洗敷治疗髋关节一过性滑膜炎 [J]. 现代中西医结合杂志，2004（4）：518.

[5] 李满意, 娄玉钤, 潘宏伟. 肢体痹的源流及临床意义 [J]. 风湿病与关节炎, 2013（9）: 54-60+72.

[6] 李文龙, 范亚楠, 张蕾蕾, 等. 刘又文教授治疗髋关节滑膜炎经验 [J]. 世界中西医结合杂志, 2016（11）: 1508-1510+1535.

[7] 张开, 王铭增, 杜巧芳, 等. 郭会卿教授治疗髋关节滑膜炎经验 [J]. 风湿病与关节炎, 2020（5）: 44-46.

[8] 王和鸣. 中医骨伤科学 [M]. 北京: 中国中医药出版社, 2007: 281.

[9] 郭氧, 林山, 李楠竹. 关节镜在儿童髋关节一过性滑膜炎治疗中的应用 [J]. 中国骨科临床与基础研究杂志, 2012（6）: 423-426.

[10] 瞿少东. 手法复位为主治疗髋关节暂时性滑膜炎30例 [J]. 中医药临床杂志, 2014（10）: 1059.

第三节 弹响髋

弹响髋是指髋关节在主动伸曲活动或行走时, 在髋关节内、外侧出现"咔嗒"响声的病变, 尤以外侧弹响多见, 又称髂胫束摩擦综合征。本病多见于青壮年, 女性多见, 通常无明显疼痛或功能障碍。弹响髋大抵属中医学"痹证"范畴, 根据其具体病变部位可称为"髋痹证"。

一、病因病机

（一）西医学认识

西医学将弹响髋分为关节内和关节外两种类型, 关节内型较少见, 而关节外型又分为内侧型和外侧型两种。本病的发生多由外伤或过度重复运动, 导致髂胫束或臀大肌在股骨大转子处过多碰撞和过度摩擦, 使髂胫束的后缘或臀大肌肌腱部的前缘增厚, 在髋关节屈曲、内收或内旋活动时, 增厚的组织滑过大粗隆的突起发生弹响。一般无疼痛或有轻度不适, 由于增厚组织的刺激, 如发生粗隆部的滑囊炎症, 则可出现局部疼痛。病理学检查, 镜下可见横纹肌细胞退变及纤维组织增生, 受累组织水肿充血和无菌性炎症。如果病变未得到缓解, 最终可导致肌挛缩。因此, 临床上多见于舞者、足球运动员、健身爱好者和肥胖人群。

（二）中医学认识

1. 病因

（1）筋骨劳损 跌仆外伤, 或过度重复活动, 损伤肌肉、筋脉, 气血阻滞, 局部出现气血瘀滞, 筋脉挛急, 发生弹响。

（2）寒湿内侵, 阻遏经脉 久居湿地, 贪凉, 汗出涉水, 以致寒湿之邪侵袭肌腠经络, 滞留于髋部关节筋骨, 导致气血痹阻而发生筋脉粘连、挛急, 关节活动弹响。若患者素体阳盛, 风寒湿邪郁积化热, 导致湿热滞留筋骨, 气血痹阻而发病。

（3）肝肾亏虚, 筋骨失养 肝藏血主筋, 肾藏精主骨, 肝肾亏损, 肢体筋脉失养, 关节不利而发病。

（4）脾胃气虚, 痰瘀互结 脾胃为气血生化之源, 脾胃健运失司, 则气血生化乏源, 气虚则无力推动血行, 血行不畅, 滞而为瘀。脾主运化, 脾虚则水湿失运, 聚湿生痰, 痰瘀互结, 留滞关节筋脉, 筋脉粘连, 痹阻气血而发病。

2. 病机特点

本病的病机特点是本虚标实, 本虚为肝、肾、脾不足, 标实为寒、湿、痰、瘀、热邪痹阻。筋脉粘连挛缩, 气血不通是其基本病机。如《济生方·痹》中言: "体虚则腠理空虚, 受风寒湿而成痹也。"《医宗金鉴·正骨心法要旨》曰: "若素受风寒湿气, 再遇跌打损伤, 瘀血凝结, 肿硬筋翻, 足不能行。"患者素体虚弱,局部经筋气血不足,血不濡筋,导致筋肉挛缩,活动弹响,或因关节活动过度,慢性积劳成伤,筋肌肥厚、粘连、挛缩,发生弹响。

二、临床诊断

（一）辨病诊断

1.临床表现

（1）病史　多发于青壮年,女性多见,有长期过度关节重复运动史或外伤史。

（2）症状　髋关节屈伸时股骨大粗隆前上方出现弹响,但不影响关节活动,疼痛不明显。

（3）体征　体检时可发现,随髋关节活动,有粗而紧的纤维带在股骨大粗隆上前后滑过,有弹跳现象。

（4）相关检查

① X 线检查:排除骨关节病变,皆可考虑本病。

② MRI 检查:可能会出现大转子滑囊炎或髂胫束等软组织的炎症征象。

③超声检查:可显示滑囊炎、肌腱炎等病变,动态超声可显示髋关节屈伸过程中髂胫束的移动,帮助诊断。

（二）辨证诊断

1.瘀血阻滞型

（1）临床证候　患侧髋部活动时有弹响,髋部有酸痛感,固定不移,肌肤粗糙,舌紫黯或有瘀斑,苔白或腻,脉弦。

（2）辨证要点　患侧髋部活动时有弹响,肌肤粗糙,舌紫黯或有瘀斑。

2.湿热内蕴型

（1）临床证候　患侧髋部活动时有弹响,局部灼热或红肿,压痛明显,舌质红,苔黄腻,脉滑数或弦滑。

（2）辨证要点　患侧髋部活动时有弹响,局部灼热或红肿,舌质红,苔黄腻。

3.肝肾不足型

（1）临床证候　病程迁延,患侧髋部活动时有弹响,腰膝酸软,肢体无力,舌淡苔白,脉沉细。

（2）辨证要点　患侧髋部活动时有弹响,腰膝酸软,脉沉细。

4.脾胃虚弱型

（1）临床证候　病程日久,患侧髋部活动时有弹响,肢体无力,面色无华,纳呆便溏,乏力懒言,脉沉缓,舌质淡,苔白或厚腻。

（2）辨证要点　患侧髋部活动时有弹响,肢体无力,面色无华,脉沉缓,舌质淡苔白或厚腻。

三、鉴别诊断

中医学鉴别诊断

本病需要与痿证相鉴别。本病可由风、寒、湿、热之邪流注肌腠经络,痹阻筋脉关节而致,以患侧髋部活动时有弹响为主,髋部可伴有酸痛感。而痿证则以肢体力弱,肌肉萎缩为主,无疼痛症状,因肌肉无力而活动受限。

四、临床治疗

（一）提高临床疗效的要素

为了进一步提高临床疗效,目前主张采用中西医结合阶梯治疗,如果保守治疗效果不佳者,可采用关节镜微创手术治疗或开放手术治疗。

（二）辨病治疗

1.一般治疗

（1）封闭疗法　对于顽固的内侧型弹响髋患者,可在髂腰肌囊局部注射皮质类固醇治疗。对于外侧型弹响髋,在大转子滑囊局部注射皮质类固醇可暂时缓解症状。可用曲安奈德注射液 20~40ml 加 1% 利多卡因 2~5ml，在局部痛处封闭注射。每周 1 次，2~3 次为 1 个疗程。

（2）制动疗法　对儿童髋关节内弹响可用绷带约束髋关节，防止屈髋活动 3~6 个月。对成年人弹响髋应避免髋部过多活动，如长期行走等。

（3）物理因子治疗

①电疗：采用低频脉冲电治疗，可以降低肌肉张力，改善组织代谢，将两电极置于患部，强度以患者舒适能耐受为度，每次 20 分钟，每日 1 次，10 次为 1 个疗程。

②超声治疗：局部超声治疗可以改善组织循环，缓解肌肉张力，采用移动法，移动速度以每秒 1~2cm 为宜，强度为 1.5w/cm²，每次 5~10 分钟，每天 1 次，10 次为 1 个疗程。

2. 手术治疗

对于条索状增厚明显，行保守治疗无效者，可行手术切断，切除引起弹响的增厚肌腱和纤维组织。目前关节镜微创治疗具有创伤小、并发症少的优势。术后早期进行功能锻炼。

（三）辨证治疗

1. 辨证施治

（1）瘀血阻滞型

［治法］活血化瘀，理气舒筋。

［方药］复元活血汤加减。柴胡 12g，天花粉 15g，当归 20g，红花 12g，桃仁 12g，大黄 6g，伸筋草 25g，木瓜 15g，白芍 15g，赤芍 15g，炙甘草 6g。

［加减］遇寒痛甚者，加制川乌、干姜，以温阳散寒；体倦乏力，纳呆者，加党参、黄芪、焦麦芽，以健脾和胃。

（2）湿热内蕴型

［治法］清热利湿，宣痹舒筋。

［方药］四妙散合薏苡仁汤加减。苍术 15g，黄柏 12g，川牛膝 15g，薏苡仁 30g，

木瓜 25g，滑石 30g，连翘 15g，蚕沙 12g，忍冬藤 30g，当归 15g，白芍 15g，生甘草 10g。

［加减］湿重于热者，加白术、茯苓、厚朴，以健脾祛湿；热重于湿者，加金银花、蒲公英、车前草，以清热解毒。

（3）肝肾不足型

［治法］补益肝肾。

［方药］补筋丸加减。党参 15g，沉香 6g，丁香 6g，茯苓 10g，当归 10g，肉苁蓉 15g，白芍 15g，熟地黄 20g，牡丹皮 10g，川牛膝 12g，木瓜 10g，五加皮 15g，炙甘草 10g。

［加减］如伴肢体寒畏寒者，加炮附子、桂枝；口干，眼干者，加枸杞子、菊花、石斛等。

（4）脾胃虚弱型

［治法］健脾益气，养血舒筋。

［方药］六君子汤加减。党参 15g，黄芪 20g，白术 15g，茯苓 20g，砂仁 9g，香附 12g，陈皮 12g，清半夏 12g，白芍 15g，鸡血藤 25g，炙甘草 6g。

［加减］伴腹胀者，加厚朴、炒枳壳，以理气和胃；失眠，神疲者，加炒酸枣仁、首乌藤、石菖蒲，以养血安神。

2. 外治疗法

（1）手法治疗　患者取侧卧位，患肢在上，从臀部起经阔筋膜张肌沿髂胫束到膝部以掌根按揉法或擦法治疗，上下往返 3~5 分钟，再自上而下往返弹拨髂前上棘上方的髂嵴部和大转子处的索状物，然后沿大腿外侧髂胫束及阔筋膜张肌肌纤维方向行揉顺法，并可适当按压居髎穴，环跳穴，风市穴，阳陵泉穴。然后患者改仰卧位，从髂前上棘阔筋膜张肌起始部向下，经股前近端、股外侧至膝关节外侧，用掌根按揉法，上下往返 3~5 分钟，并配合髋关节内、外旋转的被动运动，再弹拨髂前上棘的阔筋膜张肌和大粗隆处紧张的筋膜，

最后以擦法收功。适用于弹响髋的关节外型。注意手法力度适中，避免人为物理损伤。

（2）针灸治疗　针刺具有疏经通络，改善微循环，止痛等功效。临床可取居髎、环跳、风市、委中、阳陵泉等穴位，配合电针，每次20分钟，隔日1次，10次为1个疗程。适合弹响髋的关节外形。针刺适用于各证型患者，针前要做好心理疏导工作，避免心理紧张，出现晕针等情况。

（3）针刀疗法　局部消毒麻醉后，刀口线平行于髂胫束，垂直进针刀，针刀达髂胫束后，沿髂胫束两侧纵行1~2刀，稍退针刀，将刀口线旋转90°到髂胫束最紧张处铲2~3刀，并沿髂胫束分离，手下有松解感后出刀。出刀后用双手拇指用力按压局部5~10次。行针刀治疗后1周内避免剧烈活动。适合弹响髋的关节外形，其他保守治疗效果欠佳者。针刀需要注意无菌操作，避免感染。

（4）熏洗法　处方用当归、红花、白芍、苏木、白芷、独活、威灵仙、延胡索、青风藤、花椒各20g，乳香、没药各10g。加水煮沸，先用热气熏蒸患处，待水温稍减后，用纱布浸药液后外敷患处20分钟，每日2次。注意皮肤有破溃或对于药物过敏者禁用，使用时注意控制温度，避免烫伤。

3. 成药应用

（1）舒筋活血片

［组成］红花，狗脊，槲寄生，泽兰叶，鸡血藤，络石藤，伸筋草，香附，香加皮，自然铜。

［功能］舒筋活络，活血散瘀。

［适应证］适用于筋骨疼痛，肢体拘挛，腰背酸痛，跌打损伤。

［用法］口服，一次5片，一日3次。

［注意事项］孕妇禁用，过敏体质、经期及哺乳期妇女慎用。

（2）舒筋丸

［组成］马钱子粉，麻黄，独活，羌活，桂枝，甘草，千年健，牛膝，乳香（醋制），木瓜，没药（醋制），防风，杜仲（盐制），续断。

［功能］祛风除湿，舒筋活血。

［适应证］用于风寒湿痹，四肢麻木，筋骨疼痛，行步艰难。

［用法］口服，一次1丸，每日1次。

［注意事项］孕妇禁用，过敏体质、经期及哺乳期妇女慎用。

五、预后转归

本病通常无明显疼痛或功能障碍，一般不影响髋关节正常的功能活动。根据患者弹响、疼痛等症状的严重程度，选择合适的治疗手段，通过休息、推拿、中药、针刀、封闭等治疗可以取得良好疗效。当保守治疗无效时，可以采取外科手术治疗，特别是关节镜微创手术，术后经过康复训练可以很好恢复。

六、预防调护

（一）预防

医护人员应积极开展健康教育，与患者进行沟通，告知患者及其家属本病的病因、影响因素、治疗方法、预后及相关注意事项，使患者放松心情，减轻精神压力，树立治疗信心。

（二）调护

饮食以清淡易消化为主，多食用蛋白质、维生素、钙元素含量较高的食物，如水产品、瘦肉、蛋类、新鲜果蔬等。可以根据患者不同辨证分型，给予饮食指导，如湿热内蕴证的患者食用地瓜粥、冬瓜薏米粥、赤小豆粥，可以起到清利湿热的作用;瘀血阻滞证可食用桃仁粥、田鸡粥,可以起到活血化瘀的作用;脾胃虚弱证宜食用猪肚粥、莲藕粥、山药粥,可以起到健脾益气的作用。医护人员指导患者注意保暖,进行适当股四头肌等长收缩、患肢前屈后伸等功能锻炼,要切忌臀部及大腿的扭伤,不要故意活动髋关节使之发生弹响,以减少局部摩擦。

七、专方选要

1. 活血止痛汤

[组成]当归,苏木,积雪草,川芎,红花,乳香,没药,三七,炒赤芍药,陈皮,土鳖虫,紫荆藤。

[功能]活血化瘀,通经止痛。

[适应证]气滞血瘀证,症见局部肿胀疼痛,痛处固定,活动不利,舌紫黯,脉细弦。

[用法]上药十二味,以水、酒各半煎服,每日1剂。

[注意事项]禀赋虚弱、妊娠、月经期间慎用。平素阴液不足或伤后阴血亏耗者慎用。

[出处]《伤科大成》。

2. 圣愈汤

[组成]地黄,熟地黄,白芍,川芎,人参,当归,黄芪。

[功能]补气,补血,摄血。

[适应证]脾胃虚弱,气血亏虚证。

[用法]水煎服,每日1剂。

[注意事项]湿热证者忌用。

[出处]《医宗金鉴》。

主要参考文献

[1]史国号,张晓峰,陈颖璞,等.小针刀结合中药熏洗治疗外侧型弹响髋30例[J].中国中医骨伤科杂志,2020(7):57-58.

[2]李传波,张伟.弹响髋的临床诊断与治疗新进展[J].中国矫形外科杂志,2012(9):826-829.

[3]刘爱鹏,贾鹏,狄海威.关节外弹响髋临床诊断与治疗新进展[J].武警医学,2022(5):447-450.

[4]丁权威,张杰,吴泽庭,等.外侧型弹响髋临床诊治的研究进展[J].中国骨伤,2018(5):484-487.

[5]徐金鹏.针灸配合推拿治疗弹响髋12例[J].中国针灸,2008,28(3):227.

[6]李宗,刘彦群.关节镜下髂胫束松解术在21例外侧型弹响髋中的应用临床观察[J].延边大学医学学报,2015(2):131-132.

[7]殷林.弹响髋病因探讨[J].颈腰痛杂志,2002(1):28-29.

[8]施杞.中医骨内科学[M].北京:人民卫生出版社,2018:833-835.

第四节　梨状肌综合征

梨状肌综合征是由于梨状肌充血、水肿、痉挛、肥厚等损伤或变异,刺激或压迫坐骨神经引起的以一侧臀部酸胀、疼痛,伴大腿后侧或小腿后外侧放射性疼痛,甚至活动受限等临床综合征。梨状肌位于臀区深层,并横穿坐骨大孔,与其他肌肉共同作用完成外旋大腿这个动作。坐骨神经从坐骨大孔穿出时位于梨状肌下方同步走行,故而当梨状肌受损时,出现充血、水肿、粘连、挛缩等病变,可压迫到坐骨神经及其他周围细小血管、神经而发病。本病是临床腰腿痛的常见病因之一,多见于中青年人。

梨状肌综合征大抵属于中医学"筋伤""痹证"范畴。古代医家对本病病因病机已经有了一定的认识。主要为劳累闪挫、筋脉受损造成肝肾不足,风寒湿邪侵袭,使足太阳经和足少阳经经脉气机阻滞不通,血运失畅,不通则痛,或筋脉骨节失于滋润濡养,不荣则痛,以致发生本病。

一、病因病机

（一）西医学认识

梨状肌形状为三角形，属于臀部深层肌，部分起自骶骨前端，终止于股骨大转子，主要作用是配合臀部内外相关肌群，以完成由骶神经支配的下肢外展及外旋动作。梨状肌具有特殊解剖结构，肌肉运动能够影响神经功能。若髋关节旋转或外展超出正常范围则可能损伤梨状肌，而处于紧张状态的梨状肌卡压坐骨神经，并刺激局部及其所支配肌肉，会产生放射性疼痛。梨状肌综合征的病因主要包括原发性和继发性。

1. 原发性因病因

主要包括解剖结构变异，梨状肌综合征的主要（解剖）原因，如梨状肌分裂、坐骨神经分裂或异常的坐骨神经路径。

2. 继发性病因

主要包括创伤、炎症、慢性劳损（如长途步行或跑步）、某些动作（下肢外展，外旋或蹲位变直位）、占位、双下肢不等长、退行性变、髋关节置换术及妊娠等，以上原因均可能导致梨状肌拉长，受到牵拉，梨状肌的肌内膜毛细血管破裂，梨状肌发生水肿、挛缩及充血，反复病变引起梨状肌肥厚和痉挛，由于盆腔出口多为伸展性很小的骨与韧带组成，梨状肌上下孔狭窄，使上下孔的坐骨神经受压产生机械性刺激，从而出现疼痛及下肢功能障碍。泌尿系统及子宫附件等炎症性反应也可以影响梨状肌，间接刺激坐骨神经并出现相应临床表现。因而须注重排查女性梨状肌综合征患者的相关疾病。据文献报道继发性病因更常见，其中继发性中又以占位性病变多见。

（二）中医学认识

1. 病因

对本病病因病机的认识在中医典籍中已有记载。《素问·痹论》中记载："风寒湿三气杂至，合而为痹。"《诸病源候论·风痹论》曰："痹者，风寒湿三气杂至，合而成痹，其状肌肉顽厚，或疼痛，由人体虚，腠理开，故受风邪也。"主要为劳累闪挫，筋脉受损，造成肝肾不足，风寒湿邪侵袭，使足太阳经和足少阳经经脉气机阻滞，血运失畅，不通则痛，或筋脉骨节失于滋润濡养，不荣则痛，以致发生本病。

（1）风寒湿邪侵袭 《素问·举痛论》中云："经脉流行不止，环周不休，寒气入经而稽迟，泣而不行，客于脉外则血少，客于脉中则气不通，故卒然而痛。"风、寒、湿、热等外邪乘虚侵入人体，留滞于筋骨、肌肉，使气血痹阻不通，"不通则痛，不荣则痛"，最终发病。

（2）劳累闪挫，筋脉受损 《医宗金鉴·正骨心法要旨》曰："若素受风寒湿气，再遇跌打损伤，瘀血凝结，肿硬筋翻，足不能直行。"跌仆外伤，或过度重复活动，损伤肌肉、筋脉，气血阻塞，不得宣通，导致局部气滞血瘀，筋脉挛急，发生疼痛。

（3）肝肾亏虚，筋骨失养 肝藏血，主筋，肾藏精，主骨，肝肾不足，精血亏虚，肢体筋脉失养，而关节枢机不利，发为本病。

2. 病机特点

本病的病机特点是本虚标实，本虚为气血不足，标实为风、寒、湿、痰、瘀邪痹阻。经脉痹阻，气血不通是其基本病机。如《济生方·痹》所言："体虚则腠理空虚，受风寒湿而成痹也。"

二、临床诊断

（一）辨病诊断

本病多见于青壮年，男性多于女性。主

要表现为臀中部相当于梨状肌投影部位疼痛，并向股外侧、股后侧、小腿外侧放射。

临床表现

（1）病史　发病前有髋部过度内旋、外展病史或感受风寒湿等病史。

（2）症状　一般为单侧发病，主要症状是臀部酸胀疼痛，向大腿后侧及小腿外侧放射，肌肉痉挛严重者，呈刀割样或烧灼样疼痛，咳嗽、喷嚏时可加重疼痛。

（3）体征　患侧臀部有明显压痛和放射痛，以梨状肌投影部位为甚，有时可触及条索状隆起肌束，髋关节内旋、内收受限并疼痛加重。

（4）体格检查　①梨状肌紧张试验阳性：俯卧位可在臀中部触到较硬或隆起的梨状肌。大腿内收、内旋等牵拉坐骨神经的运动可加重疼痛，并出现放射痛，而外展外旋时其疼痛缓解。②直腿抬高试验阳性：直腿抬高在60°以前出现疼痛为试验阳性，因为梨状肌被拉长至紧张状态，使损伤的梨状肌对坐骨神经的压迫刺激更加严重。当直腿抬高超过60°以后，梨状肌不再被继续拉长，疼痛反而减轻。

（5）实验室检查

①X线检查：可以用于排除髋部骨性疾病。

②核磁检查：核磁影像表现为梨状肌肥大，神经血管样组织骑跨，信号为脂肪及纤维条索的混合影像学表现；或梨状肌变小，纤维束较正常偏细，周围脂肪化性质的软组织显示梨状肌病变。

③超声检查：梨状肌综合征患者的超声显示梨状肌的纵、横断面面积增大，梨状肌内部呈不均匀低回声，部分可见包膜表面不光滑地增厚，局灶性回声增强，偶可探及带状液性暗区。超声可实时成像梨状肌的状态，此技术便于对比双侧梨状肌。超声检查无创且准确，临床的参考价值较高。

（二）辨证诊断

1. 气滞血瘀型

（1）临床证候　臀部疼痛剧烈，向下肢放射，拒按压，痛如针刺刀割，入夜尤甚，患侧臀部肌肉坚硬，肢体拘挛，行走困难，舌黯红或有瘀斑，或舌下静脉曲张，脉弦。

（2）辨证要点　臀部疼痛剧烈，向下肢放射，痛如针刺，入夜尤甚，舌质黯。

2. 寒湿痹阻型

（1）临床证候　臀部及下疼痛，寒冷、阴雨天加重，得温痛减，肢体困重，关节屈伸不利，口淡，便溏，舌质淡，苔白腻，脉弦紧。

（2）辨证要点　臀部及下疼痛，寒冷、阴雨天加重，得温痛减。

3. 湿热阻络型

（1）临床证候　臀部疼痛重坠肿胀，有灼热感，时轻时重，活动时疼痛加剧，小便黄，大便黏腻不畅，舌红苔黄腻，脉弦数。

（2）辨证要点　臀部疼痛重坠肿胀，有灼热感，舌质红，苔黄腻。

4. 肝肾亏虚型

（1）临床证候　臀部隐隐疼痛，缠绵难愈，关节屈伸不利，行走困难，形体消瘦，倦怠乏力，腰膝酸软，舌质淡，苔薄白，脉弦细。

（2）辨证要点　臀部隐隐疼痛，缠绵难愈，腰膝酸软。

三、鉴别诊断

（一）西医学鉴别诊断

1. 腰椎间盘突出症

患者有腰部慢性损伤史，压痛点多位于椎间盘突出间隙的棘突旁，压痛可沿坐骨神经走行区向同侧臀部及下肢放射，有时沿坐骨神经走行方向常能发现明确的压痛点。患者出现腰椎活动受限，尤以前屈受限多见。患者还可出现股神经牵拉试验阳性，但梨状肌紧张试验为阴性。

2. 腰椎管狭窄症

腰椎管狭窄症主要表现为缓发性、持续性的下腰和腿痛，间歇性跛行，腰部过伸活动受限，腿痛多为双侧，X 线、CT、核磁检查可见到引起椎管狭窄的各种病理改变。

3. 臀上皮神经卡压综合征

该综合征是以腰、臀部弥漫性疼痛或感觉异常，以髂骨嵴中部症状最为明显，可伴有下肢放射痛，但通常痛不过膝。

（二）中医学鉴别诊断

本病与痿证鉴别。本病多由肝肾亏损，风、寒、湿邪侵袭肌腠经络，痹阻筋脉关节，以臀部疼痛剧烈，向下肢放射为特征，一般无肌肉萎缩。痿证则以肢体力弱，无疼痛症状，多因肌肉无力而肢体活动受限，或下肢肌肉萎缩。

四、临床治疗

（一）提高临床疗效的要素

提高临床疗效应该急慢分治，急性期应以针灸、针刀及中药外用为主，以直达病灶，快速止痛。然后辨证服中药，使气血通畅，阴阳调和，方可治愈。必要时结合西药保守疗法，初期可适当使用消炎镇痛药等，以解除肌肉痉挛。

（二）辨病治疗

1. 一般治疗

非甾体抗炎药作为治疗本病的首选药物，可有效地缓解疼痛，缩短疗程。常用的有双氯芬酸、对乙酰氨基酚、塞来昔布、依托考昔等。

2. 局部封闭疗法

可以直接作用于梨状肌，抗炎解痉止痛，效果明显，临床治疗中多联合其他疗法。

操作方法：患者俯卧位，在臀部压痛最明显处（阿是穴），选用 9 号腰穿针垂直皮肤刺入，当梨状肌时出现麻、胀或酸痛感，回抽无回血时，注入混合液（曲安奈德 10mg，1% 利多卡因 4ml）。拔针后用消毒棉球或纱布覆盖针眼，粘贴胶布，局部按摩 2 分钟左右，观察 30 分钟。

3. 物理因子治疗

（1）特定电磁波谱治疗　特定电磁波谱治疗可促进血液循环，加强新陈代谢，具有消炎、止痒、镇痛、提高酶活性和免疫功能的作用。治疗时将辐射器板面以 20cm 距离直接对准患部，每天照射一次，每次 20~30 分钟。

（2）超短波治疗　超短波是高频电场，可作用到较深部位，增强微血管的长度和开放度，加快血流速度，加速代谢废物、炎性产物及致痛物质的排泄和消除。治疗垫以痛点位为中心摆放，温度以舒适耐受为度，时间 20 分钟。

（3）体外冲击波治疗　体外冲击波疗法是一种兼具声、力、光学特性的机械波，具有机械效应、热效应、空化效应，能够起到松解粘连组织、修复损伤组织、扩张血管、促进血管再生、镇痛及神经末梢封闭等作用。患者取俯卧位，充分暴露病变部位，患侧梨状肌体表投影区域涂抹适量耦合剂，冲击波对准扳机点治疗，每周 1 次，共治疗 3~5 次。

4. 手术治疗

保守治疗无效且症状严重或诊断明确，但症状反复发作的患者，可行手术治疗，以松解梨状肌对坐骨神经的压迫。手术是迅速解除卡压状态的一种有效手段，但风险较高，有创伤性和后遗症，近年来已很少被采用。

（三）辨证治疗

1. 辨证施治

（1）气滞血瘀型

［治法］行气化瘀，通络止痛。

［方药］桃红四物汤加减。桃仁15g，白芍15g，川芎15g，红花12g，牡丹皮12g，香附12g，木香12g，醋延胡索15g，当归15g，地黄15g，炙甘草6g。

［加减］如寒湿甚者，加党参、干姜、薏苡仁，以温中健脾祛湿；兼湿热者，加知母、黄柏，以清热化湿；臀部剧痛，治疗乏效者，加蜈蚣、全蝎、黄芪，以逐瘀通络止痛。

（2）寒湿痹阻型

［治法］散寒除湿，祛风止痛。

［方药］蠲痹笑痛方加减。制附子15g（先煎1个小时），干姜25g，桂枝15g，制川乌15g（先煎1个小时），制马钱子0.8g（研末分3次冲服，连服7天后停用），白术15g，苍术15g，制天南星12g，蜈蚣2条，当归15g，乳香12g，没药12g，鸡血藤30g，海风藤20g，炙甘草15g。

［加减］如湿甚者，重用白术、苍术，加茯苓、薏苡仁，以健脾祛湿；如体倦乏力，大便不畅者，加黄芪、柴胡、升麻、炒莱菔子，以健脾益气，升阳举陷，润肠通便；如下肢肿胀者，加党参、泽兰、猪苓、泽泻，以健脾益气，活血利水；疼痛明显好转者，减制附子、制川乌、干姜、炙甘草用量。

（3）湿热阻络型

［治法］清热利湿，通络止痛。

［方药］四妙丸加减。苍术15g，黄柏15g，薏苡仁30g，车前子（包煎）15g，川牛膝15g，萆薢15g，秦艽12g，忍冬藤30g，蚕沙12g，川芎12g，醋延胡索15g。

［加减］如热盛者，加生石膏、知母、大黄，以清热泻火；如湿盛者，重用苍术，

加白术、茯苓、厚朴，以健脾祛湿；若小便不利者，加淡竹叶、赤小豆、滑石，以清利下焦湿热。

（4）肝肾亏虚型

［治法］补益肝肾，舒筋止痛。

［方药］补筋丸加减。五加皮15g，川牛膝15g，茯苓15g，盐杜仲15g，菟丝子20g，当归15g，熟地黄15g，牡丹皮12g，木瓜25g，怀山药25g，人参12g，广木香12g，炙甘草6g。

［加减］偏于肾阴虚者，重用熟地黄，加山茱萸、女贞子、桑寄生，以滋补肾阴；偏于肾阳虚者，重用盐杜仲、菟丝子、炙甘草，加制附子、鹿角胶，以温补肾阳。

2. 外治疗法

（1）理筋手法治疗　理解手法是治疗梨状肌综合征的常用疗法，能起到缓解梨状肌痉挛、剥离粘连、活血止痛的作用。同时，可改善损伤后梨状肌的血液循环，使病变周围组织、血液、淋巴循环加快，加强新陈代谢和组织的修复。

①患者俯卧，自然放松，施术者合掌按揉患部肌肉，反复按揉，使局部肌肉由僵硬变为松软，且有发热感为度（顺压复平法）。

②然后双手拇指呈"八"字样，按梨状肌走行左右弹拨10次左右（分筋理筋法）。

③施术者屈肘以肘尖在痛点明显处按压3分钟，力量务必由轻到重，再由重到轻缓缓抬起，有较好的解痉止痛之效（肘尖点按解痉法）。

④助手双手抵住腋下，固定患者，施术者立于患侧，一手握踝，一手扶膝，用力使患者屈膝屈髋，持续约30秒钟，然后做患肢顿拉，3~5次即可（梨状肌运动松解法）。通常每周2~3次，持续2~3周。适合各种证型的梨状肌综合征。注意手法的力度，避免加重损伤。

（2）中药热罨包治疗　处方：苏木30g，

肿节风 30g，千年健 30g，陈艾叶 15g，白芥子 15g，细辛 15g，络石藤 15g，麻黄 10g，皂角刺 15g，肉桂 10g，制川乌 10g，透骨草 30g，汉防己 10g，丁香 6g，全蝎 6g。

将以上药物放置于纱布制成的医用药袋内，用时将医用药袋放入 500ml 清水中浸泡 10 分钟，取出之后沥干。再放置于蒸笼中蒸煮 40 分钟后取出药袋，以患者可耐受为度，用夹子取出蒸热的药袋，床单上垫一次性床单，外敷于患侧臀部，上盖塑料薄膜，减少热量散失，并加盖毛巾被保暖。据患者耐受程度增减垫布，60 分钟 / 次，直到感觉药包完全无热力便停止。可交替使用两个药包敷在患部，坚持 1 个小时左右，每日 1 剂，每日外用 2 次，1 周为 1 个疗程。每个患者治疗 3 个疗程。适应于梨状肌综合征气滞血瘀证、寒湿痹阻证和肝肾不足证。注意皮肤有破溃或对于药物过敏者禁用，使用时注意温度控制，避免烫伤。

（3）艾灸治疗　属于温热疗法，具有温经通络、消肿止痛的功效，适合于风寒湿痹证、气滞血瘀证和肝肾不足证，一般采用温和灸。

将艾条点燃，距穴位或痛点皮肤上 2~3cm 处，悬空灸治，每处灸 15~20 分钟，以皮肤出现红晕，有温热感而无灼痛为度。每日 1~2 次，5 天 1 个疗程。适用于风寒湿痹证、气滞血瘀证和肝肾不足证。

注意皮肤有破溃者禁用，使用时注意控制温度，避免烫伤。

（4）针刺疗法　针刺具有疏经通络、改善微循环、止痛等功效，在梨状肌综合征的治疗中疗效确切，结合理筋推拿手法效果更好。

①毫针治疗：临床可取环跳、委中、秩边、殷门、承扶为主穴，阳陵泉、承山、悬钟、昆仑、阿是穴、足三里等为配穴。本病针刺治疗早期及中期用泻法，后期多用平补平泻法，每次留针 20 分钟，每日

1 次，5 天为 1 个疗程。要注意无菌操作，事前告知，避免紧张，出现晕针等情况。

②小针刀疗法：患者呈俯卧位，确定并标记患侧明显压痛点。在髂后上棘向下 55~65mm 旁开 25~35mm 处确定进针点，常规消毒，通过小针刀对患处的皮肤进行直刺并保证刀尖到达骨面，小心向内侧移动刀锋至坐骨大孔上缘，在此处提起针刀约 10mm 再切割至骨面 2~3 次，完成操作后出针，压迫止血，包扎。每 5 日 1 次，3 次为 1 个疗程。要注意无菌操作，避免感染，事前告知，避免紧张，出现晕针等情况。

3. 成药应用

（1）痹祺胶囊

［组成］马钱子粉，地龙，党参，茯苓，白术，甘草，川芎，丹参，三七，牛膝。

［功能］益气养血，祛风除湿，活血止痛。

［适应证］用于气血不足，风湿瘀阻，症见肌肉关节酸痛，关节肿大，僵硬变形或肌肉萎缩，气短乏力。

［用法］口服，一次 4 粒，一日 2~3 次。

［注意事项］孕妇禁服。运动员慎用。

（2）舒筋丸

［组成］马钱子粉，麻黄，独活，羌活，桂枝，甘草，千年健，牛膝，乳香（醋制），木瓜，没药（醋制），防风，杜仲（盐制），地枫皮，续断。

［功能］祛风除湿，舒筋活血。

［适应证］用于风寒湿痹，四肢麻木，筋骨疼痛，行步艰难。

［用法］口服。一次 1 丸，一日 1 次。

［注意事项］孕妇禁用，过敏体质、经期及哺乳期妇女慎用。

（四）医家诊疗经验

1. 刘军

刘军教授认为，梨状肌综合征是内外因素共同作用的结果，当人体正气不足，

则卫外不固，腠理疏松，适逢风、寒、湿等外邪乘虚侵袭人体，留滞于筋骨、肌肉，使气血痹阻不通，"不通则痛，不荣则痛"。刘军教授治疗梨状肌综合征时善用虫药，因其能攻坚破积，活血化瘀，消痈散肿，且虫类药喜透达走窜，能散邪外出。

2. 李永峰

李永峰教授认为梨状肌综合征属于筋伤范畴，单纯使用推拿或针灸效果均不佳，应该两者并用，在推拿的基础上施以针法，往往收到立竿见影之效。

五、转归预后

治疗梨状肌综合征的方法较多，临床普遍以保守治疗为主，坚持中医药无创原则，必要时可手术治疗，大多数患者可以治愈。因本病易复发，应长期持续治疗，定期复查，进行相应功能锻炼。

六、预防调护

护理人员需要与患者沟通，开展健康教育，告知患者该疾病的病因、影响因素、治疗方法、预后及相关注意事项，增强其对该疾病的了解，适当进行心理疏导，缓解患者的不良情绪，树立治疗信心。

在饮食方面以清淡易消化为主，多食用蛋白质、维生素、钙元素含量较高的食物，例如水产品、瘦肉、蛋类、新鲜果蔬等，避免食用辛辣油腻刺激食物。医护人员指导患者进行运动。初期臀腿疼痛较重者，可在床上做踝和足趾的屈伸活动，以及股四头肌的舒缩活动锻炼。后期疼痛不明显时应做髋屈伸、收展和旋转等各个方向的活动锻炼，以尽快恢复肢体功能。

七、专方选要

1. 桃红四物汤

[组成] 桃仁，红花，川芎，白芍，熟地黄，当归。

[功能] 活血养血，止痛。

[适应证] 血虚血瘀证。

[用法] 上药加生姜3片，水煎服，每日1剂。

[注意事项] 阴虚内热者慎用。

[出处]《医宗金鉴》。

2. 活血止痛汤

[组成] 当归，苏木，积雪草，川芎，红花，乳香，没药，三七，炒赤芍，陈皮，土鳖虫，紫荆藤。

[功能] 活血化瘀，通经止痛。

[适应证] 气滞血瘀证，症见局部肿胀疼痛、痛处固定、活动不利，舌紫黯，脉细弦。

[用法] 上药十二味，以水、酒各半煎服，每日1剂。

[注意事项] 禀赋虚弱、妊娠、月经期间不能使用，破溃者慎用，平素阴液不足或伤后阴血亏耗者慎用。

[出处]《伤科大成》。

主要参考文献

[1] 施杞. 中医骨内科学 [M]. 北京：人民卫生出版社，2018：710-713.

[2] 李建垒，曹向阳，宋永伟. 梨状肌综合征的诊疗进展 [J]. 中国医药导刊，2020（8）：549-552.

[3] 侯森荣，杨伟毅，林炯同，等. 刘军治疗梨状肌综合征经验介绍 [J]. 新中医，2020（2）：176-179.

[4] 程旭，冯文岭. 梨状肌综合征相关研究进展 [J]. 现代中西医结合杂志，2015（6）：677-681.

[5] 蹇新梅，范光明，宋玲玲. 梨状肌综合征的临床及相关研究进展 [J]. 现代医用影像学，2018（8）：2608-2610.

[6] 刘海永，卢广宇，岳丽，等. 桃红四物汤加减治疗梨状肌综合征临床疗效分析 [J]. 中药药理与临床，2015（1）：334-335.

[7] 刘敏, 刘美年, 杨文龙, 等. 中药热罨包外敷配合推拿疗法治疗梨状肌综合征临床观察 [J]. 中国中医药现代远程教育, 2020 (14): 88-90.

[8] 付思思, 岳增辉. 针灸联合推拿治疗梨状肌综合征的 Meta 分析 [J]. 中医药临床杂志, 2020 (4): 671-675.

第五节 股骨头缺血性坏死

股骨头缺血性坏死, 又称股骨头坏死和股骨头无菌性坏死, 是由多种原因相互作用导致股骨头血液供应受阻, 血液循环障碍, 发生缺血坏死、塌陷的缓慢性病理过程, 临床以髋部剧痛、跛行、屈伸活动受限为特征。该疾病可以发生在任何年龄段的人群身上, 多发于 20~50 岁的年轻人。股骨头缺血性坏死对人体危害较大, 会使一些年轻的患者很早地丧失劳动能力, 出现股骨头塌陷和髋关节功能障碍, 需行人工关节置换改善关节功能。本病大抵属于中医学"骨蚀""骨痹""骨痿"范畴, 是临床常见疑难病之一。中医药治疗本病方法较多, 具有一定的优势和特色。

一、病因病机

(一) 西医学认识

目前, 股骨头缺血性坏死的发病机制尚不十分清楚, 所知病因达四十余种。临床上股骨头坏死一般分为创伤性和非创伤性两种。创伤性因素以股骨头、颈骨折及关节脱位等较常见, 非创伤性因素包括长期应用激素、酒精中毒、血液系统疾病、化学治疗、放射治疗及特发性股骨头坏死等。下面主要介绍非创伤性股骨头缺血性坏死的病因机制。

1. 类固醇激素和酗酒

酒精中毒和长期应用激素等非创伤性疾病导致的股骨头坏死, 可能与脂质代谢紊乱、骨内压增高、血流中断、血栓形成、脂肪栓塞、血管壁损伤、动脉血压增高、凝血功能异常、骨质疏松等有关, 最终导致股骨头局部缺血。

2. 骨结构异常

髋关节结构异常, 造成力学上的不平衡, 如扁平髋, 使股骨头处于长期劳损状态, 日久导致股骨头坏死。临床表现为臀中肌步态、下肢短、肌肉萎缩、行走疼痛、功能受限等。

3. 骨髓异常增生

骨髓异常增生是以克隆性红细胞增多为主的骨髓增生性疾病, 表现为血液黏滞度增高, 导致血流缓慢和组织缺氧, 伴有血小板增多时, 可有血栓形成和梗死。常见于四肢, 当在股骨头部位时, 可出现股骨头缺血性坏死。

4. 骨病

骨骼的某些疾病, 如骨结核造成骨质破坏, 形成股骨头塌陷、坏死。

5. 肥胖

过度肥胖, 明显增加了髋部负重, 长期劳损, 导致股骨头软骨磨损变形。

(二) 中医学认识

本病临床表现颇为复杂, 涉及的病因较多, 可以分为内因和外因两个方面。

1. 内因

内因是该病发病的根本原因, 与肝肾不足、脾气虚弱、气血亏虚等因素有关。《素问·脉要精微论》云:"筋…屈伸不能, 行则偻附, 筋将惫矣; 骨…不能久立, 行则振掉, 骨将惫矣。"说明筋骨的强弱与肝肾精血的亏虚与否密切相关。脾胃为后天之本, 气血生化之源, 若脾失健运, 气血生化乏源, 则筋骨肌肉皆失其所养。

(1) 肾气不足, 髓枯骨痿 肾为先天之本, 主骨生髓, 骨赖肾精气充养, 肾气虚，精少，骨髓不充，骨髓空虚，则髓枯骨痿，骨急懈惰，疏松无力。《医宗必读·痿》："肾痿者，骨痿也。"由于肾热内盛，或邪热伤肾，阴精耗损，骨枯髓虚所致。《素问·痿论》中曰："肾气热，则腰脊不举，骨枯而髓减，发为骨痿……有所远行劳倦，逢大热而渴，渴则阳气内伐，内伐则热舍于肾。肾者，水脏也。今水不胜火，则骨枯而髓虚，故足不任身，发为骨痿。"《素问·痹论》曰："故骨痹不已，复感于邪，内舍于肾"。治宜滋阴清热，补肾填精。

（2）肝血虚弱，筋失濡养　肝主筋，筋全赖肝血的濡养，肝血虚，血不养筋，筋失所养，出现髋部活动不灵，屈伸不利，痿软无力等。《中藏经·五痹》中曰："筋痹者，由怒叫无时，行步奔急，淫邪伤肝，肝失其气，因而寒热所客，久而不去，流入筋会，则使人筋急，而不能行步舒缓也。"《素问·痹论》曰："痹……在于筋则屈伸不利，宗筋主束骨而利机关也。"《素问·五脏生成》云："诸筋者，皆属于节。"故肝血充盛，使肢体筋骨、筋膜得到充分濡养，则筋脉柔软，关节滑利，运动灵活。若肝血亏损，筋失所养，则动作迟钝，运动失灵，髋部易损，继而发生疼痛及功能障碍。

（3）脾胃虚弱，气血乏源　脾胃为后天之本，气血生化之源，脾失健运，多由于素体衰弱，或久病不愈，或年老体衰，脾胃气虚，而致气血两虚。亦有因肾气不足，先天不能滋养后天，而致后天脾胃不足，气血亏虚，皆可致筋骨失养，不荣则痛。

2.外因

外因是股骨头缺血性坏死产生的重要条件。

（1）风寒湿邪侵袭　风寒湿邪侵入人体，痹阻于髋，气血运行不畅，不通则痛。《素问·痹论》曰："风寒湿三气杂至，合而为痹也……其风气胜者为行痹，寒气胜者为痛痹，湿气胜者为著痹也。"若被风寒湿邪所伤，阳气受阻，气血运行不畅，脉络痹阻不通，骨失所养，可发为骨蚀。

（2）外伤　包括直接和间接外伤两种，髋部外伤虽在外，势必内伤，先及皮肉，次及筋骨，皮肉筋骨的损伤，必然导致血溢脉管之外。《杂病源流犀烛·跌仆闪挫源流》曰："跌仆闪挫，卒然身受，由外及内，气血俱伤也。"《医宗金鉴·正骨心法要旨》曰："跌仆闪挫，卒然身受，由外及内，气血俱伤也。"故髋部外伤可导致局部肿胀、疼痛、关节内积血，导致瘀血内阻，新血不达，继而影响股骨头的血运。外伤重者，气血骤然瘀滞，脉络不通，股骨头局部血液供给受阻，会发生股骨头缺血坏死。暴力所伤，日久不愈，累及肝、肾亏虚，精血不足，骨失所养，久之亦可发生股骨头坏死。

（3）食毒、药毒损伤　长期嗜食膏粱厚味、酗酒、服用激素类药品，易生湿热、痰浊，痰湿互结，蕴阻经脉，致血脉瘀阻，精耗髓伤，骨失濡养而发病。

3.病机特点

本病的病机特点是虚实夹杂，本虚标实。肝脾肾亏虚，气血不足为本，跌打劳损，饮食不节，风寒湿邪侵袭等为标。邪入筋骨，瘀血内生，痰湿闭阻血脉，致股骨头失于正常的温煦与濡养而致病。如《灵枢·刺节真邪》中言："虚邪之入于身也深，寒与热相搏，久留而内着，寒胜其热，则骨疼肉枯，热胜其寒，则烂肉腐肌为脓，内伤骨为骨蚀。"《素问·长刺节论》云："病在骨，骨重不可举，骨髓酸痛，寒气至，名曰骨痹。"

二、临床诊断

（一）辨病诊断

1.临床表现

（1）病史　多数患者有激素应用史、

酗酒史或髋部外伤史。对于患者无法确切提供用药史时，可通过了解既往史与用药后有无出现向心性肥胖、痤疮、食欲增加等激素不良反应表现，推测是否使用过激素。

（2）症状　常见髋部疼痛，有时会牵涉到膝部，跛行，下蹲困难，髋关节活动受限。

（3）体征　患侧髋部压痛，髋关节周围肌肉及股四头肌萎缩，骶髂关节分离试验阳性，托马斯征阳性。

2. 相关检查

（1）X线检查　可见股骨头前外侧死骨、软骨下新月征阳性、股骨头塌陷不伴关节间隙变窄。

（2）CT检查　早期表现为关节囊肿胀、关节腔积液、关节间隙相对增宽。中期骨小梁吸收呈不均匀大眼状，股骨头变平，出现"半月征"。随着病情发展，股骨头出现不同程度囊变，股骨头塌陷变形，最后继发退行性骨关节病，出现增生骨刺、关节间隙狭窄、关节半脱位。

（3）MRI检查　最早出现的征象是股骨头负重区有不均匀信号强度和双线征，在 T_1WI 呈线样低信号变化。T_2WI 可见低信号或内高外低两条平行信号带，这个"双线征"为特异性诊断征象。随着病情发展，可出现楔形低信号带与死亡骨新月征，骨皮质塌陷。

3. 股骨头坏死分期

国际骨循环学会把股骨头坏死分为0期、Ⅰ期、Ⅱ期、Ⅲ期、Ⅳ期。其中Ⅰ期、Ⅱ期、Ⅲ期根据坏死的不同程度又可细分为三度，分别用A、B、C表示。此分期考虑到了股骨头坏死的部位，在经历了数次改良后这一方法被广泛应用在临床研究中。很多学者认为这是最实用的分期法，对疾病的诊断、治疗和预后有很高的价值。

（1）0期　骨活检结果显示有缺血坏死，其他检查正常。

（2）Ⅰ期　骨扫描阳性或MRI阳性或两者均阳性。病变根据部位划分为内侧、中央、外侧。

①Ⅰ-A　病变范围小于股骨头的15%。

②Ⅰ-B　病变范围占股骨头的15%~30%。

③Ⅰ-C　病变范围大于股骨头的30%。

（3）Ⅱ期　X线检查异常。股骨头斑点状表现，骨硬化，囊性变，骨质稀疏。X线检查及CT扫描无股骨头塌陷，骨扫描及MRI呈阳性，髋臼无改变。病变根据部位划分为内侧、中央、外侧。

①Ⅱ-A　病变范围小于股骨头的15%。

②Ⅱ-B　病变范围占股骨头的15%~30%。

③Ⅱ-C　病变范围大于股骨头的30%。

（4）Ⅲ期　X线片上可见新月征。病变根据部位划分为内侧、中央、外侧。

①Ⅲ-A　病变范围小于股骨头的15%或股骨头塌陷小于2mm。

②Ⅲ-B　病变范围占股骨头的15%~30%或股骨头塌陷2~4mm。

③Ⅲ-C　病变范围大于股骨头的30%或股骨头塌陷大于4mm。

（5）Ⅳ期　X线片上可见股骨头关节面变扁、关节间隙变窄、髋臼骨硬化、囊性变、边缘骨赘形成。

（二）辨证诊断

中医学认为，本病以肝肾亏虚为本，血瘀与痰瘀阻滞为标，属本虚标实之证。血行脉中，主濡养润泽，亦靠肾精补充，依赖肾气的推动。若肾虚精亏，气化失常，则充髓生骨能力不足，推动血行能力降低，以致髓枯骨痿，血行迟缓而瘀滞，股骨头失去气血润泽与濡养而坏死。

1. 气滞血瘀型

（1）临床证候　髋部疼痛，刺痛不移，动之痛甚，静则痛减，昼重夜轻，关节屈伸不利，或酸楚困重，不可直行，舌质黯或有瘀斑，舌下脉络曲张，苔薄白，脉弦。

（2）辨证要点　髋部疼痛，刺痛不移，动之痛甚，静则痛减，舌质黯或有瘀斑。

2. 痰瘀互结型

（1）临床证候　髋部沉重疼痛，痛处不移，关节漫肿，形体肥胖，屈伸不利，肢体麻木，大便黏腻，舌体胖，舌质黯或有瘀斑，苔腻，脉滑或濡缓。

（2）辨证要点　髋部沉重疼痛，关节漫肿，屈伸不利，舌苔腻，舌质黯或有瘀斑。

3. 气血亏虚型

（1）临床证候　髋关节间歇疼痛，喜按喜揉，肢体无力，关节屈伸不利，面色无华，纳呆，乏力懒言，舌淡苔白，脉细。

（2）辨证要点　髋关节间歇疼痛，喜按喜揉，肢体无力，面色无华。

4. 肝肾亏虚型

（1）临床证候　髋部隐隐作痛，喜按喜揉，肢体活动受限，腰膝酸软，劳累后加重，神疲乏力，面色无华，畏寒肢冷，或口舌干燥，耳鸣，眩晕，舌质偏红，苔薄白，脉弦细。

（2）辨证要点　髋部隐隐作痛，喜按喜揉，肢体活动受限，腰膝酸软，劳累后加重。

三、鉴别诊断

（一）西医学鉴别诊断

本病诊断主要依靠影像学，当 X 线检查和 MRI 检查均有相类似的症状时，需做如下鉴别。

1. 原发性髋关节炎

此病多见于老年患者，早期即可显示关节间隙轻度变窄，骨赘增生，软骨下囊性变，囊变周围有硬化骨包绕且紧贴关节面。而股骨头坏死塌陷前一般不发生关节间隙变窄及增生，囊性变多数发生在坏死骨附近，远离关节面。

2. 强直性脊柱炎累及髋关节

此病多见于青少年男性，骶髂关节受累，逐步上行侵犯脊柱，导致脊柱活动受限、畸形，甚至强直，下行侵犯髋关节，但股骨头保持圆形且首先出现关节间隙变窄或消失，检查 HLA-B27 多数呈阳性。

（二）中医学鉴别诊断

本病需与痿证相鉴别。鉴别要点首先在于痛与不痛，本病以关节疼痛为主，而痿证则以肢体力弱，无疼痛症状。其次要观察肢体的活动障碍，本病是因痛而影响活动，痿证是因肌肉无力而不能活动。

四、临床治疗

（一）提高临床疗效的要素

在治疗上早期诊断最为关键，应高度重视病因病史，及早做相关检查，根据患者年龄、病因、病史、期别、进展速度、坏死面积与位置、塌陷危险性、塌陷程度等各种因素，分析每例患者特点，制定治疗方案。对年龄较大、经济压力紧张、身体不耐受手术或者早期患者，在治疗时可以优先考虑中医药疗法与西医药物治疗，可收到一定效果。对于其他分期的患者主要以手术治疗为主，并且在临床施治过程中，不局限于单独运用一种方法，在确保安全的前提下联合运用中西医疗法，充分发挥各自的优势，为患者提供最优的治疗方案，缩短病程，提升疗效。

（二）辨病治疗

股骨头缺血性坏死是骨关节的常见病和疑难病，其临床症状严重，甚至影响患者的日常生活，且有较高的致残率。临床上应当根据病理分期、证候类型、治疗目标等综合因素选择最佳的治疗方案，尽量争取做到早诊断，早治疗，使软骨下骨组织早期恢复，制定个体化治疗方案。

1. 一般治疗

采取保护性负重至关重要，患者减轻负重或者卧床休息，以降低股骨头的负重，延缓塌陷发生，减轻塌陷程度，减轻疼痛。此疗法只适用于早期、中期患者。下肢牵引能降低股骨头表面的压力，效果优于单一卧床休息。

2. 西药治疗

（1）降脂类药物　他汀类药物通过降脂作用能有效地预防股骨头缺血性坏死，且通过转化骨髓间充质干细胞为成骨细胞，加快骨的分化作用。降脂类药对激素型股骨头坏死效果很好。常用的药物有辛伐他汀、氟伐他汀、阿托伐他汀、瑞舒伐他汀等。

（2）二膦酸盐类与促钙吸收剂　股骨头坏死的早期阶段破骨细胞的活性明显增强，存活周期延长，骨吸收活性明显增强。另一方面，成骨细胞、骨细胞凋亡增加，成骨分化障碍，成脂分化增强，使骨形成受到抑制，从而造成局部的骨缺失。常用的药物有唑来磷酸、阿伦磷酸钠等。

（3）抗凝药物　骨内微循环血管内凝血（毛细血管和静脉窦）进展为全身静脉栓塞和少见的逆行动脉闭塞是非创伤性骨坏死的病因。华法林能预防股骨头坏死的发生。

3. 物理因子治疗

对于缓解疼痛、延缓发展和促进骨修复等方面有一定疗效。

（1）特定电磁波谱治疗　特定电磁波谱治疗有促进血液循环、加强新陈代谢、消炎、消肿、止痒、镇痛、提高酶活性和免疫功能的作用。治疗时将辐射器板面以20cm距离直接对准患部，每天照射一次，每次20~30分钟。

（2）磁热治疗　利用高频电磁波治疗可以促进血管扩张，改善髋关节周围微循环，还可促进外敷药物的吸收，达到消炎止痛的目的。治疗垫以痛点位为中心摆放，需要时用绑带固定。可以隔着薄衣服治疗，温度以舒适耐受为度，一般在40~52℃之间，时间20~30分钟。

（3）中频脉冲电治疗　将中频脉冲电治疗仪的垫片放置在股骨头缺血性坏死区前方，依据患者的反应调节频率，以患者无强烈不适感为宜，有麻感为正常反应，一次治疗时长为20分钟，患髋在中频脉冲电治疗期间尽量不负重。

（4）体外冲击波治疗　体外冲击波治疗作为一种新式的非侵入性治疗方法能够显著地促进血管再生，诱导骨生长和骨骼的重建。能够局部地治疗特定区域，对邻近组织器官损伤较小。以患侧坏死区为靶点，在前、后、外3个点进行治疗。每周治疗1次，治疗6个月。

（5）高压氧治疗　可以使骨内组织细胞氧含量迅速提高，促进微循环及血氧的有效弥散，进而提高股骨头的氧含量，能帮助缺血性坏死组织的修复。此外还可以提高吞噬细胞清除坏死组织的能力，加快坏死组织的修复。每日1次，10天为1个疗程。一般可以做3~5个疗程。

4. 手术治疗

保守治疗效果不佳或患者症状严重时可行手术治疗。

（1）髓芯减压术　髓芯减压术的治疗原理在于股骨头端高压造成血供不足和组织水肿，从而导致骨持续缺氧缺血坏死。髓芯压力增加使骨内血管受压，血供不足而水肿，缺血水肿反过来进一步增加髓内压。髓芯减压术由此理论而来。髓芯减压术在中、早期股骨头坏死的治疗中可以明显减缓患者的疼痛、改善患肢功能、延缓关节置换的时间。主要适用于早期无关节面塌陷的患者，是治疗骨坏死最简单的手术方式。

（2）植骨术　目前骨移植分为带血管蒂骨移植和不带血管蒂骨移植（不带血管蒂骨移植是除去股骨头内坏死部分，然后用同种异体或自体松质骨填充），公认最好的骨移植术是带血管蒂腓骨移植术。

（3）生物陶瓷棒植入术　微创减压生物陶瓷棒置入技术在改善股骨头缺血的同时，提供了软骨下骨结构性支撑，延缓了股骨头塌陷时间，甚至阻断了疾病的进展，有效地推迟了人工全髋关节置换的时间。多孔生物陶瓷不仅有足以承受强大生理负荷的刚度，其弹性模量与正常骨组织相似，对于坏死的股骨头具有良好的支撑作用。多孔生物陶瓷具备较好的细胞亲和性和生物相容性，同时，该技术具有手术操作简单，创伤小，出血量少，术后恢复时间短，手术风险低，生存率高等优点。

（4）人工髋关节表面置换术　当股骨头出现塌陷时，人工髋关节表面置换术在术后活动强度、幅度都有明显优势，相较于人工全髋关节置换术，可以预防因活动量大而导致的假体松动，大大降低了术后翻修率。

（5）全髋关节置换术　适合晚期股骨头缺血性坏死，塌陷在Ⅲ期、Ⅳ期的患者。人工全髋关节置换术是当前临床治疗晚期股骨头坏死的最佳治疗方案，能够有效地缓解疼痛，改善关节功能，预后良好，具有显著的临床效果。髋关节置换对机体损伤小，能有效地减轻患者的疼痛，感染概率小，患者易于恢复，具有良好的经济和社会效应，在临床中使用广泛。

（三）辨证治疗

1. 辨证论治

（1）气滞血瘀型

［治法］行气止痛，活血化瘀。

［方药］血府逐瘀汤合活络效灵丹加减。桃仁 12g，红花 12g，当归 15g，丹参 20g，赤芍 15g，延胡索 15g，枳壳 12g，香附 12g，川牛膝 15g，制乳香 12g，制没药 15g，炙甘草 6g。

［加减］如寒湿甚者，加制川乌、干姜、薏苡仁，以温化寒湿；如夜间痛甚眠差者，加龙骨、牡蛎、琥珀，以重镇安神；疼痛剧烈者，加全蝎、蜈蚣，以通络止痛。

（2）痰瘀互结型

［治法］化湿祛痰，活血祛瘀。

［方药］双合汤加减。当归 15g，川芎 12g，白芍 15g，厚朴 15g，陈皮 15g，姜半夏 12g，茯苓 25g，桃仁 12g，红花 12g，白芥子 15g，鸡血藤 30g，炙甘草 6g。

［加减］如脾胃气虚者，加党参、黄芪，以健脾益气；痰湿郁化热，而见口苦、口渴、口黏者，合用四妙丸加减。

（3）气血亏虚型

［治法］健脾益气，养血止痛。

［方药］十全大补汤加减。党参 15g，黄芪 20g，白术 15g，茯苓 20g，当归 15g，川芎 2g，白芍 15g，熟地黄 15g，陈皮 12g，鸡血藤 30g，炙甘草 15g。

［加减］如疼痛较重者，加全蝎、土鳖虫，以通络止痛；寒湿甚者，加制川乌、干姜、桂枝，以温阳散寒；腰膝酸软，活动受限者，加鹿角胶、杜仲，以强筋壮骨。

（4）肝肾亏虚型

［治法］补益肝肾，活血止痛。

［方药］独活寄生汤加减。党参 15g，茯苓 20g，当归 15g，川芎 12g，白芍 15g，熟地黄 15g，怀牛膝 15g，山茱萸 15g，杜仲 15g，鹿角胶 12g，陈皮 15g，炙甘草 6g。

［加减］如偏于阳虚，畏寒肢冷，口淡不渴者，加炮附子、肉桂、干姜，温阳散寒止痛；如偏于阴虚，心烦，盗汗，手足心热者，重用熟地黄、山茱萸，加女贞子、知母、黄柏，以滋阴清热；气虚乏力重者，加黄芪、白术，以健脾益气。

2. 外治疗法

（1）膏药外用

[操作方法]用活血止痛膏、麝香关节止痛膏、消肿止痛膏等外用成药，外贴患处。每日1次。

[适应证]适用于气滞血瘀证、痰瘀互结证与肝肾亏虚证型。

[注意事项]皮肤有破溃或药物过敏者禁用。

（2）中药热熨治疗

[处方]当归20g，羌活10g，红花20g，白芷15g，防风15g，制乳香15g，制没药15g，骨碎补15g，杜仲15g，续断15g，伸筋草15g，威灵仙15g，透骨草15g，花椒10g，制川乌15g，艾叶20g。

[操作方法]上药共为粗末，每次用加入大青盐、白酒各30g，拌匀装入白布袋内封口，蒸热后，敷在患处，每次持续1个小时左右，每日2次。

[适应证]适用于气滞血瘀证、痰瘀互结证与肝肾亏虚证型。

[注意事项]皮肤有破溃或药物过敏者禁用，使用时注意温度控制在40~50℃，避免烫伤。

（3）中药离子导入疗法

[处方]防己10g，红花10g，威灵仙10g，延胡索10g，乳香10g，没药10g，杜仲10g，续断10g，海桐皮10g，川芎10g，血竭10g。

[操作方法]上药浸泡1个小时，煎煮60分钟，滤渣，药液装入瓶中，放入冰箱保存备用。使用时将药液加热至40℃左右，将纱布药垫浸入药液后，取出拧成半干，置于患肢腹股沟中点偏下方，将中药离子导入机正极放在药垫上，负极放在与之对应的环跳穴，用绷带固定。离子导入的电流剂量以患者有麻震感并能承受为宜。每日1次，每次30分钟，每7日1个疗程。

[适应证]适用于气滞血瘀证、气血亏

虚证与肝肾亏虚证型。

[注意事项]皮肤有破溃或药物过敏者禁用，使用时注意调整电流强度，如有不适应及时调整。

（4）艾灸治疗 灸法属于温热疗法，具有温经通络、消肿止痛的功效，适合于肝肾不足偏阳虚证、气滞血瘀证和气血虚弱证，一般采用温和灸。也可以使用雷火灸。雷火灸除艾绒外，还包含麝香、沉香、木香等药物。其火力更猛，渗透力更强，燃烧时药物分子随艾灸温热刺激透达相应穴位，能扶正固本，疏经通络，活血行气，具有小刺激、大反应的良好疗效。

[操作方法]将艾条点燃，在穴位上方2~3cm处，固定不动，每穴灸10分钟，以皮肤出现红晕，有温热感而无灼痛为度。每日1~2次，5天为1个疗程。

[注意事项]皮肤有破溃者禁用，使用时注意控制温度，避免烫伤。

（5）针刺治疗 针刺具有疏经通络、改善微循环、止痛等功效，可根据情况使用毫针或温针。

[穴位]环跳，承扶，委中，承山，伏兔，血海，风市，阴陵泉，足三里，丰隆，太冲等穴位，

[操作方法]本病早期及中期应用泻法，后期多用平补平泻法，每日1次，5天为1个疗程。

[注意事项]针刺适用于各型患者，但要事先告知，避免紧张，出现晕针等情况。

（6）内热针治疗 内热针具有消除无菌性炎症，缓解肌肉痉挛疼痛等作用，可显著改善股骨头坏死的临床症状。

[操作方法]患者取仰卧位，通过B超引导，在髋关节囊、关节囊周围肌肉、缝匠肌、内收肌的闭孔神经出口处用甲紫做好标记，以标记点为中心进行常规消毒，随后每个标记点使用0.5%利多卡因做皮下麻醉。通过B超显示，将内热针对准深层

病变方向行垂直或倾斜进针，针距 1~2cm，可直达肌膜附着的骨面，直至有强烈针感。留针时在每根针的末端套上内热针治疗仪电极管，加热温度 38~42℃，加热 15~20 分钟。治疗后起针，如有出血点需按压止血，逐一起针后在每针眼处用碘伏消毒，最后用无菌敷料粘贴。每周治疗 1 次，共治疗 3 次。

[注意事项] 术后保持压迫体位，观察患者生命体征，保持伤口干燥，避免感染。

（7）小针刀治疗　小针刀治疗是一种介于手术治疗和针刺疗法间的闭合性松解术，在操作过程中刺入病变深处进行轻微切割，可有效剥离病变组织，其操作简单、方便，切口小，创伤小，术后无不良反应，易于被患者接受。小针刀松解髋关节周围软组织不仅可以恢复髋部生物力学的失衡，还可以间接改善股骨头坏死处缺血缺氧状态。研究表明，针刀疗法结合了现代医学手术的理论，弥补了针灸的不足之处，其治疗股骨头坏死的临床效果优于针灸治疗。

[操作方法] 施术者戴无菌手套，患者取合适体位。股骨外侧各点操作时取侧卧位，患侧在上，屈髋屈膝；臀部各点操作时取俯卧位；内收肌各点操作时取仰卧位，髋关节外旋、外展；腹股沟各点操作时取仰卧位。操作部位常规消毒铺巾，各操作点采用利多卡因注射液麻醉，选用合适针刀，常规行髋关节、髋内侧和髋外侧针刀松解，患者产生酸、麻、胀、痛感后退针，术后压迫止血 3 分钟，止血后采用无菌纱布覆盖，术后 48h 内保持术区干燥，术后指导患者进行常规康复训练。每 2 周进行 1 次，3 次为 1 个疗程。

[注意事项] 术后观察生命体征，保持伤口干燥，避免感染。

3. 成药应用

（1）健骨生丸

[组成] 当归，三七，地龙，冰片，西红花，珍珠，冬虫夏草。

[功能] 活血化瘀，通经活络，通血生骨。

[适应证] 用于瘀血阻络、筋骨失养所引起的骨坏死等症。

[注意事项] 孕妇慎服。忌用激素类药物。服药期间忌烟、酒。

（2）强骨胶囊

[组成] 骨碎补总黄酮。

[功能] 补肾，强骨，止痛。

[适应证] 用于肾阳虚所致的骨痿，症见骨脆易折，腰背或四肢关节疼痛，畏寒肢冷或抽筋，下肢无力，夜尿频多。

[注意事项] 孕妇慎服。

（四）医家诊疗经验

1. 郭维淮

郭维淮教授认为，此病之病理变化不论气血瘀阻、痰湿内阻或气虚肾亏，均滞中有虚，虚中有滞，互为因果，导致经络不通，筋骨失养。治宜审证求因分型施治。郭老一般将其分为瘀滞型，痰阻型和气虚肾亏型。瘀滞型用复活汤，方中当归、土鳖虫、莪术、生山楂、茜草、木瓜活血通络，黄芪、柴胡、枳壳、白术益气除滞，白芍、续断、骨碎补益肝肾壮筋骨，甘草调和诸药，共奏活血祛瘀，益气通络，强壮筋骨之效。痰阻型用通阳豁痰汤，方中白附子、制天南星豁痰祛邪，当归、牡丹皮、木瓜、淫羊藿活血通络，温肾助阳，配以黄芪、续断、枳壳、独活、茯苓、茵陈益气健脾，使气机得以通畅，痰湿得以祛除，气旺血活，诸药相伍，共奏豁痰通经之功。气虚肾亏型用益气填髓汤，方中黄芪、党参益气养血，续断、淫羊藿、芡实、枸杞子、白芍益肝补肾，当归、枳壳、独活、牛膝、土鳖虫活血化瘀止痛，甘草补脾益气，调和药性，诸药配伍使肝血旺盛，肾精充盈，筋骨得以濡养。郭老认为股骨头缺血性坏死多为滞虚并存，气虚恋邪，不能化湿而成痰，不能运血，血行无力而致瘀，经络阻滞，痰湿聚结不化而发病。故在分型治疗的基础上，常用益气健脾之法，取得良好效果。

2. 施杞

依据本病病因病机特点，施杞教授认为，股骨头坏死发病的内因是正气不足，而邪气是发病的重要条件。同时人体是一个有机整体，在结构上不可分割，在功能上相互协调。在疾病的不同阶段，外伤内损相互影响。因此，治疗中应注重内伤，兼顾外损。在慢性筋骨病的调治中强调调摄脏腑。肝主筋，肾主骨生髓，脾主四肢肌肉，肝、脾、肾三脏与伤科疾病的关系最为密切，故在遣方用药中注重调补肝肾，同时不忘顾护脾胃。

3. 陈志维

陈志维教授认为股骨头缺血性坏死病机总属本虚标实，以肝肾亏虚、气血不足为本，以跌打劳损、饮食不节、风寒湿外邪侵袭等为标。邪入筋骨，瘀血内生，痰湿闭阻血脉，致股骨头失于正常温煦与濡养而发病。治疗上应辨证论治，予以滋补肝肾、行气活血、健脾化痰、补养气血等治疗方法，陈教授认为股骨头缺血性坏死的治疗应遵循动静结合、筋骨并重、内外兼治的原则，达到保髋或延迟手术的目的。

五、预后转归

治疗股骨头缺血性坏死主张根据不同分期采取不同的治疗手段，阻止或延缓其发展，最终可给予关节置换来改善关节功能，预后不佳。

六、预防调护

多数患者病程较长，关节疼痛，活动受限，影响生活和工作，会产生紧张以及焦虑情绪，护理人员可通过主动以及热情接待，讲解疾病，通过对其进行心理安抚可有效缓解患者紧张以及抑郁情绪，告知患者及其家属本病的病因、影响因素、治疗方法、预后及相关注意事项，增强其对本病的了解，树立治疗信心。

患者应进食含高蛋白质、铁、钙、高热量饮食，同时补充维生素，鼓励多吃蔬菜、水果，摄取适量的水分以促进肠蠕动，防止便秘，防止增加股骨头压力，引起血管痉挛。多晒太阳，控制体重。忌服辛辣、油腻、油炸、生、冷、烟酒之物，尽量停用激素。患者在接受治疗且病情稳定后在专业医护人员指导下进行功能锻炼，以自主运动为主，被动运动为辅，由小到大，由少到多，循序渐进。初期患者借助助行器，每天上、下午各运动 2 次，每次 15 分钟，半个月后将运动时间延至 30 分钟，1 个月后患者脱离助行器，自行锻炼。锻炼过程中出现摩擦音、骨片交锁、轻微疼痛，均属正常反应，休息会缓解。

七、专方选要

1. 左归丸

[组成]熟地黄，山药（炒），枸杞子，山茱萸肉，川牛膝（酒洗，蒸熟），菟丝子（制），鹿胶（敲碎，炒珠），龟胶（切碎，炒珠）。

[功能]滋补肝肾。

[适应证]肝肾亏虚所致的痹病，症见筋骨疼痛，腰膝酸软。

[用法]口服，水蜜丸，一次 9g，每日 2 次。

[注意事项]脾虚便溏者慎用。

[出处]《景岳全书》。

2. 健步虎潜丸

[组成]龟胶，鹿角胶，何首乌，川牛膝，杜仲，锁阳，威灵仙，当归，黄柏，人参，羌活，白芍，白术，熟地黄。

[功能]舒筋止痛，活血补气。

［适应证］气血虚弱，下部腰胯膝腿疼痛，筋骨酸软无力，步履艰难。

［用法］口服，一次20粒，每日2次。

［注意事项］孕妇慎用。

［出处］《伤科补要》。

3.生骨再造丸

［组成］黄芪，炙淫羊藿，骨碎补，当归，枸杞子，丹参等。

［功能］行气活血化瘀，补肝益肾。

［适应证］肝肾亏虚，气滞血瘀之痹证，症见髋关节疼痛，腰膝酸软。

［用法］口服，一次15粒，一日3次。

［注意事项］孕妇慎用。

主要参考文献

［1］于冬冬，杨关林，侯德才.骨头缺血性坏死的病因及分期辨证论治［J］.辽宁中医杂志，2019，46（11）：2338-2340.

［2］张晓卫，关涛.中医辨证治疗股骨头缺血性坏死疗效观察［J］.内蒙古中医药，2017，36（2）：22-23.

［3］王晨，施杞.施杞辨治股骨头坏死经验撷菁［J］.上海中医药杂志，2015，49（11）：1-3.

［4］丁玲，陈金雄.陈志维辨治股骨头缺血性坏死经验［J］.上海中医药杂志，2016，50（6）：20-22.

［5］李子荣.2015年股骨头坏死中国分期与分型解读［J］.临床外科杂志，2017，25（8）：565-568.

［6］王世鑫，韩杰，王大伟，等.中药内服法治疗股骨头缺血性坏死现状［J］.广西中医药，2016，39（2）：7-9.

［7］李勇强，李美松，张玉奇，等.股骨头缺血性坏死手术疗法的研究进展［J］.光明中医，2015，30（12）：2716-2717.

［8］凌舒文.股骨头缺血性坏死患者中医适宜技术治疗及护理体会［J］.黑龙江中医药，2020，49（3）：282-283.

［9］齐琳，任忠陆.中药治疗股骨头坏死的作用机制研究进展［J］.中国药物经济学，2022，17（1）：121-124+128.

［10］施杞.中医骨内科学［M］.北京：人民卫生出版社，2018：817-829.

第六节　坐骨结节滑囊炎

坐骨结节滑囊炎又称坐骨结节囊肿，坐骨结节滑囊位于臀大肌与坐骨结节之间，当滑囊受到过量的摩擦或压迫时滑囊壁会发生炎症反应，造成滑膜水肿、充血、增厚或纤维化，滑液增多，形成滑囊炎。

本病多属于"痹证"范畴。

一、病因病机

（一）西医学认识

坐骨结节滑囊是一种潜在的囊，属肌下囊，其位于臀大肌与坐骨结节之间，由疏松结缔组织分化而成，为一密闭的结缔组织扁囊，囊腔呈裂隙状，其外层是致密结缔组织，内层是滑膜，有少许滑液，能增加臀大肌与坐骨结节之间的润滑，缓解压力，减少摩擦，促进其运动的灵活性。

坐骨结节滑囊炎有急性、慢性之分。急性坐骨结节滑囊炎较少见，一般为外伤所致，伤后滑囊内有急性炎症变化的血性或浆液性渗出液。慢性坐骨结节滑囊炎较多见，可因长期压迫或反复摩擦而引起。病理表现为滑膜充血、水肿及绒毛状增生，囊壁增厚，并产生无菌性渗出液。

（二）中医学认识

中医学认为本病的发生与体质因素、气候条件、生活环境及饮食等有密切关系。正虚卫外不固是痹证发生的内在基础，感受外邪是痹证发生的外在条件。

1.病因

（1）感受风寒湿邪　久居潮湿之地，

或冷热交错，气候突变，风寒湿邪侵袭人体，留注经络关节而发病。

（2）痰浊瘀血　痰浊瘀血是疾病发展过程中形成的病理产物，它可以直接或间接作用于人体，引起新的病证，所以在痹证的发病中起重要作用。或饮酒过度，暴饮暴食，恣食生冷，过食肥甘，脾失运化，痰浊内生，阻滞经脉，或七情郁结，气机运行失和，郁滞不通，气滞血瘀，阻滞脉络，或跌打外伤，局部气血凝聚，失于荣养，营卫不调，易触外邪，发为痹证。

（3）感受风湿热邪　感受风湿热之邪，或者风寒湿邪外侵，郁久化热，造成风湿热邪痹阻经络关节而发病。

（4）正气不足　先天禀赋薄弱，元气不充，或后天营养失调，缺乏体育锻炼，或病后失调，劳逸不当，以致气血虚弱，腠理疏松，营卫之气不固，外邪乘虚入侵。

2. 病机

风、寒、湿、热、痰、瘀等邪气滞留筋脉、关节、肌肉，经脉闭阻，不通则通，这是本病的基本病机。风寒湿热之邪侵袭人体后，其寒热的转化，通常和人的禀赋素质有关。素体阳气虚衰，阴气偏盛，寒自内生，感受风寒湿邪，多从阴化寒，而为寒湿痹；阳气偏盛，阴精不足，内有郁热者，感受风寒湿邪，易从阳化热，而成湿热痹。痹证虽因正虚感邪引起，但病初正气尚能与邪气抗争，所以多表现为实证、热证。

二、诊断

（一）辨病诊断

坐骨结节滑囊炎多发于体质瘦弱且久坐的中老年人，以女性多见。临床表现为坐位时坐骨结节处疼痛不适，少数患者可放射到大腿的后部，在局部常可触及囊性肿块，其发病机制是坐骨结节滑囊受到长期过量的压迫及摩擦，导致滑囊壁发生炎症反应，病理改变为滑膜充血、水肿、增厚或纤维化，滑液增多。其病程长，易于反复发作，且在坐位时症状最严重，给患者造成极大痛苦。

1. 临床表现

有长期坐位工作史、蹲伤史。坐在硬板椅上，臀部接触椅面的部位疼痛。在坐骨结节处局部麻醉后，再让患者坐于硬板椅上，无疼痛，即可帮助确诊。疼痛部位仔细触诊可扪及边缘较清晰的椭圆形肿块与坐骨结节粘连在一起，压之疼痛。做屈膝、屈髋动作时，可因挤压、牵扯滑囊引起疼痛。

2. 相关检查

（1）X线检查　对坐骨结节滑囊炎不具有特异性，部分患者可见同侧坐骨结节皮质毛糙、骨质破坏或者坐骨结节附近的钙化。

（2）超声检查　常为臀部病变的首选检查，多囊坐骨结节滑囊炎患者超声多提示囊腔内有强光带回声，大部分囊腔相通，张力低。单囊坐骨结节滑囊炎患者超声表现为圆形单囊性，囊壁不规则，后方回声增强。

（3）MRI成像　可更加准确判断病变部位及范围，避免临床上盲目穿刺，还可以确定囊肿的数量、囊肿有无分隔及囊肿周围结构情况。

（二）辨证诊断

1. 瘀血阻络型

（1）临床证候　臀部坐骨结节滑囊处疼痛，痛如针刺刀割，痛有定处，痛处拒按，按之痛甚，昼轻夜重或髋部可触及硬块，固定不移，推之不散，舌紫黯或有瘀斑，脉涩。

（2）辨证要点　臀部坐骨结节滑囊处疼痛，固定不移，推之不散，舌紫黯或有瘀斑，脉弦。

2. 血不荣筋型

（1）临床证候　陈伤不愈或慢性劳损，局部疼痛不剧，部位固定不移，髋部活动受限，以累后为重，伴面色无华，四肢酸软，倦怠乏力，舌淡，苔薄白，脉弦细。

（2）辨证要点　陈伤不愈或慢性劳损，局部疼痛不剧，髋部活动受限，四肢酸软。

3. 湿热壅滞型

（1）临床证候　局部疼痛肿胀较剧，活动受限，局部有跳痛，扪之有波动感，或有高热，口渴，便秘，舌质红苔黄燥，脉洪大或滑数。

（2）辨证要点　局部疼痛肿胀较剧，扪之有波动感，活动受限。

4. 痰湿流注型

（1）临床证候　髋部渐渐肿起，疼痛时作，髋关节屈伸不利，全身忽冷忽热，或伴有盗汗，午后潮热，形体消瘦，倦怠乏力，食欲不振舌质淡略黯，苔薄白腻，脉弦滑。

（2）辨证要点　髋部渐渐肿起，疼痛时做，髋关节屈伸不利，倦怠乏力。

三、鉴别诊断

西医学鉴别诊断

1. 坐骨结节皮脂腺囊肿（粉瘤）

坐骨结节皮脂腺囊肿位于坐骨结节的浅部，与皮肤相粘连，而不与坐骨结节相粘连，一般无疼痛。

2. 梨状肌综合征

梨状肌综合征发病部位和坐骨结节囊肿的发病部位相似，但是梨状肌综合征常伴有下肢坐骨神经痛症状，出现下肢麻木、疼痛。可以进行相关的肌电图的检查以及核磁、彩超检查，鉴别诊断。

四、临床治疗

（一）提高临床疗效的要素

坐骨结节滑囊炎病程较长，顽固难愈，故早期诊断，早期治疗，控制发展，改善症状是提高疗效的关键。一般采取内治与外治相结合，在辨证论治服药的前提下，配合推拿疗法、局部封闭、针刺治疗等外治疗法，可以提高疗效。

（二）辨病治疗

目前虽无治愈坐骨结节滑囊炎的有效办法，但大多数患者的病情都可以得到很好的控制。

1. 一般治疗

患者平时应尽量避免久坐，改善坐具。

2. 非甾体抗炎药

目前治疗本病的药物仍是非甾体抗炎药。无论是急性发作还是在慢性病程中，都可以用非甾体抗炎药改善疼痛症状。

3. 手术治疗

对于保守治疗无效的患者，应考虑手术治疗，通过手术彻底切除坐骨结节滑囊，去除原发病灶，能够缓解疼痛症状。

（三）辨证治疗

1. 辨证论治

（1）瘀血阻络型

［治法］活血舒筋，通络止痛。

［方药］活血舒筋汤加减。当归尾 18g，赤芍 15g，姜黄 15g，伸筋草 20g，松节 15g，海桐皮 15g，路路通 6g，羌活 12g，独活 12g，炙甘草 6g。

［加减］若痛剧难痹者，加延胡索、制乳香、制没药，以活血化瘀。

（2）血不荣筋型

［治法］活血化瘀，益气养血。

［方药］补筋汤加减。五加皮 15g，木瓜 15g，当归 12g，牡丹皮 12g，熟地黄 15g，沉香 6g，丁香 6g，茯苓 12g，肉苁蓉 12g，木香 10g，党参 15g，蛇床子 12g，牛膝 12g，山药 15g，丹参 30g。

［加减］若畏寒肢冷者，加附子、肉

桂；若骨软筋痿者，加杜仲、续断，以补肾强骨。

（3）湿热壅滞型

[治法] 清热解毒，消肿散结。

[方药] 五味消毒饮合普济消毒饮加减。金银花15g，野菊花15g，紫花地丁15g，蒲公英15g，天葵子10g，连翘15g，板蓝根20g，僵蚕10g，桔梗10g，牛膝12g。

[加减] 若大便秘结者，加大黄、芒硝、瓜蒌实，以泄热通便；壮热口渴者，加生石膏、地黄，以清热生津；肿块坚硬者，加赤芍、皂角刺，以软坚散结；若已成脓者，加皂角刺，以透脓排脓；若脓液清稀，久不敛口，减清热解毒之品，加黄芪、党参、白芷，以益气托脓外出。

（4）痰湿流注型

[治法] 散寒化痰。

[方药] 阳和汤加减。麻黄6g，熟地黄15g，白芥子25g，炮姜9g，肉桂6g，鹿角胶10g（烊化），丹参15g，炙甘草6g。

[加减] 有风寒表证者，加荆芥、防风，以疏表散寒；疲倦乏力者，加黄芪、党参，以健脾补气；关节活动不利者，加当归、赤芍，以活血通络。

2. 外治法

（1）火针治疗 患者侧卧，施术者在坐骨结节肿胀、压痛最明显处定位，局部消毒，取中号火针，将针尖、针体烧红，迅速刺入既定部位，直入直出，不拖带，深度以到达滑囊腔为度，后用适当型号的火罐在受针局部拔吸，留罐时间10分钟，通常可拔出少量渗出液或血液。治疗结束后，以消毒棉球清洁局部皮肤，必要时，可予以小块无菌纱布包扎。每周治疗2次，2周为1个疗程。

（2）针刺治疗 患者取膝胸侧卧位（患侧在上），双手抱膝。施术者仔细查找患侧坐骨结节压痛点，并用记号笔标记。常规皮肤消毒，左手为押手，拇指或食指紧压固定在坐骨结节滑囊痛点上，右手持针，垂直进针，直达骨面后分别做与进针垂直线呈30°方向的左右上下提插，2~3次后即可出针。隔日治疗1次，3次为1个疗程。

（3）推拿疗法 患者取侧卧位，患侧居上，患侧下肢的髋关节屈曲，使大腿与躯干约成135°，膝关节也屈曲。施术者立于患者身后，以单手拇指揉法治疗，指揉环跳穴持续治疗3~5分钟。患者取俯卧位，施术者先用拇指按揉患侧环跳、长强等穴位3~5分钟。患者取俯卧位，施术者在坐骨结节周围用按揉法深按5~7分钟，以坐骨结节部为重点，同时可在坐骨结节部弹拨10次，若扪及囊性肿块可适当增加弹拨力度。患者侧卧，患侧在上，屈髋屈膝位，施术者用空拳或空掌叩打坐骨结节部，自上而下推擦此处数次，以透热为度。

（4）局部封闭 患者取站位或俯卧位，先用9号针头穿入囊状包块后，抽出囊内液体，再做局部封闭。

（5）电针治疗 取患侧阿是穴、环跳、委中、承山、阳陵泉等穴，刺入后用平补平泻手法，得气后接电针治疗仪，用疏密波，刺激强度以患者耐受为度，留针30分钟，每天1次，8次为1个疗程，每疗程间隔2天，共治疗3个疗程。

3. 成药应用

伸筋丹

[组成] 地龙，制马钱子，红花，乳香，没药，防己，香加皮，骨碎补等。

[功能] 舒筋通络，活血祛瘀，消肿止痛。

[适应证] 用于血瘀络阻引起的坐骨结节滑囊炎等。

[用法] 口服，一次5粒，每日3次。

（四）医家诊疗经验

黄政德

火针，古称"燔刺""焠刺"，用于"深邪远痹，寒病痼疾"。《灵枢·官针》记载"焠刺者，刺燔针则取痹也"。慢性坐骨结节滑囊炎属中医"痹证"范畴，多因水湿稽留，痹阻不通所致，黄政德教授善用火针，以针为载体，将热力输达筋肉深处，有温阳散寒通经的作用，湿因液去得消，寒得火而散。

五、预后转归

坐骨结节滑囊炎不是一类严重的疾病，但是会对患者的日常生活造成较大的困扰，经过早期积极的治疗预后较好。

六、预防调护

老年人预防坐骨结节滑囊炎，首先要改善坐具，如在硬板凳和木椅等硬质坐具上，垫上厚软的棉布或海绵垫，或改坐沙发和藤椅，以减少对坐骨结节的摩擦。外出散步时应随时带上合适的小坐垫。要改变不良的坐姿习惯，不要长时间盘腿而坐或长时间跷二郎腿，尽量使两侧的坐骨结节承受的体重压力达到平衡。

不要长时间坐着不动，应每隔一个小时站起来做伸腿、弯腰活动，并用手指按摩坐骨结节处，以促进局部的血液循环。寒冷季节不要坐水泥和石头凳子，预防坐骨结节滑囊炎的发生。

七、专方选要

1. 仙方活命饮

［组成］白芷、贝母、防风、赤芍、当归尾、甘草、皂角刺、天花粉、乳香、没药各6g，金银花、陈皮各9g。

［功能］清热解毒，消肿溃坚，活血止痛。

［适应证］患处红肿、焮痛，或身热微恶寒，舌苔薄白或微黄，脉数有力。

［用法］上药用酒一大碗，煎沸服，或水煎服或水酒各半煎服。

［注意事项］疮疡已溃及阴疽患者忌用，脾胃素虚，气血不足者慎用。

［出处］《校注妇人良方》。

2. 加味补中益气汤

［组成］陈皮、黄柏（酒炒）各9g，升麻、柴胡各12g，人参、甘草（炙）、苍术各18g，黄芪30g，川芎18g，蔓荆子9g，细辛6g。

［功能］补气摄血。

［适应证］劳倦伤脾，心火独旺，发热食少，经闭不行。

［用法］加生姜，水煎服。

［出处］《寿世保元》。

主要参考文献

[1] 黄政德. 火针治疗慢性坐骨结节滑囊炎疗效观察［J］. 内蒙古中医药，2013，32（13）：75.

[2] 任青田，张彤. 坐骨结节滑囊炎的治疗概况［J］. 湖南中医杂志，2015，4（1）：96.

[3] 许晓杰，魏友平，周明岳. 坐骨结节滑囊炎的MRI诊断及鉴别诊断［J］. 实用临床医药杂志，2010，13（1）：26.

[4] 廖培松. 仙方活命饮治疗坐骨结节滑囊炎21例［J］. 广西中医药杂志，1997，20（3）：25-26.

[5] 吕欣华，韦利红. 补中益气汤加味治疗坐骨结节滑囊炎35例［J］. 中国乡村医药，1996，3（5）：12-13.

[6] 顾成中，朱定德. 中西医结合治疗坐骨结节滑囊炎32例疗效观察［J］. 河北中医，2002（5）：367-368.

[7] 宋宝贵，鲍延滨. 局部封闭治疗坐骨结节滑囊炎86例［J］. 中国医药指南，2009（9）：309.

［8］宣国全，李永忠. 针刀疗法治疗坐骨结节滑囊炎［J］. 实用中西医结合临床，2005（4）：53.

第七节　膝部滑囊炎

膝部滑囊很多，共分为前侧、后侧和后外侧三组，各种急、慢性损伤容易引起急性膝部创伤性滑囊炎，主要表现为局限性肿胀，伴有疼痛或无痛，严重损伤时常合并有韧带、半月板损伤或骨折。常见的膝部滑囊炎有髌上、髌前、髌下滑囊炎和鹅足滑囊炎。部分滑囊炎常反复发作，肿胀积液，影响关节活动。滑囊炎有急性和慢性之分，多见慢性滑囊炎。当滑囊受到过分的摩擦或压迫时，滑囊壁发生轻度的炎症反应，滑液分泌增加，使滑囊膨大，急性期囊内为血性积液，之后呈黄色，至慢性期则为正常黏液。在慢性滑囊炎中囊壁水肿、肥厚或纤维化，滑膜增生呈绒毛状，有的可伴有钙质沉着，影响关节功能。膝关节滑囊炎大抵属于中医学"痹证""鹤膝风"等范畴。

一、病因病机

（一）西医学认识

由于长期反复频繁地伸、屈膝活动，尤其是在膝关节半屈曲位时，滑液囊经受压力最大。在反复做跳跃动作时，髌韧带与胫骨上端反复发生撞击、摩擦，可导致滑囊急、慢性损伤。在之后的修复过程中，囊壁增厚、纤维化等，滑液囊开口闭锁，使滑液不能排出，滑囊本身膨胀，髌韧带和胫骨上端得不到润滑而发病。

（二）中医学认识

中医学认为，本病主要是由外伤或者劳损导致。多由于感受风、寒、湿、热等邪气，加上慢性劳损，跌打扭伤引起的关节气血痹阻，津液输布不畅，痰湿内聚，湿盛则肿。在急性期出现关节的红、肿、热、痛，活动不利，缓解期关节轻微肿痛，屈伸不利。久病不愈者，关节软骨的骨质破坏，出现关节变形，关节功能严重障碍等。

二、临床诊断

（一）辨病诊断

膝部滑囊炎多发于体力劳动者，与姿势及劳累有密切关系，严重影响患者的工作学习。

1. 临床表现

（1）病史　有长期伸、屈膝活动和过度应用膝关节的劳损史。

（2）症状　髌下隐痛不适，胫骨粗隆或稍上部位疼痛，膝关节伸屈不利，下楼疼痛明显，行走时有轻度跛行。髌韧带下方可有囊样高起，有波动感，并有压痛，过多伸、屈膝关节，会引起疼痛加剧。

（3）体征　髌骨前可触及包块，有触痛感，皮温可增高，创面严重者可有囊内积血，可伴有软组织挫伤和皮下瘀血。局部压痛较重，并可触及波动感或囊性感。抽屉试验阴性。

2. 相关检查

（1）影像学检查　髌前滑囊炎严重时 X 线可见软组织影肿胀；彩超及 MRI 检查能明确诊断。

（2）穿刺检查　创伤引起的急性膝部滑囊炎，滑囊穿刺可见血性或棕黄色滑液；急性化脓性膝部滑囊炎，滑液为脓性，培养常有细菌生长。损伤或劳损性滑囊炎的血液学及关节液化验均无异常。

（二）辨证诊断

1. 瘀血阻滞型

（1）临床证候　膝部疼痛，多有明显

的外伤史，肿胀压痛明显，膝关节活动受限，舌质黯，脉沉涩。

（2）辨证要点　膝部疼痛，舌质黯，脉沉涩。

2.气虚湿阻型

（1）临床证候　膝部疼痛多表现为局限性肿胀和压痛，肿胀压痛反复发作，劳累后加重，休息后减轻，舌质淡，脉濡缓。

（2）辨证要点　膝部疼痛多表现为局限性肿胀和压痛，肿胀压痛反复发作，劳累后加重。

3.湿热壅盛型

（1）临床证候　膝部疼痛，多伴关节红肿，局部皮温升高，疼痛较剧烈，舌质红，苔厚腻，脉滑数。

（2）辨证要点　膝部疼痛多伴关节红肿，疼痛较剧烈，舌质红，苔厚腻，脉滑数。

三、临床治疗

（一）提高临床疗效的要素

膝部滑囊炎病程较长，顽固难愈，故早期诊断，早期治疗，控制发展，改善症状是提高疗效的关键。在治疗时当以利水渗湿，活血化瘀为主，还可配合外治疗法，提高疗效。

（二）辨病治疗

1.一般治疗

患者平时应尽量避免走路，保护膝部。

2.非甾体抗炎药

目前治疗本病的主要药物仍是非甾体抗炎药。无论是急性发作还是在慢性病程中，都可用非甾体抗炎药改善疼痛症状。

3.局部注射

慢性膝部滑囊炎，经穿刺抽出囊内容物后，注入醋酸泼尼松，加压包扎，多可治愈。

（三）辨证治疗

1.辨证论治

（1）瘀血阻滞型

［治法］活血化瘀，舒筋通络。

［方药］身痛逐瘀汤加减。桃仁12g，五灵脂15g，红花12g，没药15g，当归20g，川芎12g，羌活15g，川牛膝15g，秦艽12g，地龙12g，炙甘草6g。

（2）气虚湿阻型

［治法］除湿通络，佐以补气。

［方药］羌活胜湿汤加减。羌活12g，独活15g，藁本12g，防风9g，炙甘草6g，川芎15g，当归12g，赤芍12g，地龙12g，苍术12g，茯苓12g等。

（3）湿热壅盛型

［治法］清热除湿，宣痹通络。

［方药］宣痹汤合当归拈痛汤加减。防己12g，薏苡仁10g，蚕沙12g，赤小豆15g，连翘15g，黄芩12g，栀子12g，茵陈12g，苦参12g，滑石15g，当归10g，知母6g，羌活8g等。

2.外治法

（1）推拿手法　早期以轻柔手法为主，抚摸、揉、推、压患部上下，并在局部用指揩、刮、按压等手法，以达到通经活络的目的。后期采用重手法按摩，并加揉、弹拨等手法。每天1次，10次为1个疗程。

（2）电针治疗　取梁丘、血海、膝眼、阴陵泉、三阴交、阿是穴等穴位，针刺后用疏密波通电刺激，留针20分钟。每天1次，10次为1个疗程。

3.成药应用

壮骨关节丸

［组成］天麻，丹参，全蝎，三七，赤芍，黄芪，钩藤，牛膝，人参，白附子，僵蚕（炒），地龙，秦艽，当归，防风，川芎，熟地黄，威灵仙等。

［功能］补气活血，祛风化痰。

[适应证] 用于气虚血瘀，风痰阻络引起的足膝浮肿，行步艰难，筋骨疼痛，手足拘挛。

[用法] 用温开水或温黄酒送服。每次1丸，每日2次。

[注意事项] 服用前应除去蜡皮，塑料球壳。本品可嚼服，也可分次吞服。

四、预后转归

本病及时治疗预后良好，但如不及时有效处理，则易发生慢性滑囊炎症，影响关节功能，成为关节顽疾。中医药对本病的疗效较好，经过治疗后症状多可以缓解甚至消失，但可能出现复发情况。

五、预防调护

1. 预防

保持合适的体重可以减少膝关节的承压，减少关节的磨损。适当补充含有蛋白质和维生素的水果和食物，促进关节对营养物质的吸收。

2. 调护

做好膝关节的保暖工作，可以佩戴护肘或护膝，穿保暖效果好的衣服，可有效保护关节。

六、专方选要

蠲痹笑痛方

[组成] 制附子 20g，桂枝 15g，制川乌 12g，制马钱子 0.8g，土白术 15g，苍术 15g，制天南星 12g，蜈蚣 2 条，当归 15g，乳香 12g，没药 12g，鸡血藤 30g，炙甘草 25g。

[功能] 温肾散寒，搜风祛湿，宣痹通络。

[适应证] 肾虚寒凝，湿瘀阻络证。

[用法] 用文火先煎制川乌、附子 1 个小时后，再纳入余药同煎 30 分钟，第 2 遍煎 20 分钟，共取药液 500ml。每天分 3 次

凉服。若效果不明显，稍加服。若大剂量应用附子，宜酌加干姜，再加蜂蜜一匙，以防止附子中毒。制马钱子研末分 3 次冲服，连服 7 天后停用。

[注意事项] 川乌、附子应先煎。

[出处]《全国名老中医韦绪性辨治疼痛病精要》。

主要参考文献

[1] 薛立功. 经筋理论与临床疼痛诊疗学 [M]. 北京：中国中医药出版社，2002：100-101.

[2] 国家中医药管理局. 中医病证诊断疗效标准 [M]. 江苏：南京大学出版社，1994：203-204.

[3] 李娟，龙翔，孙绍裘. 中医定向药透治疗膝部滑囊 30 例疗效观察 [J]. 湖南中医杂志，2014（10）：75-76.

第八节　膝关节骨性关节炎

膝关节骨性关节炎，又称为膝关节增生性关节炎、退行性关节炎及骨性关节病等，是一种常见多发的慢性关节疾病，也是引起膝关节疼痛的主要原因之一。其主要病变特点为膝关节软骨的退行性变化和继发性骨质增生，且在关节边缘有骨赘形成。其病理变化多以软骨变性及软骨下骨质病变为主。大多因局部外伤受损、炎症、慢性劳损、关节间隙不对称导致力线改变、关节面破坏及骨质疏松增生等因素造成，并由此引起关节疼痛、僵直畸形、跛行等一系列症状。本病多发生于中老年人，也可发生于青年人，可单侧发病，也可双侧发病。临床上以中老年人发病最常见，女性多于男性。

膝关节骨性关节炎属中医学"痹病""骨痹"范畴。中医学认为肾为先天之本而主骨，骨的病变属于肾。因此，骨性关节炎的发病大多因年老体衰，素体虚弱，

肝肾亏虚，气血凝滞复感风寒湿热之邪，致经络气血阻滞，迁延日久，邪实正虚日益加重，而形成骨痹。

一、病因病机

（一）西医学认识

1.病因

膝关节骨性关节炎发病多与下列因素有关。

（1）年龄因素　随着年龄增长，从中年到老年常发生关节软骨退行性变，而膝关节在人体中负重最大，关节多年积累性劳损是其发病的重要因素。同时老年人软骨基质中的主要成分糖胺聚糖减少，纤维成分增加，软骨的韧性减低，因而容易遭受力学伤害而产生退行性改变。关节软骨缺乏弹性，容易受到磨损而致破碎。为了适应膝关节承受重力的需要，关节软骨边缘骨质增生，导致老年人发生骨性关节炎。关节软骨本身的改变是本病发病的内在因素。滑膜细胞分泌功能降低，所分泌的滑液成分改变，如透明质酸类物质减少，减少了对关节软骨的润滑与营养。

（2）内分泌因素　年老内分泌紊乱或既往有内分泌疾病的患者，膝关节长期受到轻微的外伤或过度不适当的运动等，都可能造成膝关节载荷、传导的紊乱，引起膝关节软骨退行性变，继发膝关节骨性关节炎等。男女均可受累，但以女性多见，尤其是围绝经期前后的妇女。说明该病可能与体内激素变化有关。

（3）体重因素　本病发病也与体重因素有关，在肥胖和体型粗壮者中发病率较高。体重超重，势必增加关节负重，导致本病。

（4）外伤因素　膝关节内骨折、脱位、半月板或韧带损伤皆可造成膝关节的不稳定，是继发膝关节骨性关节炎的原因。

（5）炎症因素　膝关节化脓性关节炎、膝关节结核性关节炎、类风湿关节炎等，即使炎症消退，关节软骨面还是受到了不同程度的损害，如关节仍保持相当大的活动度，多继发膝关节骨性关节炎。

（6）饮食因素　营养不良也是本病的致病因素之一。关节软骨内没有血管，其营养主要从关节液中吸取。软骨的修复是靠外层的软骨细胞分裂、繁殖和软骨细胞分泌基质来完成。由于营养和氧供应不足，影响到软骨细胞的增殖时，就会导致软骨基质减少，软骨新生不足而变软弱，极易在负重部位发生磨损，并且病变随年龄增长会日趋加重。

（7）气候因素　常居潮湿、寒冷环境中多发生本病。当温度低，引起血液循环障碍，可使骨内血液循环不畅，骨内压及关节内压增高造成疼痛、肿胀等症状。

2.病机

软骨退变、磨损，骨质硬化、囊变，骨赘形成，关节肥大、变形等构成了骨性关节炎的病理核心，由此导致了一系列与之相关的临床症状。最初是关节承重区的软骨变软，变得粗糙，弹性降低，表面出现不规则压迹，麻点样小窝和线形沟，或纤维变，软骨逐渐变薄、碎裂，出现垂直裂隙，以致表面软骨形成小碎块，脱落于关节腔内，或在原处浮起，软骨碎裂剥脱后暴露出软骨下骨质。其后，软骨逐渐被全层破坏，骨面下骨髓腔内血管和纤维组织增生，沉积于裸露骨面下，逐渐变厚、变硬，形成硬化层，称为牙质变。关节面下方骨髓腔也呈纤维样变性、水肿和充血，象牙样骨面常有较大的裂孔，关节运动时所产生的压力波可通过该裂孔传导至骨端松质骨内的髓腔内，髓腔内的骨小梁因受压而萎缩、吸收，产生囊肿样改变。关节软骨破坏区的周围出现骨质增生，形成骨赘。这种修复现象可以增加关节负重面积，降低单位面积的承受压力。在肌腱、关节囊和韧带附着处，可以随着关节退行性变而发生增殖、钙化，形成骨赘。这时，不仅关节外形发生了变化，骨质内部构造也发生了改变。骨质中心为松质骨，与骨端松质骨相连续，其表面被纤维软骨或纤维组织所覆盖。本病的早期，滑膜并无明显改变。关节滑膜和关节囊受脱落的软骨碎片刺激出现充血、水肿、增生、肥厚，滑液增多。滑膜可以吞噬、包埋软骨碎屑，使滑膜增生、变厚，呈绒毛状，关节囊纤维化并挛缩。滑膜的血液循环障碍和滑膜细胞的溶酶释放改变了滑液的成分，又反过来加速关节软骨的退行性改变。关节内游离体可来源于滑膜绒毛化生的软骨，或者脱落的软骨碎屑。关节内渗液可能增多，细胞计数稍高于正常，有时可发现结晶状体。关节滑液变稀，影响了其对关节软骨的润滑和营养功能。滑液稀释，关节面改变，关节异常负重，导致关节润滑较差，也加重了关节软骨的变性。

（二）中医学认识

1. 病因

（1）肝肾不足　肝主筋，肾主骨。肝肾充盈则筋骨强劲，关节滑利。人到中老年以后，肝肾逐渐亏虚，气血不足，筋骨失其所养，筋软骨痿，易发为本病。

（2）气滞血瘀　原有劳损，加之运动过度或姿势不当，致使膝部组织损伤加重，局部气血瘀滞，造成患者经脉不通，不通则痛，故而膝关节活动受限，疼痛行走不便。

（3）外受风寒湿邪　若长期受风寒湿气侵袭，当机体正气亏虚时，风寒湿邪乘虚侵入，留于膝部，致气滞血瘀，引起疼痛，造成活动受限。若病程日久，易发为

膝关节骨性关节炎。

2. 病机

经络不通、气血瘀滞是本病的关键因素。《灵枢·本脏》曰："经脉者，所以行血气而荣阴阳，濡筋骨，利关节者也。"《素问·骨空论》曰："督脉为病，脊强反折……督脉生病治督脉，治在骨上，甚者在脐下营。"《灵枢·本脏》曰："是故血和则经脉流行，营覆阴阳，筋骨劲强，关节清利矣。"由此可见，经脉为气血阴阳的通路，经脉通畅，营养物质则能够发挥濡养筋骨、通利关节的作用，若经络不通日久，阴阳失衡，则痰湿痹阻，气血瘀滞，筋骨失养，关节不利，不通则痛，不荣则痛。《古今医彻》云："痹总由元精亏损，三气外袭，不克随感随治，以致流连成痹。更有湿热火痰，郁气死血，留滞经络。"正气亏虚为痹证产生的根本，正气亏损，不能耐受自然界正常气候变化，则风寒湿三气袭而为病，其病理产物为痰、湿，痰湿又可壅遏正气，阻滞经络。经络是人体气血运行的通道，局部气血瘀滞不通，继而产生新的病理产物，加重瘀阻，不通则痛。骨痹首先会出现局部疼痛不适，而经络瘀阻，气血等营养物质不能达四末，继而出现肢体功能障碍，局部萎缩，不荣则痛。

二、临床诊断

（一）辨病诊断

膝关节骨性关节炎多发于中老年人，研究认为多与性别、年龄、肥胖、居住环境、站姿、工作习惯、职业、膝关节外伤史、骨性关节炎家族史等有关，其发病机制至今尚未完全明确，软骨退变是其主要病理改变，由于软骨的破坏、变性以及丢失，导致关节的边缘及软骨下骨部位形成骨赘，出现关节疼痛、肿胀、僵硬、畸形、关节有摩擦感，关节功能障碍等，伴随着

病程的不断发展，具有高致残率的特点。

1. 临床表现

膝关节骨性关节炎的主要症状和体征是疼痛、肿胀、畸形和功能障碍等。

（1）症状　一般发病缓慢，临床多见于中老年肥胖女性或有外伤劳累史者。发病后，关节活动时会出现弹响或摩擦音。几乎所有膝关节骨性关节炎患者都有膝部疼痛，大多数患者膝痛属于轻度和中度，少数为重度，剧痛或不痛者少见，多为钝痛，伴沉重感、酸胀感、瘀滞感，活动不适。属重度或剧烈疼痛者，或持续几天，或很快消失，少数也可持续时间较久。其疼痛特点表现如下。

①主动活动痛：主动活动痛重于被动活动痛，因主动活动时，肌肉收缩加重了关节负担，发生疼痛。

②气温、环境因素痛：疼痛多与气温、气压、环境、情绪有关，秋冬加重。疼痛多位于髌骨之间或股骨髁周围和膝关节内侧，膝外侧或后侧较少。两处或两处以上疼痛，或疼痛部位不定，经常变换者少见。

③始动痛：膝关节处于某一静止体位较长时间，变化体位时出现疼痛，也有人称之为"胶滞现象"，活动后减轻，负重和活动多时又加重，具有"痛，轻，重"的规律。

④负重痛：加重膝关节负荷可引起膝关节痛。大多患者诉游泳、骑自行车时膝关节不痛，但上下楼、上下坡时膝关节痛，或由坐位或蹲位站起时痛，或是拉孩子、提重物时膝关节痛。这些都是加重膝关节负荷引起的膝关节痛。

⑤休息痛：膝关节长时间处于某一静止体位不动或夜间睡觉时疼痛，又称静止痛或休息痛。这主要与静脉血液回流不畅，造成髓腔及关节内压力增高有关。常需经常变换体位，缓解疼痛。

（2）体征

1）肿胀：肿胀多由于软组织变性增生、关节积液、脂肪垫增大等引起，还有些是因骨质增生、骨赘形成引起。较多见的是上述2种或3种原因并存。以髌上囊及髌下脂肪垫肿胀较多见，也可以是全膝肿胀。一般将肿胀分为三度。①略比健侧肿胀为轻度。②肿胀程度达到与髌骨相平的水平为中度。③肿胀高出髌骨为重度。临床以轻度和中度肿胀多见。也有表现为局限性肿胀者，多见于髌骨上方内外侧，与关节内压力增加，髌上囊向内或向外疝出有关。还常见于内、外膝眼及腘窝处。

2）关节畸形：以膝内翻畸形最为常见。严重者伴有小腿内旋。畸形使膝关节负荷更加不均，越发加重畸形。另一个常见的畸形是髌骨力线不正或髌骨增大。由于股内侧肌萎缩，使髌骨内、外侧牵拉力量不均衡，受外侧强韧的支持带牵拉，髌骨外移，或因骨质增生，使髌骨显得增大。

3）压痛：在膝髌周围有明显压痛。髌骨研磨试验阳性。

4）功能障碍：骨性关节炎所引起的功能障碍可分为关节活动协调性异常和关节屈伸活动范围减少。绝大多数属于功能受限，很少见到关节功能永久性完全丧失者。但有个别病例关节交锁，关节活动可能完全受限，不能支撑负重，当关节交锁解除后，症状都能有所缓解。功能障碍主要有以下几种情况。①运动节律异常。关节协调性异常即节律改变，如关节打软、滑落感、跪倒感、错动感、交锁、弹响或摩擦音等。②交锁现象。交锁是2个关节面之间卡进异常物体，如游离体、破裂的半月板，引起较重症状，多为突然发生，剧烈疼痛，关节不能活动，不敢屈也不敢伸，也不能负重，常伴有恐惧感，有时可因突然自行解锁而致症状明显缓解，或需医生施以手法紧急解锁。滑膜皱襞卡进两骨之间，也可产生类似的症状，称为假性交锁，因为它没有真正卡住，很容易自行缓解，但往往反复发生。频繁的交锁，无疑会损伤关节软骨面，应针对其病因，彻底治疗。③运动能力减弱。包括关节僵硬，不稳，活动范围减少，以及生活和工作能力下降等。④关节僵硬。指经过休息，尤其是当膝关节长时间处于某一体位时，自觉活动不利，特别是起动困难，也称为胶滞现象。这是一种弹性僵硬，与摩擦和粘连不同，可以随膝关节活动而改善。也不同于类风湿关节炎早晨起床时的僵硬，此种僵硬可见于任何时间的长久不动之后。⑤关节不稳。常见的原因有伸膝支撑稳定力量减弱，如股四头肌萎缩。还有膝关节反复肿胀，积液较多，关节松弛，也可关节不稳。⑥关节屈伸活动范围减少。关节经常出现肿胀、疼痛，被迫处于轻度屈膝位以增加关节腔内容积，久之腘绳肌痉挛，伸直受限。

2. 相关检查

（1）关节滑液分析　一般正常，偶可见黏蛋白凝块，有时可见到红细胞、软骨和纤维碎屑。

（2）X线检查　关节间隙狭窄，软骨下骨板硬化和骨赘形成是骨性关节炎的基本X线片特征。骨性关节炎早期仅有软骨退行性改变时，X线片可能没有异常表现。随着关节软骨变薄，关节间隙逐渐变窄。在标准X线片上，成人膝关节间隙为4mm，小于3mm即为关节间隙狭窄。60岁以上人群正常关节间隙为3mm，小于2mm为关节间隙狭窄。个别患者关节间隙甚至可以消失。软骨下骨板致密、硬化，如象牙。负重软骨下骨质内可见囊性改变，这种囊性变常为多个，一般直径不超过1cm，可为圆形、卵圆形或豆粒状。关节边缘（实际上是软骨边缘）及软组织之间可有骨赘形成。或见关节内游离体，骨质疏松，骨端肥大，软组织肿胀阴影等。

（3）MRI检查　使用肢体表面线圈，分别做横切位、矢状位和冠状位平面检查。可显示骨皮质、髓组织、关节软骨、两侧半月板、交叉韧带、脂肪垫、肌腱、肌肉、皮肤、脂肪组织、血管、神经束等。

（二）辨证诊断

1. 寒湿痹阻型

（1）临床证候　膝关节沉重，冷痛，僵硬，屈伸不利，疼痛遇寒加重，得温则缓膝部肌肤麻木不仁，脉浮紧，苔白或白腻缓。

（2）辨证要点　膝关节沉重，冷痛，僵硬，屈伸不利。

2. 风热痹阻型

（1）临床证候　膝关节红肿热痛，触之灼热，漫肿，口干欲饮，舌尖赤，舌苔黄腻，脉浮数。

（2）辨证要点　膝关节红肿热痛，触之灼热，漫肿。

3. 瘀血阻滞型

（1）临床证候　膝关节疼痛逐渐加重，严重时痛如针刺、刀割，痛有定处，关节屈伸不利，肢体麻木，行走不便，舌质紫有瘀斑，脉弦。

（2）辨证要点　痛有定处，关节屈伸不利，肢体麻木，行走不便，舌质紫有瘀斑。

4. 肝肾亏虚型

（1）临床证候　年老体弱，身体瘦弱，膝部疼痛日趋加重，关节僵硬畸形，痛处微肿，皮色较黯，伴有畏寒肢冷，腰膝酸软，舌质淡，苔薄白，脉沉细弱。

（2）辨证要点　年老体弱，痛处微肿，皮色较黯，伴有畏寒肢冷，腰膝酸软。

三、鉴别诊断

根据临床症状，体征和X线检查，诊断膝关节骨性关节炎并不困难。但对于老年人，特别是当膝关节骨性关节炎合并其他膝关节疾患时，易误诊为其他疾病。

1. 膝关节创伤性关节炎

膝关节创伤性关节炎临床表现与膝关节骨性关节炎相似，但大多发生于青壮年，且有明显外伤史。

2. 髌骨软化症

膝关节活动量越大，疼痛越明显，且有过伸痛，行走无力。膝前侧、下端、内侧、外侧及腘窝有压痛，按压髌骨时伸膝，可有摩擦感及疼痛。髌骨研磨试验阳性。

3. 膝关节侧副韧带损伤

在韧带损伤部位有固定压痛，常在韧带的上下附着点或中部。膝关节呈半屈曲位，关节活动受限。侧方挤压试验阳性。

4. 膝关节半月板损伤

有外伤史，伤后关节疼痛、肿胀，有弹响和交锁现象，膝内外间隙压痛。慢性期股四头肌萎缩，以股四头肌内侧尤为明显。麦氏征试验和髌骨研磨试验阳性。

5. 髌下脂肪垫损伤

有外伤、劳损或膝部受凉病史。膝关节疼痛，下楼梯为甚，膝部在过伸位疼痛加重，髌下脂肪垫压痛明显，膝过伸试验阳性。X线膝侧位片，可见脂肪垫支架纹理增粗，少数可见脂肪垫钙化阴影。

6. 特发性膝关节出血

多发于60岁以上的老年人，有原发性高血压病病史，上臂缺血试验阳性（血管脆性增加），穿刺可见20~30ml的血液潴留。一般认为是因滑膜血管脆弱所致，有人称之为关节中风。

7. 痛风性膝关节炎

痛风性膝关节炎发病年龄与骨关节病相似。关节积液可以是透明的，也可以是浑浊的，有多形核白细胞增多。X线检查可见关节整体骨萎缩，偶见股骨内髁及胫骨关节面的空洞样透明层。血尿酸含量增高。

四、临床治疗

（一）提高临床疗效的要素

膝关节骨性关节炎病程较长，顽固难愈，故早期诊断，早期治疗，控制发展，改善症状是提高疗效的关键。治疗本病的关键在于活血化瘀，通经活络，补益肝肾。

（二）辨病治疗

目前，多数患者的病情可以得到较好控制。患者及时就医，早期诊断，正确的处理措施对疗效影响很大。

1. 一般治疗

适度锻炼关节功能锻炼，减轻体重，避免关节过度负重或活动，配合局部物理疗法缓解疼痛。

2. 药物疗法

非甾体抗炎药可以缓解疼痛。部分药物如硫酸氨基葡萄糖胶囊、硫酸软骨素可参与软骨代谢，延缓软骨退变。关节内注射透明质酸钠，可起到润滑关节、保护关节软骨和缓解疼痛的作用。

3. 手术疗法

对于早、中期患者，保守治疗无效可行关节清理术，在关节镜下清除关节内的炎性因子、游离体和增生滑膜。若出现畸形和持续性疼痛，可行截骨矫形，以减轻症状，如膝内翻畸形可行胫骨上端高位截骨术。骨关节炎晚期依年龄、职业及生活习惯等，选用人工关节置换术。

（三）辨证治疗

1. 辨证施治

（1）寒湿痹阻型

[治法]祛风除湿，通络止痛。

[方药]独活寄生汤加减。独活15g，炒杜仲12g，细辛3g，当归15g，茯苓20g，丹参15g，透骨草12g，秦艽15g，鸡血藤

20g，川牛膝 15g，桑寄生 15g，川芎 15g，海桐皮 15g，防风 12g，炙甘草 6g。

[加减]寒邪偏胜者，加制川乌（先煎）、制草乌（先煎）；风邪偏胜者，加姜黄、乌梢蛇；湿邪偏胜者，加木瓜、防己、薏苡仁；疼痛较重者，加地龙、红花等。

（2）风热痹阻型

[治法]清热疏风，活血通络。

[方药]大秦艽汤加减。秦艽 15g，独活 12g，羌活 15g，防风 12g，金银花 25g，细辛 6g，白术 15g，茯苓 15g，白芍 18g，当归 15g，川芎 12g，黄芩 12g，石膏 25g，甘草 6g。

[加减]若局部肿胀甚者，加防己、薏苡仁，以祛湿通络；关节有红斑者，加牡丹皮、忍冬藤、桑枝，以清热通络。

（3）瘀血阻滞型

[治法]活血化瘀，通络止痛。

[方药]化瘀通痹汤加减。当归 15g，秦艽 15g，丹参 30g，鸡血藤 20g，川牛膝 15g，透骨草 20g，制乳香 9g，制没药 9g，延胡索 12g，香附 12g，川芎 15g，炙甘草 6g。

[加减]疼痛较重者，加川乌（先煎）、地龙、红花，以散寒活血；偏寒者，加桂枝、川乌（先煎）、细辛，以散寒止痛；气虚者，加党参、黄芪，以健脾益气；骨节肿大变形者，加防己、乌梢蛇、蜈蚣、全蝎，以活血化瘀，通络止痛。

（4）肝肾亏虚型

[治法]温补肝肾，活血通络。

[方药]增生汤加减。当归 12g，川芎 12g，熟地黄 15g，木瓜 12g，泽兰 12g，白术 15g，鹿角胶 12g（烊化），续断 15g，鹿衔草 10g，狗脊 15g，怀牛膝 12g，红花 6g，制川乌 6g（先煎），白花蛇舌草 12g，炙甘草 9g。

[加减]疼痛较重者，加盐杜仲、苍术、茯苓、豨莶草；关节肿痛者，加乌梢蛇、威灵仙、防己；偏于肾阴虚者，加制何首乌、桑寄生、地黄等。

2. 外治法

（1）热熨法

处方 1：当归 15g，独活 15g，羌活 15g，川牛膝 15g，乳香 12g，没药 12g，桑枝 15g，海桐皮 15g，威灵仙 15g，红花 10g，白芷 15g，防己 15g，苏木 12g，桑寄生 15g，丝瓜络 12g，防风 15g，松节 15g，徐长卿 12g。将上述药物用布袋包好，放水中浸泡 15 分钟，再用锅蒸 30 分钟，然后放置于膝部热敷，每次热敷 0.5~1 个小时，每日 2 次。每剂药用 3 天，12 天为 1 个疗程，每 2 个疗程之间休息 5 天。治疗期间配合功能锻炼。

处方 2：当归 15g，川芎 15g，熟地黄 20g，防风 12g，防己 12g，威灵仙 30g，桑寄生 15g，鸡血藤 30g，乳香 12g，没药 12g，川乌 12g，草乌 12g，马钱子 6g，桂枝 9g，川牛膝 15g，杜仲 15g，续断 15g，细辛 6g。如寒重者加附子 12g，肿胀甚者加土茯苓 15g。将上述药物研成细末装入布袋或纱布袋（布袋大小正好能裹住整个膝关节），把药物浸湿后入蒸锅蒸 20 分钟，然后放置于膝部热敷，每次热敷 0.5~1 个小时，每日 2 次。每剂药用 3 天，12 天为 1 个疗程，每 2 个疗程之间休息 5 天。治疗期间配合功能锻炼。

（2）熏洗法

海桐皮汤：海桐皮 9g，透骨草 12g，乳香 9g，没药 9g，当归 12g，川花椒 12g，川芎 12g，红花 9g，威灵仙 12g，白芷 10g，防风 12g，甘草 6g，徐长卿 15g。煎水熏洗患处。

制川乌 15g，制草乌 15g，当归尾 15g，川芎 15g，川牛膝 15g，红花 12g，乳香 15g，没药 15g，威灵仙 30g，松节 30g，丹参 30g，伸筋草 30g，透骨草 30g，桂皮 15g。将上述诸药选择 1 方剂装入备好的纱布袋内封口，放入木盆内倒入温水 2500~3000ml，浸泡半个小时，然后将药置于大砂罐内煎煮至沸腾后，文火再煎20~30分钟，将药水倒入木盆内，趁热将食醋 250g 倒入药内调匀，将患膝置于药盆上 15~20cm 处，膝上用塑料布或毛巾遮盖，使药水蒸气上熏患膝而不散，待水温降至40℃左右时，取出药袋敷在患膝上，用药水反复泡洗患膝 0.5~1 个小时，在泡洗的同时嘱其做膝关节屈伸功能锻炼，洗后擦干患膝，以避风寒。每日 2 次（第 2 次熏洗加热时，不再加醋），每剂用 2 日，5 剂为 1 个疗程。睡前熏洗，洗后即寝，效果尤佳。

（3）毫针刺法　取膝眼、鹤顶、梁丘、阳陵泉、阴陵泉、足三里穴。对穴位处进行常规消毒后，针刺以上穴位，均用平补平泻手法，留针 20 分钟，隔日 1 次。病情较重者，可每日 1 次，10 次为 1 个疗程。其中，膝眼可直刺，从前向后内直刺，或从前内向后外侧刺入，进针 1.5~2 寸，有局部发胀感为宜，有时可向下扩散，亦可斜刺，自外膝眼对准内膝眼透刺，进针 2~2.5寸，有局部酸胀感为宜。阳陵泉可向胫骨后缘斜下刺入，进针 1~3 寸，使局部产生酸胀感并向下扩散，亦可透刺阴陵泉。

（4）火针疗法　取阿是穴、梁丘、血海、阳陵泉、阴陵泉穴。以中号火针，每次选择主穴，根据临床症状选择配穴。以手指掐印标记，在穴位处常规消毒，一手执针，一手持酒精灯。在火焰外焰部烧针，当针尖及前部针身白亮时，迅速垂直点刺所选穴位。可在 1 个穴位上点刺 2~3 针。注意烧针的长度一定要大于点刺的深度，每次点刺时间控制在 1 秒内，点刺完毕后再以闪火法拔罐，留罐 8~10 分钟。嘱患者火针治疗处 24 小时内勿碰水，每周治疗 1 次，连续治疗 3 周。

（5）温针灸　取鹤顶、血海、梁丘、犊鼻、阿是穴、阳陵泉、阴陵泉、足三里穴。患者取仰卧位，屈膝 100° 左右，膝下

用软物支持，对穴位进行常规消毒后，选用 1.5 寸毫针刺入穴位，行留针法，得气后在针柄上加 1.5cm 长的艾段由下端点燃，待艾段燃完后再烧一段。隔日 1 次，10 次为 1 个疗程

（6）电针疗法　取穴同毫针刺法。每次选用 2 个穴位，对穴位处进行常规消毒后，进行针刺（同毫针刺法），先用密波5 分钟后改为疏密波，电流强度以患者能耐受为度。每日 1 次，每次 10~15 分钟，10 次为 1 个疗程，每 2 个疗程之间间隔4~5 天。

（7）刺络拔罐疗法　取阿是穴、血海穴、委中穴。对穴位处进行常规消毒后，以 7 号一次性注射针迅速在上述穴位上点刺，每穴点刺 3~5 下，加拔火罐，留罐 10分钟左右。隔日 1 次。

（8）热敏灸疗法　取局部压痛点、内膝眼、外膝眼、梁丘、阳陵泉、阴陵泉等部位进行穴位热敏探查，标记热敏穴位。

①膝部压痛点：单点温和灸，自觉热感透至膝关节内，或扩散至整个膝关节，或局部有酸、胀、痛感，灸至热敏灸感消失。

②内、外膝眼穴：患侧双点温和灸，自觉热感透至膝关节内并扩散至整个膝关节，灸至热敏灸感消失。

③梁丘、阴陵泉穴：双点温和灸，自觉热感透至膝关节内并扩散至整个膝关节，灸至热敏灸感消失。

④血海、阳陵泉穴：双点温和灸，自觉热感透至膝关节内并扩散至整个膝关节，灸至热敏灸感消失。

每次选取上述 1~2 组穴位，每天 1 次，10 次为 1 个疗程，疗程间休息 2~5 天，共2~3 个疗程。

（9）推拿疗法　推拿治疗能解除肌肉痉挛、减轻疼痛、松解关节周围软组织粘连。患者取平卧位，医生站在床侧边，用

手背及掌侧小鱼际部作用于患者股四头肌、上滑囊、膝两侧韧带、腓肠肌两侧面，解除股四头肌和局部韧带、肌肉的紧张，增强肌肉和韧带的活力，加强局部血液循环。

3. 成药应用

（1）仙灵骨葆胶囊

［组成］淫羊藿，续断，丹参，知母，补骨脂，熟地黄。

［功能］滋补肝肾，活血通络，强筋壮骨。

［适应证］用于骨关节炎、骨无菌性坏死等。

［用法］口服，一次3粒，每日2次；4~6周为1个疗程。

［注意事项］重症感冒期间不宜服用。

（2）尪痹片

［组成］熟地黄，地黄，知母，淫羊藿，续断，狗脊，羊骨，伸筋草，红花，白芍，桂枝，独活，防风，威灵仙，皂角刺，附子。

［功能］补益肝肾，强筋壮骨，祛风除湿，通经活络。

［适应证］治疗膝关节炎早、中期关节滑膜和软骨纤维化损伤。

［用法］口服，一次4片，每日2次。

［注意事项］孕妇禁用，忌食生冷食物。在临床上用该药时应明确患者疾病进展情况。

（四）医家诊疗经验

晏建立

膝关节骨性关节炎属中医痹证范畴，多发生在老年人。老年人气虚，气虚则血运无力，脉络不畅，血缓脉涩，停滞为瘀，且老年人肝肾不足，阴阳两虚，更使血行不畅。若夹湿邪，阻滞脉络，寒邪凝滞，血脉不通，停滞关节，闭阻不通，使痹内生。许多研究证明本病的发生与血液循环障碍有关。晏建立教授善用膏药拔截病邪，邪去则经自通，经络通畅，则痛止肿消。

五、预后转归

膝关节骨性关节炎大多发病缓慢，以关节软骨退行性变为主，早期积极治疗可改善关节功能，后期功能障碍严重者，可行手术治疗。

六、预防调护

保持乐观情绪，生活规律化，增强体质，注意劳逸结合。不可使关节过度负重、受潮、受凉，预防和治疗各种感染。

（1）控制体重　膝关节退化的主要原因是关节长期负重、磨损和老化，以及钙流失。很多体形偏胖的中老年女性是膝关节炎的主要受害者，控制体重是减轻膝关节负重的最直接方法，对延缓关节老化非常有用。肥胖患者要注意节制饮食，减轻体重，保持正常体重，减轻受累膝关节的负重。研究发现超重男性患骨关节病的危险性是标准体重者的1.5倍，超重女性则为2.1倍。因此，肥胖是影响膝关节骨关节病较大的危险因素。

（2）科学运动　对于运动爱好者，长期锻炼虽然能够提高心肺功能，增强肌肉力量，但是爬山、长跑、骑自行车这些锻炼项目无疑会增加膝关节的负荷，从而增加膝关节软骨磨损的程度。应避免超负荷的活动与劳动，以减轻膝关节的负担。无论从预防还是从治疗角度，都要运动，运动可以使骨骼粗壮，肌肉有力，可以增强关节内软骨的营养，改善和延缓软骨衰老，从根本上预防膝关节退化，但需要掌握科学的运动方法。

（3）预防贫血　对患有贫血的人群，长期月经过多或者长期痔疮出血的人都应及时治疗，避免贫血，贫血会导致关节周围的血液循环逐渐变差。因此，贫血的人往往容易发生膝关节病。

（4）防寒防湿　膝关节没有丰富的肌肉和脂肪组织保护，而是一个"皮包骨"的部位，血液循环差，长时间受凉可能会导致局部血管痉挛、收缩，使血液供应更少，从而削弱软骨的新陈代谢和免疫防御能力，使关节软骨面发生缺血，甚至坏死，导致关节炎。所以中老年人应该根据温度和湿度的变化，随时对膝盖采取相应的防护措施。如冬季骑车最好穿上防寒棉裤，走长路前戴上护膝，寒冬或阴雨天尽量不要穿裙子。在气温较低的环境中长时间打牌、下棋或玩麻将时，不应久坐，要定时活动或按摩膝关节。平日洗澡时可用热水冲洗膝关节处，热天大量出汗时不要马上用冷水冲洗。

（5）增强营养　每天至少摄入5种蔬菜和水果，为关节提供需要的维生素和矿物质。中老年人可定期进行骨密度检查，并在专业医生的指导下补充钙和维生素D，延缓骨关节退化的速度。

（6）自我保健运动　踝关节、膝关节在刚刚扭伤时一定要避免按摩，不要让关节活动，早期可冰敷。平时做好对膝关节的保健。过了30岁之后，建议每天做10~15分钟的运动。在比较闲暇的时候，可以把腿伸直，让脚和小腿成直角，把脚背勾起来，但不要过度，坚持到有酸胀感觉再放下来，注重膝关节的保养非常重要。

七、专方选要

独活寄生汤

［组成］独活，防风，细辛，秦艽，桑寄生，杜仲，牛膝，桂枝，当归，川芎，白芍，生地黄，人参，茯苓，炙甘草。

［功能］补益肝肾，疏风散寒祛湿。

［适应证］肝肾两虚，风寒湿痹证。

［用法］每日1剂，诸药用水浸泡1个小时，武火煎开，文火煎煮30分钟，倒出药液，加水如上述煎法再煎30分钟，取药液400ml，分早、晚饭后半小时温服。

［注意事项］本方补益肝肾之力不足，若肾阳虚明显者，加续断、狗脊。待疼痛缓解，将祛风散寒药减量。

［出处］《备急千金要方》。

主要参考文献

［1］窦群立，杨涛，牛淑亮. 颈肩腰腿痛中医特效疗法［M］. 北京：化学工业出版社，2020：236-246.

［2］国家中医药管理局. 中医病证诊断疗效标准［M］. 江苏：南京大学出版社，1994：98.

［3］周洪保，张曦，吕正祥. 膝关节骨性关节炎治疗进展［J］. 中医药导报，2012，13（2）：87-88.

［4］刘芬之，郭珈宜，李峰，等. 独活寄生汤辨证治疗膝关节骨性关节炎的临床效果及对血清和关节腔液相关炎症细胞因子的影响［J］. 中华中医药学刊，2020，16（9）：75-77.

［6］晏建立，程繁荣，王新建. 乐尔膏穴位贴敷治疗膝关节骨性关节炎50例临床观察［J］. 中国中医药科技，2000，6（2）：407-409.

［7］廖建青，吕静，彭中钰. 膝关节骨性关节炎中医药实验研究进展［J］. 辽宁中医药大学学报，2021，7（3）：89-93.

第九节　半月板损伤

半月板是位于膝关节之间的纤维软骨，有稳定关节、减少摩擦、缓冲震荡等作用，半月板损伤后，膝关节功能会受到严重影响。本病多见于运动量较大的青年，如运动员、学生等，是膝部常见的一种损伤。

一、病因病机

（一）西医学认识

半月板损伤的机制在于膝关节运动时引起半月板的矛盾运动（矛盾性）和膝关节运动中的突然变化（突然性）。当膝关节在伸屈过程中出现旋转，甚至内外翻，半月板既要完成伸屈时的移位运动，又要完成旋转时的移位运动，再加上被动的内外翻运动，就会出现矛盾运动，使半月板挤于股骨髁和胫骨平台之间，半月板在承受垂直压力的同时，还会遭受牵拉或剪力。这种矛盾运动往往是因为膝关节在运动中突然变化导致的，如踢足球踢空，造成横裂或前角撕裂。或者行走时绊于树桩上，出现伸屈、旋转加外翻，内侧半月板被拉向中央，被凸出的股骨内髁所压榨，当膝关节伸直时，造成纵裂或边缘撕裂。

（二）中医学认识

中医学认为，半月板损伤属于"痹证"范畴。初期多由于跌仆损伤，导致局部气血瘀滞，运行不畅，闭阻经脉关节，筋脉拘急，不通则痛。累积日久，以致肝肾亏虚，肝不主筋，经脉弛废，屈伸不能。治疗本病的关键在于活血化瘀，通经活络，补益肝肾。

二、临床诊断

（一）辨病诊断

1.临床表现

（1）症状　半月板损伤多见于青壮年、运动员，多有膝关节突然扭伤史，伴有膝关节肿胀、疼痛及功能障碍，或有多次膝关节扭伤、肿痛史。疼痛为半月板损伤的常见症状，通常局限于半月板损伤侧，影响膝关节的屈伸运动。多数患者可见关节肿胀，一般损伤早期明显，随时间的推移，逐渐消退。一些慢性损伤患者在膝关节活动时可出现响声，还可同时伴有疼痛或交锁症状，多可诊断为半月板损伤。交锁症状是本病的一个特征性症状，是指患者行走时，膝关节突然被卡住，既不能伸直，也不能屈曲，同时伴有疼痛。稍微屈伸活动膝关节后，可发生弹响，交锁即可解除。慢性半月板损伤患者还可出现股四头肌萎缩、肌力减弱、膝关节控制乏力等。

（2）体征

①压痛：压痛的部位一般是病变的部位，对诊断半月板损伤及确定其损伤部位均有重要意义。检查时将膝置于半屈曲位，在膝关节内侧和外侧间隙，沿胫骨髁的上缘（即半月板的边缘部），用拇指由前往后逐点按压，在半月板损伤处有固定压痛点。在按压的同时，若将膝被动屈伸或内外旋转小腿，疼痛更为显著，有时还可触及异常活动的半月板。

②半月板回旋挤压试验：患者取仰卧位，检查者立于患者右侧，左手置于膝前，右手握持足跟，外旋足部在收位逐渐伸膝，出现弹响和疼痛即为阳性（外侧半月板损伤）。检查时注意观察出现弹响的角度，在完全屈曲位时出现弹响，表示半月板后角损伤，关节伸到90°时出现弹响，表示半月板体部损伤。维持旋转位置下，逐渐伸直至微屈位，若出现弹响，提示半月板前角损伤。

③强力过伸或过屈试验：将膝关节强力被动过伸或过屈，如半月板前部损伤，过伸可引起疼痛，如半月板局部损伤，过屈可引起疼痛。

④侧压试验：患膝取伸直位，强力被动内收或外展膝部，如有半月板损伤，患侧关节间隙处可因受挤压引起疼痛，此为阳性指征。

⑤单腿下蹲试验：用单腿持重从站立位逐渐下蹲，再从下蹲位站起，健侧正常

无异常。患侧下蹲或站起到一定位置时，因损伤的半月板受挤压，可引起关节间隙处疼痛，甚至不能下蹲或站起。

⑥半月板重力试验：患者取侧卧位，抬起下肢做膝关节主动屈伸活动，患侧关节间隙向下时，因损伤的半月板受挤压而引起疼痛。反之，患侧关节间隙向上时，则无疼痛。

⑦半月板研磨试验：患者取俯卧位，膝关节屈曲，检查者双手握住踝部将小腿下压，同时做内外旋活动，损伤的半月板因受挤压和研磨，会引起疼痛。反之，如将小腿向上提再做内外旋活动，则无疼痛。

2. 相关检查

（1）X线检查　拍摄膝关节X线片，可排除膝关节的其他病变。膝关节充气造影、碘造影、充气和碘剂结合造影均具有一定诊断价值，可以确定半月板损伤的部位。

（2）膝关节镜检查　该检查对诊断半月板损伤有较高的准确率，可提供关节内结构直观影像。对确诊的病例，也可通过膝关节镜行手术治疗。

（3）CT扫描　CT可以显示损伤部位的密度改变。如半月板损伤严重，有部分游离，会出现形态改变。纵裂损伤在CT上显示为低密度影，而前角或后角的破裂往往表现为形态上的改变。当有游离的半月板碎片与其他部位重叠时，CT可以显示半月板增厚或出现高密度影像。

（4）MRI检查　半月板损伤时可见半月板表面高信号线形影像（撕裂）或纵向影像（断裂）。

（二）辨证诊断

1. 血瘀气滞型

（1）临床证候　膝关节疼痛肿胀明显，关节交锁不易解脱，局部压痛明显，动则痛甚，舌黯红，脉弦或细涩。

（2）辨证要点　局部压痛明显，动则痛甚，舌黯红，脉弦或细涩。

2. 痰湿阻滞型

（1）临床证候　损伤日久或术后肿胀明显，酸痛乏力，屈伸受限，舌淡胖，苔腻，脉滑。

（2）辨证要点　膝关节酸痛乏力，屈伸受限，舌淡胖，苔腻，脉滑。

3. 肝肾亏损型

（1）临床证候　无明显外伤或轻微扭伤史，肿痛较轻，静时反痛，或损伤日久，肌肉萎缩，膝软无力，弹响交锁频作，舌红或淡，少苔，脉涩或细数。

（2）辨证要点　膝软无力，弹响交锁频作，舌红或淡，少苔，脉涩或细数。

三、鉴别诊断

1. 膝部骨折

膝部骨折后有明显肿、痛，活动障碍，可出现畸形外观，有骨擦音，下肢纵向叩击征阳性。X线摄片能明确诊断，不难鉴别。

2. 半月板囊肿

半月板囊肿以外侧多见，局部肿胀，有持续疼痛，在膝关节间隙处可触到肿块，屈膝时较突出，伸膝后消失或变小，不难鉴别。

四、临床治疗

（一）提高临床疗效的要素

半月板损伤病程较长，顽固难愈，故早期诊断，早期治疗，控制发展，改善症状是提高疗效的关键。中医治疗本病的关键在于活血化瘀，通经活络，补益肝肾。

（二）辨病治疗

1. 石膏固定

急性半月板损伤时可用长腿石膏托固

定 4 周。有积血者可在局部麻醉下抽尽液体后加压包扎。缓解后若疼痛减轻，可锻炼股四头肌，以免发生肌萎缩。

2. 手术治疗

治疗半月板损伤以手术为主，半月板损伤手术前，必须通过关节镜检查明确半月板损伤的部位、类型等情况，判断是否能够进行半月板修复。手术主要采取关节镜下半月板缝合、半月板成形、半月板移植等方式，术后的积极康复训练，促进恢复。

（三）辨证治疗

1. 辨证论治

（1）血瘀气滞型

[治法] 活血化瘀，消肿止痛。

[方药] 舒筋活血汤加减。羌活 6g，防风 9g，荆芥 6g，独活 9g，当归 12g，青皮 9g，牛膝 9g，五加皮 9g，红花 6g，木贼 6g。

[加减] 入夜痛甚者，加醋延胡索、川芎，以活血化瘀止痛；感受风寒痛甚者，重用羌活、防风，以疏风散寒。

（2）痰湿阻滞型

[治法] 温化痰湿。

[方药] 二陈汤加减。半夏 6g，橘皮 8g，茯苓 8g，炙甘草 6g，牛膝 6g，生姜 6g，乌梅 6g。

[加减] 素体脾虚者，加党参、黄芪，以健脾益气；痰瘀互结者，加丹参、川芎、川牛膝，以活血化瘀。

（3）肝肾亏损型

[治法] 补益肝肾。

[方药] 健步虎潜丸。龟甲胶 12g，鹿角胶 12g，狗骨 15g，何首乌 15g，川牛膝 15g，杜仲 15g，锁阳 12g，当归 15g，熟地黄 15g，威灵仙 20g，黄柏 9g，党参 15g，羌活 12g，白芍 15g，白术 15g，炙甘草 6g。

[加减] 偏于阴虚者，减杜仲、锁阳用量，加山茱萸、女贞子，以滋补肾阴；遇寒痛甚者，加制川乌、干姜，以散寒止痛。

2. 外治法

（1）外敷熏洗　损伤初期，关节肿痛较甚者，可局部外敷三色敷药或消瘀止痛药膏。慢性期偏于寒湿者，可用四肢损伤洗方熏洗热敷患膝。

（2）针灸治疗　取血海、梁丘、足三里、阴陵泉、阳陵泉、膝眼、膝阳关等穴。每次先取 4~5 个穴位，根据患者症状，局部取穴和远端取穴。早期用泻法，中期用平补平泻，晚期用补法。留针 20 分钟，其间行针 2 次。

（3）推拿治疗

①半月板前角损伤型：患者取仰卧位，患膝呈 45° 屈膝位，使膝眼位张开，在患侧膝眼施一指禅推法、按揉法治疗。外侧半月板损伤治疗时做小腿内旋，使外侧半月板前移。内侧半月板损伤治疗时，做小腿外旋，使内侧半月板前移。用此手法作用力治疗半月板前角损伤处，时间 10~15 分钟。

②半月板后角损伤型：患者取俯卧位，患膝屈曲 90°，在腘窝部半月板损伤处施一指禅推法、按揉法治疗。外侧半月板损伤时，做小腿外旋，使外侧半月板后移，用此手法作用力透达半月板后角损伤处，时间 10~15 分钟。

③半月板体部或边缘损伤型：患者取仰卧位，患膝屈曲 90°，在半月板损伤侧关节间隙施以一指禅推法、按揉法治疗。外侧半月板损伤时，做小腿内翻位，使外侧关节间隙增宽。内侧半月板损伤时，做小腿外翻位，使内侧关节间隙增宽。时间 10~15 分钟。每日治疗 1 次，7 次为 1 个疗程，疗程间隔 3~5 日。

（4）外固定治疗　急性损伤期，可行膝关节穿刺，抽出关节内积血，而后用石膏托固定膝关节于功能位 3~4 周，并鼓励患者同时进行下肢肌肉的主动收缩锻炼，防止肌肉萎缩。

（5）封闭疗法 对于半月板损伤继发周围组织无菌性炎症的患者，可在关节间隙疼痛明显的部位注射中药制剂，如当归注射液、红花注射液、丹参注射液等。也可用泼尼松龙 0.5ml 加 2% 普鲁卡因 2~4ml 痛点封闭，此法可以消除半月板周围组织的无菌性炎症，减轻疼痛。

（6）手术疗法

①半月板部分切除术：近年来随着关节镜技术的日趋成熟，关节镜诊断、治疗半月板损伤已成为一种趋势，以往的膝关节开放性半月板全切术已逐渐被淘汰。半月板部分切除术具有微创、风险小、术后能早期进行功能锻炼等优点，可以大大减少或推迟远期膝关节退变的发生，因此广泛应用于临床。但是，有研究表明，半月板部分切除术后仍会造成膝关节软骨退变，而且部分切除术后半月板受力不均，部分患者的半月板其他区域会形成新的撕裂，需要再次治疗。

②半月板缝合修补术：由于半月板全切除术、次全切除术和部分切除术后会发生膝关节不稳及关节软骨退变，最终导致膝关节炎的发生。近年来，随着关节镜技术的日渐成熟，关节镜下半月板缝合修补术开始逐渐应用于临床。关节镜下半月板缝合修补术可以分为由内向外缝合、由外向内缝合和完全关节内缝合。关节镜下半月板缝合修补术具有操作简单、创伤小、手术时间短、恢复快等优点，目前该方法已成为半月板损伤的标准治疗方法之一。

③半月板移植术：对于关节结构和关节软骨完整，但半月板损伤严重已无法修补或半月板切除术后的年轻患者，可以考虑行半月板移植术。但是半月板移植术后还会出现一定程度的半月板膨出及脱位，

而且术前关节退变越严重，术后半月板膨出越明显。半月板移植术后短期临床疗效满意，但长期疗效还有待于进一步研究观察。

3.成药应用

壮骨关节丸

［组成］狗脊，淫羊藿，独活，骨碎补，续断，补骨脂，桑寄生，鸡血藤，熟地黄，木香，乳香，没药。

［功能］补益肝肾，养血活血，舒筋活络，理气止痛。

［适应证］用于肝肾不足，血瘀气滞，脉络痹阻所致关节肿胀、疼痛、麻木、活动受限。

［用法］口服，一次 6g，每日 2 次。早晚饭后服用。

［注意事项］本品可能引起肝损伤。肝功能不全、孕妇及哺乳期妇女禁用。

（四）医家诊疗经验

仇湘中

仇湘中教授根据中医整体观思想凝练出"肝虚络痹"理论，认为筋骨疾病与肝关系密切，如《素问·痹论》云："筋痹不已，复感于邪，内舍于肝。"仇湘中教授认为半月板损伤的病机为本虚标实，以"肝虚"为主，标实则首推"络痹"，此为诱发半月板损伤不可忽视的因素。

五、预后转归

单纯半月板损伤，可首先采用保守治疗，经保守治疗无效，应及时调整方药。若与侧副韧带损伤、交叉韧带损伤同时并见者，可考虑手术治疗，预后较佳。

六、预防调护

从病因来看，本病大都是因外伤所致，尽量避免外部创伤是预防本病发生的关键。治疗期间应减少下肢活动。

七、专方选要

补肝健膝方

[组成]黄芪，丹参，全蝎，萆薢，熟地黄，白芍，当归，川芎，酸枣仁，木瓜，炙甘草。

[功能]补肝强肾，精血兼补。

[适应证]肝肾亏虚证。

[用法]每日1剂，诸药用水浸泡1个小时，武火煎开，文火煎煮30分钟，倒出药液，加水如上述煎法再煎30分钟，取药液400ml，分早、晚饭后半小时温服。

[出处]《医学六要》《医宗金鉴》。

主要参考文献

[1]朱启娥.膝关节半月板运动解剖学分析[J].湖北科技学院学报医学版，2012，26（6）：551.

[2]杜杰，张福金.半月板损伤治疗进展[J].临床军医杂志，2008，36（3）：457-459.

[3]麻虎，李兴勇.膝关节半月板损伤的诊治进展[J].中医正骨，2013，10（9）：31-33.

[4]黄竟敏，王植，赵力，等.半月板损伤的MRI诊断与关节镜所见的比较研究[J].中华骨科杂志，2003，13（7）：403-407.

[5]叶子丰，沈琳玲，尹晨东，等.仇湘中教授从肝论治半月板损伤的经验总结[J].中国中医骨伤科杂志，2021，10（12）：77-81.

[6]窦群立，杨涛，牛淑亮.颈肩腰腿痛中医特效疗法[M].北京：化学工业出版社，2020：242-245.

第十节　髌下脂肪垫损伤

髌下脂肪垫损伤，又称髌下脂肪垫劳损、髌下脂肪垫炎、髌下脂肪垫增厚、髌下脂肪垫综合征等，是由外伤、磨损、受凉等多种刺激因素引起髌下脂肪垫充血、水肿、肥厚以及无菌性炎症反应，可累及相关的滑膜和肌腱。主要临床表现为膝关节疼痛和功能受限。膝关节疼痛主要表现为患膝前下方或髌韧带两侧压痛，伴见两侧膝眼饱满，疼痛可放射至腘窝处，甚至沿着小腿后侧传至足跟。功能受限多以下蹲及伸膝动作障碍为主，病程较长的患者还可出现股四头肌萎缩等现象。该病女性多于男性，中青年女性多见，频繁下蹲、行走人群以及登山运动员多发此病。髌下脂肪垫损伤多缠绵难愈，时轻时重，病程较长者可出现膝关节周边肌群不同程度的萎缩，同时伴发膝关节力线改变，导致踝关节、髋关节甚至脊柱的偏外，引起全身一系列问题，严重影响患者的工作和生活质量。本病大抵属于中医学"膝痹病"范畴。

一、病因病机

（一）西医学认识

髌下脂肪垫充填于髌骨、胫骨与股骨的间隙，具有润滑和衬垫作用，能够防止膝关节活动角度过大，并减少摩擦和撞击，减轻震荡。髌下脂肪垫损伤通常是磨损、外伤等因素造成髌下脂肪垫水肿、增生、肥大所致。早期（急性期）的髌下脂肪垫损伤病理表现以髌下水肿、渗出为主，晚期可出现明显的脂肪纤维化和囊肿形成，且病程不可逆。

（二）中医学认识

1.病因

《素问·脉要精微论》曰："膝者，筋之府，屈伸不能，行则偻附，筋将惫矣。"说明筋与膝关节关系密切，膝关节正常功能的发挥依赖于髌下脂肪垫。"久行伤筋"，长期劳损、外伤是本病发生的重要原因。《张氏医通》中指出："膝痛无有不因肝肾虚者，虚则风寒湿气袭之。"肝肾亏虚，膝部被风、寒、湿三邪乘虚外袭，致使其筋脉气血瘀滞，引发膝痛及关节活动不利。其发病不出外感、内伤两端。外感六淫是本病发生的外因，内伤者则与肝肾关系密切。

2. 病机特点

膝为筋之府，而肝主筋。肝肾亏虚，精血不足，不能濡养筋，加之劳损，不荣则痛。外伤、撞击，经筋、经脉受损，气滞血瘀，不通则痛，发为膝痛。平素脾肾阳虚，寒湿易伤于下，或经脉气滞血瘀，津液停聚而成内湿，寒湿阻滞，进一步阻滞经络，互为因果，出现水肿疼痛。气血亏虚，瘀血不去，新血不生，病久则气血同病，不通不荣。

二、临床诊断

（一）辨病诊断

1. 临床表现

（1）病史　多有膝前受伤或过度活动史。

（2）症状　髌韧带两侧疼痛或酸痛无力，可向小腿及踝部放射，行走或久立时加重，多伴伸膝活动受限，并有膝关节过伸疼痛，患者行走时膝关节保持一定的弯曲度。

（3）体征　髌韧带两侧饱满，膝关节活动受限，可见假交锁，急性损伤时可出现关节积液，病程较长者可有股四头肌萎缩，体格检查时，可见两膝眼肿胀，有明显压痛，触之有橡皮样感觉。

（4）体格检查

①膝关节过伸试验：患者仰卧，被动屈膝20°，检查者一手拇指、示指压在内外膝眼部，另一手握住患肢小腿上部被动屈伸膝关节3~5次，在膝关节过伸时出现疼痛为阳性。

②髌韧带松弛紧张压痛试验：患膝伸直放松，检查者一手拇指在髌韧带处用力下压，患者有深压痛，然后嘱其用力收缩股四头肌，使髌韧带紧张，检查者再用同样大小力量按压髌韧带处，若压痛减轻或消失为阳性。此试验可与髌腱末端病相鉴别。

2. 相关检查

（1）X线检查　由于损伤部位为软组织，X线多无明显表现，但有时可见到肥厚的脂肪垫中出现钙质沉着。

（2）膝关节镜检查　可直接显示髌下脂肪垫损伤情况，是诊断本病的金标准，可清楚地看到髌下脂肪垫后面的滑膜向关节内膨胀，并有明显充血水肿。

（3）MRI检查　MRI对软组织显影对比度良好，可清晰显示损伤部位并准确诊断，故临床最为常用。

（二）辨证诊断

1. 瘀血阻滞型

（1）临床证候　多见于膝关节急性损伤后，疼痛剧烈如针刺，不可屈伸，舌质黯或有瘀斑，苔薄白，脉涩。

（2）辨证要点　膝关节疼痛剧烈如针刺，舌质黯有瘀斑，苔薄白，脉涩。

2. 肝肾不足型

（1）临床证候　局部多以酸痛乏力为主，关节屈伸不力，久行加重，伴腰部酸软，眼花耳鸣，心烦盗汗，舌质红苔少或无苔，脉弦细。

（2）辨证要点　局部多以酸痛乏力为主，腰部酸软，关节屈伸不力。

3. 气血亏虚型

（1）临床证候　病程多久，局部多以隐痛为主，关节屈伸不利，行走无力，不能久行，久病可见肌肉萎缩，少气懒言，舌质淡苔薄白，脉细弱。

（2）辨证要点　局部多以隐痛为主，关节屈伸不利，行走无力，少气懒言。

4.阳虚湿阻型

（1）临床证候 膝关节局部多以沉重疼痛为主，畏寒喜暖，得温痛减，关节屈伸不利，随气候变化而变化，冬重夏轻，不能久行，伴畏寒肢冷，肢体困重，腰膝酸软，便溏，舌胖大或有齿痕苔水滑，脉沉或沉滑。

（2）辨证要点 膝关节局部多以沉重疼痛为主，畏寒喜暖，得温痛减，脉沉或沉滑。

三、鉴别诊断

中医学鉴别诊断

髌下脂肪垫损伤需与血痹鉴别。血痹可见膝盖及下肢乏力，症状多遍及全身，多伴有肌肤麻木不仁等。髌下脂肪垫损伤需多见两膝疼痛或酸痛乏力，膝关节屈伸不利。

四、临床治疗

（一）提高临床疗效的要素

本病多缠绵不愈，故需早期诊断，早期治疗控制病情发展，中西医结合治疗提高临床疗效。

（二）辨病治疗

1.一般治疗

本病症状轻者，多采取保守治疗，嘱患者卧床休息，减少膝关节负荷，受伤后48小时内局部冷敷，促进血管收缩，减轻水肿，受伤后48小时热敷，促进局部静脉回流，促进愈合。待脂肪垫撕裂部分自行愈合。

2.手术治疗

若症状较重，脂肪垫撕裂或损伤过重，可行关节镜下手术治疗，修补或缝合脂肪垫。

3.药物治疗

临床治疗时可静脉滴注甘露醇、糖皮质激素等，减轻局部水肿及炎症，还可配合口服非甾体抗炎药止痛。

（三）辨证治疗

1.辨证论治

（1）瘀血阻滞型

［治法］活血化瘀。

［方药］血府逐瘀汤加减。当归9g，地黄9g，桃仁9g，红花12g，炙甘草6g，枳壳9g，赤芍15g，柴胡9g，川芎12g，川牛膝12g，醋延胡索12g。

［加减］湿重，苔腻脘闷者，加砂仁（后下）、苍术、厚朴，以燥湿健脾；疼痛剧烈，反复发作者，加三七粉（冲服）、制乳香、制没药，以加强逐瘀止痛之功。

（2）肝肾不足型

［治法］补肝益肾，祛湿止痛。

［方药］六味地黄汤加减。熟地黄15g，牡丹皮12g，山茱萸15g，泽泻12g，茯苓20g，山药20g，泽兰20g，海桐皮15g，川牛膝12g，川木瓜25g，炙甘草6g。

［加减］若阴虚内热夹湿，咽干口燥，舌质偏红，舌根苔腻者，加知母、黄柏、苍术，以滋阴清热燥湿；咽痛不适者，加桔梗、牛蒡子、生甘草，以利咽止痛；阴虚盗汗，筋脉拘急者，加女贞子、墨旱莲、葳蕤，以滋肝肾，养筋脉。

（3）气血亏虚型

［治法］益气养血，补虚止痛。

［方药］八珍汤加减。党参12g，白术10g，茯苓10g，炙甘草6g，当归10g，熟地黄10g，川芎12g，白芍10g，杜仲10g，怀牛膝10g。

［加减］若气虚明显者，加黄芪、山药等，加强补气之功；食欲不振者，加炒麦芽、鸡内金，以消食开胃；伴自汗畏风者，加黄芪、桂枝、白芍，以益气固表，调和营卫。

（4）阳虚湿阻型

［治法］温补脾肾，散寒除湿。

［方药］金匮肾气丸合平胃散加减。熟地黄15g，山药20g，山茱萸15g，牡丹皮9g，茯苓20g，泽泻12g，桂枝15g，制附子15g，干姜15g，苍术15g，厚朴5g，陈皮15g，狗脊15，淫羊藿15g，盐杜仲12g，独活12g，薏苡仁30g，炙甘草15g。

［加减］脾胃不和，胃脘胀满者，加砂仁、陈皮，以行气除胀；腰腿酸软者，加续断、桑寄生，以补益肝肾；寒重痛剧者，加小茴香、花椒，以散寒止痛。

2. 外治疗法

（1）针刺疗法

［处方］内、外膝眼，阿是穴，足三里，阳陵泉，梁丘等。

［操作方法］根据患者证型不同，选取不同的配穴和补泻手法。得气后留针20分钟，10次为1个疗程，可治疗2个疗程。可辅以温针提高疗效。

［适应证］局部皮肤无破损，凝血功能正常的患者。

［注意事项］久病体虚者，针刺刺激量宜从小到大逐步增加，以患者无不适感为度。

（2）热熨疗法

［处方］透骨草，伸筋草，威灵仙，羌活，独活，川乌，花椒，细辛，海桐皮，白芷，艾叶，防风。

［操作方法］将上药粉碎为粗粉，搅匀，装布袋封口，或水煮或笼蒸，趁热外敷于患处，每次使用时间为1个小时左右，凉后可加热继续使用。

［适应证］用于素体阳虚，复感寒邪，肢体疼痛难愈者。

［注意事项］热度适中，不能烫伤皮肤，凉后加热继续使用。

3. 成药应用

（1）健步强身丸

［组成］知母，黄柏，龟甲（醋淬），熟地黄，白芍，当归，黄芪（蜜炙），人参，白术（麸炒），茯苓，枸杞子，菟丝子，锁阳，补骨脂，杜仲炭，续断，附子（制），羌活，独活，秦艽，防风，木瓜，牛膝。

［功能］补肾健骨，宣痹止痛。

［适应证］用于肝肾阴虚，风湿阻络引起的筋骨痿软，足膝疼痛无力，行步艰难。

［用法］口服，淡盐汤或温开水送服。一次60粒，每日2次。

［注意事项］素体气虚者，用量宜小。

（2）寒湿痹片

［组成］附子，制川乌，黄芪，桂枝，麻黄，白术（炒），当归，白芍，威灵仙，木瓜，细辛，炙甘草。

［功能］祛寒除湿，温通经络。

［适应证］用于肢体关节疼痛、肿胀，局部畏寒。

［用法］口服，一次4片，每日3次。

［注意事项］孕妇忌服，高热者禁用。

（四）医家诊疗经验

韦绪性

韦绪性教授治疗髌下脂肪垫损伤，非常重视"不通不荣"的病机特点，认为本病虽多实证，但久病必虚，气血不能荣养，要注意补肝肾，益气血。故可用温肾元、通经络之法治疗本病，可用蠲痹笑痛方加减治疗常可获得较好疗效。方用制附子15g，鹿角霜15g，熟地黄15g，当归15g，白术15g，苍术15g，制川乌12g，制马钱子0.8g，制天南星12g，蜈蚣2条，乳香12g，没药12g，鸡血藤30g，炙甘草20g。本方与小活络丹类似，但增加了益气养血之品，"通""补"兼顾，疗效更佳，且防其温燥。

五、预后转归

本病经规范治疗一般预后较好，但在规范治疗的同时，还需注意限制活动，减轻膝关节负荷，避免受伤，注意保暖，否则会影响治疗效果，甚至留下后遗症。

六、预防调护

平时要注意劳逸适度，避免过于剧烈的运动，运动时注意方式合理，避免姿势错误造成膝关节损伤。

七、专方选要

1. 独活寄生汤

［组成］独活 9g，防风 9g，细辛 3g，秦艽 6g，桑寄生 15g，杜仲 9g，牛膝 9g，桂枝 3g，当归 9g，川芎 9g，白芍 9g，生地黄 9g，人参 6g，茯苓 9g，炙甘草 3g。

［功能］补益肝肾，疏风散寒祛湿。

［适应证］肝肾不足，伴风寒阻滞证。

［用法］每日 1 剂，诸药用水浸泡 1 个小时，武火煎开，文火煎煮 30 分钟，倒出药液，加水如上述煎法再煎 30 分钟，取药液 400ml，分早、晚饭后半小时温服。

［注意事项］本方补益肝肾之力尚属不足，若肾阳虚明显者，加续断、狗脊。待疼痛缓解，将祛风散寒药减量。

［出处］《备急千金要方》。

2. 壮筋养血汤

［组成］白芍 9g，当归 9g，川芎 6g，续断 12g，红花 5g，地黄 12g，牛膝 9g，牡丹皮 9g，杜仲 6g。

［功能］养血活络，强筋壮腰。

［适应证］外伤筋络，筋骨不利，舌边有瘀点，脉沉涩者。

［用法］水煎服，每日 1 剂。

［注意事项］久病可加虫类药以加强通络作用。

［出处］《伤科补要》。

3. 桂枝芍药知母汤

［组成］桂枝 12g，芍药 9g，甘草 6g，麻黄 12g，生姜 15g，白术 12g，防风 12g，附子 10g。

［功能］祛风除湿，散寒通络。

［适应证］肢体疼痛，关节肿大，微微欲吐。

［用法］水煎服，每日 1 剂，分 2 次服。

［注意事项］附子应先煎 40 分钟以上，必要时逐渐加量。

［出处］《金匮要略》。

4. 圣愈汤

［组成］生地黄 20g，熟地黄 20g，白芍 15g，川芎 8g，人参 20g，当归 15g，黄芪 18g。

［功能］益气养血。

［适应证］气血亏虚，伴神疲体倦，少气懒言等。

［用法］水煎服，每日 1 剂，分 2 次服。

［注意事项］人参现在多以党参替代。

［出处］《兰室秘藏》。

主要参考文献

［1］张伟华. 银质针导热治疗髌下脂肪垫损害的临床疗效观察［J］. 中国继续医学教育，2018，10（14）：116-118.

［2］程俊华，朱小虎，余新华，等. 内热式针灸针与推拿治疗髌下脂肪垫炎的临床研究［J］. 中医药导报，2018，24（15）：89-91.

［3］王建生，陈霞，苟斌虎，等. 小针刀松解术治疗髌下脂肪垫炎的临床体会［J］. 新疆中医药，2017，35（1）：9-11.

［4］李涛，李俐依，任景. 火针膝周密刺法治疗早中期膝骨性关节炎 60 例疗效观察［J］. 新疆中医药，2017，35（6）：25-27.

［5］刘雪洁，朱贵芹，刘辉，等. 滑动按压髌尖粗面治疗原发性早期髌下脂肪垫损害性膝前痛［J］. 中国疼痛医学杂志，2018，24（4）：269-273.

［6］李江波，陈美丽. 推拿手法对髌下脂肪垫劳损的治疗效果观察［J］. 内蒙古中医药，2017，36（16）：109-110.

［7］王凯，宋永嘉，董万涛，等. 经筋推拿手

法治疗早中期膝骨关节炎临床疗效观察 [J]. 陕西中医药大学学报，2019，42（3）：77-81.

［8］刘继刚. 中药熏蒸治疗膝关节骨性关节炎 60例［J］. 中医外治杂志，2015，24（2）：21-22.

［9］沈亚飞. 对35例膝关节骨性关节炎患者进行中药熏蒸护理的效果评价［J］. 当代医药论丛，2018，16（18）：234-235.

第十一节　膝关节内外侧副韧带损伤

膝关节内、外侧副韧带损伤是膝关节内、外侧副韧带的破裂。内侧副韧带主要是限制膝关节上的外翻应力，外侧副韧带主要是限制膝关节上的内翻应力。它是运动创伤中的多发病，是膝关节韧带损伤中最常见的病种之一。本病属中医学"伤筋"范畴。《素问·宣明五气》中说："久行伤筋。"《素问·长刺节论》载："病在筋，筋挛节痛，不可以行，名曰筋痹。"

一、病因病机

（一）西医学认识

本病多由外伤引起，膝关节过度内翻或外翻时，被牵拉的韧带超出生理负荷而发生撕裂、断裂等损伤，以膝关节肿胀、疼痛、功能障碍、有压痛点等为主要表现。当膝或腿部外侧受强大暴力打击或重压，使膝过度外展，内侧副韧带可发生部分或完全断裂。相反，膝或腿部内侧受暴力打击或重压，使膝过度内收，外侧副韧带可发生部分或完全断裂，在严重创伤时，侧副韧带、十字韧带和半月板可同时损伤。

（二）中医学认识

本病属中医学"伤筋"范畴，多由于跌打扭挫等，造成气滞血瘀，筋脉不通，继而发展为筋脉拘挛，关节因气血不通，筋脉挛结而疼痛，以致不能行走。病因是外伤，病机以气滞血瘀为主。陈旧性损伤还可夹杂寒凝、湿阻、痰瘀互结等。

二、临床诊断

（一）辨病诊断

1.临床表现

有明确的小腿外翻受伤史。患膝肿胀、疼痛，可见皮下瘀斑，重者患肢不能负重，行走时关节不稳定。查体可见膝内侧压痛明显，当内侧副韧带断裂合并内侧半月板损伤时可出现膝关节交锁，内侧应力试验阳性。

2.相关检查

（1）X线检查　常规X线平片能了解胫骨外侧平台是否存在骨折。疼痛较轻时可进行膝关节外侧间隙加压摄片，主要观察内侧关节间隙是否增宽。

（2）MRI检查　能准确地做出膝关节内外侧副韧带损伤的分级诊断，且对于内侧副韧带损伤常见的并发症，如前、后交叉韧带损伤和半月板损伤，MRI检查的敏感度也很高。本病在MRI上可分为3级，分别是I级、II级和III级。①I级损伤表现为侧副韧带连续性好，形态及厚度未见明显改变，与邻近脂肪组织分界不清，韧带为平行的条状低回声，其内可见平行的条状高信号。②II级损伤表现为部分韧带纤维呈纵行撕裂，韧带内有不规则的高信号，与邻近的脂肪组织分界不清，韧带局部增粗、变形、边缘不规则。③III级损伤表现为侧副韧带完全撕裂、断裂、连续性中断或断端卷曲挛缩，呈弥漫性高信号，边界不清楚。

（二）辨证诊断

1.筋断筋伤型

（1）临床证候　伤后肿胀严重，剧烈

疼痛，皮下瘀斑，膝关节松弛，屈伸障碍，舌黯瘀斑，脉弦或涩。

（2）辨证要点　伤后肿胀严重，剧烈疼痛，膝关节松弛，屈伸障碍。

2. 筋脉失养型

（1）临床证候　伤后肿胀，钝痛酸痛，喜揉喜按，肌肉萎缩，膝软无力，上下台阶有错落感，舌淡无苔，脉细。

（2）辨证要点　伤后钝痛酸痛，喜揉喜按，肌肉萎缩，上下台阶有错落感。

3. 湿阻筋络型

（1）临床证候　伤后日久，肿胀反复，时轻时重，酸楚胀痛，便溏食少，或见筋粗筋结，屈伸不利，舌淡胖，苔白滑，脉沉弦或滑。

（2）辨证要点　伤后日久，肿胀反复，时轻时重，酸楚胀痛，便溏食少。

三、鉴别诊断

西医学鉴别诊断

1. 半月板损伤

内侧副韧带损伤可能伴有半月板损伤，患者可听到或感到关节内有响声，膝完全伸直时不稳，并有假性或真性交锁，半月板损伤时旋转挤压试验阳性，如不合并内侧副韧带损伤外翻试验阴性。MRI 对半月板损伤鉴别诊断有一定意义。

2. 膝关节周围骨折

膝关节周围骨折，伤后迅速出现肿痛、功能障碍，X 线检查可以鉴别。

3. 关节内游离体

关节内游离体有反复关节弹响与交锁病史，有时通过体表可触及游离体，关节镜与 X 线片可见关节内游离体，不难鉴别。

四、临床治疗

（一）提高临床疗效的要素

本病需要辨别新病久病，早诊断，早治疗，控制病情发展，中西医结合治疗提高临床疗效。

（二）辨病治疗

1. 新鲜膝关节内外侧副韧带损伤

（1）部分断裂　将膝置于 150°~160° 屈曲位，用长腿管形石膏固定（不包括足踝部），一周后可带石膏下地行走，4~6 周后去除固定，练习膝关节屈伸活动，注意锻炼股四头肌。

（2）完全断裂　应急诊手术修复断裂的韧带，术后用长腿管形石膏固定 6 周。如合并十字韧带损伤，应先修复十字韧带，然后修复侧副韧带。如合并半月板损伤，应先切除损伤的半月板，然后修复损伤的韧带。

2. 陈旧性膝关节内外侧副韧带断裂

应加强股四头肌锻炼，以增强膝关节的稳定性，如膝关节很不稳定，可用邻近部位肌腱做韧带重建术。有研究报道用碳素纤维作为重建侧副韧带的材料，取得较满意效果。

（三）辨证治疗

1. 辨证论治

（1）筋断筋伤型

[治法] 续筋化瘀，通络止痛。

[方药] 血府逐瘀汤加减。当归 9g，地黄 9g，桃仁 9g，红花 12g，炙甘草 6g，枳壳 9g，赤芍 15g，柴胡 9g，川芎 12g，川牛膝 12g，延胡索 12g，骨碎补 20g。

[加减] 湿重，苔腻脘闷者，加砂仁（后下）、苍术、厚朴，以燥湿健脾；疼痛剧烈，反复发作者，加三七粉（冲服）、延胡索、制乳香、制没药，以加强逐瘀止痛之功。

（2）筋脉失养型

[治法] 补益气血，养筋止痛。

[方药] 八珍汤加减。党参 12g，白术

10g, 茯苓 10g, 炙甘草 6g, 当归 10g, 熟地黄 10g, 川芎 12g, 白芍 10g, 杜仲 10g, 怀牛膝 10g。

[加减] 若气虚表现明显者, 加黄芪、黄精、山药等, 加强补气之功; 若伴食欲不振者, 加炒麦芽、神曲、鸡内金, 以消食开胃; 若伴自汗畏风者, 加桂枝、白芍, 以调和营卫。

（3）湿阻筋络型

[治法] 散寒除湿, 舒筋止痛。

[方药] 阳和汤加减。熟地黄 15g, 鹿角胶（烊化）10g, 姜炭 15g, 肉桂 9g, 茯苓 20g, 桂枝 15g, 制附子 15g, 麻黄 6g, 白芥子 9g, 炙甘草 15g。

[加减] 脾胃不和, 胃脘胀满者, 加砂仁、枳实、陈皮, 以行气除胀; 肝肾不足而见腰腿酸软者, 加续断、桑寄生, 以滋补肝肾; 寒重痛剧者, 加小茴香、伸筋草、花椒, 以散寒止痛。

2. 外治疗法

中医外治法有中药熏洗、热敷、针刺治疗、针刀治疗等。常与理疗、推拿手法等联合运用, 可温经通络, 舒筋活血, 能缩短病程, 减轻疼痛, 改善生活质量, 促进恢复。周围痛点针刀疗法介绍如下。

（1）患者体位　选择舒适体位, 一般采取仰卧屈膝位。

（2）定点　将选定的针刀松解治疗点用定点笔标示。

（3）消毒　皮肤常规消毒, 施术者戴无菌手套。

（4）麻醉　以注射器抽取 2% 的利多卡因, 加水稀释, 每个治疗点皮下注射 0.5~1ml。对疼痛敏感的患者建议在针刀治疗前做局部麻醉。

（5）持针方法　施术者以食指和拇指捏住针柄, 中指托住针体, 无名指和小指置于施术部位的皮肤上, 作为支撑点, 以控制针刺的深度。

（6）治疗方法　按照针刀进针四步规程（定点, 定向, 加压分离, 刺入）将针刀刺入体内。针刀治疗一般每周 1 次, 1~3 次为 1 个疗程。

（7）术后手法　患者仰卧, 患肢伸直并外旋。医生在损伤部位上、下方施按揉摩擦等手法。损伤肿痛明显者手法宜轻, 随着肿胀的消退, 手法可逐渐加重。还可让患者仰卧, 医生一手握住踝关节上方, 另一手托住小腿上部, 在牵拉状态下, 摇晃, 旋转膝关节, 然后用在牵引状态下的推弹手法, 将内、外翻和轻度屈曲畸形的关节纠正。

（8）注意事项

①膝关节内侧副韧带损伤时, 位于韧带附近的鹅足滑囊也有粘连和瘢痕, 故做内侧副韧带松解时, 需同时松解鹅足滑囊。

②治疗膝关节外侧副韧带损伤时, 必须熟悉局部解剖。在腓骨头部实施针刀松解时, 务必在骨面上铲剥, 以免损伤腓总神经。

③侧副韧带损伤较轻的患者在第 2~3 日后应锻炼股四头肌, 防止肌肉萎缩和软组织粘连。膝关节功能未完全恢复者, 可做膝关节屈伸运动锻炼肌力, 以促进膝关节功能恢复。

3. 成药应用

（1）活血止痛片

[组成] 当归, 三七, 乳香（制）, 冰片, 土鳖虫, 煅自然铜, 蔗糖。

[功能] 活血散瘀, 消肿止痛。

[适应证] 用于跌打损伤, 瘀血肿痛。

[用法] 口服, 温黄酒或温开水送服。一次 3 片, 每日 2 次。

[注意事项] 孕妇禁用, 肝肾功能异常者禁用。

（2）祛风舒筋丸

[组成] 防风, 桂枝, 麻黄, 威灵仙, 制川乌, 制草乌, 苍术（炒）, 茯苓, 木

瓜，秦艽，骨碎补（炒），牛膝，甘草，海风藤，青风藤，老鹳草。

［功能］祛风散寒，除湿活络。

［适应证］用于风寒湿闭阻所致关节疼痛，屈伸不利。

［用法］口服，一次12丸，每日2次。

［注意事项］孕妇慎用。

（3）复方三七片

［组成］三七，白芷，川芎，当归，红花，乳香（制），没药（制）。

［功能］活血化瘀，通络止痛。

［适应证］用于跌打损伤，瘀血肿痛，外伤出血，挫伤等。

［用法］口服，一次2~3片，每日2次；研末后外敷亦可。

［注意事项］忌生冷、油腻食物。儿童、经期及哺乳期妇女、年老体弱者慎用。有高血压、心脏病、肝病、糖尿病、肾病等慢性病者慎用。对本品过敏者禁用。

（4）七厘散

［组成］血竭，乳香（制），没药（制），红花，儿茶，冰片，人工麝香，朱砂。

［功能］化瘀消肿，止痛止血。

［适应证］跌仆损伤，血瘀疼痛，外伤出血。

［用法］口服，一次1~1.5g，一日1~3次。还可外用，调敷患处。

［注意事项］本品处方中含朱砂，不宜过量久服，肝肾功能不全者慎用。运动员慎用。孕妇禁用。

（四）医家诊疗经验

1. 郭剑华

郭剑华在临床用药中，针对筋伤疾病多采用补益肝肾、强筋壮骨药物。他认为应根据患者的病情尽早使用虫类药物，虫类药物均以咸味为主，咸味最能攻坚，具有走窜之性，蠕动之力，能深入经络，攻剔瘤结之瘀痰，他从筋伤疾病的病因病机分析，认为活血化瘀法在筋伤疾病的治疗中具有不可替代的重要的作用。"瘀血"既是筋伤疾病的致病因素，又是病理产物，贯穿于筋伤疾病的整个过程。郭剑华根据发病的内外因素以及患者的个体差异，制定出理气活血、益气活血、补血活血、散寒活血、除湿活血、温阳活血等治法，验之临床，每起沉疴。常用方为当归15g，丹参15g，乳香10g，没药10g，威灵仙15g，土鳖虫10g，鳖甲15g，地龙10g，川牛膝10g，独活15g。

2. 韦绪性

韦绪性教授强调筋伤病应分阶段治疗，筋伤后，随着时间推移，病机也会发生变化。初期以气滞血瘀、筋脉受伤为主，久则津液停聚，生成痰湿，痰湿又可阻滞经络。因此，治疗当祛痰利湿。病久筋脉失于濡养，又多兼有虚证。如以肝肾为主，则加续断、杜仲、牛膝等，补肝肾强筋骨；若气血不足，则合用圣愈汤、八珍汤等益气养血之品。后期若肾虚督弱，可用强督笑痛方治疗，常可获得较好疗效。方用人参9g，鹿茸3g，菟丝子20g，独活15g，地龙15g，乌梢蛇12g，制马钱子0.8g，川木瓜20g，当归15g，赤芍15g，白芍25g，炙甘草9g。本方用药重视督脉失和这一病机，从补肾强督入手，可获得较好疗效。

五、预后转归

本病经规范治疗后一般预后较好，但在规范治疗的同时，还需注意限制活动，减轻膝关节负荷，避免受伤，注意保暖。治疗后要规范复健，否则会影响治疗效果，甚至留下终身后遗症。

六、预防调护

运动前做好充分准备活动，使体温上升，减少肌肉黏滞性，增加肌肉和韧带的伸展性，加大柔韧性，使膝关节运动灵活而协调。要掌握正确的训练方法和运动技术，科学地增加运动量，对于不同性别、年龄、水平及健康状况的人，运动量要因人而异，循序渐进。要注意膝关节局部负担不能过重，当持久训练出现动作反应迟钝时，应及时终止，防止动作不协调受伤。

运动后要及时将膝部汗液擦去，注意保暖，避免风、寒、湿邪入侵，更不能洗冷水浴，做好放松整理工作，进行自我按摩或相互按摩，促进局部血液循环，缓解疲劳。

七、专方选要

1. 独活寄生汤

［组成］独活9g，防风9g，细辛3g，秦艽6g，桑寄生15g，杜仲9g，牛膝9g，桂枝3g，当归9g，川芎9g，白芍9g，生地黄9g，人参6g，茯苓9g，炙甘草3g。

［功能］补益肝肾，疏风散寒祛湿。

［适应证］湿阻筋络伴肝肾不足证。

［用法］每日1剂，诸药用水浸泡1个小时，武火煎开，文火煎煮30分钟，倒出药液，加水如上述煎法再煎30分钟，取药液400ml，分早、晚饭后半小时温服。

［注意事项］本方补益肝肾之力尚属不足，若肾阳虚明显者，加续断、狗脊。待疼痛缓解，将祛风散寒药减量。

［出处］《备急千金要方》。

2. 壮筋养血汤

［组成］白芍9g，当归9g，川芎6g，续断12g，红花5g，地黄12g，牛膝9g，牡丹皮9g，杜仲6g。

［功能］养血活络，强筋壮腰。

［适应证］外伤筋络，筋骨不利，舌边有瘀点，脉沉涩者。

［用法］水煎服，每日1剂。

［注意事项］久病可加虫类药加强通络作用。

［出处］《伤科补要》。

3. 桃红饮

［组成］桃仁9g，红花9g，当归尾9g，川芎9g，威灵仙9g。

［功能］活血祛瘀，祛风利痹。

［适应证］败血入络，四肢麻木疼痛。

［用法］水煎服，每日1剂，每日2次。

［注意事项］孕妇慎用。

［出处］《类证治裁》。

4. 复元活血汤

［组成］柴胡15g，天花粉、当归各9g，红花、甘草各6g，大黄（酒浸）30g，桃仁15g。

［功能］活血祛瘀，舒肝通络。

［适应证］跌打损伤，瘀血阻滞证。

［用法］除桃仁外，余药锉如麻豆大，每服一两，水一盏半，酒半盏，同煎至七分，去滓，温服之，以利为度，得利痛减，不尽服。

［注意事项］孕妇慎用。

［出处］《医学发明》。

主要参考文献

［1］李阳，李慕期. 痛点阻滞结合针刺治疗膝关节内侧副韧带损伤［J］. 实用中西医结合临床，2007，12（7）：51.

［2］诸国庆. 刺络放血治疗膝关节内、外副韧带慢性积劳性损伤的疗效分析［J］. 中国中医药科技，2011，18（2）：166.

第十二节　腓总神经卡压综合征

腓总神经卡压综合征是指腓总神经在腓骨颈的骨-筋膜管内被卡压引起的一系列综合征。因为腓总神经在骨-颈筋膜管内的走形部位较为表浅，各种损伤和体外压迫常可致腓总神经受压，腓总神经功能出现损伤。因腓总神经支配胫前区、足背的感觉，还支配足外翻、踝背伸及趾背伸的运动，因此本病多表现为足与小腿外侧痛、麻木、运动障碍，踝背伸及趾背伸无力，踝外翻力减弱或消失，小腿外侧及足外侧可有感觉障碍。局部检查可发现腓骨颈处有压痛。本病属于中医"痹证"或"痿证"范畴，多由跌仆闪挫，气滞血瘀，经络受损，外加风寒湿邪内侵，营卫不通，麻木疼痛，发为"痹证"。病久气血亏虚，经筋失养，肌肉痿软无力，发为"痿证"。本病总以气滞血瘀为根本病因病机，而气血亏耗，是其久病不愈的原因。

一、病因病机

（一）西医学认识

本病主要因各种损伤和外在压迫导致腓总神经卡压损伤。主要病因如下。

1.慢性损伤

膝关节长时间过度屈曲，股二头肌腱直处于紧张状态，如跷二郎腿等，容易发生本病。

2.急性损伤

多与腓骨颈骨折、膝关节内翻位扭伤、腘窝后外伤，导致腓总神经走行处充血、水肿，结缔组织增生等有关。

3.医源性损伤

在胫腓骨骨折时，石膏或小夹板固定使用不当，过紧或局部顶压至腓骨颈后部，使筋膜管摩擦或被压。使用支具时，患肢过度外旋，腓骨头处直接卡压在牵引支具上，亦可发生卡压症状。

4.局部占位

膝关节外侧副韧带损伤、股二头肌腱鞘囊肿、外侧半月板囊肿等占位性病变，还有深筋膜破损发生腓肠肌疝等，都会压迫腓总神经。

（二）中医学认识

中医学认为，本病多因跌仆闪挫或劳损，或患体气血亏虚风、寒、湿邪乘虚内侵，致使气滞血瘀，经络、经筋及皮部气血阻滞，不通则痛。病久气血耗伤，营卫不通，致经筋及皮部失荣，出现足部麻木、肌肉萎缩等。本病涉及部位经络以阳明、少阳为主。

（1）跌仆闪挫　各种外界暴力或运动不慎，致使腓骨颈骨折，经筋挫伤等，导致气滞血瘀，营卫不通，局部麻木疼痛。

（2）劳损　常年不当姿势及运动，致使局部经络、筋肉慢性受损，营卫不能充养，气血不能调达，遂导致不通、不荣疼痛。

（3）气血亏虚　患体气血亏虚，风、寒、湿邪乘机内侵，致使经络阻滞，所属经筋、皮部失于荣养，或先有气滞血瘀，局部不通则痛，进而导致气血亏耗，出现局部疼痛麻木、肌肉萎缩等症状。

二、临床诊断

（一）辨病诊断

1.临床表现

（1）症状　患者多有腓骨颈外伤史或跷二郎腿等不良姿势史。少数有下肢石膏固定、夹板固定史。主要有如下表现。

①运动障碍：腓总神经损伤后，足不能背伸而下垂，各趾不能伸直，足不能外翻而呈内翻位，即所谓的马蹄内翻足。由于足下垂，患者步行时必须用力提高患肢，髋、膝关节高度屈曲呈"跨阈步态"。

②感觉障碍：足背和小腿外侧面的皮肤感觉迟钝或缺失，刺激性疼痛不明显。

（2）体征　腓骨颈处压痛，足背和小腿外侧面的皮肤感觉减退，严重者踝背伸及外翻无力。若系占位性病变，局部可触及肿物。若为骨折，可有骨擦感。

2.实验室检查

（1）超声检查　可检查出引起卡压的

各种病因，临床上常见病理情况如软组织肿瘤、腱鞘囊肿、骨软骨瘤、籽骨及膝关节附近有包块等。具有高分辨率，不受神经干长短的约束，且可以对动态和静态的组织进行检查。

（2）肌电图　当神经传导速度下降时多提示运动功能受到损害，而感觉电位幅度显著下降时则提示感觉功能受到损害。

（3）MRI检查　可观察到神经周围的软组织损伤和异常的解剖结构，为手术治疗提供直观依据。

（二）辨证诊断

1. 气滞血瘀型

（1）临床证候　多有外伤史，或夹板、石膏固定史，解除压迫后，出现胫骨前及足背麻木疼痛，痛处固定，踝背伸、足外翻无力，舌淡红或紫黯，苔薄，脉弦。

（2）辨证要点　胫骨前及足背麻木疼痛，痛处固定，踝背伸、足外翻无力。

2. 气血亏虚型

（1）临床证候　病久见下肢胫骨前区皮肤麻木，肌肉无力，并伴有萎缩，舌淡，脉弦细。

（2）辨证要点　下肢胫骨前区皮肤麻木，肌肉无力，并伴有萎缩。

三、鉴别诊断

（一）西医学鉴别诊断

1. 腰椎间盘突出症

腰椎间盘突出症多出现腰痛伴一侧下肢麻木、疼痛，小腿及足背症状与腓总神经卡压综合征类似，但无膝部外伤史，少见足下垂。

2. 下肢静脉血栓

下肢静脉血栓多表现为小腿疼痛、肿胀、发热、浅静脉曲张，站立、行走时加重。临床可给予血管彩超检查，以免误诊，

无膝部外伤史和足下重。

3. 腓浅神经卡压综合征

腓浅神经卡压的卡压点位于外踝前缘上方小腿中，多因骨－筋膜室综合征、腓骨骨折、肿瘤等引起卡压，临床表现以小腿、踝前及足背疼痛为主要特征，可伴有腓浅神经卡压点以下支配区域皮肤感觉减退。无踝背伸及趾背伸无力。

4. 腓深神经卡压综合征

腓深神经卡压的卡压点位于伸肌支持带深面，多因踝部扭伤、跑跳训练后足背水肿、鞋袜过紧、足踝部骨折等造成卡压。多表现为足背有不适感，第1、第2趾蹼间麻木、疼痛，有时伴有踝关节至足趾间的放射痛，或仅为第1、第2趾蹼间疼痛。

5. 腓肠神经卡压综合征

腓肠神经卡压的卡压点位于外踝后缘上3cm处，多因行走时腓肠神经被反复牵拉造成损伤，亦可因不适当鞋的摩擦、挤压导致，表现为外踝部、足背和小趾外侧皮肤感觉减退。

（二）中医学鉴别诊断

中风病

中风病变在单侧肢体，突然起病，伴有口眼㖞斜等病久则局部僵硬麻木，肌肉萎缩等。无膝部外伤史和足下垂。

四、临床治疗

（一）提高临床疗效的要素

把握病机，早诊断，早治疗，根据病变部位加用引经药使药达病所，提高临床疗效。

（二）辨病治疗

在腓总神经卡压时，及时发现，解除导致卡压的因素，如石膏、夹板固定过紧、不当姿势及骨折复位等。如因占位等压迫

导致卡压可选择手术治疗。解除压迫后，给予甲钴胺、甘露醇、糖皮质激素等营养神经、脱水消肿，对症治疗。

（三）辨证治疗

1. 辨证论治

（1）气滞血瘀型

[治法] 活血化瘀，行气止痛。

[方药] 桃红四物汤加减。当归15g，生地黄10g，赤芍12g，川芎15g，桃仁15g，红花12g，鸡血藤30g，川牛膝15g。

[加减] 气滞者，加柴胡、陈皮等，行气活血；夹寒者，加桂枝、细辛、附子等；夹热者，加连翘、黄芩、黄柏等。

（2）气血亏虚型

[治法] 益气养血通络

[方药] 补阳还五汤加减。黄芪30g，当归10g，红花6g，桃仁10g，熟地黄10g，川芎15g，赤芍10g，地龙10g，怀牛膝15g。

[加减] 夹寒者，加桂枝、细辛、附子；血虚夹热者，加地黄、知母等。

2. 外治法

（1）针刀治疗　运用针刀松解股二头肌腱、腓骨长肌肌腱在腓骨头弓弦结合部的粘连、瘢痕及挛缩（点），患者取仰卧位，患膝屈曲60°，暴露腓管前部与后部卡压点。常规消毒，麻醉后，选用2支4号直形针刀。第1支针刀切开腓管后部的卡压点，在腓骨头颈交界的后方定位，针刀体与皮肤垂直，刀口线与腓骨纵轴呈45°，与腓总神经走行方向一致，按四步进针刀规进针刀，经皮肤、皮下组织、筋膜直达腓骨头颈交界骨面，针刀向前下方纵疏横剥3刀，范围0.5cm。第2支针刀切开腓管前部的卡压点，在腓骨头颈交界的前方定位，针刀体与皮肤垂直，刀口线与腓骨纵轴呈45°，与腓总神经走行方向一致，按四步进针刀规进针刀，经皮肤、皮下组织、筋膜直达腓骨头颈交界骨面，针刀向前下方纵疏横剥3刀，范围0.5cm。术毕，拔出针刀，局部压迫止血3分钟后，用创可贴覆盖针眼。

（2）药物外治

①中药热敷：选取当归、制乳香、赤芍、防风、海桐皮、骨碎补、红花、制没药、木瓜、花椒、独活、透骨草、生杜仲、续断、羌活、川牛膝、附子、大青盐等，可于针刀闭合性手术3日后进行。

②中药泡洗：选取伸筋草、苏木、防风、透骨草、刘寄奴、川芎、千年健、红花、桂枝、威灵仙、荆芥、天麻等，可于针刀闭合性手术3日后进行。

（3）针刺疗法

①普通针刺：选阿是穴、解溪、足三里、阳陵泉、悬钟、条口、昆仑、太冲等穴，用平补平泻手法，得气后留针20分钟，10次为1个疗程。可辅以温针，提高疗效。

②电针疗法：选阿是穴、解溪、足三里、阳陵泉、悬钟、条口、昆仑、太冲等穴，用疏密波治疗，每次治疗可持续30分钟，10次为1个疗程。

（4）推拿疗法　患者仰卧，医者点按阳陵泉、足三里、解溪、悬钟、条口等穴。继以一指禅推法或揉法于胫骨前侧，由下而上推至腓骨头处，重点在腓骨颈局部，沿腓长肌方向推，拨5~10分钟，同时在局部配合弹拨法疏理经筋，最后顺肌腱方向用擦法放松。

3. 成药应用

（1）复方三七片

[组成] 三七，白芷，川芎，当归，红花，乳香（制），没药（制）。

[功能] 活血化瘀通络。

[适应证] 用于跌打损伤，瘀血肿痛，外伤出血，挫伤等。

[用法] 口服，一次2~3片，每日2次。或研细末后外敷。

［注意事项］忌生冷、油腻食物。儿童、经期及哺乳期妇女、年老体弱者慎用。有高血压、心脏病、肝病、糖尿病、肾病等慢性病患者慎用。对本品过敏者禁用。

（2）养血荣筋丸

［组成］当归，鸡血藤，何首乌，赤芍，断续，桑寄生，威灵仙（酒炙），伸筋草，透骨草，油松节，盐补骨脂，党参，白术（麸炒），陈皮，木香，赤小豆，辅料为蜂蜜。

［功能］养血荣筋，祛风通络。

［适应证］用于陈旧性跌打损伤，症见筋骨疼痛，肢体麻木，肌肉萎缩，关节不利。

［用法］口服，一次1~2丸，每日2次。

［注意事项］忌生冷、油腻食物。儿童、经期及哺乳期妇女、年老体弱者慎用。有高血压、心脏病、肝病、糖尿病、肾病等慢性病患者慎用。对本品过敏者禁用。

（3）小活络丹

［组成］天南星，制川乌，制草乌，地龙，乳香（制），没药（制）。

［功能］祛风除湿，化痰通络，活血止痛。

［适应证］风寒湿痹证。症见肢体筋脉疼痛，麻木拘挛，关节屈伸不利，疼痛游走不定等。

［用法］口服，每次3g，每日2次。

［注意事项］孕妇慎用。

五、预后转归

本病通过保守治疗大多都能让症状得到改善，少数伴有骨折或占位病变需要手术治疗。但应注意护理调摄，避免再次加重。

六、预防调护

1. 预防

下肢外伤固定时避免夹板、石膏过紧，注意检查，及早发现。下肢腓骨骨折时，应及时固定，避免骨折端进一步损伤腓总神经。适当休息，避免跷二郎腿等不良姿势。

2. 调护

使用支具可以缓解因腓总神经卡压造成的足部畸形。运动康复如下。

（1）背伸　下肢伸直（仰卧位或坐位）只活动脚踝做背屈动作，脚尖指向鼻头（同时保持膝盖伸直）至最背屈的位置坚持5秒钟。

（2）外翻　下肢伸直（仰卧位或坐位）脚趾向上，只活动脚踝使脚内翻，至极限的位置坚持5秒钟。

（3）伸趾　下肢伸直（仰卧位或坐位）脚趾向上，只活动脚踝使脚外翻，至极限的位置坚持5秒钟。

七、专方选要

1. 桃红饮

［组成］桃仁9g，红花9g，当归尾9g，川芎9g，威灵仙9g。

［功能］活血祛瘀，祛风利痹。

［适应证］败血入络，四肢麻木疼痛。

［用法］水煎服，每日1剂，每日2次。

［注意事项］孕妇慎用。

［出处］《类证治裁》。

2. 麻桂温经汤

［组成］麻黄、甘草、红花各6g，桂枝、赤芍、桃仁、白芷各9g，细辛3g。

［功能］温经散寒，活血祛瘀。

［适应证］损伤后期，或有感受风寒，或下肢畏寒、麻木。

［用法］上药加生姜、葱白，水煎服。每日1剂，每日2次。

［注意事项］孕妇慎用。

［出处］《伤科补要》。

3. 壮筋养血汤

［组成］白芍9g，当归9g，川芎6g，

续断 12g，红花 5g，地黄 12g，牛膝 9g，牡丹皮 9g，杜仲 6g。

［功能］养血活络，强筋壮腰。

［适应证］外伤筋络，筋骨不利，舌边有瘀点，脉沉涩者。

［用法］水煎服，每日 1 剂。

［注意事项］久病可加虫类药以加强通络作用。

［出处］《伤科补要》。

主要参考文献

［1］王明礼，段晓英. 强刺激不留针针法治疗腓总神经损伤的临床观察［J］. 中国医药指南，2015，1（19）：19.

［2］周楠. 温针灸治疗外源性腓总神经损伤 25 例［J］. 江西中医药，2012，9（43）：58-59.

第十三节 腘绳肌痉挛与腘绳肌损伤

腘绳肌是大腿后侧的肌群，可以保护膝盖，当外伤、寒冷、疲劳等因素诱发时，腘绳肌可出现痉挛和疼痛。腘绳肌痉挛和腘绳肌损伤在运动员中高发，大多由外伤及过度运动引起。而原发性腘绳肌痉挛还和寒冷、疲劳、精神因素、电解质紊乱等有关。由于腘绳肌痉挛及腘绳肌损伤症状近似，治疗手段亦只有病情轻重区别，故合而论述。

本病大抵属中医"筋伤病""转筋""筋痹"范畴，《素问·宣明五气》中说："久行伤筋。"《素问·长刺节论》中记载："病在筋，筋挛节痛，不可以行，名曰筋痹。"本病多由于运动行走导致劳损伤筋，外加感受风、寒、湿邪，血亏津涸，导致筋脉拘挛疼痛。如《张氏医通》中说"膝为筋之府……膝痛无有不因肝肾虚者，虚者风寒湿气袭之。"总之，劳损伤筋是其发病

之源，而风寒湿邪，气血津液亏虚是其本，均在本病发病过程中起着重要作用。

一、病因病机

（一）西医学认识

腘绳肌并不是一块单独的肌肉，它包括半腱肌、半膜肌、股二头肌，组成腘绳肌的 3 块肌肉起于坐骨结节，止于胫骨和腓骨，所以腘绳肌收缩可以屈膝和后伸髋关节，维持膝关节的稳定性。因此，腘绳肌与强有力的股四头肌相对应。当患者进行后蹬和前摆动作时，髋关节的屈伸是骨盆和股骨运动的表现。在前摆动作阶段，大小腿折叠前摆，当大腿摆至极限时，大腿与小腿夹角最大，此时腘绳肌的伸展达到最大程度，在股四头肌强大收缩力的牵拉下，前后肌群力量失去平衡，可能会导致腘绳肌张力不足出现损伤。

在过度疲劳、寒冷、脱水、脱盐、缺钙、精神紧张等情况下，就容易导致腘绳肌痉挛疼痛，膝盖区不能伸，肌肉肌腱僵硬压痛等。有时候在无损伤因素状态下发作，称为原发性腘绳肌痉挛，而有损伤继发者称为腘绳肌损伤。

（二）中医学认识

1. 病因

本病在中医属"筋伤病""转筋""筋痹"范畴。中医认为，本病主要责之于筋脉。

（1）外伤　以跌仆闪挫为主，各种外界暴力或运动不慎，导致局部筋脉受损，甚至断裂，气滞血瘀，不通则痛，发为肿胀、疼痛。

（2）劳伤　过度运动，肌肉疲劳，精神疲惫，加之汗出过多，津液不足，或素体肝血不足，筋失濡养，易发为本病。

（3）风寒湿邪侵袭　以寒邪为多，寒主收引，故症状多表现为疼痛拘急。

2.病机特点

本病病机大体可分为不通和不荣两端。不通和不荣也可随着时间变化相互转化。

二、临床诊断

（一）辨病诊断

1.临床表现

（1）症状　本病多见于职业运动员，多有局部受伤或过度活动史，症状多表现为大腿后部有疼痛感，并伴随肿胀、瘀紫，症状轻重与腘绳肌损伤的严重程度有关，需具体分析。临床上按照腘绳肌损伤的严重程度，将腘绳肌损伤分为三级。

当腘绳肌轻微受损时，属于腘绳肌一级损伤，因肌肉受损、充血、水肿等，常会使大腿后部突发疼痛，用手按压、触摸时疼痛明显。膝关节屈曲、伸展时疼痛感也会加重。但因受损较轻，出血量较少，患处青紫不明显，肌肉力量无太大影响。

当腘绳肌出现部分撕裂伤时，属于腘绳肌二级损伤，此时症状较为严重，肌肉撕裂，局部出血，会使大腿后方出现青紫、肿胀，疼痛加重，肌力下降，影响正常活动。

当腘绳肌完全断裂时，属于腘绳肌三级损伤，此时不但大腿后部有极度瘀紫、肿胀症状，疼痛感特别剧烈。患者膝关节活动障碍，大多无法屈伸膝关节。

（2）体征

①伸膝试验：仰卧位屈髋90°，然后尝试伸直膝关节，若腘绳肌被拉伤，则会在膝关节伸直过程中出现显著的"自主抑制"并引发痉挛和抖动，即为阳性。

②疼痛诱发试验：可在站立或俯卧状态下，实施腘绳肌向心收缩试验，若出现腘绳肌的异常疼痛，则为阳性（可能存在腘绳肌拉伤）。

2.实验室检查

（1）超声检查　超声检查简便易行，定位准确，价格低廉，是较常见的检查方式。

（2）MRI检查　MRI对软组织显影对比度良好，可清晰显示本病损伤部位并准确诊断，故临床最为常用。

（二）辨证诊断

1.气滞血瘀型

（1）临床证候　伤后肿胀严重，剧烈疼痛，皮下有瘀斑，膝关节屈伸障碍，舌黯有瘀斑，脉弦或涩。

（2）辨证要点　伤后肿胀严重，剧烈疼痛，皮下有瘀斑。

2.气血亏虚型

（1）临床证候　伤后迁延不愈，肿胀未消，钝痛酸痛，喜揉喜按，肌肉萎缩，软弱无力，舌淡无苔，脉细。

（2）辨证要点　肿胀未消，钝痛酸痛，喜揉喜按，肌肉萎缩。

3.湿阻经络型

（1）临床证候　伤后日久，肿胀反复，时轻时重，酸楚胀痛，屈伸不利，舌淡胖，苔白滑，脉沉弦或滑。

（2）辨证要点　肿胀反复，时轻时重，酸楚胀痛。

三、鉴别诊断

（一）西医学鉴别诊断

本病可与坐骨神经痛相鉴别。坐骨神经痛多为慢性起病，多无局部外伤史，可见大腿后侧疼痛。

（二）中医学鉴别诊断

本病可与骨折鉴别。但骨折多有外伤史，局部疼痛及关节屈伸不利，多伴见骨骼变形，有明显骨擦音及骨擦感。

四、临床治疗

（一）提高临床疗效的要素

早诊断，早治疗，中西医结合提高临床疗效。

（二）辨病治疗

1. 一般治疗

本病症状轻者，多采取保守治疗，嘱患者卧床休息，严格限制活动，受伤后48小时内局部冷敷，促进血管收缩，减轻水肿，受伤后48小时热敷，促进局部静脉回流，促进愈合，待肌肉撕裂部分自行愈合。

2. 手术治疗

若症状较重，肌肉肌腱撕裂或损伤过重，应行手术治疗，对局部肌肉及肌腱行修补或缝合。

3. 药物治疗

静脉滴注甘露醇、糖皮质激素等，减轻局部水肿及炎症，配合口服非甾体抗炎药止痛。

（三）辨证治疗

1. 辨证论治

（1）气滞血瘀型

［治法］活血化瘀，通络止痛。

［方药］血府逐瘀汤加减。当归9g，地黄9g，桃仁9g，红花12g，炙甘草6g，枳壳9g，赤芍15g，柴胡9g，川芎12g，川牛膝12g，延胡索12g，骨碎补20g。

［加减］湿重，苔腻脘闷者，加陈皮、苍术、厚朴，以燥湿健脾；疼痛剧烈，反复发作者，加血竭、三七粉（冲服）、制乳香、制没药，以加强逐瘀止痛之功。

（2）气血亏虚型

［治法］补益气血，养筋止痛。

［方药］八珍汤加减。党参12g，白术10g，茯苓10g，炙甘草6g，当归10g，熟地黄10g，川芎12g，白芍10g，三七6g，怀牛膝10g。

［加减］若气虚表现明显者，加黄芪、山药等，加强补气之功；伴食欲不振者，加山楂、炒麦芽、鸡内金，以消食开胃；伴自汗畏风者，加桂枝、白芍，以调和营卫。

（3）湿阻筋络型

［治法］散寒除湿，舒筋止痛。

［方药］阳和汤加减。熟地黄15g，鹿角胶10g，生姜炭15g，肉桂9g，茯苓20g，泽泻12g，桂枝15g，制附子15g，麻黄6g，白芥子9g，炙甘草9g。

［加减］脾胃不和，胃脘胀满者，加砂仁、陈皮、香附，以行气除胀；肝肾不足而见腰腿酸软者，加续断、桑寄生、杜仲，以滋补肝肾；寒重痛剧者，加小茴香、花椒、胡椒，以散寒止痛。

2. 外治疗法

（1）针刺疗法

［处方］阿是穴，足三里，阳陵泉，梁丘，委中等。

［操作方法］根据患者证型不同，选取不同的配穴和补泻手法。得气后留针20分钟，10次为1个疗程，可治疗2个疗程。还可以温针提高疗效。

［适应证］局部皮肤无破损，凝血功能正常的患者。

［注意事项］久病体虚者，针刺刺激量宜从小到大逐步增加，防止患者不能耐受。

（2）热熨疗法

［处方］透骨草，伸筋草，威灵仙，羌活，独活，川乌，花椒，细辛，海桐皮，白芷，艾叶，防风。

［操作方法］将上药粉碎为粗粉，搅匀，装布袋封口，或水煮或笼蒸，趁热外敷于患处，每次使用时间为1个小时左右，凉后可加热继续使用。

［适应证］用于素体阳虚，复感寒邪，肢体疼痛难愈者。

［注意事项］热度适中，不能烫伤皮肤。

3. 成药应用

（1）七厘散

［组成］血竭，乳香（制），没药（制），红花，儿茶，冰片，人工麝香，朱砂。

［功能］化瘀消肿，止痛止血。

［适应证］跌仆损伤，血瘀疼痛，外伤出血。

［用法］口服，一次 1~1.5g，一日 1~3 次。或外用，调敷患处。

［注意事项］本品含朱砂，不宜过量久服，肝肾功能不全者慎用。运动员慎用。孕妇禁用。

（2）养血荣筋丸

［组成］当归，鸡血藤，何首乌（黑豆酒炙），赤芍，续断，桑寄生，威灵仙（酒炙），伸筋草，透骨草，油松节，盐补骨脂，党参，炒白术，陈皮，木香，赤小豆。

［功能］养血荣筋，祛风通络。

［适应证］用于陈旧性跌打损伤，症见筋骨疼痛，肢体麻木，肌肉萎缩，关节不利。

［用法］口服，一次 1~2 丸，每日 2 次。

［注意事项］六岁以下儿童慎用。孕妇慎用。

五、预后转归

本病经规范治疗后一般预后较好，但本病多发于职业运动员，由于训练任务过重、康复时间过短、频繁比赛等，常反复发作，严重者会导致腰部棘突变形、膝关节形变及运动范围减小，还可引起腓总神经粘连。

六、预防调护

本病主要由外伤及运动过度引发，故最有效的预防方式就是规范进行热身运动、劳逸适度、科学运动、改变错误的运动姿势。

七、专方选要

1. 壮筋养血汤

［组成］白芍 9g，当归 9g，川芎 6g，续断 12g，红花 5g，地黄 12g，牛膝 9g，牡丹皮 9g，杜仲 6g。

［功能］养血活络，强筋壮腰。

［适应证］外伤筋络，筋骨不利。

［用法］水煎服，每日 1 剂。

［注意事项］久病可加虫类药以加强通络作用。

［出处］《伤科补要》。

2. 桃红饮

［组成］桃仁 9g，红花 9g，当归尾 9g，川芎 9g，威灵仙 9g。

［功能］活血祛瘀，祛风通痹。

［适应证］败血入络，四肢麻木疼痛。

［用法］水煎服，每日 1 剂，每日 2 次。

［注意事项］孕妇慎用。

［出处］《类证治裁》。

主要参考文献

［1］柳居正. 电针结合肌肉拉伸治疗运动员腘绳肌拉伤 31 例疗效观察［J］. 湖南中医杂志，2015，3（11）：104-105.

［2］常歌华. 电针治疗腘绳肌损伤 52 例疗效观察［J］. 中医药研究，1995，9（5）：11-13.

第十四节　踝管综合征

踝管综合征是指胫神经及其分支在踝管内受卡压刺激所致其神经支配区疼痛和感觉异常的一种疾病。踝管是屈肌支持带与内侧距骨、跟骨构建的一个骨纤维管，由屈肌支持带所发出的纤维隔将踝管分为了四个隧道。其中胫神经与胫后动、静脉并行为一个隧道。当扁平足等先天因素导致踝管内容积减少、踝部骨折踝管内炎症及肿瘤、静脉曲张等压迫刺激胫神经均会导致本病。本病还与甲状腺功能减退症、妊娠等因素有关。本病多发于青壮年，从事重体力劳动及长跑运动员多发。中医学认为，本病属于筋伤病。多为外伤导致筋脉损伤，或筋脉劳损，以致气滞血瘀，痰瘀流注，营卫气血失养，局部经筋、皮部出现疼痛、麻木不仁等，病久可致肌肉萎缩而成"筋痿"。

一、病因病机

（一）西医学认识

踝管是一个纤维骨性通道，内有胫神经、胫后动脉和静脉、胫后肌腱、拇长屈肌腱、趾长屈肌腱等，若由各种原因导致踝管内容积减少，胫神经受压，均可发生本病。

1. 创伤

创伤是引起踝管综合征最常见的原因。后足骨折会减少踝管内空间。此外，屈肌腱创伤性腱鞘炎也会减少踝管的空间。

2. 占位性病变

占位性病变会导致踝管内压力增加，如腱鞘囊肿、脂肪瘤、神经鞘瘤、静脉曲张、增生性滑膜炎。

3. 骨结构改变

距跟联合，有增大或脱位的三角骨。

4. 后足畸形

已有研究证实跟骨内翻合并前足旋前会导致拇展肌缩短，可能会增加肌肉的直径，从而减少踝管远端的空间，增加胫神经的压力。

（二）中医学认识

（1）跌仆闪挫　各种外界暴力或运动不慎，导致踝关节筋肉扭伤、挫伤等，进而损伤经络，导致气滞血瘀，所属经筋、皮部气血瘀阻，营卫不通，可致局部麻木疼痛。

（2）劳损　踝关节常年超负荷运动，或外伤未复，继续运动，导致局部经络、筋肉慢性受损，营卫不能充养，气血不能调达，不荣则痛。

（3）痰瘀流注　消渴患者，或素体痰瘀凝滞，流注经络，导致经络阻滞，其所属经筋、皮部也因此失去营卫气血滋养，发为本病。

二、临床诊断

（一）辨病诊断

1. 临床表现

（1）症状　部分患者有扁平足、足外翻，还有踝关节外伤等病史。少数有下肢水肿史。临床表现为足底及足跟部间歇性刺痛或放电样疼痛，有紧缩感、肿胀不适或麻木感。疼痛有时会向小腿内侧放射。有时沿足弓有抽搐感，久站或行走后加重，夜间疼痛加重，休息后可有所缓解。严重时可出现足部麻木等感觉减退表现，少数患者还可出现足趾皮肤发亮、汗毛脱落、少汗无汗等自主神经损伤表现。

（2）体征　检查时两点间距离辨别力感消失是早期诊断的重要依据，Tinel 征阳性，足外翻、外旋时可诱发疼痛，止血带试验阳性，为诊断本病的重要体征。部分患者内踝后可有肿块结节，严重时可见肌肉萎缩。

① Tinel 征：叩击或重压内踝后下方的胫后神经，其支配皮区有放电样麻痛感或麻木，即为阳性。

②足外翻试验：足外翻或背屈足底可有疼痛及麻木感。

③止血带试验：在小腿上段扎止血带，

充气压迫胫静脉，阻止静脉回流，胫后神经支配区出现疼痛麻木，即为阳性。

2. 实验室检查

（1）神经电生理检查　神经电生理检查在诊断踝管综合征时有较重要的意义。完整的电生理检查包括运动和感觉神经传导检查以及肌电检查。当踝管内或远端的传导减慢以及内在肌纤颤电位提示阳性。但异常感觉传导速率的敏感性较高，异常末端运动延迟的敏感性稍差，故应同时检查感觉和运动的传导速度。神经电生理检查可用于确诊可疑的临床诊断以及排除并发的近端神经损伤。

（2）X线片检查　正位、侧位和斜位拍摄能明确软组织肿块的轮廓、骨骼异常、占位性病变。

（3）超声检查　可显示踝管内的占位、水肿及动静脉血管情况。

（二）辨证诊断

1. 气滞血瘀型

（1）临床证候　由外伤及劳损所致，轻者长时间步行或久坐后内踝后方出现酸胀不适，休息后消失，重者足底灼疼、麻木或有蚁行感，夜重日轻，舌红苔薄，脉弦。

（2）辨证要点　轻者长时间步行或久坐后内踝后方出现酸胀不适，休息后消失，重者足底灼疼，麻木或蚁行感，夜重日轻。

2. 肝血不足型

（1）临床证候　局部皮肤发白、发凉，或见皮肤干燥、漫肿，或见皮肤发亮变薄，趾甲失去光泽变脆，足底肌萎缩，内踝后方可有胀硬感，或可触及梭形肿胀，有压痛，伴放射状麻木感，舌淡，脉弦细。

（2）辨证要点　局部皮肤发白、发凉，或见皮肤干燥、漫肿，或见皮肤发亮变薄，足底肌萎缩，趾甲变脆。

三、鉴别诊断

1. 跖痛症

本病多见于30岁左右的女性，以穿尖头高跟鞋者多发，最早的症状是前足底疼痛，有灼痛或束紧感，严重者疼痛可累及足趾或小腿，一般在更换鞋后可缓解，检查时可见跖骨头外有压痛，可伴有胼胝，足趾可呈屈曲畸形。

2. 糖尿病足

有糖尿病史，足趾缺血性疼痛，以小趾多见，足部的振动觉、痛温觉消失，足内在肌萎缩，形成爪形趾，严重者小趾坏死、感染。X线平片见跖部血管钙化阴影，足部骨质溶解疏松，沙尔科关节。

3. 类风湿关节炎

女性多见，足底部痛，行走时加重，可伴发腱鞘炎。晚期出现前足畸形，如足内外翻。发作时红细胞沉降率增快，X线平片可见关节间隙狭窄，骨质疏松，关节破坏及脱位等。

4. 痛风性关节炎

多见于男性，初发时多在第1跖趾关节，突然发病，疼痛剧烈，红肿和压痛明显，可持续数日，常反复发作，发作期血尿酸可增高，关节穿刺液中可找到尿酸钙结晶。X线检查可见关节面有虫蚀样阴影。

二、临床治疗

（一）辨病治疗

1. 一般治疗

对症状轻者，可在发病早期给予消炎镇痛药物，如对乙酰氨基酚、阿司匹林等，必要时做踝管内局部药物封闭等治疗。对于感觉异常或麻木明显者可给予营养神经药物，如维生素 B_{12}、甲钴胺等。局部封闭治疗时，可用当归红花注射液 2ml，或泼尼松 25mg 加 2% 的利多卡因 10ml，还可适当

加入维生素 B_1 注射液，维生素 B_{12} 注射液，在分裂韧带起止点各注射 1 次，每周 1~2 次，2~3 周为 1 个疗程。

2.外科治疗

对保守治疗无效者，可选外科手术治疗。手术方式有单纯屈肌支持带切开术，踝管、跟管、内外侧管松解术，胫后神经松解术及内镜治疗等。

（二）辨证治疗

1.辨证论治

（1）气滞血瘀型

［治法］活血化瘀，通脉止痛。

［方药］小活络丹加减。制天南星6g，制川乌6g，制草乌6g，地龙12g，乳香9g，没药9g，延胡索9g。

［加减］夹热者，加黄柏、茜草；夹血虚者，加当归、鸡血藤、熟地黄；大便干结者，加大黄、玄明粉等。

（2）肝血不足型

［治法］养血柔肝，舒筋散结。

［方药］壮筋养血汤加减。当归9g，川芎6g，白芍9g，续断12g，红花6g，地黄12g，牛膝9g，牡丹皮9g，杜仲6g，女贞子9g。

［加减］疲倦，纳差者，加黄芪；痛久入络者，加鸡血藤、路路通等。

2.外治疗法

（1）针刀治法　本病病位在经筋皮部，针刀治疗可以直接施治于经筋皮部，疏通气血，松解粘连，解除卡压。具体操作方法如下。

1）体位：患者侧卧于治疗床，患侧在下，患足内踝朝上，用枕头将脚踝垫平稳。

2）体表定位：将内踝尖与跟腱止点连线，该线与内踝后下缘的交点即在分裂韧带起点处，为第 1 个进针点，该线与跟骨内缘的交点在分裂韧带止点处，为第 2 个进针点。内踝尖与跟骨结节连线，该线与内踝下缘的交点在分裂韧带的起点处，为第 3 个进针点，该线与跟骨内侧缘的交点在分裂韧带止点处，为第 4 个进针点。

3）消毒与麻醉：施术部位常规消毒，用 0.5% 利多卡因局部注射麻醉，然后铺无菌洞巾，治疗点正对洞巾中间。

4）针刀操作：①选用Ⅰ型 4 号针刀。②针刀体与皮肤垂直，刀口线与分裂韧带走向平行，按针刀闭合性手术四步操作规程进针，针刀经皮肤、皮下组织、筋膜，直达骨面，沿骨面向下探寻，刀下有坚韧感时，即到达分裂韧带，以横行松解法和纵行剥离法松解 2~3 刀，范围不超过 0.5cm。③术毕，拔出针刀，局部压迫止血，视情况可用创可贴覆盖针眼。

（2）药物外治

①中药热敷：选取当归，制乳香，赤芍，防风，海桐皮，骨碎补，红花，制没药，木瓜，花椒，独活，透骨草，杜仲，威灵仙，羌活，川牛膝，附子，大青盐煎水热敷。可于针刀闭合性手术 3 日后进行。

②中药泡洗：选取伸筋草，苏木，防风，透骨草，刘寄奴，川芎，千年健，红花，桂枝，断续，荆芥，天麻，煎水泡洗可于针刀闭合性手术 3 日后进行。

（3）针灸疗法

①普通针刺：选取涌泉、太溪、照海、三阴交、地机、水泉、筑宾、阳交等穴。用平补平泻手法，得气后留针 20 分钟，10 次为 1 个疗程。

②电针疗法：选患侧阿是穴、涌泉、太溪、然谷、公孙、商丘、三阴交等穴。血瘀气滞者配昆仑、承山穴；肝血不足者配血海、足三里穴。用疏密波治疗每次，可持续 30 分钟，10 次为 1 个疗程。

（4）推拿手法　患者仰卧，患肢外旋，医者点按阴陵泉、三阴交、太溪、照海、金门等穴。继以一指禅推法或揉法，在小腿内后侧，由上而下推至踝部，重点在跖管局部，沿与踝管纵轴垂直的方向推、揉5~10分钟，同时在局部配合弹拨法疏理经筋，最后顺肌腱方向用擦法放松。

（5）运动疗法

①背屈：下肢伸直（仰卧位或坐位）只活动脚踝做背屈动作，脚尖指向鼻头（同时保持膝盖伸直）至最背屈的位置坚持5秒钟。

②跖屈：下肢伸直（仰卧位或坐位）只活动脚踝做跖屈动作，脚尖向下（同时保持膝盖伸直）至最跖屈的位置坚持5秒钟。

③内翻：下肢伸直（仰卧位或坐位）脚趾向上，只活动脚踝使脚内翻，至极限的位置坚持5秒钟。

④外翻：下肢伸直（仰卧位或坐位）脚趾向上，只活动脚踝使脚外翻，至极限的位置坚持5秒钟。

3. 成药应用

（1）七厘散

［组成］血竭，乳香（制），没药（制），红花，儿茶，冰片，麝香，朱砂。

［功能］化瘀消肿，止痛止血。

［适应证］跌仆损伤，血瘀疼痛，外伤出血。

［用法］口服，一次1~1.5g，一日1~3次；外用，调敷患处。

［注意事项］本品含朱砂，不宜过量久服，肝肾功能不全者慎用。运动员慎用。孕妇禁用。

（2）养血荣筋丸

［组成］当归，鸡血藤，何首乌，赤芍，续断，桑寄生，威灵仙（酒炙），伸筋草，透骨草，油松节，盐补骨脂，党参，炒白术，陈皮，木香，赤小豆。

［功能］养血荣筋，祛风通络。

［适应证］用于陈旧性跌打损伤，症见筋骨疼痛，肢体麻木，肌肉萎缩，关节不利。

［用法］口服，一次1~2丸，每日2次。

［注意事项］六岁以下儿童慎用。孕妇慎用。

五、预后转归

本病通过保守治疗大多都能让症状得到改善，少数伴有足部畸形或占位性病变的患者需要手术治疗。但应注意护理调摄，避免再次加重。

六、预防调护

（1）术后注意伤口卫生，避免感染。使用支具可以缓解足部畸形。

（2）患肢减少剧烈活动，适当休息，穿宽松的鞋袜，纠正足的不良姿势。

（3）穿长筒弹力袜可缓解下肢肿胀和静脉曲张。

七、专方选要

1. 活络效灵丹

［组成］当归、丹参、乳香、没药各15g。

［功能］活血祛瘀。

［适应证］本方可广泛应用于各种瘀血阻滞之痛证，尤其适合跌打损伤，症见伤处疼痛，或麻木酸胀。

［用法］水煎服，每日1剂，分早晚两次服。

［注意事项］治疗下肢疾病可加川牛膝以引药下行。

［出处］《医学衷中参西录》。

2. 人参养荣汤

［组成］黄芪30g，当归30g，桂枝30g，炙甘草30g，陈皮30g，白术30g，人参30g，白芍药90g，熟地黄22g，五味子22g，茯苓10g，远志15g，生姜2片，大枣3枚。

［功能］益气补血，养血安神。

［适应证］气血不足证。症见倦怠无力，食少气短，惊悸健忘，夜寐不安，咽干唇燥，毛发脱落，或疮疡溃后久不收敛，舌淡胖，脉虚弱。

［用法］水煎服，每日1剂，分两次服。若为丸剂，每次服9g，每日2~3次，温开水送服。

［注意事项］可用于久病气血失养，肌肉萎缩无力。用于治疗下肢疾病可加川牛膝以引药下行。

［出处］《三因极一病证方论》。

主要参考文献

［1］李巧林. 浮针治疗踝管综合征30例［J］. 浙江中医杂志，2019，7（54）：520.

［2］刘泽，王秀兰. 中药熏洗治疗踝管综合征35例［J］. 中医外治杂志，2000，9（6）：28.

［3］胡斌，王辉，马巧琳. 针刺配合推拿治疗跗管综合征52例［J］. 河南中医，2005，25（12）：68.

［4］彭江华. 平刺单向捻转针灸治疗跗管综合征［J］. 湖北中医学院学报，2002，4（4）：37.

［5］杨云才. 推拿加中药熏洗治疗踝管综合征42例［J］. 现代康复，2000，4（9）：1343.

［6］谭训香，姜红江，崔莲玉. 小针刀治疗前跗管卡压综合征［J］. 中医正骨，2001，13（1）：41.

［7］许振南，薛茜. 小针刀治疗跗管综合征42例疗效观察［J］. 陕西中医学院报，2001，24（6）：36.

［8］赵启爱，廉慧. 中西医结合治疗踝管综合征36例［J］. 中国中医急症，2005，14（6）：586.

［9］曾向民，林雪春. 中西结合治疗跗管综合征［J］. 中国骨伤，1999，12（5）：37.

第十五节　跟痛症

跟痛症又称足跟痛、跟骨痛，是由多种慢性疾患等致跟骨及周围软组织无菌性炎症，多发于中老年人，男性多于女性，男女发病率比为2∶1，肥胖和运动员为本病高发人群。可一侧或两侧同时发病，分为跟内痛、跟后痛、跟下痛，又以跟下痛最常见。本病多由跟骨结节的附着处受到长期、持久、过大的牵拉发生慢性损伤所致，原因多样。

一、病因病机

（一）西医学认识

各种原因所致的跟骨、跟骨结节附着处损伤都会引起本病发生。通常根据不同年龄，多发原因不同。

（1）青少年或儿童　跟痛症多因为骨骺缺血坏死，或者各种外伤后局部缺血坏死，导致跟骨骨骺炎。

（2）青中年　跟痛症多因为类风湿关节炎。

（3）老年人　跟痛症多因跖筋膜炎、跟骨结节滑囊炎及跟骨脂肪垫炎症所致。

（二）中医学认识

中医学最早称足跟痛为"脚根颓"。《诸病源候论》中记载："脚根颓者，脚跟忽痛，不得着也，世俗呼为脚根颓。"后世医家也称为"足跟痛"。同时本病也属"骨痹"。肾主骨生髓，足少阴肾经入足跟。肾为人一身阴阳之根本，阴阳二蹻脉分主一身左右之阴阳，二脉均起于足跟。因此足跟痛与肾阴肾阳的虚损密切相关。足部居下，最易受寒湿侵袭。肾气不足，寒湿之邪乘虚而入，凝滞于下，凝痰郁热，致使经络阻滞，发为疼痛。如《丹溪心法》中说："足跟痛，有痰，有血热。"或跌仆损伤，经络气滞血瘀，不通则痛，发为足跟痛。

二、诊断

（一）辨病诊断

1.临床表现

足跟部疼痛，当行走或承重时疼痛会

加重，休息后症状会减轻。查体可见局部足跟部压痛。

2. 实验室检查

（1）DR 检查 可以发现跟骨骨刺、跟骨畸形、严重骨质疏松或骨坏死等。

（2）MRI 检查 可清晰显示跟骨及附属组织的病变。

（3）风湿免疫检查 检查类风湿因子、C 反应蛋白、血沉、尿酸等，帮助诊断类风湿关节炎和痛风等。

（二）辨证诊断

1. 气滞血瘀型

（1）临床证候 足跟痛如刺，痛处固定，拒按，动则更甚，舌质紫黯或有瘀斑，苔薄白或薄黄，脉弦紧或涩。

（2）辨证要点 足跟痛如刺，痛处固定，拒按，动则更甚。

2. 湿热内蕴型

（1）临床证候 足跟局部疼痛，轻度红肿，有热感，压痛明显，伴口渴不欲饮，舌苔黄腻，脉濡数。

（2）辨证要点 局部疼痛，轻度红肿，有热感，压痛明显。

3. 寒湿痹阻型

（1）临床证候 足跟冷痛重着，痛有定处，遇寒加重，得热减轻，舌质淡胖苔白腻，脉弦紧。

（2）辨证要点 冷痛重着，痛有定处，遇寒加重，得热减轻。

4. 肝肾亏虚型

（1）临床证候 足跟痛缠绵日久，反复发作，劳则更甚，休息减轻，腰膝酸软无力，可伴心烦失眠，口苦咽干，舌红少津，脉弦细而数。或伴四肢不温，形寒畏冷，筋脉拘挛，舌质淡胖苔薄白，脉沉细无力。

（2）辨证要点 缠绵日久，反复发作，劳则更甚，休息减轻。

三、鉴别诊断

西医学鉴别诊断

1. 跖痛症

多见于 30 岁左右的女性，以穿尖头高跟鞋者多发，最早的症状是前足底疼痛，身灼痛或束紧感，严重者疼痛可累及足趾或小腿，一般在更换鞋后可缓解，检查时可见跖骨头外有压痛，可伴有胼胝，足趾可呈屈曲畸形。

2. 踝管内综合征

足底及足跟部有间歇性刺痛或放电样疼痛，伴有紧缩感、肿胀不适或麻木感。疼痛有时会向小腿内侧放射。有时沿足弓有抽搐感，久站或行走后加重，夜间疼痛加重，休息后可有所缓解。严重时可出现足部麻木等感觉减退表现，少数患者还可出现足趾皮肤发亮，汗毛脱落，少汗无汗等自主神经损伤表现。足展外旋时症状加重。但跟痛症以局部疼痛、压痛行走困难为主要表现。

四、临床治疗

（一）辨病治疗

主要针对疼痛对症治疗。减少足底部的压迫刺激，在疼痛处可给予超声波治疗，低频，电磁波等物流治疗。必要时，可选用丹参注射液，当归注射液等进行痛点注射。

（二）辨证治疗

1. 辨证论治

（1）气滞血瘀型

［治法］理气活血，化瘀止痛。

［方药］身痛逐瘀汤加减。川芎 15g，当归 10g，五灵脂 5g，香附 10g，炙甘草 6g，羌活 10g，没药 10g，川牛膝 15g，秦艽 10g，桃仁 10g，红花 6g，地龙 10g，威灵仙 10g。

［加减］夹寒明显者，加桂枝、细辛；夹热者，加黄柏、薏苡仁；兼血虚者，加地黄、鸡血藤等。

（2）湿热内蕴型

［治法］清热化湿，通络止痛。

［方药］四妙丸加减。苍术 10g，川牛膝 10g，黄柏 10g，薏苡仁 15g，杜仲 10g，鸡血藤 15g，川芎 15g，延胡索 10g，当归 6g。

［加减］兼有阴虚者，加熟地黄、石斛；兼阳虚者，加附子、肉桂等。

（3）寒湿痹阻型

［治法］祛湿散寒，通络止痛。

［方药］独活寄生汤加减。独活 10g，桑寄生 10g，杜仲 10g，川牛膝 15g，党参 6g，当归 6g，熟地黄 10g，白芍 10g，川芎 15g，桂枝 10g，茯苓 15g，细辛 3g，防风 6g，秦艽 10g。

［加减］寒重者，加附子、肉桂、生姜；兼有郁热者，加知母、黄柏等。

（4）肝肾亏虚型

［治法］补益肝肾，通络止痛

［方药］左归丸加减。熟地黄 10g，山药 10g，山茱萸 10g，枸杞子 10g，菟丝子 10g，鹿角胶 3g，龟甲胶 3g，川牛膝 15g，川芎 15g。

［加减］肾阴亏虚兼有虚热者，加黄柏、知母；阳虚有寒者，加附子、细辛、肉桂等。

2. 外治法

（1）药物外治

①中药熏洗：选用海桐皮汤或舒筋活血方煎煮，先以热气熏蒸患处，待温度合适时再以药水浸洗患处，每日 1 次，每次 20 分钟。

②中药敷贴：选用消瘀止痛药膏等敷贴，每日 1 贴。

（2）针灸疗法

①针刀或铍针：常规消毒，在局部压痛点进针，快速穿过皮下、皮下组织到达深筋膜。根据病情进行一点式、多点式或线式松解。出针后按压 1~2 分钟止血包扎，24 小时内保持局部干燥清洁。

②体针：患者仰卧或坐位，针刺部位在内踝或外踝后缘直下 4cm 处（相当于跟骨结节前方）。可选用跟痛穴（三阴交后 1 寸）、太溪、照海、昆仑、承山、阿是穴等。隔天治疗 1 次。

③灸法：在足跟部疼痛点下方，艾灸疼痛点。每次 15~20 分钟，每日 1 次。

3. 成药应用

（1）七厘散

［组成］血竭，乳香（制），没药（制），红花，儿茶，冰片，麝香，朱砂。

［功能］化瘀消肿，止痛止血。

［适应证］跌仆损伤，血瘀疼痛，外伤出血。

［用法］口服，一次 1~1.5g，一日 1~3 次；外用，调敷患处。

［注意事项］本品处方中含朱砂，不宜过量久服，肝肾功能不全者慎用。运动员慎用。孕妇禁用。

（2）四妙丸

［组成］苍术，黄柏，牛膝，薏苡仁。

［功能］清热利湿，强筋壮骨。

［适应证］湿热下注证，症见两足麻木，下肢痿弱，筋骨疼痛等。

［用法］口服，每服 6~9g，每日 2 次。

［注意事项］孕妇慎用。

（3）小活络丹

［组成］天南星，制川乌，制草乌，地龙，乳香（制），没药（制）。

［功能］祛风除湿，化痰通络，活血止痛。

［适应证］风寒湿痹证。症见肢体筋脉疼痛，麻木拘挛，关节屈伸不利等。

［用法］口服。每次 3g，每日 2 次。

［注意事项］孕妇慎用。

（4）左归丸

[组成] 熟地黄，菟丝子，牛膝，龟甲胶，鹿角胶，山药，山茱萸，枸杞子。

[功能] 滋肾补阴。

[适应证] 肾阴不足证。症见腰酸膝软，盗汗，神疲口燥。

[用法] 口服，一次9g，每日2次。

[注意事项] 孕妇忌服，儿童禁用。

（5）右归丸

[组成] 熟地黄，附子（炮附片），肉桂，山药，山茱萸（酒炙），菟丝子，鹿角胶，枸杞子，当归，杜仲（盐炒）。

[功能] 温补肾阳，填精止遗。

[适应证] 肾阳不足，命门火衰证。症见腰膝酸冷，精神不振，怯寒畏冷，阳痿遗精，大便溏薄，尿频而清。

[用法] 口服，每次9g，每日2次。

[注意事项] 孕妇忌服，儿童禁用。

（四）医家诊疗经验

1. 胡希恕

胡希恕善用经方，常以六经辨证为纲，辨治诸病。胡老多从太阳少阴合病角度认识足跟痛。用桂枝芍药知母汤治疗本病，疗效较佳。方用桂枝12g，麻黄6g，白芍9g，知母12g，生姜12g，附子6g，防风12g，苍术12g，甘草6g。

2. 韦绪性

足跟痛属肾精亏虚，肾虚湿邪下流，伏邪于内，结于足跟，气滞血瘀，阻滞经络，不通则痛。故可选用温肾通络法治疗，方用强督笑痛方，常可获得较好疗效。方用人参9g，鹿茸3g，菟丝子20g，独活15g，地龙15g，乌梢蛇12g，制马钱子0.8g，川木瓜20g，当归15g，赤芍15g，白芍25g，炙甘草9g。该方在顾及不荣不通的基础上，考虑了督脉失和这一病机，从补肾强督入手，疗效显著。

五、预后转归

儿童及青少年跟骨骨骺炎所致的足跟痛，多数可自愈。老年人的跟痛症多因跖筋膜炎、跟骨脂肪垫炎等引起，经治疗后多可缓解症状，应注意调护，避免再次加重。风湿性疾病或痛风所致的足跟痛，多需要伴随免疫抑制或降尿酸等全身治疗，预后较好。

六、预防调护

治疗期间宜休息，并抬高患肢，不宜久行久立。肥胖者注意饮食，控制体重。宜穿宽大的厚底鞋，鞋内放置海棉厚垫或足跟减压垫，以保护足跟和减少跖筋膜张力。平足者可选用矫形垫，垫起足弓。

根据患者实际日常情况选择适合的运动，如散步、游泳、太极拳等。行动不方便者可以每天做足部肌肉的收缩锻炼，以增强足底肌的力量，减缓韧带退变松弛。

七、专方选要

1. 左归饮

[组成] 熟地黄30g，山药、枸杞子各6g，炙甘草3g，茯苓5g，山茱萸6g。

[功能] 滋阴补肾。

[适应证] 肾阴不足证。症见腰酸足跟痛，遗精盗汗，咽燥口渴。

[用法] 水煎服，每日1剂。

[注意事项] 本品滋腻，可加砂仁防止滋腻碍胃。

[出处]《景岳全书》。

2. 大补阴丸

[组成] 熟地黄180g，龟甲180g，黄柏120g，知母120g。

[功能] 滋阴降火。

[适应证] 肾阴亏虚，阴虚火旺证。

[用法] 粉碎为末，以猪脊髓蒸熟，炼蜜为丸。

[注意事项] 寒湿证不宜用。

[出处]《丹溪心法》。

3. 蠲痹笑痛方

[组成] 制附子20g，桂枝15g，制川乌12g，制马钱子0.8g，土白术15g，苍术15g，制天南星12g，蜈蚣2条，当归15g，乳香12g，没药12g，鸡血藤30g，炙甘草25g。

[功能] 温肾散寒，宣痹通络。

[适应证] 肾虚寒湿痹阻之痹证。

[用法] 水煎服，每日1剂。

[注意事项] 附子，川乌先煎1个小时，再煮其余药物30分钟，后冲服马钱子末。

[出处]《全国名老中医韦绪性辨治疼痛病精要》。

主要参考文献

[1] 刘菲菲，张殿银. 手针治疗跟痛症的临床疗效观察 [J]. 山西医药杂志，2016，45（18）：2193-2194.

[2] 方自华. 密集型圆利针针刺治疗跟痛症80例疗效观察 [J]. 浙江中医药大学学报，2018，42（6）：487-490.

[3] 殷岳杉，王庆甫，马玉峰，等. 小针刀松解术治疗跟痛症的足底应力研究 [J]. 北京中医药大学学报，2016，39（5）：413-416.

[4] 殷岳杉，王庆甫，马玉峰，等. 小针刀松解术治疗跟痛症的足底应力研究 [J]. 北京中医药大学学报，2016，39（5）：413-416.

[5] 李永文，王小芃，冯穗，等. 小针刀整体松解术治疗跖腱膜炎跟痛症临床观察 [J]. 广西中医药大学学报，2015，18（4）：28-31）

[6] 朱镜，陈华，彭雷，等. 针刀治疗跟痛症35例疗效观察 [J]. 上海医药，2016，37（6）：30-31.

[7] 张博，娄亚兵，边朝辉，等. 小针刀配合中医熥药治疗跟痛症40例疗效观察 [J]. 世界中西医结合杂志，2016，11（1）：104-106.

[8] 李来月，王平. 铍针配合拔罐治疗跖腱膜炎跟痛症临床研究 [J]. 山东中医杂志，2014（10）：826-828.

[9] 邝高艳，卢敏，柴爽，等. 推拿结合功能锻炼治疗跟痛症的临床研究 [J]. 中医药导报，2016（15）：71-72.

第十六节　跖痛症

跖痛症是指前足横弓劳损或跖神经受压引起前足跖骨干及跖骨头跖面（即前足底部）疼痛，临床上分为松弛性和压迫性。松弛性跖痛症主要由于第一跖骨先天发育异常导致横弓慢性损伤之故。压迫性跖痛症为跖骨头部长期受压，导致趾神经受压出现疼痛，且疼痛多从跖骨头向附近两趾放射。绝大多数跖骨疾患都是由于冲击过大、受力不均造成的，即超负荷的压力作用在跖骨上，导致炎症反应和疼痛。中医称本病为"足底病"，多由足底骨及筋受伤所致。

一、病因病机

（一）西医学认识

先天畸形和外伤劳损是本病发生的主要原因。

1. 先天畸形

高弓足、踇外翻、槌状趾等导致足部受力异常，容易出现跖痛。

2. 劳损

如肥胖、负重行走、加跑跳运动等（如足球、网球、棒球、橄榄球、篮球），容易导致足部劳损或外伤，容易出现跖骨痛。穿高跟鞋会使更多的重力转移至前脚掌，造成慢性劳损，这是引起女性跖骨痛的常见原因。如果鞋子前端狭小或运动鞋缺乏底部支撑，同样也容易引起压迫性跖骨痛。

3. 外伤骨折

外伤会导致跖骨或脚趾骨骨折疼痛，并会改变足部承重分布，容易并发跖骨痛。

（二）中医学认识

（1）劳损所致 《素问·宣明五气》中曰："久行伤筋，久立伤骨。"足部受力异常，如久行久站，伤及足底筋骨，经络损伤，气滞血瘀痰凝，不通则痛，易发为本病。

（2）外伤骨折 暴力闪挫，导致足底经脉损伤，气滞血瘀，也可导致本病。

（3）寒湿浸淫 寒湿之邪浸淫足部，阻滞经络，痰凝血瘀，聚于足底，也可出现足底疼痛。

（4）肝肾亏虚，经筋受损 本病以经筋为主，严重时可出现骨骼肌肉畸形。肝主筋，肾主骨，筋骨病久伤及肝肾，或肝肾本亏，筋骨失养，故而出现疼痛，久久不愈。

一、诊断

（一）辨病诊断

1. 临床表现

脚掌前部疼痛，可能表现为锐痛、酸痛或烧灼样痛，前足第2~4跖趾关节由单个或多个胼胝体形成，行走时疼痛加重，劳累后明显，休息后减轻。脚趾可有肿胀，或有麻木感，弯脚时疼痛加重。严重时可出现走路姿势改变或跛行。查体可见跖骨头下方压痛、踇外翻、跖趾关节脱位畸形等。

2. 实验室检查

本病通常靠症状、体征诊断。辅助检查可以用于鉴别相关疾病。

（1）X线检查 双足正侧位X线检查，可排除跖骨肿瘤、骨折、跗骨、跖骨形态异常，痛风石等。

（2）血液化验 血沉、C反应蛋白、尿酸、免疫指标等，可排除类风湿关节炎、

痛风等疾病。

（3）CT或MRI检查 可用于鉴别踝管综合征。

（二）辨证诊断

1. 风寒痹阻型

（1）临床证候 前足跖骨头下疼痛，跖趾关节僵硬，活动不利，恶寒畏风，遇寒加重，舌淡红，苔薄白，脉弦紧。

（2）辨证要点 跖趾关节僵硬，活动不利，恶寒畏风，遇寒加重。

2. 气滞血瘀型

（1）临床证候 常有外伤史，前足跖骨下刺痛，痛处固定，舌质黯，脉弦。

（2）辨证要点 前足跖骨下刺痛，痛处固定。

3. 痰湿阻络型

（1）临床证候 前足跖骨头下疼痛肿胀，头晕目眩，头重如裹，纳呆，舌黯红，苔厚腻，脉滑。

（2）辨证要点 前足跖骨头下疼痛肿胀，头晕目眩，头重如裹，纳呆。

4. 肝肾不足型

（1）临床证候 前足跖骨头下隐痛，伴耳鸣耳聋，腰膝酸软，失眠多梦，舌红少苔，脉弦。

（2）辨证要点 前足跖骨头下隐痛，伴耳鸣耳聋，腰膝酸软。

三、鉴别诊断

（一）西医学鉴别诊断

1. 踝管综合征

足底及足跟部间歇性刺痛或放电样疼痛，有紧缩感、肿胀不适或麻木感。疼痛有时向小腿内侧放射。有时沿足弓有抽搐感，久站或行走后加重，夜间疼痛加重，休息后可有所缓解。严重时可出现足部麻木等感觉减退表现，少数患者还可出现足

趾皮肤发亮、汗毛脱落、少汗无汗等自主神经损伤表现。

2. 糖尿病足

有糖尿病史，足部缺血性疼痛，以小趾多见，足部的振动觉、痛温觉消失，足内在肌萎缩，形成爪形趾，严重者小趾坏死、感染。X线平片可见跖部血管钙化阴影、足部骨质溶解疏松、沙尔科关节。

3. 类风湿关节炎

女性多见，跖趾关节最先受累，可侵及足的任何部位，表现为足底部痛，行走时加重，可伴发腱鞘炎，晚期出现前足畸形。发作时红细胞沉降率增快，X线平片可见关节间隙狭窄、骨质疏松、关节破坏及脱位等。

4. 痛风性关节炎

多见于男性，初发时多在第1跖趾关节，突然发病，疼痛剧烈，红肿和压痛明显，可持续数日，常反复发作，饮食是诱因，间歇期无任何症状，发作期血尿酸可增高，关节穿刺液中可找到尿酸钙结晶，慢性患者X线平片可见关节面有虫蚀样阴影。

（二）中医学鉴别诊断

痹证与本病有类似疼痛表现，严重时可见关节畸形，但本病只发生于足底，不难鉴别。

三、临床治疗

（一）辨病治疗

1. 药物治疗

可使用对乙酰氨基酚或阿司匹林等药缓解疼痛和炎症反应。

2. 非药物治疗

（1）冰敷　受伤部位冰敷，每次20分钟，一天数次。

（2）使用跖骨垫　将跖骨垫放置在跖骨前方，有助于转移疼痛部位的压力。

3. 手术治疗

跖骨畸形、保守治疗无效者，可选择行跖骨重排手术。

（二）辨证治疗

1. 辨证论治

（1）风寒痹阻型

[治法] 祛风散寒，通络止痛。

[方药] 羌活胜湿汤加减。羌活10g，独活10g，藁本6g，防风6g，炙甘草6g，川芎6g，蔓荆子6g，麻黄6g。

[加减] 寒重者，加附子、细辛；夹热者，加黄柏、知母等。

（2）气滞血瘀型

[治法] 行气活血，通络止痛。

[方药] 桃红四物汤加减。桃仁10g，红花6g，熟地黄10g，当归6g，白芍15g，川芎15g，延胡索10g。

[加减] 兼有痰阻者，加天南星、半夏；兼瘀热者，加黄柏、瓜蒌、泽兰叶等。

（3）痰湿阻络型

[治法] 祛湿化痰，通络止痛。

[方药] 半夏白术天麻汤加减。半夏10g，天麻10g，白术10g，茯苓15g，橘红10g，炙甘草6g，川芎15g。

[加减] 兼有湿热者，加黄柏、薏苡仁、川牛膝；兼有寒湿者，加苍术、厚朴等。

（4）肝肾不足型

[治法] 补益肝肾，通络止痛。

[方药] 金匮肾气丸加减。附子10g，桂枝10g，地黄15g，山茱萸15g，山药10g，泽泻10g，茯苓10g，牡丹皮6g，海桐皮10g。

[加减] 兼有虚热者，加黄柏、知母、鳖甲、龟甲以滋阴潜阳；兼有虚寒者，加鹿角胶、杜仲等。

2. 外治法

（1）中药外治法　选宽筋藤、钩藤、忍冬藤、王不留行、刘寄奴、防风、大黄、荆芥等，水煎熏洗足部，以活血消肿，舒筋活络，增加关节活动度。每日1次，每剂药可熏洗1~2天。

（2）体针疗法　选阿是穴、昆仑、太溪、水泉、然谷、隐白、三阴交等，毫针中等刺激强度，留针30分钟，每日1次，10次为1个疗程。

（3）灸法　选涌泉穴，采用隔姜灸或艾条灸，每次30分钟，每日1次。

3. 成药应用

（1）七厘散

［组成］血竭，乳香（制），没药（制），红花，儿茶，冰片，麝香，朱砂。

［功能］化瘀消肿，止痛止血。

［适应证］跌仆损伤，血瘀疼痛，外伤出血。

［用法］口服，一次1~1.5g，一日1~3次；外用，调敷患处。

［注意事项］本品含朱砂，不宜过量久服，肝肾功能不全者慎用。运动员慎用。孕妇禁用。

（2）小活络丹

［组成］天南星，制川乌，制草乌，地龙，乳香（制），没药（制）。

［功能］祛风除湿，化痰通络，活血止痛。

［适应证］风寒湿痹证。症见肢体筋脉疼痛，麻木拘挛。

［用法］口服，每次3g，每日2次。

［注意事项］孕妇慎用。

（3）左归丸

［组成］熟地黄，菟丝子，牛膝，龟甲胶，鹿角胶，山药，山茱萸，枸杞子，蜂蜜。

［功能］滋肾补阴。

［适应证］用于肾阴不足证。症见腰酸膝软，盗汗，神疲口燥。

［用法］口服，一次9g，每日2次。

［注意事项］孕妇忌服，儿童禁用。

五、预后转归

通过规范治疗，大多数跖痛症能得到缓解。但需要注意护理调摄，避免穿高跟鞋等，再次加重。

六、预防调护

1. 预防

足部外伤后，避免过早进行高强度运动。避免跖趾关节处用力。避免高冲击性运动，可选择低冲击性运动，如游泳、骑自行车等，可进行下肢力量和伸展训练。

2. 调护

选择适合脚形、步长的鞋子。选择有缓冲作用的鞋垫或足弓垫，缓冲震动和减少跖骨所受负荷。

七、专方选要

1. 蠲痹汤

［组成］羌活9g，独活9g，桂枝5g，秦艽9g，当归30g，川芎6g，甘草3g，海风藤6g，桑枝20g，乳香6g，木香6g。

［功能］祛风除湿，蠲痹止痛。

［适应证］风寒湿三气合而成痹者。

［用法］水煎服，每日1剂。

［出处］《医学心悟》。

2. 麻桂温经汤

［组成］麻黄、甘草、红花各6g，桂枝、赤芍、桃仁、白芷各9g，细辛3g。

［功能］温经散寒，活血祛瘀。

［适应证］跖骨疼痛，症见下肢畏寒、麻木。

［用法］上药加生姜、葱白，水煎服。每日1剂，每日2次。

［注意事项］孕妇慎用。

［出处］《伤科补要》。

3. 蠲痹笑痛方

［组成］制附子20g，桂枝15g，制川乌12g，制马钱子0.8g，土白术15g，苍术

15g，制天南星 12g，蜈蚣 2 条，当归 15g，乳香 12g，没药 12g，鸡血藤 30g，炙甘草 25g。

［功能］温肾散寒，宣痹通络。

［适应证］肾虚寒湿痹阻之痹证。

［用法］水煎服，每日 1 剂。

［注意事项］附子、川乌先煎 1 个小时，再煮其余药物 30 分钟，后冲服马钱子末。

［出处］《全国名老中医韦绪性辨治疼痛病精要》。

4. 虎潜丸

［组成］虎胫骨 30g，牛膝 60g，陈皮 60g，熟地黄 90g，锁阳 45g，龟甲 120g，干姜 30g，当归 45g，知母 90g，黄柏 90g，白芍 60g。

［功能］滋阴降火，强壮筋骨。

［适应证］症见腰膝酸软，筋骨萎软，腿足萎弱，步履维艰，舌红少苔，脉细弱等。

［用法］研末，羊肉煮烂，捣和为丸，每服 9g，每日 2 次，淡盐汤或温水送下。

［注意事项］虎骨可用山羊胫骨替代。

［出处］《丹溪心法》。

主要参考文献

［1］王少杰. 中医综合疗法治疗跖痛症［J］. 中医民间疗法，2002，10（1）：36.

［2］郭永昌. 自制小针刀治疗莫顿跖痛症 22 例报道［J］. 中医中药，2007，45（15）：23.

第九章 与颈肩腰腿痛相关的其他疾病

第一节 风湿性关节炎

风湿性关节炎属变态反应性疾病，是风湿热的主要表现之一。风湿热是 A 组乙型溶血性链球菌感染后发生的一种自身免疫性疾病，可引起全身结缔组织病变，尤其是易侵犯关节、心脏、皮肤，临床多表现为关节炎、心肌炎、皮下结节、环形红斑等。风湿性关节炎主要累及膝、踝、肘、肩、腕、髋等大关节，急性期局部呈红、肿、热、痛，多伴有高热等炎症表现。本病以青少年较为多见，多发于早春或秋冬季节。寒冷和潮湿为本病的主要诱因，一般不遗留关节变形。

一、病因病机

（一）西医学认识

本病继发于 A 组乙型溶血性链球菌感染。

关于 A 组乙型溶血性链球菌如何诱发风湿性关节炎和心肌炎的机制目前仍未彻底明了，可能与下列因素有关。

（1）免疫发病机制 目前认为链球菌侵入人体，菌体的多种结构成分（如细胞壁、细胞膜、细胞质）的分子结构与人体某些组织的分子结构相同或极相似，产生相应的抗体，即所谓"分子模拟"现象，此种抗体与心脏和关节组织发生抗原-抗体反应，产生病变。

（2）超抗原作用 近年来研究发现，A 组链球菌胞壁 M 蛋白具有"超抗原"作用，其提呈与识别不严格受 MHC 限制，也不需经过抗原提呈细胞的处理，即可直接激活 T

细胞，引起人体内的自身免疫反应，导致发生本病。

（二）中医学认识

风湿性关节炎相当于中医学中的"痹证"。《黄帝内经》中云："风寒湿三气杂，至合而为痹也。风多则走注，寒多则掣痛，湿多则重着。"本病的内因在于正气不足，外因为风寒湿之邪侵袭。

1.风寒湿邪侵袭

盖风不夹寒夹湿，不能伤人，而寒湿同为水气所化，风邪袭人，常夹寒湿。若腠理失密，卫外不固，致风寒湿邪侵袭，其邪留滞关节，阻碍气血运行，流通不利则疼痛。

2.热邪致痹

素为阴虚之体，感受热邪，或风寒湿邪入里化热，热为阳邪，其性属火，湿热交蒸，阻于关节，气血瘀滞，故关节肌肉红肿灼热，气血运行不利则关节疼痛、屈伸不利。

二、临床诊断

（一）辨病诊断

在典型症状出现前1~6周，常有咽喉炎或扁桃体炎等上呼吸道感染表现，如发热、咽痛、咳嗽等。有游走性、多发性关节炎，关节疼痛通常在2周内消退，常反复发作。

（二）辨证诊断

本病急性发作期有关节肿痛、发热等表现，故属于"风湿热痹"范畴，但随着病情发展，还可出现心悸、气促等"心痹"表现，本病的诊断主要根据主症判断。

1.行痹型

（1）临床证候　肢体关节疼痛酸楚，屈伸不利，疼痛呈游走性，可伴恶风发热等表证，舌苔薄白，脉浮或浮缓。

（2）辨证要点　肢体关节疼痛，游走不定。

2.痛痹型

（1）临床证候　肢体关节疼痛较剧，痛处相对固定，得热则减，遇寒痛剧，关节肿或不肿，伴关节屈伸不利，局部皮色不红，触之不热，舌淡，苔薄白，脉弦紧。

（2）辨证要点　肢体关节疼痛较剧，痛处固定，得热痛减，得寒痛剧。

3.着痹型

（1）临床证候　肢体酸楚疼痛，重着或肿胀，痛有定处，肌肤麻木不仁，手足沉重，活动受限，舌淡，苔白腻，脉濡缓。

（2）辨证要点　肢体关节酸楚疼痛，重着肿胀，肌肤麻木不仁。

4.热痹型

（1）临床证候　游走性关节疼痛，可涉及一个或多个关节，活动不利，局部灼热肿痛，不可触及，得凉稍舒，可有皮下结节或红斑，常伴有发热，口渴，舌红，脉数等。

（2）辨证要点　肢体关节疼痛，灼热肿痛。

5.心痹型

（1）临床证候　心下绞痛，气短喘促，胸中烦闷，心悸，失眠等。

（2）辨证要点　肢体关节疼痛，心悸，气促。

三、鉴别诊断

（一）西医学鉴别诊断

1.类风湿关节炎

类风湿关节炎发病为多发性对称性小关节受累，伴有明显晨僵和手指纺锤形肿胀，发病前无链球菌感染史，后期可出现关节变形强直，遗留畸形。X线显示关节面破坏，关节间隙变窄，伴邻近骨组织疏松。血清类风湿因子测定阳性，免疫球蛋白 IgG、IgA 和 IgM 增高，而抗链球菌溶血素"O"为阴性。

2.强直性脊柱炎

本病早期可有外周关节炎，有时伴血沉加速，C 反应蛋白阳性，但本病还有腰骶部疼痛，影像学显示双侧骶髂关节炎，HLA-B27 阳性。

3.结核感染过敏性关节炎

本病有结核病灶，关节炎反复发作，结核菌素试验强阳性，水杨酸治疗虽能暂时缓解症状，但不能完全控制症状，抗结核治疗有效。

4.化脓性关节炎

本病为金黄色葡萄球菌感染，发作时多个关节红肿热痛，疼痛非游走性，同时伴有明显全身症状，如发热、畏寒、全身不适等，血常规显示白细胞及中性粒细胞计数升高，关节穿刺和关节液检查对早期诊断很有价值，抗链球菌溶血素"O"阴性，应用抗生素有效。

（二）中医学鉴别诊断

痹证与痿证

痹证与痿证同属肢体疾患，鉴别要点首先在于痛与不痛，痹证以关节疼痛为主，而痿证表现为肢体力弱，无疼痛症状。其次是部位，痿证病位在肌肉，可见肌肉萎缩，而痹证病位在关节。

四、临床治疗

（一）治疗原则

风湿性关节炎的治疗原则是消除炎症，保证肢体关节的运动功能，控制风湿活动，防止风湿的复发以及发生并发症。

（二）辨病治疗

1.一般治疗

应注意保暖，避免受寒及潮湿，加强身体锻炼。急性期应卧床休息，当血沉、体温正常后开始活动。

2.抗链球菌感染治疗

在活动期，应积极控制链球菌感染。一般用青霉素，常用剂量为80万~160万单位，分2次肌内注射，疗程为10~14天。若疗效欠佳，可缩短青霉素的注射间隔时间，1~3周一次，还可加用红霉素、罗红霉素口服等。

3.抗风湿治疗

首选药物为非甾体抗炎药，常用阿司匹林，症状控制后用量减半，维持6~12周或更长。可加服硫糖铝等胃黏膜保护剂减少不良反应。还可选用其他非甾体消炎药如双氯芬酸、洛索洛芬钠、塞来昔布等。

（四）辨证治疗

1.毫针疗法

[适应证]各种痹证。症见疼痛、功能障碍、感觉异常等。

[选穴原则]采用循经取穴、局部取穴、经验取穴及辨证取穴。

[操作方法]在选定穴位处施行常规消毒后，右手持针，左手按压在所刺部位上，根据针具的长短，选用适当的进针法。

[注意事项]①患者在过于饥饿、疲劳、精神过度紧张时，不宜立即进行针刺。久病体弱、气血亏虚、年老体衰及初次受针者，取穴要少，手法宜轻，并采取卧位。②对于孕妇，针刺手法要轻柔，腰骶部、下腹部不宜针刺，禁刺妊娠禁忌穴如三阴交、昆仑、至阴等。③有自发性出血或损伤后出血不止的患者，不宜针刺。④皮肤有感染、溃疡、瘢痕或肿瘤的部位，不宜针刺。⑤防止刺伤重要内脏器官。⑥在针刺操作过程中，若患者出现头晕恶心、面色苍白、心慌多汗、四肢发冷、神昏等症状时，立即停止针刺，将针起出，并让患者平卧，采取头低脚高位，静卧片刻，可给予温糖水。个别严重者，可尽早采取急救措施。

2.灸法

[适应证]用于治疗寒湿凝滞，经络痹阻所致的各种痹病。

[选穴原则]采取循经取穴、局部取穴、颈椎取穴及辨证取穴。

[操作方法]可分为艾灸法（艾炷灸，艾条灸）和天灸（白芥子灸，斑蝥灸，毛茛灸）

[注意事项]①辨证选用合适穴位、体位及灸法。②施灸顺序先上部，后下部，先背后腹，先头后四肢，先阳经后阴经，一般是先少后多。初病、体壮、背腰腹部，壮数宜多，艾炷宜大。久病、体弱、妇女、老幼、胸腹四肢，壮数宜少。沉寒痼疾艾炷宜大。③对于感觉迟钝部位勿过量施灸，以免烫伤。颜面部、大血管、关节及肌腱处不可使用瘢痕灸。④若灸后皮肤起泡，小者可自行吸收，大者可用注射器刺破表皮，放出液体，消毒后用纱布固定即可。⑤施灸过程中要严格操作，谨慎用火。

3.熏洗疗法

（1）芦根30g，天竺根30g，枸杞子根30g，金银花根30g，桑树根30g，加水煎成浓汁，先熏后洗，每日2~3次。

（2）透骨草、延胡索、当归尾、片姜黄、花椒、海桐皮、威灵仙、川牛膝、乳香、没药、羌活、白芷、苏木、五加皮、红花、土茯苓各10g，上药水煎煮，趁热熏洗患处，每日2次，每次约1个小时。

（3）防风、秦艽、苍术各等份，水煎熏洗患处半个小时。

（4）鲜威灵仙500g，生甘草60g，松树针60g，上药煎汤熏洗患处，每日1次，每次 1 个小时。

注意熏洗药液温度适当，不要烫伤，也不要温度过低。熏洗后要及时用干毛巾擦干患处，并注意避风避寒。熏洗药物为外用药，不能内服，可以配合其他疗法增加疗效。治疗期间要注意休息，避免过度劳累。

4. 热敷疗法

（1）花椒 10g，辣椒 15g，生姜 30g，白酒 50ml。先将前三味药混合压碎，用微火炒热，加酒再炒（勿令燃烧），敷于痛处，薄膜包扎，胶布固定，2 天换药一次。

（2）豨莶草 20g，当归 15g，海风藤 30g，天南星 10g，白芷 10g，生大黄 10g，川乌 12g，生半夏 10g，川独活、羌活、麻黄各 12g，用手蘸药物热敷于患处。

注意热敷前试试温度是否适宜，以免烫伤，也不要温度过低影响疗效。热敷后要及时用干毛巾擦干患处，并注意避风避寒。热敷药物为外用药，不能内服，可以配合其他疗法增加疗效。治疗期间要注意休息，避免过劳、过汗。

五、预后转归

本病的预后决定于初次发病后有无复发，复发次数愈多，受累的程度愈重。发生风湿性关节炎者，应及时检查心脏，判断有无累及心脏瓣膜等，以便及时治疗。

六、预防调护

（一）膳食指导

饮食是维持人体生命的重要因素。合理的饮食能增加营养，使身体健康。患病后如果饮食合理适当，可以增加疗效，促进病情恢复。

1. 饮食宜清淡

痹病患者长期服药，加之疼痛折磨，脾胃较弱，故宜进食富含蛋白质、热量、维生素的食物，少食辛辣刺激及生冷、油腻之物，也不宜过度滋补。

2. 饮食要节制

痹病患者病久体虚，饮食要定时、适量，不能饥饱失常、暴饮暴食，注意食物的软硬、冷热要适宜，以防再伤脾胃。

3. 正确对待食补

痹病患者由于病程缠绵，脾胃亏虚，因此对食补、药补更需注意。牛奶、豆浆、奶粉等虽是营养佳品，但舌苔厚腻、脘腹胀满、饮食不节、脾虚湿盛者不宜食用。脾胃虚弱或湿热内蕴者不可服用人参、阿胶等药。食补需要根据病情及脾胃功能。痹病急性发作期不宜食用辛热食品，脾胃虚寒者不宜进食生冷瓜果。风痹患者可进食豆豉、丝瓜等；寒痹患者可常食用茴香、花椒、生姜；湿痹患者可常服薏苡仁、赤小豆、白扁豆等；热痹患者可食用芹菜、青菜及水果。

（二）运动疗法

运动疗法是将运动或体育锻炼作为防病治病手段的一种方法。运动疗法是防治痹病的重要方法。通过运动，能够疏通气血，强壮脏腑，调养精神，舒筋壮骨，增强机体抗病能力，预防和减少疾病的发生。

1. 运动量适宜

痹病患者采用运动疗法时注意不能操之过急，活动量要循序渐进，逐渐增加，适可而止，坚持长期锻炼。可以练习健身操，如五禽戏、八段锦、易筋经、太极拳等，既可健身，又能治痹。

2. 运动项目不宜过多

痹病患者可选 1~2 项运动，长期坚持。

（三）辨证施护

恰当的护理和正确的治疗有利于痹病患者病情恢复。对于痹病患者，要做好情志护理、生活护理、服药护理、姿势护理、功能锻炼护理、并发症的护理等。

1. 情志护理

痹病是一个比较顽固的慢性病，给患者带来了精神上的痛苦，而这些精神因素又可直接或间接地使病情加重，影响治疗效果。所以痹病患者的情志护理非常重要，要指导和帮助患者正确对待疾病，减轻患者心理上的压力，提高疗效。

2. 生活护理

生活护理包括起居、饮食等方面的护理。痹病患者居住的房屋宜通风、干燥、向阳，保持空气新鲜，床铺宜平整。对于长期卧床的患者要经常变换体位，防止压疮。对关节畸形影响活动者，要注意防止跌仆。

3. 服药护理

服药是治疗疾病的重要手段。因此指导患者如何服药以及服药后如何护理是一个非常重要的问题。护理人员要了解内服药物的性能，注意服药方法，观察疗效及药物不良反应，而且要熟悉外用药的使用方法，注意观察皮肤有无皮疹等过敏反应。

4. 姿势护理

痹病患者由于肢体疼痛、麻木、屈伸不利、僵硬等，常常采取不正确的姿势和体位，减轻疼痛。姿势护理的目的是纠正痹病患者的不良姿态、体位，以利于疾病的恢复。

5. 功能锻炼护理

功能锻炼护理的目的是通过活动关节，避免关节出现僵直挛缩，防止肌肉萎缩，恢复关节功能。

6. 并发症的处理

痹病患者常易并发其他病证，发热最常见，要针对发热的病因进行护理，有因为本病复发而出现发热，有因调护不慎感受风寒或风热之邪而发热，有因为内脏器官疾病而发热，有因为停用激素等药物而发热，有因药物不良反应而发热等等，故必须区别对待。总之，在护理痹病患者时除了要注意本病的疾病，还要注意有无其他并发症。

七、专方选要

1. 松园治痹证主方

[组成] 秦艽，续断，当归，没药，威灵仙，松节，蚕沙，羌活，防风，桑枝。

[功能] 通经活血，疏风散邪。

[适应证] 风寒湿痹。

[用法] 每日1剂，诸药用水浸泡1个小时，武火煎开，文火煎煮30分钟，倒出药液，加水如上述煎法再煎30分钟，取药液400ml，分早、晚饭后半个小时温服。

[出处]《顾松园医镜·痹》。

2. 东垣羌活汤

[组成] 川芎，黄连，苍术，升麻，羌活，防风，柴胡，藁本，独活，茯苓，泽泻，猪苓，黄芪（炒），炙甘草，陈皮，黄柏。

[功能] 清热利湿，祛风止痛。

[适应证] 风湿热痹。

[用法] 每日1剂，诸药用水浸泡1个小时，武火煎开，文火煎煮30分钟，倒出药液，加水如上述煎法再煎30分钟，取药液400ml，分早、晚饭后半小时温服。

[注意事项] 黄柏酒炒黑，黄连、黄芪均炒用。

[出处]《医部全录》。

3. 白虎加桂枝汤

[组成] 知母，炙甘草，石膏，粳米，桂枝。

[功能] 清热除湿止痛。

[适应证] 风湿热痹。

[用法] 每日1剂，诸药用水浸泡1个小时，武火煎开，文火煎煮30分钟，倒出药液，加水如上述煎法再煎30分钟，取药

液 400ml，分早、晚饭后半个小时温服。

[出处]《金匮要略》。

第二节　类风湿关节炎

类风湿关节炎是一种以慢性破坏性关节病变为特征的全身性自身免疫性疾病。主要表现为双手、腕和足关节的对称性多关节炎，也可累及膝、髋等大关节，同时可伴有发热、贫血、皮下结节及淋巴结肿大等关节外表现，其病理特点为关节滑膜病变，导致关节软骨基质和关节囊破坏，关节强直畸形，失去原有的功能，严重影响患者的生活质量，类风湿关节炎在我国的发病率为 0.32%~0.36%，可发生于任何年龄，但发病高峰在 30~50 岁，女性多发。

一、病因病机

（一）西医学认识

1. 病因

类风湿关节炎病因迄今未有定论，各种原因导致关节滑膜中自身抗原（胶原）暴露、外源感染进入机体，都可能诱导自身抗体及自身反应性 T 细胞的产生，此为重要的炎症始动因素。自身抗体（主要是 IgG）的持续产生及变性，与诱导产生的类风湿因子（抗变性 IgG 的自身抗体 IgM）形成免疫复合物，沉积于关节滑膜和多种组织的基底膜，激活补体导致炎症，迁延不愈。具体病因如下所述。

（1）遗传与环境因素　类风湿关节炎虽然不是遗传性疾病，但基因的差异会影响个体对于疾病的免疫应答能力，基因变异则可能提高患病率。环境因素对类风湿关节炎的发生发展可能更为关键，尤其是微生物因素。有研究表明类风湿关节炎与肠道菌群直接相关，肠道菌群失调可能会引发类风湿关节炎出现。

（2）饮食、生活习惯及肠道因素　有研究报道称，饮食与类风湿关节炎患者的病情发展关系较为密切。肠道是机体最大的免疫器官，还是食物消化、吸收器官，肠黏膜与各种食物抗原广泛接触，肠黏膜通透性增加，大量食物中的非自身性抗原通过肠道黏膜屏障渗入血液，对机体产生刺激，可诱导机体产生抗原特异性抗体和炎症细胞因子，导致发生本病。有研究指出吸烟也可能是类风湿关节炎发病的危险因素。若持续吸烟达 30 年，则发生类风湿关节炎的危险性将比非吸烟者增加 10 倍以上。

（3）炎症细胞因子及感染因素　细菌抗原可以直接感染关节滑膜，或以超抗原的形式引起自身免疫性反应，从而影响到关节。

（4）激素水平因素　激素水平可能对于类风湿关节炎的发病有一定的影响。就性激素而言，流行病学调查显示类风湿关节炎患者中男性约为女性的三倍，女性绝经后发病率升高明显，超越同龄男性，男、女发病率在 80 岁之后趋于一致，因此可以认为性激素参与了类风湿关节炎的发病及发展过程。此外，多种内分泌激素均可能影响炎性因子的产生与分布，从而影响类风湿关节炎的发病。

2. 发病机制

类风湿关节炎的发病机制复杂，是环境因素和遗传因素共同作用的结果，早期主要是适应性免疫功能紊乱，在后期主要是固有免疫的异常。一般认为是在遗传易感性的基础上，在性激素、环境、社会、生理、心理等因素相互作用下，机体免疫功能紊乱从而引起关节慢性炎症性病变。类风湿关节炎致残的主要原因是骨质破坏及由此破坏产生的功能障碍，该过程有多种细胞参与。

（二）中医学认识

类风湿关节炎属于中医学痹病的范畴，可以分为风痹、寒痹、湿痹、热痹、顽痹、尪痹等。在痹病的发病机制中，正气亏虚是发病的内因，起决定作用。当正气亏虚时，外来风寒湿热燥邪乘虚侵袭肢体关节肌肉，随人之禀赋发生寒热的转化，呈现不同的痹病证候。《素问·痹论》中曰："痹……或寒，或热，或燥，或湿，其故何也……其寒者，阳气少，阴气多，与病相益，故寒也。其热者，阳气多，阴气少，病气胜阳遭阴，故为痹热。"素体阳气偏盛，阴精不足，内有郁热者，感受风寒湿邪，易从阳化热而成湿热痹；阳气虚衰，阴气偏盛，寒自内生，感受风寒湿邪，多从阴化寒而为寒湿痹。痹病始发，邪气充斥，经脉壅塞不通，不通则痛，日久痰浊瘀血内生，又阻滞经络，壅遏邪气，痰瘀邪气相搏，经络气血痹阻"不通"更甚，更易感邪。如《灵枢·周痹》云："风寒湿气，客于外分肉之间，迫切而为沫，沫得寒则聚，聚则排分肉而分裂也，分裂则痛。"清代叶天士在《临证指南医案·诸痛》中曰："久痛必入络，气血不行。"清代林佩琴在《类证治裁·痹证》中称痹久"必有湿痰败血，瘀滞经络"。故痹病日趋加重，疼痛，肿胀加剧，甚至骨节屈伸不利、畸形或累及脏腑，脏腑亏虚，则出现机体"不荣"表现，如肌肉萎缩、面色不华、心悸、气短、自汗、腰膝酸软等。

二、诊断

（一）西医诊断

1.临床表现

（1）关节表现

①晨僵：关节部位有僵硬和胶着感。一般早晨起床后或长时间静止不动后比较明显，活动后可以稍缓解。

②关节痛与压痛：腕、掌指、近端指间关节最常出现疼痛，其次是足趾、膝、踝、肘、肩关节。呈对称性，持续性，有的受累关节还可出现色素沉着。

③关节肿胀与畸形：关节肿胀是因为关节腔积液、滑膜增生和软组织水肿，多为对称性，晚期患者因关节周围肌肉萎缩，畸形加重。典型的畸形有尺侧偏斜、腕和肘关节强直、"天鹅颈"及"纽扣花"样畸形。

④特殊关节：约80%的患者可出现颈椎关节受累甚至脊髓受压。肩髋关节受累，会出现局部疼痛和活动受限。颞颌关节受累，表现为张口困难、说话咀嚼时疼痛加重。

⑤关节功能障碍：关节肿痛和结构破坏都会造成关节活动障碍，影响日常生活与工作能力。

（2）关节外表现

①类风湿结节：多出现于关节隆突或受压部位的皮下，如前臂伸面、尺骨鹰嘴下方、跟腱、滑囊等处。结节大小不等，多呈对称性分布，无压痛，质韧。亦可在心、肺、胸膜、眼等部位出现，如果出现，则提示病情活动。

②类风湿血管炎：多表现在皮肤和指趾末端，可有瘀点、紫癜、坏疽、梗死、网状青斑，甚至溃疡。多见于长病程患者。

③心肺受累：表现为心包炎、肺间质病变、胸膜炎、结节样改变、肺动脉高压。尘肺患者合并类风湿关节炎可出现大量肺部结节。

④口眼受累：若继发干燥综合征，可能出现口干、眼干，腮腺或淋巴结肿大，需要做眼科或口腔科相关检查。

⑤神经系统：若腕部正中神经受压可出现腕管综合征，踝部胫后神经受压可出

现跗管综合征、多发性单神经炎。

⑥血液系统：常有小细胞低色素性贫血，活动性类风湿关节炎会出现淋巴结肿大。

2.西医诊断标准

（1）2010年美国风湿病学会和欧洲抗风湿联盟提出了新的类风湿关节炎的分类标准（表2）该标准包括关节受累情况、血清学指标、滑膜炎持续时间和急性期反应物4部分，总分6分以上即可确诊类风湿关节炎。

（2）病情分期　早期有滑膜炎，无软骨破坏；中期介于有炎症、关节破坏、关节外表现；晚期已有关节结构破坏，无进行性滑膜炎。

（3）关节功能分级

①Ⅰ级：功能状态完好，能完成平常任务（能自由活动）。

②Ⅱ级：能从事正常活动，但有1个或多个关节活动受限或不适（中度受限）。

③Ⅲ级：只能胜任一般职业性任务或不能完全自理生活（显著受限）。

④Ⅳ级：大部分或完全丧失活动能力，需要长期卧床或依赖轮椅，很少或不能生活自理（卧床或轮椅）。

（二）辨证诊断

1.风湿痹阻型

（1）临床证候　关节疼痛、肿胀、疼痛游走不定，时发时止，伴恶风或汗出，头痛，肢体沉重，舌质淡红，苔薄白，脉滑或浮。

（2）辨证要点　关节疼痛、肿胀，疼痛游走不定，时发时止。

2.寒湿痹阻型

（1）临床证候　关节冷痛，触之不温，皮色不红，疼痛遇寒加重，得热痛减，关节拘急，屈伸不利，肢冷，畏寒喜暖，口淡不渴，舌体胖大，舌质淡，苔白或腻，脉弦或紧。

表2　2010年ACR/EULAR的RA分类标准

项　目		评　分
关节受累情况		（0~5分）
中大关节	1个	0
	2~10个	1
小关节	1~3个	2
	4~10个	3
至少一个为小关节	＞10个	5
血清学指标		（0~3分）
RF和抗CCP抗体均阴性		0
RF和抗CCP抗体低滴度阳性		2
RF和抗CCP抗体高滴度阳性（正常上限3倍）		3
滑膜炎持续时间		（0~1分）
＜6周		0
≥6周		1
急性期反应物		（0~1分）
CRP和ESR均正常		0
CRP或ESR异常		1

注：受累关节指关节肿胀疼痛，小关节包括掌指关节、近端指间关节、第2~5跖趾关节、腕关节，不包括第一腕掌关节、第一跖趾关节和远端指间关节；大关节指肩、肘、髋、膝和踝关节

（2）辨证要点　关节冷痛，触之不温，皮色不红，疼痛遇寒加重，得热痛减。

3. 湿热痹阻型

（1）临床证候　关节肿热疼痛，触之有热感或自觉热感，关节局部皮色发红，伴发热，心烦，口渴或渴不欲饮，小便黄，舌质红，苔黄腻或黄厚，脉弦滑或滑数。

（2）辨证要点　关节肿热疼痛，触之有热感或自觉热感。

4. 痰瘀痹阻型

（1）临床证候　关节肿痛日久不消，局部肤色晦黯，或有皮下结节，关节肌肉刺痛，僵硬变形，伴面色黧黑，唇黯，舌质紫黯或有瘀斑，苔腻，脉沉细涩或沉滑。

（2）辨证要点　关节肿痛日久不消，局部肤色晦黯，或有皮下结节。

5. 瘀血阻络型

（1）临床证候　关节刺痛，疼痛部位固定不移；疼痛夜甚，伴肢体麻木，关节局部色黯，肌肤甲错或干燥无泽，舌质紫黯，有瘀斑或瘀点，苔薄白，脉沉细涩。

（2）辨证要点　关节刺痛，疼痛部位固定不移，疼痛夜甚。

6. 气血两虚型

（1）临床证候　关节酸痛或隐痛，伴倦怠乏力，面色不华，心悸气短，头晕，爪甲色淡，食少纳差；舌质淡，苔薄白，脉弱或沉细无力。

（2）辨证要点　关节酸痛或隐痛，伴倦怠乏力，面色不华，心悸气短。

7. 肝肾不足型

（1）临床证候　关节疼痛、肿大或僵硬变形，伴腰膝酸软或腰背酸痛，足跟痛，眩晕耳鸣，潮热盗汗，尿频，夜尿多，舌质红，苔白或少苔，脉细数。

（2）辨证要点　关节疼痛、肿大或僵硬变形，伴腰膝酸软或腰背酸痛，足跟痛。

8. 气阴两虚型

（1）临床证候　关节肿大伴气短乏力，肌肉酸痛，口干眼涩，自汗或盗汗，手足心热，形体瘦弱，肌肤无泽，虚烦多梦，舌质红或有裂纹，苔少或无苔，脉沉细无力或细数无力。

（2）辨证要点　关节肿大伴气短乏力，肌肉酸痛，口干眼涩。

三、鉴别诊断

（一）西医学鉴别诊断

1. 骨关节炎

多见于中、老年人，起病过程大多缓慢。手、膝、髋及脊柱关节易受累，而掌指、腕及其他关节较少受累。病情通常随活动而加重，休息后可减轻。晨僵时间多小于半个小时。膝关节触诊有摩擦感。不伴有皮下结节及血管炎等关节外表现。类风湿因子多为阴性，少数老年患者可有低滴度阳性。

2. 银屑病关节炎

银屑病关节炎患者有特征性银屑疹或指甲病变，或伴有银屑病家族史。常累及远端指间关节，早期多非对称性分布，血清类风湿因子等抗体均为阴性。

3. 强直性脊柱炎

本病多发于青年男性，以骶髂及脊柱关节受累为主，虽有外周关节病变，但多表现在下肢大关节，为非对称性的肿胀和疼痛。关节外表现有虹膜睫状体炎、心脏传导阻滞障碍及主动脉瓣闭锁不全等。X线检查可见骶髂关节侵袭、破坏或融合，患者类风湿因子阴性，并且HLA-B27抗原多为阳性。本病有更为明显的家族发病倾向。

4. 系统性红斑狼疮

本病患者在病程早期可出现双手或腕关节关节炎，但患者常伴有发热、疲乏、口腔溃疡、皮疹、血细胞减少、蛋白尿或抗核抗体阳性等狼疮特异性表现，本病关节炎较类风湿关节炎患者程度轻，不出现关节畸形。

5. 反应性关节炎

本病起病急，发病前常有肠道或泌尿道感染史。以大关节（尤其下肢关节）非对称性受累为主，一般无对称性手指近端指间关节、腕关节等小关节受累。可伴有眼炎、尿道炎、龟头炎及发热等，HLA-B27可呈阳性而类风湿因子阴性。

（二）中医学鉴别诊断

痹证与痿证

痹证与痿证的两者鉴别要点在于痛与不痛，痹证以关节疼痛为主，而痿证则为肢体力弱，无疼痛症状。其次是部位，痿证病位在肌肉，可见肌肉萎缩，而痹证病位在关节。

四、临床治疗

（一）提高临床疗效的基本要素

中医学认为，类风湿关节炎多因为机体气血虚弱，正气不足，因卫气亏虚，肝脾肾不足，客气邪风乘虚而入，致本虚标实。其病机主要为先天禀赋不足，或后天劳伤，阴虚血亏，久病伤阴等致肝肾阴虚。另一方面脾虚湿盛致痰浊内生，内外交困。诸虚为本，以风、湿、寒、热为标，且日久病机可由实转虚。证属实证者常具有较为明显的地域聚集，如邻海、低湿、严寒之处等。久之导致瘀阻不通，关节疼痛发病。中西医对治疗类风湿关节炎的治疗方法丰富多样且相互结合，疗效显著。

（二）辨病治疗

1. 药物治疗

（1）非甾体抗炎药　有抗炎、止痛、解热作用，是类风湿关节炎治疗中最为常用的药物，适用于类风湿关节炎各个时期的患者。常用的药物包括双氯芬酸钠、萘丁美酮、美洛昔康、塞来昔布等。

（2）抗风湿药　常用的有甲氨蝶呤、硫氮磺吡啶等，从小剂量开始，逐渐递增。

（3）糖皮质激素　为治疗类风湿关节炎的首选药物。可在下列四种情况下选用。①伴随类风湿血管炎包括多发性单神经炎、类风湿肺及浆膜炎、虹膜炎等。②治疗重症类风湿关节炎患者时，可用小剂量激素快速缓解病情，一旦病情控制，应首先减少或缓慢停用激素。③经正规抗风湿药治疗无效的患者可加用小剂量激素。④局部应用，如关节腔内注射小剂量激素可有效缓解关节炎症。

（4）生物制剂　如英夫利昔单抗、依那西普、阿达木单抗等治疗难治性类风湿关节炎。

（5）植物药　目前已有多种治疗类风湿关节炎的植物药，如雷公藤、白芍总苷、青藤碱等。

2. 免疫净化

类风湿关节炎患者血浆中常有高滴度自身抗体、大量循环免疫复合物和高免疫球蛋白等，因此，除药物治疗外，还可选用免疫净化疗法，快速去除血浆中的免疫复合物和过高的免疫球蛋白、自身抗体等。目前常用的免疫净化疗法包括血浆置换、免疫吸附、淋巴细胞去除术。被置换的病理性成分可以是淋巴细胞、粒细胞、免疫球蛋白或血浆等。应用此方法时需配合药物治疗。

3. 功能锻炼

功能锻炼是类风湿关节炎患者关节功能得以恢复及维持的重要方法。一般来说，在急性期关节肿痛明显时，应适当限制关节活动。一旦肿痛改善，可在不增加患者痛苦的前提下进行功能活动。对无明显关节肿痛，但伴有可逆性关节活动受限者，应鼓励其进行正规的功能锻炼。

4.外科治疗

经内科治疗不能控制病情的严重关节功能障碍的类风湿关节炎患者，可使用外科手术治疗。

（三）辨证治疗

1.辨证施治

（1）风湿痹阻型

［治法］祛风除湿，通络止痛。

［方药］羌活胜湿汤合大秦艽汤加减。羌活15g，独活15g，防风12g，秦艽12g，白术20g，茯苓20g，薏苡仁30g，川芎12g，当归15g，白芍15g，炙甘草6g。

［加减］关节游走痛甚者，加桂枝、威灵仙，重用白芍，以调和营卫，养血祛风；双手指痛甚，日久不愈者，加露蜂房、僵蚕，以搜风通络止痛。

（2）寒湿痹阻型

［治法］温经散寒，祛湿通络。

［方药］乌头汤合薏苡仁汤加减。川乌（先煎）15g，干姜15g，薏苡仁30g，麻黄12g，白芍15g，黄芪20，当归15g，苍术15g，炙甘草6g。

［加减］遇寒痛甚者，加肉桂、细辛，以温阳散寒止痛；肢体困重者，重用薏苡仁，加羌活、厚朴、茯苓，以疏风祛湿；大便溏薄者，加党参、炒白术、白扁豆，以健脾化湿。

（3）湿热痹阻型

［治法］清化湿热，宣痹通络。

［方药］宣痹汤合二妙散加减。汉防己15g，杏仁9g，滑石25g，连翘20g，山栀子9g，苍术15g，黄柏12g，薏苡仁30g，清半夏12g，蚕沙12g，赤小豆30g，片姜黄12g，海桐皮25g，炙甘草6g。

［加减］湿重于热者，重用薏苡仁，加白术、白扁豆，以健脾祛湿；热重于湿者，重用连翘，加忍冬藤，以清热通络；关节肿痛者，重用汉防己，加黄芪、地龙，以

健脾祛湿，通络止痛。

（4）痰瘀痹阻型

［治法］祛痰通络，活血化瘀。

［方药］双合汤加减。当归15g，川芎15g，白芍15g，厚朴15g，陈皮15g，清半夏12g，茯苓20g，桃仁12g，红花12g，白芥子15g，炙甘草6g。

［加减］关节僵硬，屈伸不利者，加僵蚕、全蝎、皂角刺，以活血化瘀，逐痰散结；素体脾虚，倦怠乏力者，加党参、黄芪、白术，以健脾化湿。

（5）瘀血阻络型

［治法］活血化瘀，通络止痛。

［方药］身痛逐瘀汤加减。秦艽12g，川芎12g，桃仁12g，红花12g，羌活15g，没药15g，当归15g，炒五灵脂15g，香附15g，地龙12g，炙甘草6g。

［加减］入夜痛甚者，加延胡索、肉桂、鸡血藤，以温阳通脉，化瘀止痛；畏寒，遇寒痛甚者，加制川乌、制附子、干姜，以扶阳散寒，通脉止痛。

（6）气血两虚型

［治法］益气养血，通经活络。

［方药］黄芪桂枝五物汤合八珍汤加减。黄芪20g，桂枝15g，白芍15g，生姜6g，大枣8枚，盐杜仲15g，熟地黄15g，当归15g，川芎12g，鸡血藤25g，片姜黄12g，炙甘草6g。

［加减］面色萎黄，疲倦乏力者，加党参、白术，健脾益气，以助气血生化之源；心悸气短者，加石菖蒲、远志、炒酸枣仁，以养血安神，并重用炙甘草，其与桂枝相配辛甘化阳，以补益心阳。

（7）肝肾不足型

［治法］补益肝肾，强筋壮骨

［方药］独活寄生汤合三痹汤合虎潜丸加减。狗骨15g，怀牛膝15g，陈皮12g，熟地黄15g，锁阳15g，龟甲15g，干姜12g，当归15g，白芍15，炙甘草6g。

［加减］偏于肾阴虚者，加山茱萸、女贞子、槲寄生，以滋阴补肾；阴虚内热者，加地骨皮、牡丹皮、黄柏，以滋阴清热；偏于肾阳虚者，加盐杜仲、补骨脂、淫羊藿，以温补肾阳，散寒止痛。

（8）气阴两虚型

［治法］养阴益气，通络止痛。

［方药］四神煎加减。黄芪25g，远志15g，怀牛膝15g，龟甲15g，桂枝15g，鸡血藤25g，威灵仙15g，槲寄生15g，石斛12g，炙甘草6g。

［加减］偏于脾气虚者，加党参、白术、白扁豆，以健脾益气；偏于肝阴虚者，加北沙参、麦门冬、川楝子，以滋补肝阴，疏肝止痛；偏于肾阴虚者，加山茱萸、枸杞子、盐杜仲，扶阳育阴，生化无穷。

2. 外治疗法

（1）中药外敷法　适用于活动性类风湿关节炎，症见关节肿胀、疼痛，关节屈伸不利，局部发热或皮色发红或黯红。常用药物包括复方雷公藤外敷剂、金黄膏等。

（2）中药泡洗或熏蒸法　利用药物煎煮后产生的蒸汽熏蒸，或用药液泡洗关节局部，通过熏蒸或泡洗关节达到治疗目的，适用于类风湿关节炎所致的四肢肿胀、疼痛、功能障碍等，可根据证候类型选方用药。

（3）中药离子导入法　适用于类风湿关节炎所致的四肢肿胀、疼痛等，能扩张小动脉和毛细血管，改善局部血液循环，可根据类风湿关节炎患者证候类型选方用药。

（4）针灸疗法　常用穴位有风池、风府、风门、风市、肾俞、足三里、三阴交、内关、公孙。配穴：肩关节取天宗、肩髎、肩贞、阿是穴；肘关节取曲池、尺泽穴；腕关节取阳池、外关、阳溪、腕骨穴；指关节取八邪穴；膝关节取阳陵泉、犊鼻、膝阳关、梁丘等穴。

（5）针刀疗法　针刀微创治疗能改善类风湿关节炎的临床症状，急性期以减压、缓解疼痛为主，功能障碍期以松解粘连、改善功能为主。

（6）中药蜡疗　中药蜡疗能促进局部血液循环，具有一定镇痛作用，可缓解关节肿痛、晨僵等症状，具有降低炎症指标的作用。

（7）推拿按摩疗法　可根据各部位组织生理病理特点，采用相宜的推拿按摩手法，配合中药治疗改善患者疼痛及晨僵症状。

（8）穴位贴敷疗法　按照中医经络学说，将药物直接贴敷在穴位上，亦可按风、寒、湿邪气的偏重以及病变部位进行配穴。可采用冬病夏治穴位贴敷、三九贴敷、春秋分穴位贴敷等，辅助治疗类风湿关节炎。

（9）穴位注射疗法　根据中医辨证和经络理论，选用中成药或西药注入有关穴位，能起到减轻疼痛的作用。

3. 成药应用

（1）雷公藤总苷片

［组成］雷公藤。

［功能］祛风解毒，除湿消肿，舒筋通络，有抗炎及抑制细胞免疫和体液免疫等作用。

［适应证］风湿热瘀，毒邪阻滞所致的类风湿关节炎。

［用法］口服，每次1~2片，每天3次。

［注意事项］临床不良反应主要为消化道反应、血液系统及生殖系统损害三方面，对于有生育需求的类风湿关节炎患者应慎用。定期检查血、尿常规，心电图和肝肾功能。老年患者慎用。

（2）昆仙胶囊

［组成］昆明山海棠，淫羊藿，枸杞子，菟丝子。

［功能］补肾通络，祛风除湿。

［适应证］类风湿关节炎属风湿痹阻兼肾虚证。症见关节肿胀疼痛，屈伸不利，晨僵，关节压痛，关节喜暖畏寒，腰膝酸软，舌质淡，苔白，脉沉细。

［用法］口服，每次2粒，每天3次。建议饭后服，以减轻胃肠道不良反应。胃肠道不耐受者，可减量服用。

［注意事项］服药期间禁止饮酒；心功能不全慎用；定期检查血、尿常规，心电图和肝肾功能。

（3）白芍总苷胶囊

［组成］白芍提取物。

［功能］祛风除湿止痛，有抗炎及抑制细胞免疫和体液免疫等作用。

［适应证］用于风湿热瘀，毒邪阻滞所致的类风湿关节炎。

［用法］口服，每次2粒，每天3次。

［注意事项］其主要不良反应为腹泻。

（4）正清风痛宁片

［组成］青风藤碱。

［功能］祛风除湿，活血通络，消肿止痛。

［适应证］用于风寒湿痹证。症见肌肉酸痛，关节肿胀、疼痛，屈伸不利，麻木僵硬等。

［用法］口服，每次1~4片，每天3次。

［注意事项］定期复查血常规（建议每两周检查一次），并注意观察血糖和胆固醇。如出现皮疹或白细胞减少等不良反应时，立即停药。

（5）寒湿痹片

［组成］制附子，制川乌，黄芪，桂枝，麻黄，炒白术，当归，白芍，威灵仙，木瓜，细辛，炙甘草。

［功能］温阳散寒，祛湿活血。

［适应证］类风湿关节炎寒湿痹阻证。

［用法］口服，每次4片，每天3次。

［注意事项］本品含有附子、乌头，心血管疾病患者需慎用，不宜超说明书服用。

（6）尪痹片

［组成］地黄，熟地黄，续断，制附子，独活，骨碎补，桂枝，淫羊藿，防风，威灵仙，皂刺，羊骨，白芍，狗脊（制），知母，伸筋草，红花。

［功能］滋补肝肾，散寒祛湿。

［适应证］用于类风湿关节炎肝肾亏虚证或寒湿痹阻证。

［用法］口服，每次4片，每天3次。

［注意事项］本品含有附子、心血管疾病患者需慎用，不宜超说明书服用。

（7）瘀血痹胶囊（片）

［组成］制乳香，威灵仙，红花，丹参，制没药，川牛膝，川芎，当归，姜黄，香附，炙黄芪。

［功能］活血化瘀，通络止痛。

［适应证］用于类风湿关节炎瘀血痹阻证，症见肌肉关节剧痛，痛处拒按，固定不移，可有硬结或瘀斑。

［用法］口服，每次6粒，每天3次。

［注意事项］孕妇禁用；脾胃虚弱者慎用。

（8）益肾蠲痹丸

［组成］骨碎补，熟地黄，当归，徐长卿，土鳖虫，僵蚕，蜈蚣，全蝎，蜂房，地龙，炙乌梢蛇，延胡索，鹿衔草，淫羊藿，寻骨风，老鹳草，鸡血藤，地黄，虎杖。

［功能］温补肾阳，补肾壮督，搜风祛邪，蠲痹通络。

［适应证］用于类风湿关节炎肾阳不足证或痰瘀痹阻证。

［用法］口服，每次8~12g，每天3次。

［注意事项］妇女月经期行经量多时停服；孕妇禁服；过敏体质和湿热偏盛者慎服。

（四）医家诊疗经验

1. 施今墨

施今墨辨治痹证主张以阴阳为总纲，

以表、里、寒、热、虚、实、气、血为八纲。风寒大多从表来，湿热自内生；初病多邪实，久病则正虚；初病在气分，日久入血分。施氏将痹证分为四个证候，即风湿热证候、风寒湿证候、气血实证候、气血虚证候。治疗立散风、逐寒、祛湿、清热、通络、活血、行气、补虚八法，临床视证候情况合用各法治之。

2. 代云波

四川名医代云波以乌头汤、乌头桂枝汤、麻黄附子细辛汤为基础，创立治疗风寒湿痹证的"乌附麻辛桂姜草汤"，以此方为基础随症加减。行痹治以祛风通络，佐以散寒除湿，乌附可选其一，再酌加荆芥、薄荷、防风、独活、羌活、秦艽、威灵仙之类。痛痹治以散寒温阳，佐以祛风胜湿，酌加肉桂、鹿角片、吴茱萸等。着痹治以利湿健脾，佐以祛风散寒，去甘草之甘缓敛湿，酌加柴胡、葛根、藁本、羌活、萆薢、茯苓皮、五加皮等。

代老治疗湿热痹以清热渗湿通络为法，创立"川乌薏苡竹叶散"。方为薏苡仁，竹叶，滑石，木通，连翘，白豆蔻，茯苓皮，制川乌。兼风者，酌加荆芥、薄荷、防风、羌活、独活、秦艽等；兼夹寒湿，酌加附片、细辛、羌活、独活、五加皮、苍耳子、海风藤、丝瓜藤等；热偏盛，加黄芩、黄柏、栀子之类。

若病在头项，酌加柴胡、葛根、藁本、羌活、白芷、苍耳子之类；若在腰背或肾虚者，加杜仲、续断、狗脊、桑寄生、独活、淫羊藿、鹿角霜等；病在两胁，酌加柴胡、郁金、乌药、香附、吴茱萸、牡蛎等；若在四肢，酌加独活、羌活、姜黄、桑枝、鸡血藤、钩藤、石楠藤、海风藤、茜草、怀牛膝、松节、千年健等。

五、预后转归

本病预后与感邪轻重、患者体质强弱、治疗是否及时及病后调养等因素密切相关。一般来说，痹证初发，正气尚未大虚，病邪轻浅，采取及时有效的治疗，多可痊愈。若虽初发但感邪深重，或痹证反复发作，或失治、误治等，往往可使病邪深入，由肌肤而渐至筋骨脉络，甚至损伤脏腑，病情缠绵难愈，预后较差。

六、预防调护

（一）膳食指导

类风湿关节炎患者一般宜进高蛋白、高热量、易消化的食物，少食辛辣刺激、生冷、油腻食物。饮食应注意以下几点。

1. 饮食要节制

饮食要定时、定量，食物的软、硬、冷、热均要适宜。不可暴饮暴食，增加脾胃负担，伤及消化功能。

2. 饮食宜清淡

类风湿关节炎患者经常受病痛折磨，又长期以药物为伴。病情发作时，更是茶饭不香，故食宜清淡。一则可以保持较好的食欲，二则可以保持较好的脾胃运化功能，以增强抗病能力。

3. 饮食不可偏嗜

鸡鸭鱼肉、五谷杂粮、蔬菜瓜果均不可忽视，应合理搭配食用。

4. 正确对待食补与药补

无论食补还是药补，对本病患者都是有益的，但必须根据病情及脾胃运化功能的强弱来进行。如牛奶、豆浆、巧克力虽是营养佳品，但体内有湿热或舌苔黏腻者，多食反而引起腹胀不适，不思饮食；人参、白木耳、阿胶虽能补气养血，但脾胃不和或湿热内蕴者服之，反而会壅气助湿，加重病情。

5. 注意饮食

有的类风湿关节炎患者病程较长，如果患病后忌口太严，长年日久，影响营养的吸收，对疾病的康复不利。一般来说类风湿关节炎患者不必忌口。但在急性期或关节红肿灼热时，不宜进食辛辣刺激的食物；久病脾胃虚寒者，少食生冷瓜果及虾、蟹、竹笋之类。

（二）运动疗法

越来越多的研究显示，有关节炎的患者参加规律运动，有助于维持或增加关节灵活性，改善功能，减轻疼痛，降低残疾率。运动干预主要包括有氧运动、力量训练关节体操等。

1. 有氧运动

适度的有氧运动（运动时心率达到最大心率的60%~80%）不仅能使肌肉得到舒张，关节周围组织的痉挛得到缓解，还有利于局部关节的血液循环，防止炎性物质的堆积，促进炎症消散。它不仅能改善患者的生理功能，还能改善患者的心理、社会功能与自我健康认识，从而提高患者的总体生活质量。

2. 力量训练

力量训练以抗阻运动为主。抗阻运动是一种可以提升肌肉质量的治疗方法，其在膝关节肌肉力量上的效果最明显。

3. 关节体操

进行关节体操的目的是使各关节维持自身的活动度，防止疾病破坏关节，影响患者的日常生活能力。类风湿关节炎患者中90%以上最先累及手腕关节，因此手腕部关节功能操对类风湿关节炎患者的康复有重要的作用。

（三）辨证施护

1. 一般护理

（1）按中医内科一般护理常规进行。

（2）恶寒发热，关节红肿疼痛、屈伸不利者，宜卧床休息，病情稳定后可适当下床活动。

（3）脊柱变形者宜睡硬板床，保持衣被清洁干燥，出汗多时及时擦干，更换衣被。

（4）生活不能自理的卧床患者，要经常帮助其活动肢体，适时更换卧位，受压部位用软垫保护，防止发生压疮。

2. 病情观察，做好护理记录

（1）观察痹痛的部位、性质、时间，及与气候变化的关系。

（2）观察皮肤、汗出、体温、舌脉及伴随症状等变化。

3. 给药护理

（1）风寒湿痹者，中药汤剂宜热服。

（2）热痹者，汤剂宜偏凉服。

（3）注意服药后的效果及反应，出现唇舌手足发麻、恶心、心慌等症状时，及时报告医师。

（4）用药酒治疗时注意有无乙醇过敏反应。

4. 饮食护理

（1）饮食宜高营养、高维生素，清淡可口，易于消化。

（2）风、寒、湿痹者，应进食温热性食物，适当饮用药酒，忌食生冷。

（3）热痹者，宜食清淡之品，忌食辛辣、肥甘、醇酒、海鲜等食物，鼓励多饮水。

5. 生活护理

注意保暖，随气候变化及时更换衣被，慎防外感。风寒湿痹者尤应特别注意，可在痛处加用护套，阴雨寒湿天气慎勿外出活动，天晴时可多晒太阳，夏季勿贪凉。勿洗冷水浴，不宜用竹席、竹床。热痹者虽不畏寒，但也不宜直接吹风。

6. 情志护理

（1）病程缠绵，行动不便，患者常心情抑郁。要关心患者，给予心理安慰，减轻其痛苦，使其积极配合治疗与护理。

（2）劝说家属给予患者家庭温暖及生

活照顾，使其心情舒畅。

7. 起居护理

（1）病室宜干燥，阳光充足，不宜在寒冷季节或阴雨潮湿天气外出活动。

（2）注意体温、关节、汗出等情况变化，汗出多时应避风，勤换内衣。

（3）注意防风寒，防潮湿，出汗时切忌当风，被褥常洗常晒，保持干燥清洁。

七、专方选要

1. 陆观虎治痹基础方

［组成］桂枝，白芍，大蓟，小蓟，当归，秦艽，防己，寻骨风，海风藤，桑枝，丝瓜络，豨莶草。

［功能］调和营卫，祛风除湿，通络止痛。

［适应证］风寒湿痹。

［用法］每日1剂，水煎400ml，分早、晚饭后半小时温服。

［注意事项］上肢痛者加羌活；血虚者加鸡血藤；下肢痛者加牛膝；腰痛者加杜仲；气虚者加白术；痛重者加威灵仙、海桐皮；湿重者加茯苓、薏苡仁、萆薢；寒重者加生姜、干姜。

［出处］（《古今名医临证金鉴》）。

2. 朱良春益肾蠲痹丸

［组成］生地黄，熟地黄，当归，鸡血藤，淫羊藿，鹿衔草，肉苁蓉，炙全蝎，炙乌梢蛇，土鳖虫，炙蜂房，蛞蝓虫，地龙，炙僵蚕，徐长卿，老鹳草，寻骨风，虎杖，苍耳子，甘草。

［功能］益肾壮督，蠲痹通络。

［适应证］尪痹。症见汗出怯冷，腰膝酸软，关节疼痛反复发作，经久不愈，痉挛骨松，关节变形，苔薄质淡，脉沉细软弱。

［用法］上药煎浓汁泛丸如绿豆大，每服6~8g，每日两次，食后服。

［注意事项］妇女经期或妊娠期忌服。

阴虚咽干口燥者，另加地黄、麦门冬、石斛泡茶饮。

［出处］《当代名医临证精华·痹证专辑》。

3. 焦树德补肾祛寒治尪汤

［组成］续断，补骨脂，制附片，熟地黄，骨碎补，淫羊藿，桂枝，独活，赤芍，白芍，威灵仙，麻黄，防风，伸筋草，松节，知母，苍术，牛膝。

［功能］补肾温阳，祛风散寒止痛。

［适应证］尪痹。

［用法］先煎附片，体弱者，用白蜜加水文火煎。每日1剂，水煎400ml，分早、晚饭后半小时温服。病情好转后将上述药物研为细末，每服3~4g，每日2~3次，用温黄酒或温开水送服。

［注意事项］上肢重者去牛膝，加姜黄、羌活；瘀血明显者，加血竭（冲）、皂刺、自然铜；兼有低热者，去淫羊藿，加黄柏、地骨皮；腰腿痛明显者，去苍术，加桑寄生，加重续断、补骨脂、牛膝用量；筋骨挛缩者，去苍术、防风、松节，加薏苡仁、木瓜、僵蚕，加重白芍、桂枝用量。

［出处］《当代名医临证精华·痹证专辑》。

主要参考文献

［1］艾脉兴，曾小峰. 类风湿关节炎自身抗体的新认识［J］. 中华风湿病学杂志，2002，6（3）：195-197.

［2］王承德，沈丕安，胡荫奇. 实用中医风湿病学［M］. 北京：人民卫生出版社，2009：501.

［3］中华医学会风湿病学分会. 类风湿关节炎诊断及治疗指南［J］. 中华风湿病学杂志，2010，14（4）：265-270.

［4］张晓盈，段天娇，穆荣，等. 类风湿关节炎患者工作能力障碍的现况调查［J］. 中华风湿病学杂志，2012（16）：77-81.

[5] 史晓飞, 付建斌. 应重视类风湿关节炎流行病学伴发疾病致残率及就医行为的研究 [J]. 中华风湿病学杂志, 2014, 18 (7): 433-436.

[6] 侯丽萍. 从临床研究探讨类风湿关节炎的病因病机 [D]. 湖北: 湖北中医学院, 2006: 13-19.

[7] 李文. 类风湿关节炎的汉方治疗 [J]. 国外医学: 中医中药分册, 2004, 26 (5): 290-292.

[8] 蔡文虹, 孙保东, 张宝凤, 等. 类风湿关节炎病因学概述 [J]. 中国当代医药, 2012, 7 (5): 11-12.

[9] 伍斌, 鲁延富, 姜凤良. 类风湿关节炎发病机制的研究进展 [J]. 医学综述, 2014, 20 (23): 4249-4251.

[10] 庞立园, 丁锐, 张瑾, 等. 菌群变化对类风湿关节炎的影响 [J]. 中国微生态学杂志, 2016, 28 (12): 1477.

第三节 痛风性关节炎

痛风性关节炎是嘌呤代谢紊乱致使尿酸盐沉积在关节及其周围组织引起的关节无菌性炎症, 以局部红、肿、热、痛、功能障碍等为主要临床表现的疾病。

痛风性关节炎属于中医学"痹病""历节""白虎历节"等范畴。张仲景在《金匮要略》记载"寸口脉沉而弱, 沉即主骨, 弱即主筋, 沉即为肾, 弱即为肝。汗出入水中, 如水伤心, 历节黄汗出, 故曰历节""盛人脉涩小, 短气, 自汗出, 历节痛, 不可屈伸, 此皆饮酒汗出当风所致"。首次提出"历节"之名, 并指出体胖之"盛人"易患此病。盖风不夹寒、夹湿, 不能伤人, 而寒湿同为水气所化, 风邪袭人, 常夹寒湿。若腠理失密, 卫外不固, 致风寒湿邪侵袭, 其邪留滞关节, 阻碍气血运行, 流通不利则疼痛。金元时期, 朱丹溪著《格

致余论》, 曾列痛风专篇, 并云: "痛风者, 大率因血受热已自沸腾, 其后或涉水或立湿地……寒凉外搏, 热血得寒, 汗浊凝滞, 所以作痛, 夜则痛甚, 行于阳也。"《丹溪心法》中言: "痛风者, 四肢百节走痛, 他方谓之白虎历节。"张景岳在《景岳全书·脚气》中认为"外是阴寒水湿, 今湿邪袭人皮肉筋脉; 内由平素肥甘过度, 湿壅下焦; 寒与湿邪相结郁而化热, 停留肌肤…病变部位红肿潮热, 久则骨蚀"。清代林佩琴《类证治裁》中说: "痛风, 痛痹之一症也……初因风寒湿郁痹阴分, 久则化热致痛, 至夜更剧。"由此看出, 历代医家对痛风、痹证、历节等病证混为一谈。但是, 中医药学对痛风的病因、病机、体质、体征、诱发因素等做了细致的观察与探讨, 为后世医学研究奠定了基础。

一、病因病机

(一) 西医学认识

痛风的病因和发病机制尚不十分清楚, 目前认为高尿酸中毒是痛风最重要的生化基础, 但高尿酸中毒不等于痛风, 5%~15%的高尿酸中毒患者最终会发展为痛风。也不是只要出现尿酸盐沉积, 就会直接导致急性痛风发作。引起高尿酸中毒的病因有高嘌呤饮食、细胞破坏增多、核酸分解增加、ATP降解增加、尿酸生成增加、尿酸排泄减少等等。当血尿酸超过饱和浓度, 尿酸盐析出可直接沉积在关节、关节周围软组织、肾小管、血管等部位, 中性粒细胞、巨噬细胞与晶状体相互作用, 释放致炎症因子、基质金属蛋白酶9、水解酶等, 引起关节、软骨、骨质、肾脏以及血管内膜等炎症损伤。

(二) 中医学认识

当人体正气不足, 脏腑失调, 尤其是

脾肾功能不足，脾之运化功能失调，对膏粱厚味运化不及，痰浊内生，肾司二便功能失调则排泄湿浊缓慢，痰浊内聚，复因感受外邪，劳倦过度，七情所伤，或酗酒伤食，内外合邪，痰湿流注关节、肌肉、骨骼，影响气血运行，发为本病。又可因饮食劳倦，房事不节，感受外邪，内外合邪，气血运行不畅，不通则痛，则关节疼痛、红肿。本病日久不愈，局部痰浊瘀血津停，会出现关节肿大、畸形、结节。本病在早期以实证为主，邪实以风、寒、湿、热（毒）、痰浊、瘀血为主，中晚期则多虚实兼见，虚多以气血阴阳不足，肝脾肾亏虚为主。

二、临床诊断

（一）辨病诊断

1. 临床表现

临床发病常见于 40 岁以上男性，女性多在绝经后发病，常有家族遗传史。痛风自然病程可分为四期，即无症状高尿酸中毒期、急性关节炎期、发作间期、慢性期。

（1）无症状高尿酸中毒期 仅有波动性或持续性高尿酸中毒（男性 > 420μmol/L，女性 > 360μmol/L），而无关节疼痛等症状。近年来有研究证实，高尿酸中毒的患者在关节彩超检查时也可在关节及肾脏内检测到尿酸盐结晶。

（2）急性关节炎期 多在午夜或清晨突然起病，关节剧痛，数小时内受累关节出现红、肿、热、痛和功能障碍，可伴有发热，往往多见单侧第一跖趾关节发病，发作呈自限性，多在数小时或数天内自行缓解。两次痛风发作之间可有间歇期。

（3）发作间期 在发作间期，患者无关节肿痛等症状，但在关节腔内，慢性滑膜炎、骨质侵蚀、软骨损伤仍在持续发生。

（4）慢性期 慢性期包括痛风石形成、慢性痛风性关节炎和肾脏病变。痛风石是痛风的特征性临床表现，多位于耳廓或关节周围，可造成关节骨质破坏，关节周围组织纤维化和继发退行性改变。慢性痛风性关节炎多见于未规范治疗的患者，受累关节呈非对称性不规则肿痛。肾脏病变主要表现在 3 个方面。①痛风性肾病，临床表现为夜尿增多、低比重尿、低分子蛋白尿、轻度血尿及管型等。晚期可出现肾功能不全、高血压、水肿、贫血等。②尿酸性肾结石，可表现为肾绞痛、血尿、排尿困难。肾积水、肾盂肾炎等。③急性肾衰竭，大量尿酸盐结晶堵塞肾小管、肾盂甚至输尿管，可出现少尿、无尿、肾功能异常等。

2. 西医学诊断标准

目前采用 2015 年美国风湿病学会和欧洲抗风湿病联盟共同制定的痛风分类标准。

（1）标准

1）适用标准（符合准入标准方可应用本标准）：存在至少一个外周关节或滑囊肿胀、疼痛或压痛。

2）确定标准（金标准，直接确诊，不必进入分类标准）：偏振光显微镜镜检证实在（曾）有症状关节或滑囊或痛风石中存在尿酸钠结晶。

3）分类标准（符合准入标准但不符合确定标准时）：≥ 8 分即可诊断为痛风。

（2）临床表现

1）受累的有症状关节、滑囊分布：①累及踝关节或足中段（非第一跖趾关节）单或寡关节炎（1 分）。②累及第一跖趾关节的单或寡关节炎（2 分）。

2）发作时关节症状特点：①受累关节皮肤发红（主诉或查体）。②受累关节触痛或压痛。③活动障碍。符合 1 个发作特点评分 1 分。符合 2 个发作特点评分 2 分。符合 3 个发作特点评分 3 分。

3）发作时间特点（符合以下 3 条中的 2 条，无论是否进行抗感染治疗）：① 24 小时之内疼痛达峰值。②14 日之内疼痛缓解。③2 次发作间期疼痛完全缓解。有 1 次典型发作评分 1 分。反复典型发作评分 2 分。

4）有痛风石临床证据：痛风石为为皮下灰白色结节，常见于耳廓、关节、鹰突滑囊、指腹、肌腱。表面皮肤薄且覆有较多血管，皮肤破溃后可向外排出粉笔屑样尿酸盐结晶（4 分）。

（3）实验室检查　血尿酸水平（尿酸氧化酶法）。应在发作 4 周后（即发作间期）且还未行降尿酸治疗的情况下进行检测，有条件者可重复检测。取检测的最高值进行评分。

（4）影像学表现

1）（曾经）有症状关节滑囊尿酸盐沉积的影像学表现：关节超声有"双轨征"；双能量 CT 有尿酸盐沉积（任一方式）（4 分）。

2）存在痛风关节损害的影像学表现：X 线显示手和（或）足至少 1 处骨侵蚀（4 分）。

（二）辨证诊断

本病以四肢关节反复疼痛、肿胀、活动不利甚或变形为主症，属"痹证"范畴，又称"历节"。本病早期以实证为主，邪实以风、寒、湿、热（毒）、痰浊、瘀血为主，可分为湿热蕴结证、痰浊阻滞证、热毒阻络证、痰瘀阻络证，中晚期则多虚实兼见，虚多以气血阴阳不足，肝脾肾亏虚为主，可有肝肾阴虚证、脾肾阳虚证。

1. 湿热蕴结型

（1）临床证候　局部关节红肿热痛、拒按，发病急骤，病及一个或多个关节，多兼有发热、恶风、口渴、烦闷不安，头痛汗出，小便短黄，舌红，苔黄或黄腻，脉弦滑数。

（2）辨证要点　局部关节红肿热痛、拒按，发病急骤。

2. 寒湿阻滞型

（1）临床证候　四肢关节肿胀、疼痛、重着，局部皮温正常，阴天、受寒及夜间加剧，得热则舒，畏寒，胸脘痞闷，舌淡胖，苔白腻，脉弦滑或弦紧等。

（2）辨证要点　四肢关节肿胀、疼痛、重着，局部皮温正常。

3. 热毒阻络型

（1）临床证候　关节红肿热痛，痛势剧烈，活动不利，局部皮肤色黯，舌质紫黯或有瘀斑，苔薄黄，脉细涩或弦细。

（2）辨证要点　关节红肿热痛，痛势剧烈，活动不利，局部皮肤色黯。

4. 痰瘀痹阻型

（1）临床证候　关节刺痛，固定不移，关节肿大，甚至强直畸形，屈伸不利，皮下结节，或皮色紫黯，舌质紫黯或有瘀斑，苔白腻，脉弦或沉涩。

（2）辨证要点　关节刺痛，固定不移，关节肿大，甚至强直畸形。

5. 肝肾阴虚型

（1）临床证候　关节痛如被杖，局部关节变形，昼轻夜重，肌肤麻木不仁，步履艰难，筋脉拘急，屈伸不利，头晕耳鸣，颧红口干，舌红少苔，脉弦细或细数。

（2）辨证要点　关节痛如被杖，局部关节变形，昼轻夜重。

6. 脾肾阳虚型

（1）临床证候　疼痛反复发作，日久不愈，关节肿胀酸痛、凉痛，屈伸不利，手足不温，畏寒怕冷，便溏，舌质淡或胖嫩，苔白滑，脉沉弦无力。

（2）辨证要点　疼痛反复发作，日久不愈，关节肿胀酸痛、凉痛。

三、鉴别诊断

1. 强直性脊柱炎

强直性脊柱炎多见于男性，外周关节受累以非对称的下肢大关节为主，极少累及手关节，HLA-B27 阳性，RF 阴性。

2. 类风湿关节炎

类风湿关节炎特点为多发性对称性小关节受累，特征是伴有明显晨僵和手指纺锤形肿胀。但痛风受累关节呈不对称性和非同步性，痛风结节存在尿酸盐结晶，且有其独特的放射学特征可资鉴别。

3. 化脓性关节炎

化脓性关节炎为金黄色葡萄球菌感染，发作时多个关节红肿热痛，疼痛非游走性，同时伴有明显全身症状，如发热、畏寒、全身不适等，临床上有明显感染证据，血常规显示白细胞及中性粒细胞计数升高，关节穿刺和关节液检查对早期诊断很有价值，抗链球菌溶血素"O"阴性，应用抗生素有效。

四、临床治疗

（一）提高临床疗效的基本要素

临床辨证须四诊合参，准确辨证，掌握邪实与正虚的不同特征及主次，选用相应的治法。在准确中医辨证施治的基础上加用一些特效药如山慈菇、土茯苓、露蜂房等，提高疗效。在内服药物治疗的同时辅助外治法，提高疗效。

（二）辨病治疗

辨病治疗包括非药物治疗和药物治疗两大方面。

1. 非药物治疗

痛风患者应遵循下述原则。①限酒。②减少高嘌呤食物摄入。③防止剧烈运动或突然受凉。④减少富含果糖饮料摄入。⑤大量饮水（每日2000ml以上）。⑥控制体重。⑦增加新鲜蔬菜摄入。⑧规律饮食和作息。⑨规律运动。⑩禁烟。

2. 药物治疗

（1）急性痛风性关节炎　秋水仙碱、非甾体抗炎药和糖皮质激素是治疗急性痛风性关节炎的一线药物，应尽早使用。急性发作期不进行降尿酸治疗，但已服用降尿酸药物者不需停用，以免引起血尿酸波动，导致发作时间延长或再次发作。

①非甾体抗炎药：可有效缓解急性痛风性关节炎症状。常用药物有吲哚美辛、双氯酚酸、依托考昔等。常见的不良反应有胃肠道溃疡及出血，应警惕心血管系统不良反应。活动性消化性溃疡者禁用，伴肾功能不全者慎用。

②秋水仙碱：小剂量秋水仙碱（1.5mg/d）有效且不良反应少，在48小时内使用效果更好。

③糖皮质激素：用于非甾体抗炎药和秋水仙碱治疗无效者，或肾功能不全者。短期口服中等剂量糖皮质激素或关节腔注射，有明显疗效。

（2）发作间歇期和慢性期　对急性痛风性关节炎频繁发作（＞2次/年），有慢性痛风性关节炎或痛风石的患者，应进行降尿酸治疗。治疗目标是血尿酸＜6mg/dl并终身保持。对于有痛风石、慢性关节炎、痛风频繁发作者，治疗目标是血尿酸＜5mg/dl，但不应低于3mg/dl。

目前降尿酸药物主要有抑制尿酸生成、促进尿酸排泄药物两类。单一药物疗效不好、血尿酸明显升高、痛风石大量形成时可合用两类降尿酸药物。其他药物有碱性药物和尿酸氧化酶等。

①抑制尿酸合成药：抑制黄嘌呤氧化酶，阻断次黄嘌呤、黄嘌呤转化为尿酸，从而降低血尿酸水平。

②非布司他：从20~40mg/d开始，最大剂量80mg/d。不良反应主要有肝功能异常、腹泻等。

③丙磺舒：初始剂量0.5g/d，最大剂量2g/d。对磺胺过敏者禁用。

④苯溴马隆：初始剂量25mg/d，最大剂量100mg/d。不良反应包括胃肠道症状、

皮疹、肾绞痛、粒细胞减少等。

（3）相关疾病的治疗　痛风常伴代谢综合征中的一种或数种，如高血压、高脂血症、肥胖症、2型糖尿病等，应积极治疗。降压药应选择氯沙坦或氨氯地平，降脂药选择非诺贝特或阿托伐他汀等。合并慢性肾病者使用对肾功能影响小的降尿酸药物，并在治疗过程中密切监测不良反应。

（三）辨证治疗

1. 辨证论治

（1）湿热蕴结型

[治法] 清热利湿，通络止痛。

[方药] 四妙散加减。苍术15g，川牛膝15g，黄柏12g，薏苡仁30g，土茯苓35g，萆薢25g，山慈菇15g，独活15g，炙甘草3g。

[加减] 偏于湿重于热者，加白扁豆、茯苓、厚朴，以健脾化湿；偏于热重于湿者，加忍冬藤、知母，以清热通络；关节肿痛甚者，加车前子、地龙、延胡索，以清热利湿，通络止痛。

（2）寒湿痹阻型

[治法] 温经散寒，除湿通络。

[方药] 乌头汤合羌活胜湿汤加减。川乌（先煎）15g，干姜15g，麻黄12g，白芍15g，黄芪20g，羌活12g，独活15g，防风12g，川芎12g，炙甘草6g。

[加减] 遇寒痛甚者，加肉桂、盐杜仲，以温阳散寒止痛；湿盛伤脾，胃脘闷纳差者，加苍术、厚朴、陈皮、白扁豆，以健脾益气，祛湿和胃。

（3）热毒阻络型

[治法] 清热解毒，凉血化瘀。

[方药] 五味消毒饮合桃红四物汤加减。金银花25g，野菊花25g，紫花地丁20g，蒲公英25g，当归15g，牡丹皮15g，赤芍15g，白芍15g，桃仁12g，红花12g，

甘草6g。

[加减] 热甚伤阴者，加麦冬、北沙参、女贞子，以滋补肝肾；关节红肿热痛者，加水牛角粉、地龙、土茯苓、萆薢，以凉血解毒，祛湿化浊。

（4）痰瘀痹阻型

[治法] 活血化瘀，化痰散结。

[方药] 双合汤加减。当归15g，川芎12g，白芍15g，陈皮15g，清半夏12g，茯苓20g，桃仁12g，红花12g，白芥子15g，炙甘草6g。

[加减] 遇寒痛甚者，加肉桂、皂角刺、鹿角霜，以温阳散寒，强壮筋骨；痛久不愈，入夜痛甚者，加蜈蚣、延胡索、醋没药，以活血化瘀，通络止痛。

（5）肝肾阴虚型

[治法] 补益肝肾，通络止痛。

[方药] 独活寄生汤加减。独活15g，桑寄生20g，川芎12g，当归15g，白芍20g，盐杜仲15g，怀牛膝15g，熟地黄15g，山茱萸15g，木瓜20g，党参15g，白术20g，炙甘草6g。

[加减] 兼湿热，关节肿痛者，加地龙、车前子、土茯苓、萆薢，以清化湿热，通络止痛；关节痛甚，舌质黯红者，加地黄、地龙、醋没药，以凉血化瘀，通络止痛；心烦，潮热盗汗者，加龟甲、黄柏、牡丹皮、白薇，以滋补肾阴，清热除烦。

（6）脾肾阳虚型

[治法] 温补脾肾，通络止痛。

[方药] 理中汤合右归丸加减。党参15g，白术20g，干姜15g，制附子（先煎）15g，山药20g，酒山茱萸15g，菟丝子20g，鹿角胶（烊化）15g，枸杞子15g，当归15g，盐杜仲15g，炙甘草9g。

[加减] 遇寒痛甚者，加制川乌、肉桂、延胡索，以温阳蠲寒，化瘀止痛；脾胃阳虚，浊毒阻滞气血者，重用干姜，加

黄芪、土茯苓、萆薢，以温中健脾，蠲除浊毒。

2. 外治法

（1）中药外敷 湿热蕴结证，酌情选用清热除湿、宣痹通络之品，如如意金黄膏；寒湿痹阻证，酌情选用祛风散寒除湿、温经通络药物，如将乌头汤制成散剂，黄酒调匀外敷，每隔6~12小时换药1次。

（2）中药熏洗 湿热蕴结证，酌情选用清热利湿、通络止痛药物；脾虚湿阻证，酌情选用健脾利湿、益气通络药物；寒湿痹阻证，酌情选用温经散寒、除湿通络药物；痰瘀痹阻证，酌情选用活血化瘀、化痰散结药物。熏洗每次40分钟，每日1~2次。

（3）针灸

①体针：主穴足三里、阳陵泉、三阴交、曲池、太溪、太白、大墩、昆仑、丘墟、足临泣、合谷等，急性期发作期用泻法，缓解期用平补平泻，均留针30分钟，每日或隔日一次，10次为1个疗程。

②三棱针法：有活血祛瘀、通络止痛的功效，多在痛风急性发作时采用。取阿是穴，放血1~2ml，每周2~3次。

还可选用中药离子导入、超声药物透入、梅花针叩刺结合拔罐法等方法治疗。

（四）医家诊疗经验

1. 赵金铎

痹证初起以邪实为主，故常见症状有肢体关节疼痛，屈伸不利，步履艰难，邪留日久，损伤正气，往往虚实互见，故治宜祛邪扶正。阳气虚者选用黄芪桂枝五物汤，偏脾气虚者则用四君子汤，偏肾阳虚则加淫羊藿、续断、菟丝子等，肝肾阴虚者，选用归芍地黄汤或二至丸加味，气血两虚者选用薯蓣丸。

2. 王士福

治痹初期当分风、寒、湿、热之邪，以大剂猛峻药速去其邪。中期失治或邪未尽去者，当于祛邪猛药中少加扶正之品，如黄芪、当归、桑寄生、白术等。若长年累月迁延不已，转为虚证，治当养血补血，方用独活寄生汤，此为痹证末期扶正祛邪之效方。因痹证病变部位常在四肢关节处，王老主张加用藤枝类药物。用络石藤治疗肝肾亏虚之风湿痹痛，用青风藤、海风藤祛风湿止痹痛，以忍冬藤治热痹肿痛，用鸡血藤活血补血舒筋，用于妇女及血虚者最佳，伸筋藤主治风湿筋骨痛，天仙藤可用于治疗风湿痹痛兼有水湿肿胀者。还可加桑枝引药力达于四末，为治疗四肢疾患的引经药。

五、预后转归

痛风的病因和发病机制较为清楚，如果及早诊断并进行规范治疗，大多数痛风患者可正常工作生活。慢性期病变经过治疗有一定的可逆性，皮下痛风石可缩小或消失，关节症状和功能可获改善，相关的肾脏病变也可减轻、好转。若起病年龄小、有阳性家族史、血尿酸显著升高、痛风频发的患者，提示预后较差。伴发高血压、糖尿病或其他肾病者，肾功能不全的风险增加，甚至危及生命。

六、预防调护

（一）膳食指导

1. 节制饮食

不食或少食高嘌呤食物。多饮水，避免暴饮暴食。节制烟酒，不宜喝大量浓茶或咖啡。

2. 食疗小偏方

（1）鲜芹苹果汁 能和胃止呕、降血压、平肝、镇静，可预防痛风发作。原材料：鲜芹菜250g，苹果150g。烹制方法：将鲜芹菜放入沸水中烫2分钟，然后切碎，与苹果合在一起榨汁，每次 1 杯，每天 2 次。

（2）百合车前子蜜　补肺益气，健脾利尿。车前子有利于尿酸排出，还可防止痛风性关节炎发作。原材料：百合 20g，车前子 30g，蜂蜜适量。烹制方法：将百合、车前子洗净后加水 800ml，煎至 500ml，加蜂蜜，调匀服用，每日 1 剂。

（3）加味萝卜汤　养心安神，利尿渗湿。常服可预防痛风发作。原材料：萝卜 250g，柏子仁 30g，盐适量。烹制方法：萝卜洗净，切丝，用植物油煸炒后，加入柏子仁及清水 500ml，同煮至熟，加适量盐即可。

（4）木瓜陈皮粥　具有化痰除湿，舒筋通络之功效，可用于治疗痛风痰湿阻滞证。原材料：木瓜、陈皮、丝瓜络、川贝母各 5g，粳米 50g。烹制方法：将以上原料洗净，木瓜、陈皮、丝瓜络先煎，去渣取汁，加入粳米、川贝母（切碎）煮至米烂粥稠，加适量冰糖即成。

（5）土茯苓粥　土茯苓性味甘、淡、平，可清热解毒，除湿通络。土茯苓可增加血尿酸的排泄，适用于防治痛风。原材料：土茯苓 10~30g、小米、粳米各 50g。烹制方法：先用粳米、小米煮粥，再加入土茯苓（碾粉）混合均匀，煮沸食用。

（6）赤豆薏仁粥　补益脾胃，利尿渗湿，有促进尿酸排出的作用。原材料：赤小豆 50g，薏苡仁 50g。烹制方法：将两者同时入锅煮至熟，每日 1 剂。

（二）运动疗法

对于痛风患者，在慢性期每周五次中等强度的运动可以有效降低痛风急性发作的风险，同时还能够延长寿命，降低体重。但在痛风急性期需要休息，关节制动，尽量不要运动。注意运动过程中和运动结束以后关节保暖，避免受凉，还需要及时补充水分，多饮水。

（三）辨证施护

1. 生活起居

（1）生活有规律，按时起居，注意劳逸结合，避免过度劳累、紧张与激动，保持心情舒畅，情绪平和。

（2）积极减肥，避免饥饿疗法，保持适当的运动量。

（3）间歇期患者应尽量穿柔软舒适的鞋子，避免足部磨损造成感染。冬天避免受凉，室温保持在 20~22℃，年老体弱者应注意保暖。

（4）急性发作期须严格卧床休息，并适当抬高患肢，以利血液回流，避免关节负重。直至疼痛缓解 72 小时后开始适当轻微活动，促进新陈代谢和改善血液循环。

2. 饮食指导

（1）饮食护理

①湿热蕴结：力戒烟酒，避免进食辛辣刺激食物。

②寒湿痹阻：季节变化时注意调节饮食起居，避免风寒湿邪外侵。

③保持理想体重，适当限制脂肪食盐摄入，禁酒限烟，低嘌呤饮食。

④避免暴饮暴食。

（2）饮水护理　要求患者多饮水，以增加尿量，促进尿酸排泄。适当饮水还可以降低血液黏稠度。

①饮水习惯：坚持每日饮一定量的水，不可平时不饮，临时暴饮。

②饮水时间：不宜饭前半小时内和饱餐后立即大量饮水，饮水最佳时间是两餐之间及晚间和清晨。

③饮水与口渴：痛风患者应主动饮水，不能等有口渴感时才饮水，因为口渴明显时体内已处于缺水状态，这时饮水促尿酸排泄效果较差。

④饮茶：痛风患者可用饮茶代替饮白

开水，但茶中含有鞣酸，易和食物中的铁相结合，形成不溶性沉淀物，影响铁的吸收。另外，茶中鞣酸可与某些蛋白质结合，形成难以吸收的鞣酸蛋白，所以餐后立即饮茶会影响营养物质的吸收，易造成缺铁性贫血等，较好的方法是餐后1个小时开始饮茶，且以淡茶为宜。

3. 情志护理

患者因反复发作疼痛，情绪会焦虑不安，应对患者进行心理安慰，解释病情，讲解疾病相关知识，帮助其了解痛风的病因及防治对策，增加治疗疾病的信心。

4. 预防指导

（1）在医师指导下坚持服药，以控制痛风发作，维持血尿酸在正常范围。不宜使用一些抑制尿酸排出的药物如氢氯噻嗪、呋塞米。

（2）定期检查血尿酸值，1~3个月检测一次，以便调整用药。

（3）积极治疗多发性骨髓瘤、慢性肾病等原发病，预防继发性痛风。

七、专方选要

1. 张凤山三妙丸

［组成］苍术，黄柏，牛膝，山慈菇，土茯苓，萆薢，露蜂房，金钱草，海藻，防己，薏苡仁。

［功能］清热祛湿止痛。

［适应证］痛风。

［用法］每日1剂，水煎400ml，分早、晚饭后半小时温服。

［注意事项］山慈菇用量一般不超过20g，否则易致腹泻。

［出处］《中华痹病大全》。

2. 赵绍琴五子三藤汤

［组成］苏子，白芥子，莱菔子，冬瓜子，皂角子，海风藤，络石藤，石楠藤，丝瓜络，桑枝，大豆卷，秦艽。

［功能］化痰通络止痛。

［适应证］痹证之关节肿大疼痛。

［用法］每日1剂，水煎30分钟，取液400ml，分早、晚饭后温服。

［出处］《中国名老中医药专家学术经验集》。

3. 苍术赤虎汤

［组成］苍术，赤小豆，虎杖，独活，桑寄生，丹参，臭梧桐，汉防己，黄柏，蚕沙，山慈菇，土茯苓，丝瓜络，生甘草。

［功能］清热解毒，祛湿通络。

［适应证］痛风性关节炎。

［用法］每日1剂，水煎30分钟，取液400ml，分早、晚饭后温服。

［注意事项］关节红肿者加忍冬藤、知母；恶寒发热者加羌活、防风；关节瘀肿者加桃仁、泽兰、血竭（吞服）。

［出处］《中国现代名医验方荟海》。

主要参考文献

［1］陈灏珠，钟南山，陆再英. 内科学第九版［M］. 北京：人民卫生出版社，2018：861.

［2］娄多峰，娄玉钦，李满意. 中华痹病大全［M］. 北京：中国医药科技出版社，2019：1.

［3］崔敏，刘爱军，王国辉，等. 全国名老中医韦绪性辨治疼痛病精要［M］. 北京：中国中医药出版社，2016：2.

［5］杨思澍. 中国现代名医验方荟海［M］. 湖北：科学技术出版社，1999：2.

［6］葛志宏，沙凤桐，熊兴平. 中国名老中医药专家学术经验集［M］. 广西：贵州科技出版社，1996：5.

第四节　骨质疏松症

骨质疏松是一种以骨量降低和骨组织微结构破坏为特征，导致骨脆性增加和易于骨折的代谢性骨病。骨质疏松症可发生于任何年龄，但多见于绝经后女性和老年男性。骨质疏松症分为原发性和继发性两大类。原发性骨质疏松症包括绝经后骨质疏松症（Ⅰ型）、老年骨质疏松症（Ⅱ型）和特发性骨质疏松症（包括青少年型）。绝经后骨质疏松症一般发生在女性绝经后5~10年内；老年骨质疏松症一般指70岁以后发生的骨质疏松；特发性骨质疏松症主要发生在青少年，病因尚未明。继发性的骨质疏松症常由内分泌代谢疾病，如甲状腺功能亢进症、甲状旁腺功能亢进症、库欣综合征、性腺功能减退症等或全身性疾病引起。本节主要针对原发性骨质疏松症。

中医学无"骨质疏松症"之病名。骨质疏松症临床症状及发病机制与"骨痿"颇为相似，属中医学"骨痿"范畴。我国历代医家在论述"骨枯""骨痿"等中医病证时均对病因病机进行了阐释。《素问·上古天真论》中曰："女子七岁，肾气盛，齿更发长。二七而天癸至，任脉通，太冲脉盛，月事以时下，故有子。三七，肾气平均，故真牙生而长极。四七，筋骨坚，发长极，身体盛壮。五七，阳明脉衰，面始焦，发始堕。六七，三阳脉衰于上，面皆焦，发始白。七七，任脉虚，太冲脉衰少，天癸竭，地道不通，故形坏而无子也。"其中，明确指出，女子七七之后，任脉虚、太冲脉衰少、精少、肾脏衰、天癸竭之"虚"象和地道不通、形体皆极之"瘀"象，为本病的生理病理特点。

一、病因病机

（一）西医学认识

正常成熟骨的代谢主要以骨重建形式进行。在激素和局部细胞因子等的协调作用下，骨组织不断吸收旧骨，生长新骨，周而复始，形成了体内骨转换的相对稳定状态。但随着年龄的增加，骨代谢转换率逐年下降。正常情况下，每年的骨矿物质含量丢失速度约0.5%，老年男性的骨矿物质含量下降速度慢于老年女性，因为后者除老年因素外，还有雌激素缺乏因素的参与。骨矿物质含量的丢失伴有骨微结构的紊乱和破坏，当骨量丢失到一定程度时，骨的微结构发生变化，有的结构（如骨小梁）无法维持正常形态，发生骨小梁的变窄、变细、弯曲、移位，甚至断裂（微损害，微骨折）。有的被全部吸收，形成空洞，骨皮质变薄，骨小梁数目减少，脆性增加，直至发生自发性压缩性骨折（如椎体）或横断性骨折（如股骨颈、桡骨远端）。

原发性骨质疏松症的病因和发病机制仍未阐明。凡可使骨的净吸收增加和（或）骨形成减少的因素都会促使发生骨质疏松症。

1. 骨吸收及其影响因素

骨吸收主要由破骨细胞介导，破骨细胞在接触骨基质时被激活，分泌某些化学物质、酶和细胞因子，溶解骨基质，矿物质被游离（溶骨作用），在这一过程中，主要是成骨细胞产生多种细胞因子调控和终止破骨细胞的活动。另一方面，在完成局部的溶骨作用后，破骨细胞也可分泌一些细胞因子，启动成骨细胞的成骨作用。

（1）妊娠和哺乳　妊娠期间母体血容量增加，钙的分布容量可增加一倍。钙、磷和其他物质完全由母体供给（来源于肠的吸收）。如摄入不足或存在矿物质的吸收障碍，必须动用骨盐维持血钙水平，如妊娠期饮食钙含量不足，可导致骨质疏松。

（2）性激素缺乏　雌激素缺乏使破骨细胞功能增强，骨丢失加速，而雄激素缺乏也在老年性骨质疏松症的发病中起到重要作用。

（3）活性维生素D缺乏　活性维生素D缺乏（可伴有血清钙下降）导致骨盐动员加速，骨吸收增强。

（4）甲状旁腺激素增高　一般认为，

甲状旁腺激素作用于成骨细胞，通过其分泌的骨吸收因子（如 IL-6、IL-11 等）促进破骨细胞的生成。随着年龄增加，肠钙吸收减少，血甲状旁腺激素逐年增高，导致骨吸收增多和骨质疏松。

（5）细胞因子　骨质疏松症患者多有 IL-1、IL-6 和肿瘤坏死因子增高，其中 IL-6 为一种多功能细胞因子，作用于破骨细胞，促进其分化，刺激骨吸收。另外，随着年龄的增加，骨髓细胞的护骨素表达能力下降，破骨细胞生成增多，骨质丢失加速。

2. 骨形成及其影响因素

骨的形成主要由成骨细胞介导。成骨细胞来源于骨原细胞，较成熟的成骨细胞位于骨外膜的内层和骨小梁骨膜表面。在成骨过程中，向基质分泌胶原蛋白和其他基质物质，为矿物质的沉积提供纤维网架，类骨质被矿化为正常骨组织。出生后，骨骼逐渐发育和成熟，骨量不断增加，约在 30 岁达到峰值骨量。青春发育期是人体骨量增加最快的时期，如因各种原因导致骨髓发育和成熟障碍致峰值骨量降低，成年后发生骨质疏松症的可能性增加，发病年龄提前。故峰值骨量越高，发生骨质疏松症的可能性越小或发生的时间越晚。因此，影响人体骨量的另一因素，是增龄性骨丢失前峰值骨量。至峰值骨量年龄以后，骨质疏松症的发生主要取决于骨丢失的量和速度。峰值骨量主要由遗传因素决定，但营养、生活方式和全身性疾病等对峰值骨量也有明显影响。

（1）遗传因素　研究发现，多种基因的表达水平和基因多态性可影响峰值骨量和骨转换。这些基因可能包括维生素 D 受体、雌激素受体、肾上腺素受体、糖皮质激素受体的基因，以及细胞因子和生长因子（如 TGF-β、IL-6、IL-1、IGF-1 等）的基因。对同卵双胞胎的研究发现，遗传因素决定了 70%~80% 的峰值骨量。股骨颈的长度亦由遗传因素决定，前者是影响该部位骨折的重要因素。骨密度只是影响骨生物质量的一个方面，骨基质的质和量对骨质疏松症和骨折的发生也起着重要作用。

（2）钙的摄入量　钙是骨矿物质中最主要的成分。钙不足必然影响骨矿化。在骨的生长发育期和钙需要量增加时（如妊娠、哺乳等），摄入钙不足将影响峰值骨量。

（3）生活方式和生活环境　足够的体力活动有助于提高峰值骨量。成骨细胞和骨细胞具有接受应力、负重等力学机械刺激的接受体，故成年后的体力活动是刺激骨形成的一种基本方式，而活动过少者容易发生骨质疏松症。此外，吸烟、酗酒、高蛋白、高盐饮食、大量饮用咖啡、维生素 D 摄入不足和光照减少等，均为骨质疏松症的易发因素。长期卧床和失重（如太空宇航员）也常导致骨质疏松症。

（二）中医学认识

1. 肾虚

肾藏精，精生髓，髓养骨。《素问·痿论》云："肾者水脏也，今水不胜火，则骨枯而髓虚，故足不任身，发为骨痿。"进一步阐述了肾与骨、髓的关系。肾之精气盛，骨髓得养则自强。若肾精、气虚则骨髓不生，髓减而骨枯萎，必然导致骨痿的发生。正如《素问·逆调论》曰："肾者水也，而生于骨，肾不生，则髓不能满，故寒甚至骨也。"更是明确指出了肾虚髓不满，骨不生的病机。

2. 脾虚

脾为后天之本，先天之精气需后天之精气充养，正如《素问·灵兰秘典论》所述："脾胃者仓廪之官，五味出焉。"对于脾脏与骨痿的关系，《素问·五脏生成论》中明确指出"肾之合骨也，其荣发也，其主脾也"。《灵枢·决气》中亦载："谷入气满，淖泽注于骨，骨属屈伸，泄泽，补益脑髓。"李杲在《脾胃论·脾胃盛衰论》指出："脾病则下流乘肾，土克水，则骨乏无力，足为骨蚀，令人骨髓空虚。"论述了脾病及肾亦可致筋骨不利。若脾气虚，运化失常，气血津液生化无源，肾精虚，则骨髓失后天之养发为骨痿。

肝藏血，精血同源，肺朝百脉，受血化精，心通肾，输其血气，故肝、肺、肾三脏均与精气血有着紧密的联系，它们可协助精气血入命门，渗灌骨髓，如若出现肝肺肾三脏虚损，必然导致精气血虚，进而伤及骨髓，导致骨痿。

3.血瘀

绝经后女性体质特点除"虚"外，还有"瘀"，如"地道不通，形体衰极"。从《素问·痹论》中"病久入深，营卫之行涩，经络时疏，故不通"的论述，及清代叶天士创立的"久病入络"理论等，可知瘀是老年人的一种特殊体质，是老年疾病的重要病理状态，故瘀也是骨痿的关键病机。脾统血，脾阳气足，脾气摄血，血脉通畅，若脾阳虚，气血生化无源致气血虚，虚则摄血无力而致瘀；脾阳气虚。心主血，输布气血，心气不足，则气滞血瘀。病久入络，气血耗伤，血虚脉道失充，不畅则瘀。

当前，医家对于本病的病机辨证，多从肾虚、脾虚、血瘀进行辨证。或以肾虚为主，兼脾虚、血瘀。或分而论治，分多种中医证型，如肾阴虚、肾阳虚、肾阴阳两虚、脾阳虚、脾肾阳虚、脾胃虚弱、肝肾阴虚、血瘀气滞、肾虚血瘀等。

二、诊断

（一）辨病诊断

1.临床表现

（1）骨痛和肌无力 骨痛和肌无力是绝经后骨质疏松症患者最常见的症状，也是大部分患者就诊的首要症状。疼痛最常见的部分为腰背部，也可出现在四肢关节。多夜间疼痛，运动、劳累后疼痛加重，疼痛性质以冷痛、热痛、刺痛为主。骨痛通常为弥漫性，无固定部位，检查不能发现压痛区（点）。乏力，负重能力下降或不能负重。

（2）脊柱畸形和多脏器功能障碍 绝经后妇女在骨质疏松症的病变过程中，常见的体征之一就是身高变矮、驼背等脊柱畸形表现。随着骨量的流失，脊柱椎体高度丢失，椎间盘退变，整个脊柱缩短5~20cm不等，导致身长缩短。特别是颈、胸、腰段连接和负重较大的椎体压缩变扁，均可使脊柱生理曲度改变，形成驼背。脊柱畸形变性使得身体负重力线改变，甚至加重了脊柱、下肢关节疼痛。绝经后骨质疏松症患者主诉多有神疲乏力、头晕目眩、视物不清、少气懒言、胸闷气急、腹痛腹胀、便溏或便秘、食少纳呆等相关不适症状。患者脊柱畸形多引起胸腔、腹腔脏器的受损。胸椎畸形容易影响心肺功能，出现胸闷胸痛、呼吸功能受限。腰椎畸形容易引起腹部肝、胃、肠道等脏器功能异常，可见肝区疼痛、纳差、胃脘胀满、肠道蠕动受限、便秘、肠胀气等不适症状。

（3）骨折 常因轻微活动、创伤、弯腰、负重、挤压或摔倒后发生骨折。多发部位为脊柱、髋部和前臂，其他部位亦可发生，如肋骨、盆骨、肱骨等。脊柱压缩性骨折多见于绝经后骨质疏松症患者，可单发也可多发，其突出表现为身材缩短，有时出现突发性腰痛，卧床采取被动体位。髋部骨折多在股骨颈部，以老年性骨质疏松症多见，通常于摔倒或挤压后发生。第一次骨折后，患者再次发生骨折的概率明显增加。

2.西医诊断标准

临床上用于诊断骨质疏松症的通用指

标是发生了脆性骨折或骨密度低下。目前尚缺乏直接测定骨强度的临床手段，因此，骨密度或骨矿含量测定是骨质疏松症临床诊断以及评估疾病程度的客观量化指标。

（1）脆性骨折　指非外伤或轻微外伤发生的骨折，这是骨强度下降的明确体现，也是骨质疏松症的最终结果及并发症。发生了脆性骨折临床上即可诊断骨质疏松症。

（2）诊断标准（基于骨密度测定）　骨质疏松性骨折的发生与骨强度下降有关，而骨强度是由骨密度和骨质量决定。骨密度约反映骨强度的70%，若骨密度低同时伴有其他危险因素，会增加骨折的危险性。因目前尚缺乏较为理想的骨强度直接测量或评估方法，临床上用骨密度测量作为诊断骨质疏松、预测骨质疏松性骨折风险、监测自然病程以及评价药物干预疗效的最佳定量指标。骨密度是指单位体积（体积密度）或者是单位面积（面积密度）的骨量，两者能够通过无创技术对活体进行测量。骨密度及骨测量的方法也较多，临床应用的有双能X线吸收测定法，外周双能X线吸收测定法，以及定量计算机断层照相术。其中双能X线吸收测量值是目前国际学术界公认的骨质疏松症诊断的金标准。

（二）辨证诊断

1. 肝肾阴虚型

（1）临床证候　膝关节酸痛，膝软无力，下肢抽筋，驼背弯腰，患部痿软微热，形体消瘦，眩晕耳鸣，五心烦热，失眠多梦，女子经少或绝经，舌红少津，少苔，脉沉细数。

（2）辨证要点　膝关节酸痛，膝软无力，五心烦热。

2. 脾肾阳虚型

（1）临床证候　腰背冷痛，酸软乏力，甚则驼背弯腰，活动受限，畏寒喜暖，遇冷加重，尤以下肢为甚，或小便不利，小便频多，或五更泄泻，舌质淡，舌体胖，苔薄白，脉沉弦迟。

（2）辨证要点　腰背冷痛，酸软乏力，活动受限，畏寒喜暖。

3. 肾虚血瘀型

（1）临床证候　多有外伤或久病史，或骨折史，腰背及周身疼痛，痛有定处，痛处拒按，筋肉挛缩，舌质紫黯，有瘀点或瘀斑，脉弦。

（2）辨证要点　腰背及周身疼痛，痛有定处，痛处拒按。

三、鉴别诊断

骨质疏松症按照病因分类，可以分为原发性骨质疏松症及继发性骨质疏松症两大类。临床工作中，只做出骨质疏松症的诊断是不够的，如果能够明确骨质疏松症的病因，积极予以去除，不仅可以提高治疗效果，还有助于改善患者预后。常见的继发性骨质疏松症的病因，包括内分泌代谢疾病、结缔组织疾病、多种慢性肾脏疾病、胃肠道疾病等。

1. 内分泌代谢疾病

引起继发性骨质疏松症的内分泌代谢疾病有甲状旁腺功能亢进症、库欣综合征、长期未控制的甲状腺功能亢进症、性腺功能减退症、1型糖尿病及垂体功能减退症等。

2. 结缔组织疾病

几乎所有弥散性结缔组织病都可能引起骨质疏松。系统性红斑狼疮、类风湿关节炎等结缔组织疾病可以由于某些炎症因子异常，增加破骨细胞活性，引起骨质疏松。另外，糖皮质激素是治疗结缔组织病的常用药物，长时间应用会降低骨密度，增加骨折风险。

3. 消化系统疾病

骨骼健康必需的钙、磷、维生素D需

要由肠道吸收获得，胃肠道术后可继发骨质疏松。炎性肠病常常伴有免疫异常，炎性因子可以增加骨吸收活性，降低骨密度。肝脏是维生素 D 活化的重要脏器之一，胰腺功能正常对于脂溶性维生素 D 的吸收十分重要，因此慢性肝脏和胰腺疾病都可能导致骨质疏松，其中原发性胆汁性肝硬化是最容易合并骨质疏松的肝脏疾病。

4. 血液系统疾病

血液系统恶性肿瘤可以引起骨质破坏、骨骼疼痛，容易误诊为原发性骨质疏松症，血液系统的恶性肿瘤可以直接侵蚀骨骼，也可以分泌很多细胞因子，导致破骨细胞活性增加，引起骨质疏松症。比如白血病、多发性骨髓瘤、淋巴瘤、戈谢病和朗格汉斯细胞组织细胞增生症等，都可能出现不同程度的骨骼受累。

5. 神经系统疾病

各种原因所致的偏瘫、截瘫、运动功能障碍、肌营养不良症、僵人综合征等，由于肌肉收缩能力下降，患者活动明显减少，可能导致严重的骨质疏松症。

6. 药物或毒物

引起骨质疏松症的药物包括糖皮质激素、免疫抑制剂、肝素、抗癫痫药、抗癌药、铝制剂、过量的甲状腺素、促性腺激素、芳香化酶抑制剂和胰岛素增敏剂等。其中糖皮质激素最容易诱发骨质疏松症，临床上应重视防治该药物所致的骨质疏松症。

四、临床治疗

（一）辨病治疗

1. 一般治疗

（1）调整生活方式

1）加强营养，均衡膳食：建议摄入富含钙和适量蛋白质的膳食，推荐每日蛋白质摄入量为 0.8~1.0g/kg，并每天摄入 300ml 牛奶或相当量的奶制品。

2）充足日照：建议尽可能多地暴露皮肤于阳光下晒 15~30 分钟（取决于日照时间、纬度、季节等因素），每周 2 次，以促进体内维生素 D 的合成，尽量不涂抹防晒霜，以免影响日照效果。但需注意避免强烈阳光照射，防止晒伤皮肤。

3）规律运动：建议进行有助于骨骼健康的体育锻炼和康复治疗。运动可改善机体敏捷性、力量、姿势及平衡等，减少跌倒风险。运动还有助于增加骨密度，适合于骨质疏松症患者的运动包括负重运动及抗阻运动，推荐规律的负重及肌肉力量练习，以减少跌倒和骨折风险。肌肉力量练习包括重量训练，其他抗阻运动及行走、慢跑、太极拳、瑜伽、舞蹈和乒乓球等运动，应循序渐进，持之以恒。骨质疏松症患者开始新的运动训练前应咨询临床医生，进行相关评估。

4）戒烟，限酒，避免过量饮用咖啡，避免过量饮用碳酸饮料。

5）尽量避免或少用影响骨代谢的药物如抗癫痫药、苯妥英、拉莫三嗪、氯硝西泮、加巴喷丁等。

（2）骨健康基本补充剂

1）钙剂：无论何种骨质疏松症患者均应补充适量钙剂，使每日钙的总摄入量达 800~1200mg。①碳酸钙含钙量高，吸收率高，易溶于胃酸，常见不良反应为上腹不适和便秘等。②枸橼酸钙含钙量较低，但水溶性较好，胃肠道不良反应小，且枸橼酸钙有可能减少肾结石的发生，适用于胃酸缺乏和有肾结石风险的患者。高钙血症和高钙尿症患者应避免使用钙剂。

2）维生素 D：同时补充钙剂和维生素 D 可降低骨质疏松性骨折风险。骨化三醇或阿法骨化醇的常用量 0.25μg/d，应用期间应定期监测血钙、磷的变化，防止发生高钙血症和高磷血症。

2. 特殊治疗

（1）二膦酸盐　常用的药物有 3 种。

1）阿仑膦酸钠：70mg 每周 1 次或 10mg 每日 1 次。

2）依替膦酸二钠：每日 0.4g，于清晨空腹时口服，服药 1 个小时后方可进餐或饮用含钙饮料，一般连服 2~3 周。通常需隔月 1 个疗程。

3）帕米膦酸钠：用注射用水稀释成 3mg/ml 浓度后加入生理盐水中，缓慢静脉滴注（不短于 6 小时），每次 15~60mg，每个月注射 1 次，连用 3 次，此后每 3 个月注射 1 次或改为口服制剂。

该类药物总体安全性较好，但还需注意下列几点。①有活动性胃及十二指肠溃疡、反流性食管炎、功能性食管活动障碍者慎用。②一过性"流感样"症状。有一过性发热、骨痛和肌痛等类流感样不良反应，多在用药 3 天内明显缓解，症状明显者可用非甾体抗炎药或其他解热镇痛药对症治疗。③肾脏毒性。进入血液的双磷酸盐类药物约 60% 以上从肾脏排泄，对于肾功能异常的患者，应慎用此类药物或酌情减少药物剂量。

（2）性激素补充治疗　雌激素补充治疗主要用于绝经后骨质疏松症的预防，雄激素用于男性骨质疏松症的治疗。雌激素补充治疗的原则如下。①确认患者有雌激素缺乏的证据。②优先选用天然雌激素制剂。③青春期及育龄期妇女的雌激素用量应使血雌二醇的目标浓度达到中、晚卵泡期水平（150~300pg/ml 或 410~820pmol/L），绝经后 5 年内的生理性补充治疗目标浓度为早卵泡期水平。④65 岁以上的绝经后妇女使用时应选择更低的剂量。

（3）选择性雌激素受体调节剂和选择性雄激素受体调节剂　选择性雌激素受体调节剂主要适用于绝经后骨质疏松症的治

疗，可增加骨密度，降低骨折发生率，但可能导致血栓栓塞性病变。选择性雄激素受体调节剂可以治疗男性骨质疏松症。

（4）甲状旁腺激素　小剂量甲状旁腺激素可促进骨形成，增加骨量。可单用 400~800U/d，疗程 6~24 个月，或与雌激素、降钙素、二膦酸盐或活性维生素 D 联合应用。

（二）辨证治疗

1. 辨证施治

（1）肝肾阴虚型

［治法］滋补肝肾，填精壮骨。

［方药］左归丸或六味地黄汤加减。熟地黄 15g，山药 20g，枸杞子 15g，山茱萸肉 15g，怀牛膝 15g，菟丝子 20g，鹿角胶（烊化）12g，龟甲胶（烊化）12g，牡丹皮 12g，茯苓 20g，炙甘草 6g。

［加减］阴虚火旺明显者，可加女贞子、知母、黄柏，以滋阴清热；疼痛明显者，可加桑寄生、盐杜仲，以补肾壮骨。

（2）脾肾阳虚型

［治法］温补脾肾，强筋壮骨。

［方药］右归丸加减。制附片 15g，干姜 15g，山药 20g，酒山茱萸 15g，菟丝子 20g，鹿角胶（烊化）12g，枸杞子 15g，当归 15g，盐杜仲 15g，炙甘草 6g。

［加减］虚寒明显者，可加用仙茅、肉苁蓉、淫羊藿，以增强温补肾阳之力；遇寒痛甚者，加制川乌、肉桂，以温阳散寒止痛；体倦乏力，脘闷纳差者，加党参、白术、厚朴、砂仁，以健脾补气，理气和胃。

（3）肾虚血瘀型

［治法］补肾活血，化瘀止痛。

［方药］补肾活血方加减。熟地黄 15g，补骨脂 15g，菟丝子 20g，杜仲 15g，枸杞子 15g，当归尾 15g，山茱萸 15g，肉苁蓉 15g，没药 15g，威灵仙 20g，红花 12g，炙甘草 6g。

［加减］骨痛以上肢为主者，加桑枝、伸筋草、姜黄，以舒筋活络，活血止痛；下肢痛甚者，加独活、汉防己、木瓜，以通络止痛；久病痛剧者，加全蝎、蜈蚣，以活血化瘀，通络止痛。

2. 外治疗法

（1）灸法　取肾俞、脾俞、足三里、大椎、大杼、命门、神阙、中脘、关元等穴。应直接灸或隔药饼灸。

（2）外敷　防风100g，威灵仙100g，川乌100g，草乌100g，续断100g，狗脊100g，红花60g，葛根100g，蛇床子100g，牛膝100g，白芍100g，黄芪120g，淫羊藿60g，杜仲60g，共研细末，每次用50~100g，醋调外敷，装纱布袋后加热水袋敷于腰部皮肤上，每次30分钟，每天1~2次。

（3）针灸推拿治疗　临床上常用印堂、头维、太阳、风池、大椎、关元、足三里、三阴交、命门、肾俞、脾俞、悬钟、太溪等。取穴后针灸、推拿治疗，并指导患者行气功锻炼。

3. 成药应用

（1）骨疏康颗粒/胶囊

［组成］淫羊藿，熟地黄，骨碎补，黄芪，丹参，木耳，黄瓜子。

［功能］补肾益气，活血壮骨。

［适应证］肾虚、气血不足所致的中老年骨质疏松症，伴有腰脊酸痛、足膝酸软、神疲乏力等。

［用法］口服。一次10g，每日2次。饭后开水冲服。

［注意事项］忌辛辣、生冷、油腻食物；发热患者暂停使用；对本品过敏者禁用；过敏体质者慎用。

（2）壮骨止痛胶囊

［组成］补骨脂，淫羊藿，枸杞子，女贞子，骨碎补（烫），狗脊，川牛膝。

［功能］补益肝肾，壮骨止痛。

［适应证］用于原发性骨质疏松症属肝肾不足证。症见腰背疼痛，腰膝酸软，四肢骨痛，肢体麻木，步履艰难，舌质偏红或淡，脉细弱等。

［用法］口服。一次4粒，一日3次，三个月为1个疗程。服用1~2个疗程。

（3）金天格胶囊

［组成］人工虎骨粉

［功能］强筋健骨

［适应证］用于治疗腰背疼痛，腰膝酸软，下肢痿弱，步履艰难等症状。

［用法］口服。一次3粒，一日3次。1个疗程为3个月。

［注意事项］服药期间多饮水。

（4）仙灵骨葆胶囊

［组成］淫羊藿，续断，丹参，知母，补骨脂，地黄。

［功能］滋补肝肾，活血通络，强筋壮骨。

［适应证］用于骨质疏松症、骨折、骨关节炎、骨无菌性坏死等。

［用法］口服，一次3粒，每日2次，4~6周为1个疗程。

［注意事项］重症感冒期间不宜服用。

（四）医家诊疗经验

1. 路志正

路志正教授认为风湿病初发，外邪多在肌表，是内外相合而为病，一般初起多属正盛邪实之证，故初起之治，当根据所感六淫之邪偏盛的不同程度，分别采取疏风活络、温经散寒、祛风除湿、清热解毒、养血息风、活血祛瘀法。久痹不愈，病邪内传，正气暗耗，转为虚实夹杂之证，治疗当扶正祛邪。

2. 韦绪性

韦绪性教授认为原发性骨质疏松症病位在骨骼，其病因有两方面：一为肾虚；一为血瘀。肾虚血瘀是该病的病机关键，其中以肾虚为本，瘀血为标，治疗当补肾填精益髓为要，注重运用血肉有情之品，辅以活血化瘀通络。但肾虚有阴虚、阳虚、阴阳两虚之不同，临证当详察，分而治之。

3. 王祖雄

王祖雄教授强调风寒湿三邪合而为痹是论治痹证的提纲，"邪之所凑，其气必虚"，痹证的发病多与精血亏虚，阳气不足有关，风寒湿邪只是痹证发生中的一个重要诱因。治疗痹证要根据标本虚实调补气血。

五、预后转归

影响预后的因素主要是骨折后的相关并发症，骨质疏松症虽不能完全预防，但给予一定的预防措施，如摄入足够的钙、维生素 D 等，能防止严重并发症出现。本病预后一般较佳。

六、预防调护

骨质疏松症因其发病缓慢，症状不明显，不容易引起人们足够重视，若出现骨折可严重影响健康甚至致残、致死，因此，预防是关键所在。"治未病"理论早在《黄帝内经》诸多篇幅中得以体现，要发挥"未病先防，既病防变，瘥后防复"思想，预防骨质疏松症，充分发挥中医学的特色和优势。

1. 未病先防

骨质疏松症"未病先防"的要点是"健康教育，贯彻终身"。骨骼健康教育从青少年骨骼生长期开始，妊娠期、哺乳期应特别关注，老年期尤为重要，广泛涉及衣食住行诸多方面。

（1）饮食有节，营养均衡　除保证日常钙质摄入外，还应注意蛋白质、维生素及微量元素的补充，从而营养全面均衡。随着物质生活水平的提高，营养过剩、五味偏嗜的现象也很常见，应适当忌口，防止伤及正气。

（2）起居有常，不妄作劳　由于现代生活节奏快，青壮年人群工作压力大，常忽略日常调护。应养成良好的作息习惯，树立健康生活观念，做到劳逸结合，另外，吸烟、过量饮酒等不良生活方式均是骨质疏松症的危险因素，应尽早戒除。

（3）顺应天时，适时养生　春夏季节气候宜人，应增加户外活动，增加有助于骨健康的体育锻炼，而秋冬气候寒冷，当注意避风寒，宜多晒太阳。五脏与四时关系密切，当根据季节不同注重某一脏腑的调理。如春季减酸增甘，冬季减咸增苦等，以达到预防骨质疏松症的目的。

（4）精神内守，调畅情志　情志抑郁、焦虑、恐惧等是发病的危险因素，因而日常应广泛参加社交活动，多沟通，保持心情舒畅，自我调节，适应环境变化。

2. 既病防变

骨质疏松症"既病防变"的要点是"改善症状，预防骨折"。骨质疏松症所引起骨痛、肌肉萎缩等症状，会影响日常生活质量，不慎跌倒所致骨折则是严重并发症，对已成之病，当尽早采取措施防其逆变。

（1）早期治疗，延缓进展　自 35~40 岁开始，人体骨量水平开始下降，有骨质疏松症危险因素人群或已有骨量减少者应早期干预。对于围绝经期妇女，以及年龄大于 70 岁的男性应重点监测，及时治疗，根据临床不同症状辨证论治。药膳推荐食用黄芪虾皮汤、豆腐猪蹄汤、羊骨羊腰汤、黑豆猪骨汤、枸杞甲鱼汤等。应根据体质酌情选择保健功法调养，推荐太极拳功法（国家体育总局 24 式简化太极拳）。中医传统外治法，如中药热敷、超短波加止痛散、中药蜡疗、烫熨治疗、磁震热疗等疗法可有效缓解骨质疏松症患者的周身疼痛，提高行动能力。

（2）改善环境，预防跌倒　预防跌倒

是避免骨折最有效的措施，从人文关怀层面到公共设施建设，再到居家装修，甚至到老年人出行时服装鞋帽的选择，都应科学地加以完善。如公共场所台阶处增加提示，家中浴室安装扶手，出行穿着宽松服饰及携带手杖等，同时，减少老年人相关慢性病（老年性痴呆、白内障等）的发生与发展。

3. 瘥后防复

骨质疏松症"瘥后防复"的要点是"肢体康复，健康生存"，患者一旦发生骨折，除注重骨骼的解剖学重建外，更应注重患者肢体功能的康复，目的在于恢复自理能力，改善生存质量。

（1）功能锻炼，量力而行　骨折肢体者由于长期固定难免发生肌肉萎缩、关节僵硬等并发症，直接影响患肢功能，患者的主动功能锻炼较被动活动在恢复骨密度方面有着明显优势，青壮年人群可以从事有一定强度、对抗性的运动，老年患者则应选取体力消耗小、注重肢体协调性的锻炼，如五禽戏、八段锦、太极拳等，做到量力而行，适可而止。

（2）形神合一，心理康健　骨质疏松症主要患者群为老年人，往往存在抑郁、消极自卑、恐惧等心理。这些不良的情绪对骨质疏松症的康复起着消极的作用，也常被医者及家属忽视。应和患者耐心交流，积极鼓励患者甚至心理干预治疗，消除患者的心理负担。

（3）长期治疗，定期复诊　骨质疏松症是一种进行性疾病，患者应定期复查以了解疾病进展程度，调整治疗方案，某些药物的偏性及不良反应可能对脏腑功能有一定影响，不宜长期使用。

七、专方选要

1. 补肾益精汤

［组成］女贞子，菟丝子，枸杞子，山药，补骨脂，黄芪，茯苓，牛膝。

［功能］补肾益精，强筋壮骨。

［适应证］肝肾亏虚之骨质疏松症。

［用法］每日1剂，诸药用水浸泡1个小时，武火煎开，文火煎煮30分钟，倒出药液，加水如上述煎法再煎30分钟，取药液400ml，分早、晚饭后半小时温服。

［出处］《中国现代名医验方荟海》。

2. 龟鹿蠲痹笑痛方

［组成］制附子，桂枝，土白术，苍术，蜈蚣，当归，乳香，没药，鸡血藤，炙甘草，鹿角胶，龟甲胶，人参，枸杞子。

［功能］温肾壮阳，填精补血，舒筋活络。

［适应证］伏邪痹病之肾虚寒凝证或湿瘀阻络证。

［用法］每日1剂，诸药用水浸泡1个小时，武火煎开，文火煎煮30分钟，倒出药液，加水如上述煎法再煎30分钟，取药液400ml，分早、晚饭后半小时温服。

［注意事项］附子先煎1个小时，再纳入余药同煎。

［出处］《全国名老中医韦绪性辨治疼痛病精要》。

主要参考文献

［1］中华医学会骨质疏松和骨矿盐疾病分会.原发性骨质疏松症诊疗指南（2017）［J］.中国骨质疏松杂志，2019，25（3）：281-309.

［2］葛均波，徐永健，王辰，等.内科学［M］.第9版.北京：人民卫生出版社，2019.

［3］史晓林，吴连国，刘康.绝经后骨质疏松症（骨痿）中医药诊疗指南（2019年版）［J］.中国骨质疏松杂志.2020，26（1）：135-139.

［4］崔敏，刘爱军，王国辉，等.全国名老中医韦绪性辨治疼痛病精要［M］.北京：中国中医药出版社，2016：2.

第五节　内脏源性颈肩腰腿痛

传导内脏痛的神经纤维主要是C纤维及少量的Aδ纤维，其中Aδ纤维是躯体部位传递疼痛的纤维，其痛觉产生迅速，是定位清楚的快痛。而C纤维恰恰相反，故内脏痛一般表现为钝痛，其特点是持续性，定位不明确，性质也不易确定，常伴有明显的内脏和躯体的反应。内脏疼痛的传入神经有两条途径可以被感受并传送到中枢神经系统：一条途径是内脏传入纤维，它们走行于自主神经中，主要是交感神经，少数是副交感神经；另一条途径是支配体壁和膈肌的躯体神经，由于内脏痛的传入神经主要是交感神经干内的传入纤维，它通过后根进入脊髓，然后和躯体神经基本上走着同一条上行途径，故临床上常常可见由于内脏疾病引起身体体表部位发生疼痛的牵涉痛。临床常见的内脏疼痛如下：横膈以上有心绞痛；膈到脐之间有胃溃疡、胰腺炎、胆囊炎和胆结石；下腹部有阑尾炎；腰部有肾、输尿管结石症。但是不同脏器产生疼痛所牵涉的部位也有所不同。

心绞痛属于中医学"胸痹""心痛"范畴。本病的形成，多由心阳（气）虚或心阴（血）虚，加之寒邪侵袭，饮食不节，或七情内伤，致使气血瘀滞，阴阳失调而成。本病病位在心，但与肝脾肾等脏功能失调有关。

一、病因病机

（一）西医学认识

西医学对内脏牵涉痛的病因目前尚不明确，对其发病机制形成有两种假说：汇聚学说和易化学说。汇聚学说认为由于内脏和体表的痛觉由同一个神经元传到大脑，机体疼痛刺激多来源于体表，大脑将内脏痛误以为是体表痛，就产生了牵涉痛。易化学说认为内脏的痛觉传入脊髓与体表痛觉传入神经构成突触联系，内脏传来的冲动可提高其兴奋性，从而对体表传入冲动产生异化作用，使微弱的体表刺激成为致痛刺激，产生牵涉痛。

大脑高位神经纤维的感觉输入，以及大脑低位神经纤维的感觉输入，常汇聚在同一节段的脊髓，这导致来自低位感觉输入的信号在大脑中被误认为来自高位区域。这一现象最主要的例子是心肌缺血时的疼痛感知。患者颈部、左肩以及左上臂均有疼痛。这种牵涉痛的发生是因为多个主要感觉神经元汇聚在单一的上行传导束中。当疼痛刺激出现在内脏感受器中，大脑不能区分是来自内脏感受器的信号还是来自更常见的躯体感受器信号，但大脑更多的是认为其来自躯体感受器而不是内脏感受器。

无论是临床还是实验，肌肉疼痛均表现为弥散性且放射至远处的躯体组织，并且疼痛区域深层和浅层组织的敏感性均发生一定的改变。来自牵涉痛区域的外周神经信号可能也包含其中，但这并非牵涉痛形成的必要条件。理论上认为骨骼肌伤害性感受器接收的信号，经感觉传入神经汇聚在脊髓后角神经元，从而产生牵涉痛。

（二）中医学认识

中医认为"脏－腑－经－络－皮"，是人体生理及病理功能由内到外的传导过程。《灵枢》中记载："五脏有疾，当取之十二原……明知其原，睹其应，而知五脏之害矣。"中医学认为致痛的原因颇多，如外感六淫、内伤七情、痰饮、瘀血、虫扰、食积、结石、外伤皆可致痛，但病机不外乎"不通则痛""不荣则痛""诸痛属心"三端。"不通则痛"为痛证的主要病机，其病机为外感六淫、七情内伤及有形实邪与气血相搏，脏腑、经络、气血运行不畅，故出现疼痛。"不荣则痛"是指某些因邪气侵袭，或脏腑功能低下，致使阴阳、气血等亏损，人体脏腑、经络失于温养、濡润，而引起的疼痛症状。"诸痛属心"之说，源于《素问·至真要大论》中"诸痛痒疮，皆属于心"。《素问·举痛论》所述之"怒则气上，喜则气缓，悲则气消，恐则气下，寒则气收，炅则气泄，惊则气乱，劳则气耗，思则气结"。均可使气机逆乱，血行失常，脏腑失调，而形成或诱发疼痛。其中"气上""气收""气乱""气结"，或使津液不布，凝聚成痰，或气血郁阻，滞而为瘀，或痰瘀互结，反阻气机，致使脉络闭塞，发为疼痛实证。"气缓""气消""气下""气耗"，可使气伤血弱，营卫不和，脉络失煦或失濡，发为疼痛虚证。再者，患疼痛之人，多心神不宁，心理上较为脆弱，常因七情太过及意外变故而加重疼痛。

二、常见疾病

（一）缺血性心脏病引起颈肩痛

缺血性心脏病也称冠状动脉粥样硬化性心脏病，指冠状动脉发生粥样硬化引起管腔狭窄或闭塞，导致心肌缺血、缺氧或坏死，引起心脏病。根据发病特点和治疗原则不同分为两大类：①慢性冠状动脉疾病，包括稳定型心绞痛、缺血性心肌病、隐匿型冠心病等。②急性冠状动脉综合征，包括不稳定型心绞痛、非 ST 段抬高型心肌梗死和 ST 段抬高型心肌梗死。

1. 临床表现

心绞痛以发作性胸痛为主要临床表现，疼痛常由体力劳动或情绪激动所诱发，饱食、寒冷、吸烟等也可诱发，主要是胸骨体后疼痛，也可波及心前区，常放射至左肩、左臂内侧，达无名指和小指，或至颈、咽、下颌部，易被忽略，疼痛有压迫、发

闷或紧缩感，持续数分钟至十余分钟，舌下含用硝酸甘油等硝酸酯类药物可缓解。但急性冠状动脉综合征发作程度更重，持续时间更长，含服硝酸甘油只能暂时甚至不能完全缓解症状，发作时往往伴有出汗、恶心、心悸、呼吸困难等。

2. 辅助检查

（1）心电图　发作时心电图具有重要意义，可提高诊断价值。发作时可有一过性 ST 段抬高或压低，T 波低平或倒置，且 ST 段的动态改变（ ≥ 0.1mV 的抬高或压低）是严重冠状动脉疾病的表现。

（2）实验室检查　胸痛明显时需查血清心肌损伤标志物，包括心肌肌钙蛋白、肌酸激酶同工酶等，血清心肌坏死标志物与心肌坏死范围及预后明显相关。

（3）多层螺旋 CT 冠状动脉成像和冠状动脉造影　冠状动脉 CT 检查可用于判断冠状动脉管腔狭窄程度和管壁钙化情况，对判断管壁内斑块分布范围和性质有一定意义，但其对血管狭窄程度的判断有一定局限，特别是有钙化存在时，会显著影响判断。

3. 鉴别诊断

根据临床症状、心电图改变、心肌损伤标志物测定及冠状动脉造影等可做出相关的诊断。冠状动脉造影是目前诊断冠心病的"金标准"，可提供详细的血管信息，以明确诊断，指导治疗并评价预后。

（1）肋间神经痛和肋软骨炎　前者疼痛常累及 1~2 个肋间，但并不一定局限在胸前，为刺痛或灼痛，多为持续性而非发作性，咳嗽、用力呼吸和身体转动时可使疼痛加剧，沿神经行经处有压痛，手臂上举活动时局部有牵拉疼痛，后者则在肋软骨处有压痛。

（2）心脏神经症　患者常诉胸痛，但为短暂（几秒钟）的刺痛或持久（几小时）的隐痛。患者常喜欢不时地吸一大口气或做叹息性呼吸。胸痛部位多在左胸乳房下

心尖部附近或经常变动。症状多于劳累之后出现，而非劳累当时。轻度体力活动感觉舒适，也可以耐受较重的体力活动而不发生胸痛或胸闷。含服硝酸甘油无效或在10分钟后才"见效"。

（3）其他不典型疼痛还需与反流性食管炎消化性溃疡、颈椎病等相鉴别。

4. 西医学治疗

总体治疗原则是应用改善冠状动脉血供和降低心肌耗氧，改善患者症状，应用抗血小板药物预防心肌梗死，改善预后。

（1）抗心肌缺血药物

①硝酸酯类药物：可扩张静脉，降低心脏前负荷，扩张冠状动脉，缓解心肌缺血。急性发作时可舌下含服或静脉滴注硝酸甘油或硝酸异山梨酯。

②β受体拮抗剂：常用的有美托洛尔和比索洛尔。主要作用于心肌的β_1受体，降低心肌耗氧量，改善近、远期预后。急性期无禁忌证可先静脉使用后改为口服，除非存在禁忌证，否则无须停药。

③钙通道阻滞剂：可有效减轻心绞痛症状，足量β受体拮抗剂与硝酸酯类药物治疗后仍不能控制症状的患者，可口服长效钙通道阻滞剂。可作为血管痉挛性心绞痛的患者首选药物。

（2）抗血小板治疗药物

①环氧化酶抑制剂：阿司匹林是抗血小板治疗的基石，如无禁忌证，所有患者均应口服阿司匹林150~300mg/d（急性期），维持剂量为每日75~100mg，长期服用。

②P_2Y_{12}受体拮抗剂：常用的P_2Y_{12}受体拮抗剂有氯吡格雷和替格瑞洛。稳定型冠心病患者主要应用氯吡格雷，主要应用于支架植入以后及阿司匹林有禁忌证的患者，常用维持剂量为75mg。替格瑞洛维持剂量90mg，每日2次。

③环核苷酸磷酸二酯酶抑制剂：主要包括西洛他唑和双嘧达莫。仅作为阿司匹林不耐受患者的替代药物。

④抗凝治疗：常用的抗凝药包括普通肝素、低分子量肝素等。

⑤调脂治疗：他汀类药物为首选降脂药物。临床常用的他汀类药有阿托伐他汀钙（10~80mg，每日1次）、瑞舒伐他汀（5~20mg，每晚1次）等。

⑥ ACEI 或 ARB：常用的 ACEI 类药物包括卡托普利（12.5~50mg，每日3次）、依那普利（10~20mg，每日2次）、贝那普利（10~20mg，每日1次）等。不能耐受 ACEI 类药物者可使用 ARB 类药物。

5. 预后和预防

对于急性冠状动脉综合征患者在度过急性期后要坚持长期药物治疗，二级预防。

①抗血小板、抗心绞痛治疗。

②β受体拮抗剂预防心律失常、减轻心脏负荷、控制血压。

③控制血脂和戒烟。

④控制饮食和治疗糖尿病。

⑤健康教育和运动。

6. 辨证论治

（1）心血瘀阻型

[治法] 活血化瘀，通脉止痛。

[方药] 血府逐瘀汤加减。桃仁15g，红花12g，当归24g，生地黄12g，川芎30g，赤芍、白芍各18g，牛膝24g，桔梗15g，柴胡12g，郁金18g，钩藤24g，瓜蒌18g，合欢皮30g，枳实15g。

（2）气滞心胸型

[治法] 疏肝理气，活血通络。

[方药] 柴胡疏肝散加减。醋柴胡、白芍、枳壳、制香附各12g，川芎、陈皮、海藻、昆布各10g，荔枝仁、浙贝母、夏枯草各15g。

[加减] 痰凝者加胆南星；血瘀者加当归、丹参；肿块较硬者加生牡蛎、瓜蒌、半夏；乳房刺痛者加桃仁、三棱、莪术；肝郁化热者加地黄、牡丹皮；肾阳虚者加

淫羊藿、巴戟天、菟丝子。

（3）痰浊闭阻型

[治法]通阳泄浊，豁痰宣痹。

[方药]栝楼薤白半夏汤合涤痰汤加减。党参、茯苓、竹茹各20g，薤白、瓜蒌、胆南星、半夏各10g，陈皮、石菖蒲、枳实各15g，甘草6g。

[加减]对胸闷痛较严重患者，可加延胡索、丹参；纳呆便溏较重者，加鸡内金、山楂、猪苓。

（4）寒凝心脉型

[治法]辛温散寒，宣通心阳。

[方药]枳实薤白桂枝汤合当归四逆汤加减。柴胡15g，枳实10g，白芍15g，甘草6g，大黄10g，厚朴10g，枳实10g，薤白15g，桂枝15g，瓜蒌15g，半夏10g，苍术10g。

（5）气阴两虚型

[治法]益气养阴，活血通脉。

[方药]生脉散合人参养荣汤加减。黄芪20g，茯苓4g，人参15g，白术15g，炙甘草6g，当归15g，陈皮、远志各6g，五味子12g，大枣6g，熟地黄15g，白芍18g。

（6）心肾阴虚型

[治法]滋阴清火，养心和络。

[方药]天王补心丹合炙甘草汤加减。茯苓、玄参、丹参、桔梗、远志各15g，甘草12g，生姜（切）9g，桂枝（去皮）12g，太子参25g，生地黄20g，阿胶12g，麦门冬（去心）10g，大枣10枚。

（7）心肾阳虚型

[治法]温补阳气，振奋心阳。

[方药]参附汤合右归饮加减。熟地黄15g，山药25g，山茱萸15g，枸杞子15g，甘草6g，杜仲6g，肉桂3g，制附子3g，人参15g，菟丝子25g。

（二）胆绞痛引起肩背痛

胆绞痛是指多种原因如结石、炎症等

导致胆囊内压力增高，胆囊壁受压引起疼痛。疼痛机制尚不完全清楚。可能是化学和机械损伤或结石诱发胆囊炎症反应，刺激胆囊壁合成前列腺素，而前列腺素可增加黏液分泌，使肌肉收缩，胆囊压力升高导致疼痛，同时前列腺素引起组织炎症，提高了机体对疼痛刺激的敏感性。

胆绞痛属中医学的"胆病""胆胀""胁痛""黄疸""腹痛"等范畴。本病的形成，病位主要在肝、胆、脾、胃。因情志不畅、饮食不节、寒温不适、蛔虫内扰等，致使肝胆气滞，湿热壅阻，胆汁瘀积，影响肝之疏泄，胆之通降，气机不畅而作痛。气滞、湿热互为因果，气滞者湿热不化，湿热壅阻则气机不达，湿与热交结并相互为害，久之蕴毒化火，毒热炽盛。肝胆气滞则血行不畅，或湿热内蕴，妨碍气机，均可致气滞血瘀，而见右胁肋、中上腹刺痛拒按。本病迁延日久，肝阴不足，或劳欲过度，精血亏损，均可致肝体失养，脉络失濡，肝胆之气失于冲和条达，致右胁疼痛不已。

1. 临床表现

胆绞痛多在饱餐后、进食油腻食物后或睡眠中体位改变时突然发病，常出现右上腹部或上腹疼痛，疼痛多为阵发性，可向肩胛部和背部放射，多伴恶心、呕吐。如果同时并发胆道感染，可随之发生寒战、发热和黄疸。

2. 辅助检查

（1）首选腹部超声 诊断性价比最高。B超可见胆囊肿大、胆囊壁增厚或毛糙，囊内有浮动光点，伴有结石时可见结石影像，胆道蛔虫病患者可见胆道内典型的蛔虫声像图。

（2）磁共振胰胆管成像 经内镜逆行胆胰管可用于诊断和治疗胆胰痛，但属于有创操作，不建议作为常规检查。

（3）实验室检查 可见白细胞总数及

中性粒细胞升高，肝功能异常等。

3. 诊断与鉴别诊断

结合典型的临床表现、实验室和影像学检查，诊断一般无困难。

鉴别诊断应与以下疾病相鉴别。

（1）右肾绞痛　始发于右肾或右季肋部，可向右股内侧或外生殖器放射，肉眼或镜下血尿，无发热，腹软，无腹膜刺激征。右肾区叩击痛或脐旁输尿管走行区有压痛。腹部平片多可显示肾、输尿管区结石。

（2）肠绞痛以脐周为主　如为机械性肠梗阻，则伴有恶心、呕吐、腹胀、无肛门排气排便。腹部可见肠形，肠鸣音亢进，或可闻及过水声，可有不同程度和范围的压痛和腹膜刺激征。腹部平片显示有肠胀气和液平面。

（3）消化道穿孔　既往有溃疡病史，突发上腹部刀割样剧痛，"板状腹"腹部体征。X线检查可见膈下游离气体，可以确定诊断。

（4）急性阑尾炎　根据恶心、呕吐，从中上腹到右下腹的转移性腹痛，右下腹或麦氏点压痛。血常规白细胞增高，超声有助于诊断。

4. 治疗

治疗胆绞痛的目的是解除痉挛、降低胆囊内压力、缓解疼痛。如病因明确且能去除者，应先去除病因。

（1）药物治疗

①抗胆碱能药物：抗胆碱能药物是常用的解痉药物，常用者有阿托品、山莨菪碱等，现多推荐使用盐酸戊乙奎醚。该类药物对胆碱能神经支配的内脏平滑肌有抑制作用，对胆囊和胆道平滑肌有中等程度的解痉作用，但影响胆囊排空，常与镇痛药合用。

②止痛药：前列腺素合成酶抑制剂如吲哚美辛、对乙酰氨基酚、阿司匹林等都有较好的止痛效果。

③合并感染者可使用抗生素治疗。

（2）手术治疗　下列情况建议手术治疗。①胆囊壁增厚、钙化或瓷性胆囊。②胆囊萎缩，胆囊息肉进行性增大。③结石直径＞3cm。④胆囊结石＞10年。⑤有糖尿病、心肺疾病的老年人。⑥上腹部其他疾病择期手术者。⑦儿童胆囊结石。⑧医疗条件较差地区的居民。首选腹腔镜胆囊切除术等微创手术治疗。

5. 预后和转归

胆绞痛患者起病较急，疼痛程度不一。药物保守治疗后是否复发或何时复发是难以预料的。如果能够去除病因，一般预后良好。手术治疗者，一般不会复发，预后较好。

6. 辨证论治

（1）肝胆气滞型

[治法] 疏肝理气，利胆排石。

[方药] 柴胡疏肝散合金铃子散加减。

[加减] 若发热者，去半夏、川芎，加金银花、连翘；高热者，加石膏、知母、黄柏或紫雪丹1.5~3g；绞痛明显者，去半夏，加甘草、木瓜，白芍倍量。

（2）湿热内蕴型

[治法] 清利湿热，通腑排石。

[方药] 大柴胡汤合茵陈蒿汤。

[加减] 若黄疸重者，加栀子、黄柏；呕吐泛恶者，加姜半夏、陈皮；发热者，加金银花、连翘；湿邪偏重者，加藿香、佩兰；上腹有肿块者，加赤芍、牡丹皮。

（3）热毒炽盛型

[治法] 清热解毒，通下排石。

[方药] 大承气汤合犀角地黄汤。

[加减] 若热极伤阴，口干舌绛者，加玄参、石斛；神昏谵语者，加安宫牛黄丸或紫雪丹；若脉细微，自汗肢厥者，加参附龙牡汤。

（4）肝郁血瘀型

［治法］活血化瘀，疏肝利胆。

［方药］桃红四物汤加减。

［加减］若右胁胀闷者，加香附、青皮；腹胀纳呆者，加木香、陈皮、焦山楂、谷芽；若口干咽燥，心烦易怒者，加北沙参、麦门冬、酸枣仁。

7. 其他疗法

（1）敷贴疗法　将胆痛宁膏（由大黄、人工牛黄、麝香、延胡索、龙胆草等中药制成）贴于双侧胆俞穴上，用胶布固定。急性胆绞痛患者用泻法，宜重按，每次20下；慢性胆绞痛患者用补法，宜轻按。每3天换1次，连贴3次。

（2）穴位注射疗法　取双侧胆囊穴，用10ml注射器套6.5号或7号针头，抽取维生素 K_3 8mg，垂直刺入皮肤3~4cm，得气后，注射药液，边推药液边退针至皮下层，将药液均匀地注入，每穴各注射4ml，无效者，30分钟后可重复注射一次，用于急性胆绞痛。

（3）针灸疗法　耳针脉冲电疗。取穴肝、胰、胆、胃、交感、神门、脾。耳针（2~6分毫针）、埋针（弯成45°角的皮内针或揿针）、耳电针，常规消毒后，均探测敏感点进针。耳针、耳电针每日1~2次，留针30分钟左右，每次一侧耳穴，两耳交替。

（三）慢性胰腺炎引起的背痛

慢性胰腺炎是由于各种原因导致的胰腺慢性进展性炎症，伴随胰腺内外分泌功能的不可逆损害，常因胆道疾病、酗酒引起。

慢性胰腺炎属于中医学"腹痛""黄疸""积聚"等范畴。本病的形成，多与饮食不节、情志因素、蛔虫内扰、素体脾胃虚弱等因素有关，日久导致肝、胆、脾、胃功能失常。一则气机不畅，水湿不运，酿成痰饮，随体质不同，而表现不一；二则脾胃虚弱，运化无力，加上饮食不节，而成积滞，阻结胃肠；三则肝失疏泄，气机不利，气滞则血瘀，日久而成积聚。总之，本病病程迁延，正气易伤，邪实难去，多属正虚邪实之虚实夹杂证。

1. 临床表现

（1）腹痛　腹痛是最主要症状，常呈反复发作性上腹痛，平卧位时加重，弯腰、侧卧、蜷曲时疼痛可减轻。腹痛部位不固定，累及全腹，也可放射至背部或前胸。腹痛常因饮酒、饱食诱发，急性发作时常伴有血清淀粉酶、脂肪酶升高。

（2）胰腺外分泌功能不全　表现为脂肪泻、食欲减退、腹胀、恶心、厌油腻等症状。

（3）胰腺内分泌功能不全　表现为糖尿病。

2. 辅助检查

（1）X线检查可见胰腺钙化或结石影。

（2）B超、CT、MRI检查　可见胰腺慢性纤维化、钙化，伴胰管扩张，囊肿形成。

（3）ERCP和MRCP　可进行胆道、胰管显影，明确胰管扩张程度和结石位置。

3. 治疗

（1）一般治疗　戒烟、戒酒，治疗胆道疾病。

（2）饮食　少食多餐，高蛋白、低脂饮食。

（3）控制疼痛　①口服胰酶制剂，皮下注射奥曲肽及止痛药缓解部分腹痛。②顽固性、非梗阻性疼痛可行CT、超声内镜引导下腹腔神经阻滞术。还可行胰管括约肌切开术、胰管取石术及胰管支架植入术等。

（4）胰腺内外分泌功能不全　采用高活性、肠溶胰酶替代治疗并辅助饮食疗法，胰酶应于餐中服用，同时应用PPI或组胺 H_2 受体拮抗剂抑制胃酸分泌。糖尿病患者尽量口服降糖药物替代胰岛素。

（5）外科治疗手术指征　①内科或内镜下不能缓解的疼痛。②胰管结石，胰管狭窄伴胰管梗阻。③发生肠道梗阻、十二指肠梗阻、门静脉高压和胰性腹腔积液等并发症。

4. 预后和转归

本病积极治疗可缓解症状，但不易根治。晚期患者多死于并发症。

5. 辨证论治

（1）脾虚食积型

［治法］健脾消积。

［方药］香砂六君子汤合保和丸加减。

［加减］积滞重者，加枳实、莱菔子；泻泄者，加薏苡仁、莲子肉、山药；兼阳虚者，加炮姜、附子。

（2）实热结滞型

［治法］通里攻下。

［方药］大柴胡汤加减。

［加减］腹痛剧烈者，加延胡索、川楝子；腹胀明显者，加厚朴、枳壳、木香；便秘者，加炒决明子、莱菔子；腹内肿块者，加三棱、莪术、乳香、没药；兼黄疸者，加茵陈、金钱草、虎杖。

（3）气郁血结型

［治法］轻者疏肝理气止痛；重者行气通瘀，调脾散结。

［方药］轻者用四逆散加味；重者用膈下逐瘀汤加减。

［加减］大便秘结者，加生大黄、芒硝；伴有黄疸者，加茵陈、虎杖；兼有癥瘕者，加三棱、莪术。

6. 其他疗法

（1）针刺疗法　取足三里、公孙、中脘、关元穴。用以平补平泻法，每日1次，针刺20~30分钟，适用于慢性胰腺炎腹痛者。

（2）灸法　取脾俞、中脘、章门、天枢、足三里、命门、关元穴。每次2~3穴，每日1次，灸5~10壮，7天为1个疗程。

适用于慢性胰腺炎泻泄者。

（3）耳针疗法　取大肠、小肠、胃、脾、交感、神门穴，每日1~2次，中强度刺激，留针20~30分钟，病情好转后两天1次。适用于慢性胰腺炎腹痛、腹泻等。

（四）肾及输尿管绞痛引起腰痛

肾及输尿管绞痛是指外伤、肿瘤、结石、感染或医源性植入物等原因引起的肾区及输尿管走行区剧烈疼痛。疼痛原因主要如下。①输尿管结石或支架移位，使疼痛感受器受牵拉。②尿道梗阻致输尿管扩张、肾盂积水，肾盂内压增加牵拉肾包膜引起疼痛。③输尿管或肾盂黏膜及平滑肌受压缺血使炎症递质释放，激活疼痛感受器。④急性输尿管梗阻后，渗透的尿液进入肾皮质及周围组织中，诱发疼痛。

本病以腰痛、尿血、脓尿、尿中排石等为主要症状，属于中医"淋证""腰痛"范畴。本病的形成，多由湿热秽浊侵袭，或砂石内聚，或先天不足，或年老久病肾亏等，使肾和膀胱气化失常，水湿不行，积于肾中所致。湿浊停聚，气滞血瘀，瘀浊互结，或水湿蕴郁，化热伤阴，肾之气阴两虚，最终肾虚与湿热、血瘀兼见，而成本虚标实之候。

1. 临床表现

典型的临床表现为突然发作剧痛，可始于肋脊角处腰背部、上腹部、肋骨下缘，沿输尿管向下腹部、腹股沟、大腿内侧、睾丸或阴唇区放射。发作时常伴恶心呕吐、大汗淋漓、面色苍白、血尿等。体位变动可加重或缓解疼痛，因此患者可能会不断改变体位以减轻疼痛。疼痛最明显处往往是梗阻发生的部位。随着结石或梗阻物排出，疼痛可瞬间消失。

2. 辅助检查

（1）影像学检查　泌尿系超声、腹部肾输尿管膀胱平片、CT平扫、磁共振尿路成像等，都能明确病因，判定肾脏损伤程度。CT 平扫为急诊非妊娠患者首选，如怀疑肿瘤性疾病，则可进一步行增强 CT 等检查。

（2）血清学检查　血常规、血生化、血清淀粉酶测定等，都可明确感染情况，排除其他相关疾病。

（3）尿液检查　结石和肾脏损伤时可有血尿表现；肾组织损伤时可释放大量乳酸脱氢酶，尿中含量可升高；如怀疑肿瘤性疾病，可行尿脱落细胞学检查等。

（4）造影检查　尿路造影是诊断上尿路梗阻的"金标准"。其他还有顺行或逆行肾盂造影、Whitaker 试验（评估肾盂内压）和核素肾图检查等。

3. 鉴别诊断

（1）盆腔疾病　男性前列腺疾病及女性子宫附件炎等，均可引起腰骶部疼痛，伴小腹坠胀感及盆腔压痛。急性卵巢囊肿扭转及破裂、异位妊娠、急性盆腔炎等也会引起剧烈的腰骶部疼痛。通过 B 超、血清学检查及妇科检查等可鉴别。

（2）消化系统疾病　胃及十二指肠溃疡后壁穿孔可致腰背肌痉挛性疼痛，可伴相对应脊柱区域疼痛。急性胰腺炎为中上腹部疼痛，可向左侧腰背部放射，前倾弯腰时疼痛可减轻，平卧位加重。溃疡性结肠炎和克罗恩病于胃肠功能紊乱时可出现下腰痛。

（4）其他泌尿系统疾病　肾盂肾炎主要表现为发热、肾区疼痛、膀胱刺激征、恶心呕吐等，尿常规检查可见血尿、脓尿、蛋白尿、尿细菌培养阳性。肾积脓表现为畏寒、高热、腰痛、腰部有肿块等，膀胱镜下可见患侧输尿管口喷脓液。肾周围炎表现为发热、患侧腰部疼痛及肌紧张，肾区压痛及叩击痛，感染易蔓延，形成脓肿后可出现全身中毒症状。超声及 CT 检查可定位鉴别。

4. 治疗

（1）药物治疗

①镇痛药物用非甾体抗炎药和麻醉性镇痛药等。

②钙离子通道拮抗剂可用硝苯地平等。

③肾上腺皮质激素。

④α1 肾上腺素受体阻滞剂可用坦索罗辛等。

⑤M 受体阻滞剂抑制乙酰胆碱，松弛平滑肌，解除血管痉挛，改善微循环可用阿托品等。

⑥黄体酮，可松弛输尿管平滑肌。

（2）硬膜外腔神经阻滞　对药物无法控制的疼痛，可采取硬膜外腔神经阻滞的方法，在消除疼痛的同时解除输尿管痉挛，另有可能帮助松弛输尿管平滑肌，促进结石排出。

（3）微创介入或手术治疗

①对外伤导致肾绞痛的患者，视肾脏损伤情况进行 DSA 栓塞、输尿管支架置入甚至肾切除手术。

②对明确由结石导致输尿管绞痛的患者，可进行体外冲击波碎石、输尿管镜碎石、经皮肾镜碎石等手术治疗。处于梗阻急性感染期的患者，需在有效抗感染治疗的同时行患侧输尿管支架置入术或经皮肾穿刺造瘘术，通畅引流。

③对于先天性泌尿系统畸形、输尿管狭窄、结核及肿瘤的患者，应在镇痛解痉的同时，针对病因制定相应的手术策略。

④对于输尿管支架置入术后因支架造成的输尿管绞痛，若药物治疗无明显效果，可视疾病情况移除支架。

5. 预后及转归

肾及输尿管绞痛与病因直接相关，解除原发病因后疼痛自然解除，预防较好。

6. 辨证论治

（1）湿热蕴结型

[治法]清热利湿，通利水道。

［方药］八正散加减。

［加减］腰痛剧烈者，加延胡索、川楝子；小腹拘急者，加白芍、五味子；尿血者，加大蓟、小蓟、白茅根。

（2）瘀血阻络型

［治法］化瘀通络利水。

［方药］血府逐瘀汤加减。

［加减］因结石梗阻者，加海金沙、郁金；合并尿痛尿频者，加琥珀、滑石。

（3）脾肾阳虚型

［治法］温肾健脾利水。

［方药］真武汤加减。

［加减］脘腹胀满者，加草豆蔻、砂仁；神疲乏力甚者，加黄芪；恶呕不思饮食者，加姜半夏、竹茹。

（4）肝肾阴虚型

［治法］滋补肝肾。

［方药］六味地黄丸加减。

［加减］尿血者，加大蓟、小蓟、藕节、地黄炭；心烦失眠者，加莲子心、炒酸枣仁；面红盗汗，手足心热者，加地骨皮、生地黄。

7. 其他疗法

（1）针刺疗法　①耳针取肾、输尿管、膀胱、尿道。痛者加神门、交感，强刺激手法，或取电针。适用于各型证候。②取肾俞、关元、腰阳关、足三里为主穴，中极、三阴交、腰俞为配穴，针刺止痛效果好。

（2）耳压疗法　主穴取肾、膀胱、输尿管、交感，配穴取脾、神门、三焦、腰椎、尿道。每次取4~5穴，以王不留行籽按于穴位，胶布固定。两耳交替，隔日换一次，15日为1个疗程。适用于各型证候。

主要参考文献

［1］葛均波，徐永健，王辰，等. 内科学［M］. 9版. 北京：人民卫生出版社，2019.

［2］中华医学会疼痛学分会. 中国疼痛病诊疗规范（2020）［M］. 北京：人民卫生出版社，2020.

［3］周仲瑛. 中医内科学［M］. 第7版. 北京：中国中医药出版社，2003.

［4］韦绪性. 中西医临床疼痛学［M］. 北京：中国中医药出版社，1996.

附

录

临床常用检查参考值

一、血液学检查

指标			标本类型	参考区间
红细胞（RBC）	男			$(4.0{\sim}5.5)\times10^{12}$/L
	女			$(3.5{\sim}5.0)\times10^{12}$/L
血红蛋白（Hb）	新生儿			170~200g/L
	成人	男		120~160g/L
		女		110~150g/L
平均红细胞血红蛋白（MCV）				80~100fl
平均红细胞血红蛋白（MCH）				27~34pg
平均红细胞血红蛋白浓度（MCHC）				320~360g/L
红细胞比容（Hct）（温氏法）	男			0.40~0.50L/L
	女			0.37~0.48L/L
红细胞沉降率（ESR）（Westergren法）	男		全血	0~15mm/h
	女			0~20mm/h
网织红细胞百分数（Ret%）	新生儿			3%~6%
	儿童及成人			0.5%~1.5%
白细胞（WBC）	新生儿			$(15.0{\sim}20.0)\times10^9$/L
	6个月至2岁时			$(11.0{\sim}12.0)\times10^9$/L
	成人			$(4.0{\sim}10.0)\times10^9$/L
白细胞分类计数百分率	嗜中性粒细胞			50%~70%
	嗜酸性粒细胞（EOS%）			0.5%~5%
	嗜碱性粒细胞（BASO%）			0~1%
	淋巴细胞（LYMPH%）			20%~40%
	单核细胞（MONO%）			3%~8%
血小板计数（PLT）				$(100{\sim}300)\times10^9$/L

二、电解质

指标		标本类型	参考区间
二氧化碳结合力（CO$_2$-CP）	成人	血清	22~31mmol/L
钾（K）			3.5~5.5mmol/L
钠（Na）			135~145mmol/L
氯（Cl）			95~105mmol/L
钙（Ca）			2.25~2.58mmol/L
无机磷（P）			0.97~1.61mmol/L

三、血脂血糖

指标		标本类型	参考区间
血清总胆固醇（TC）	成人	血清	2.9~6.0mmol/L
低密度脂蛋白胆固醇（LDL-C）（沉淀法）			2.07~3.12mmol/L
血清三酰甘油（TG）			0.56~1.70mmol/L
高密度脂蛋白胆固醇（HDL-C）（沉淀法）			0.94~2.0mmol/L
血清磷脂			1.4~2.7mmol/L
α- 脂蛋白			男性（517±106）mg/L
			女性（547±125）mg/L
血清总脂			4~7g/L
血糖（空腹）（葡萄糖氧化酶法）			3.9~6.1mmol/L
口服葡萄糖耐量试验服糖后 2 小时血糖			< 7.8mmol/L

四、肝功能检查

指标		标本类型	参考区间
总脂酸		血清	1.9~4.2g/L
胆碱酯酶测定（ChE）（比色法）	乙酰胆碱酯酶（AChE）		80000~120000U/L
	假性胆碱酯酶（PChE）		30000~80000U/L
铜蓝蛋白（成人）			0.2~0.6g/L
丙酮酸（成人）			0.06~0.1mmol/L
酸性磷酸酶（ACP）			0.9~1.90U/L
γ- 谷氨酰转移酶（γ-GGT）	男		11~50U/L
	女		7~32U/L

指标			标本类型	参考区间
蛋白质类	蛋白组分	清蛋白（A）	血清	40~55g/L
		球蛋白（G）		20~30g/L
		清蛋白/球蛋白比值		（1.5~2.5）∶1
	总蛋白（TP）	新生儿		46.0~70.0g/L
		＞3岁		62.0~76.0g/L
		成人		60.0~80.0g/L
	蛋白电泳（醋酸纤维膜法）	α_1 球蛋白		3%~4%
		α_2 球蛋白		6%~10%
		β 球蛋白		7%~11%
		γ 球蛋白		9%~18%
乳酸脱氢酶同工酶（LDiso）（圆盘电泳法）		LD_1		（32.7±4.60）%
		LD_2		（45.1±3.53）%
		LD_3		（18.5±2.96）%
		LD_4		（2.90±0.89）%
		LD_5		（0.85±0.55）%
肌酸激酶（CK）（速率法）		男		50~310U/L
		女		40~200U/L
肌酸激酶同工酶		CK-BB		阴性或微量
		CK-MB		＜0.05（5%）
		CK-MM		0.94~0.96（94%~96%）
		CK-MT		阴性或微量

五、血清学检查

指标	标本类型	参考区间
甲胎蛋白（AFP，αFP）	血清	＜25ng/ml（25μg/L）
小儿（3周~6个月）		＜39ng/ml（39μg/L）
包囊虫病补体结合试验		阴性
嗜异性凝集反应		（0~1）∶7
布鲁斯凝集试验		（0~1）∶40
冷凝集素试验		（0~1）∶10
梅毒补体结合反应		阴性

指标		标本类型	参考区间
补体	总补体活性（CH50）（试管法）	血浆	50~100kU/L
补体经典途径成分	C1q（ELISA 法）	血清	0.18~0.19g/L
	C3（成人）		0.8~1.5g/L
	C4（成人）		0.2~0.6g/L
免疫球蛋白	成人		700~3500mg/L
IgD（ELISA 法）	成人		0.6~1.2mg/L
IgE（ELISA 法）			0.1~0.9mg/L
IgG	成人		7~16.6g/L
IgG/ 白蛋白比值			0.3~0.7
IgG/ 合成率			-9.9~3.3mg/24h
IgM	成人		500~2600mg/L
E- 玫瑰花环形成率		淋巴细胞	0.40~0.70
EAC- 玫瑰花环形成率			0.15~0.30
红斑狼疮细胞（LEC）		全血	阴性
类风湿因子（RF）（乳胶凝集法或浊度分析法）			< 20U/ml
外斐反应	OX19		低于 1∶160
Widal 反应（直接凝集法）	O		低于 1∶80
	H		低于 1∶160
	A		低于 1∶80
	B		低于 1∶80
	C		低于 1∶80
结核抗体（TB-G）		血清	阴性
抗酸性核蛋白抗体和抗核糖核蛋白抗体			阴性
抗干燥综合征 A 抗体和抗干燥综合征 B 抗体			阴性
甲状腺胶体和微粒体胶原自身抗体			阴性
骨骼肌自身抗体（ASA）			阴性
乙型肝炎病毒表面抗原（HBsAg）			阴性
乙型肝炎病毒表面抗体（HBsAb）			阴性
乙型肝炎病毒核心抗原（HBcAg）			阴性

指标	标本类型	参考区间
乙型肝炎病毒 e 抗原（HBeAg）	血清	阴性
乙型肝炎病毒 e 抗体（HBeAb）		阴性
免疫扩散法		阴性
植物血凝素皮内试验（PHA）		阴性
平滑肌自身抗体（SMA）		阴性
结核菌素皮内试验（PPD）		阴性

六、骨髓细胞的正常值

指标		标本类型	参考区间
增生程度		骨髓	增生活跃（即成熟红细胞与有核细胞之比约为 20∶1）
粒系细胞分类	原始粒细胞		0~1.8%
	早幼粒细胞		0.4%~3.9%
	中性中幼粒细胞		2.2%~12.2%
	中性晚幼粒细胞		3.5%~13.2%
	中性杆状核粒细胞		16.4%~32.1%
	中性分叶核粒细胞		4.2%~21.2%
	嗜酸性中幼粒细胞		0~1.4%
	嗜酸性晚幼粒细胞		0~1.8%
	嗜酸性杆状核粒细胞		0.2%~3.9%
	嗜酸性分叶核粒细胞		0~4.2%
	嗜碱性中幼粒细胞		0~0.2%
	嗜碱性晚幼粒细胞		0~0.3%
	嗜碱性杆状核粒细胞		0~0.4%
	嗜碱性分叶核粒细胞		0~0.2%
红细胞分类	原始红细胞		0~1.9%
	早幼红细胞		0.2%~2.6%
	中幼红细胞		2.6%~10.7%
	晚幼红细胞		5.2%~17.5%

指标		标本类型	参考区间
淋巴细胞分类	原始淋巴细胞		0~0.4%
	幼稚淋巴细胞		0~2.1%
	淋巴细胞		10.7%~43.1%
单核细胞分类	原始单核细胞		0~0.3%
	幼稚单核细胞		0~0.6%
	单核细胞		0~6.2%
浆细胞分类	原始浆细胞		0~0.1%
	幼稚浆细胞		0~0.7%
	浆细胞	骨髓	0~2.1%
其他细胞	巨核细胞		0~0.3%
	网状细胞		0~1.0%
	内皮细胞		0~0.4%
	吞噬细胞		0~0.4%
	组织嗜碱细胞		0~0.5%
	组织嗜酸细胞		0~0.2%
	脂肪细胞		0~0.1%
分类不明细胞			0~0.1%

七、血小板功能检查

指标		标本类型	参考区间
血小板聚集试验（PAgT）	连续稀释法	血浆	第五管及以上凝聚
	简易法		10~15s 内出现大聚集颗粒
血小板黏附试验（PAdT）	转动法	全血	58%~75%
	玻璃珠法		53.9%~71.1%
血小板第 3 因子		血浆	33~57s

八、凝血机制检查

指标		标本类型	参考区间
凝血活酶生成试验		全血	9~14s
简易凝血活酶生成试验（STGT）			10~14s
凝血酶时间延长的纠正试验		血浆	加甲苯胺蓝后，延长的凝血时间恢复正常或缩短 5s 以上
凝血酶原时间（PT）		全血	30~42s
凝血酶原消耗时间（PCT）	儿童		＞ 35s
	成人		＞ 20s
出血时间（BT）		刺皮血	（6.9±2.1）min，超过 9min 为异常
凝血时间（CT）	毛细管法（室温）	全血	3~7min
	玻璃试管法（室温）		4~12min
	塑料管法		10~19min
	硅试管法（37℃）		15~32min
纤维蛋白原（FIB）		血浆	2~4g/L
纤维蛋白原降解产物（PDP）（乳胶凝聚法）			0~5mg/L
活化部分凝血活酶时间（APTT）			30~42s

九、溶血性贫血的检查

指标		标本类型	参考区间
酸化溶血试验（Ham 试验）		全血	阴性
蔗糖水试验			阴性
抗人球蛋白试验（Coombs 试验）	直接法	血清	阴性
	间接法		阴性
游离血红蛋白			＜ 0.05g/L
红细胞脆性试验	开始溶血	全血	4.2~4.6g/L NaCl 溶液
	完全溶血		2.8~3.4g/L NaCl 溶液
热变性试验（HIT）		Hb 液	＜ 0.005
异丙醇沉淀试验		全血	30min 内不沉淀
自身溶血试验			阴性
高铁血红蛋白（MetHb）			0.3~1.3g/L
血红蛋白溶解度试验			0.88~1.02

十、其他检查

指标		标本类型	参考区间
溶菌酶（lysozyme）		血清	0~2mg/L
铁（Fe）	男（成人）		10.6~36.7μmol/L
	女（成人）		7.8~32.2μmol/L
铁蛋白（FER）	男（成人）		15~200μg/L
	女（成人）		12~150μg/L
淀粉酶（AMY）（麦芽七糖法）			35~135U/L
		尿	80~300U/L
尿卟啉		24h尿	0~36nmol/24h
维生素 B_{12}（$VitB_{12}$）		血清	180~914pmol/L
叶酸（FOL）			5.21~20ng/ml

十一、尿液检查

指标		标本类型	参考区间
比重（SG）			1.015~1.025
蛋白定性	磺基水杨酸	尿	阴性
	加热乙酸法		阴性
蛋白定量（PRO）	儿童	24h尿	＜40mg/24h
	成人		0~80mg/24h
尿沉渣检查	白细胞（LEU）	尿	＜5个/HP
	红细胞（RBC）		0~3个/HP
	扁平或大圆上皮细胞（EC）		少量/HP
	透明管型（CAST）		偶见/HP
尿沉渣3h计数	白细胞（WBC） 男	3h尿	＜7万/h
	女		＜14万/h
	红细胞（RBC） 男		＜3万/h
	女		＜4万/h
	管型		0/h

指标			标本类型	参考区间
尿沉渣 12h 计数	白细胞及上皮细胞		12h 尿	< 100 万
	红细胞（RBC）			< 50 万
	透明管型（CAST）			< 5 千
	酸度（pH）			4.5~8.0
中段尿细菌培养计数			尿	< 10^6 菌落 /L
尿胆红素定性				阴性
尿胆素定性				阴性
尿胆原定性（UBG）				阴性或弱阳性
尿胆原定量			24h 尿	0.84~4.2μmol/（L · 24h）
肌酐（CREA）	成人	男		7~18mmol/24h
		女		5.3~16mmol/24h
肌酸（creatine）	成人	男		0~304μmol/24h
		女		0~456μmol/24h
尿素氮（BUN）				357~535mmol/24h
尿酸（UA）				2.4~5.9 mmol/24h
氯化物（Cl）	成人	以 Cl⁻ 计		170~255mmol/24h
		以 NaCl 计		170~255mmol/24h
钾（K）	成人			51~102mmol/24h
钠（Na）	成人			130~260mmol/24h
钙（Ca）	成人			2.5~7.5mmol/24h
磷（P）	成人			22~48mmol/24h
氨氮				20~70mmol/24h
淀粉酶（Somogyi 法）			尿	< 1000U/L

十二、肾功能检查

指标			标本类型	参考区间
尿素（UREA）			血清	1.7~8.3mmol/L
尿酸（UA）（成人酶法）	成人	男		150~416μmol/L
		女		89~357μmol/L

指标			标本类型	参考区间
肌酐（CREA）	成人	男	血清	53~106μmol/L
		女		44~97μmol/L
浓缩试验	成人		尿	禁止饮水 12h 内每次尿量 20~25ml，尿比重迅速增至 1.026~1.035
	儿童			至少有一次比重在 1.018 或以上
稀释试验				4h 排出所饮水量的 0.8~1.0，而尿的比重降至 1.003 或以下
尿比重 3 小时试验				最高尿比重应达 1.025 或以上，最低比重达 1.003，白天尿量占 24 小时总尿量的 2/3~3/4
昼夜尿比重试验			尿	最高比重＞ 1.018，最高与最低比重差≥ 0.009，夜尿量＜ 750ml，日尿量与夜尿量之比为（3~4）∶1
酚磺肽（酚红）试验（FH 试验）	静脉滴注法			15min 排出量＞ 0.25
				120min 排出量＞ 0.55
	肌内注射法			15min 排出量＞ 0.25
				120min 排出量＞ 0.05
内生肌酐清除率（Ccr）	成人		24h 尿	80~120ml/min
	新生儿			40~65ml/min

十三、妇产科妊娠检查

指标			标本类型	参考区间
绒毛膜促性腺激素（hCG）			尿或血清	阴性
绒毛膜促性腺激素（HCG STAT）（快速法）	男（成人）		血清，血浆	无发现
	女（成人）	妊娠 3 周		5.4~7.2IU/L
		妊娠 4 周		10.2~708IU/L
		妊娠 7 周		4059~153767IU/L
		妊娠 10 周		44186~170409IU/L
		妊娠 12 周		27107~201615IU/L
		妊娠 14 月		24302~93646IU/L
		妊娠 15 周		12540~69747IU/L
		妊娠 16 周		8904~55332IU/L
		妊娠 17 周		8240~51793IU/L
		妊娠 18 周		9649~55271IU/L

十四、粪便检查

指标		标本类型	参考区间
胆红素（IBL）		粪便	阴性
氮总量			< 1.7g/24h
蛋白质定量（PRO）			极少
粪胆素			阳性
粪胆原定量		粪便	68~473μmol/24h
粪重量			100~300g/24h
细胞			上皮细胞或白细胞偶见 /HP
潜血			阴性

十五、胃液分析

指标		标本类型	参考区间
胃液分泌总量（空腹）		胃液	1.5~2.5L/24h
胃液酸度（pH）			0.9~1.8
五肽胃泌素胃液分析	空腹胃液量		0.01~0.10L
	空腹排酸量		0~5mmol/h
	最大排酸量		3~23mmol/L
细胞			白细胞和上皮细胞少量
细菌			阴性
性状			清晰无色，有轻度酸味含少量黏液
潜血			阴性
乳酸（LACT）			阴性

十六、脑脊液检查

指标		标本类型	参考区间
压力（卧位）	成人	脑脊液	80~180mmH$_2$O
	儿童		40~100mmH$_2$O
性状			无色或淡黄色
细胞计数			（0~8）×10^6/L（成人）
葡萄糖（GLU）			2.5~4.4mmol/L
蛋白定性（PRO）			阴性

指标		标本类型	参考区间
蛋白定量（腰椎穿刺）			0.2~0.4g/L
氯化物（以氯化钠计）	成人	脑脊液	120~130mmol/L
	儿童		111~123mmol/L
细菌			阴性

十七、内分泌腺体功能检查

指标			标本类型	参考区间
血促甲状腺激素（TSH）（放免法）			血清	2~10mU/L
促甲状腺激素释放激素（TRH）				14~168pmol/L
促卵泡成熟激素（FSH）	男			3~25mU/L
	女	卵泡期	24h 尿	5~20IU/24h
		排卵期		15~16IU/24h
		黄体期		5~15IU/24h
		月经期		50~100IU/24h
促卵泡成熟激素（FSH）	男			1.27~19.26IU/L
	女	卵泡期	血清	3.85~8.78IU/L
		排卵期		4.54~22.51IU/L
		黄体期		1.79~5.12IU/L
		绝经期		16.74~113.59IU/L
促肾上腺皮质激素（ACTH）	上午 8:00		血浆	25~100ng/L
	下午 18:00			10~80ng/L
催乳激素（PRL）	男			2.64~13.13μg/L
	女	绝经前（＜50岁）		3.34~26.72μg/L
		黄体期（＞50岁）		2.74~19.64μg/L
黄体生成素（LH）	男		血清	1.24~8.62IU/L
	女	卵泡期		2.12~10.89IU/L
		排卵期		19.18~103.03IU/L
		黄体期		1.2~12.86IU/L
		绝经期		10.87~58.64IU/L

指标			标本类型	参考区间
抗利尿激素（ADH）（放免）			血浆	1.4~5.6pmol/L
生长激素（GH）（放免法）	成人	男	血清	< 2.0μg/L
		女		< 10.0μg/L
	儿童			< 20.0μg/L
反三碘甲腺原氨酸（rT_3）（放免法）				0.2~0.8nmol/L
基础代谢率（BMR）			—	-0.10~+0.10（-10%~+10%）
甲状旁腺激素（PTH）（免疫化学发光法）			血浆	12~88ng/L
甲状腺 ^{131}I 吸收率	3h ^{131}I 吸收率		—	5.7%~24.5%
	24h ^{131}I 吸收率		—	15.1%~47.1%
总三碘甲腺原氨酸（TT_3）			血清	1.6~3.0nmol/L
血游离三碘甲腺原氨酸（FT_3）				6.0~11.4pmol/L
总甲状腺素（TT_4）				65~155nmol/L
游离甲状腺素（FT_4）（放免法）				10.3~25.7pmol/L
儿茶酚胺总量			24h 尿	71.0~229.5nmol/24h
香草扁桃酸	成人			5~45μmol/24h
游离儿茶酚胺	多巴胺		血浆	血浆中很少被检测到
	去甲肾上腺素（NE）			0.177~2.36pmol/L
	肾上腺素（AD）			0.164~0.546pmol/L
血皮质醇总量	上午 8:00			140~630nmol/L
	下午 16:00			80~410nmol/L
5- 羟吲哚乙酸（5-HIAA）	定性		新鲜尿	阴性
	定量		24h 尿	10.5~42μmol/24h
尿醛固酮（ALD）				普通饮食：9.4~35.2nmol/24h
血醛固酮（ALD）	普通饮食（早6时）	卧位	血浆	（238.6 ± 104.0）pmol/L
		立位		（418.9 ± 245.0）pmol/L
	低钠饮食	卧位		（646.6 ± 333.4）pmol/L
		立位		（945.6 ± 491.0）pmol/L
肾小管磷重吸收率			血清 / 尿	0.84~0.96
肾素	普通饮食	立位	血浆	0.30~1.90ng/（ml·h）
		卧位		0.05~0.79ng/（ml·h）
	低钠饮食	卧位		1.14~6.13ng/（ml·h）

指标			标本类型	参考区间
17-生酮类固醇	成人	男	24h 尿	34.7~69.4μmol/24h
		女		17.5~52.5μmol/24h
17-酮类固醇总量（17-KS）	成人	男		34.7~69.4μmol/24h
		女		17.5~52.5μmol/24h
血管紧张素Ⅱ（AT-Ⅱ）		立位	血浆	10~99ng/L
		卧位		9~39ng/L
血清素（5-羟色胺）（5-HT）			血清	0.22~2.06μmol/L
游离皮质醇			尿	36~137μg/24h
（肠）促胰液素			血清、血浆	（4.4±0.38）mg/L
胰高血糖素	空腹		血浆	空腹：17.2~31.6pmol/L
葡萄糖耐量试验（OGTT）	口服法	空腹	血清	3.9~6.1mmol/L
		60min		7.8~9.0mmol/L
		120min		＜7.8mmol/L
		180min		3.9~6.1mmol/L
C肽（C-P）	空腹			1.1~5.0ng/ml
胃泌素			血浆空腹	15~105ng/L

十八、肺功能

指标		参考区间
潮气量（TC）	成人	500ml
深吸气量（IC）	男性	2600ml
	女性	1900ml
补呼气容积（ERV）	男性	910ml
	女性	560ml
肺活量（VC）	男性	3470ml
	女性	2440ml
功能残气量（FRC）	男性	（2270±809）ml
	女性	（1858±552）ml
残气容积（RV）	男性	（1380±631）ml
	女性	（1301±486）ml

指标		参考区间
静息通气量（VE）	男性	（6663±200）ml/min
	女性	（4217±160）ml/min
最大通气量（MVV）	男性	（104±2.71）L/min
	女性	（82.5±2.17）L/min
肺泡通气量（VA）		4L/min
肺血流量		5L/min
通气/血流（V/Q）比值		0.8
无效腔气/潮气容积（VD/VT）		0.3~0.4
弥散功能（CO吸入法）		198.5~276.9ml/（kPa·min）
气道阻力		1~3cmH$_2$O/（L·s）

十九、前列腺液及前列腺素

指标			标本类型	参考区间
性状			前列腺液	淡乳白色，半透明，稀薄液状
细胞	白细胞（WBC）			＜10个/HP
	红细胞（RBC）			＜5个/HP
	上皮细胞			少量
淀粉样小体				老年人易见到，约为白细胞的10倍
卵磷脂小体				多量，或可布满视野
量				数滴至1ml
前列腺素（PG）（放射免疫法）	PGA	男	血清	13.3±2.8nmol/L
		女		11.5±2.1nmol/L
	PGE	男		4.0±0.77nmol/L
		女		3.3±0.38nmol/L
	PGF	男		0.8±0.16nmol/L
		女		1.6±0.36nmol/L

二十、精液

指标	标本类型	参考区间
白细胞	精液	< 5 个 /HP
活动精子百分率		射精后 30~60min 内精子活动率为 80%~90%，至少 > 60%
精子数		39×10^6/ 次
正常形态精子		> 4%
量		每次 1.5~6.0ml
黏稠度		呈胶冻状，30min 后完全液化呈半透明状
色		灰白色或乳白色，久未排精液者可为淡黄色
酸碱度（pH）		7.2~8.0

《当代中医专科专病诊疗大系》
参 编 单 位

总主编单位

开封市中医院
海南省中医院
河南中医药大学

广州中医药大学第一附属医院
广东省中医院
四川省第二中医医院

执行总主编单位

首都医科大学附属北京中医医院
中国中医科学院广安门医院
安阳职业技术学院

北京中医药大学深圳医院（龙岗）
北京中医药大学
云南省中医医院

常务副总主编单位

中国中医科学院西苑医院
吉林省辽源市中医院
江苏省中西医结合医院
中国中医科学院眼科医院
北京中医药大学东方医院
山西省中医院

沈阳药科大学
中国中医科学院望京医院
河南中医药大学第一附属医院
山东中医药大学第二附属医院
四川省中医药科学院中医研究所
北京中医药大学厦门医院

副总主编单位

辽宁中医药大学附属第二医院
河南大学中医院
浙江中医药大学附属第三医院
新疆哈密市中医院（维吾尔医医院）
河南省中医糖尿病医院

包头市蒙医中医医院
重庆中医药学院
天水市中医医院
中国中医科学院西苑医院济宁医院
黄冈市中医医院

贵州中医药大学

广西中医药大学第一附属医院

辽宁中医药大学第一附属医院

南京中医药大学

三亚市中医院

辽宁中医药大学

辽宁省中医药科学院

青海大学

黑龙江省中医药科学院

湖北中医药大学附属医院

湖北省中医院

安徽中医药大学第一附属医院

汝州市中西医结合医院

湖南中医药大学附属醴陵医院

湖南医药学院

湖南中医药大学

咸宁市中医医院

中国中医科学院

南阳理工学院张仲景国医国药学院

长垣中西医结合医院

成都中医药大学附属医院

成都中医药大学第二附属医院

兰州市中医医院

扬州市中医院

高安市中医医院

馆陶县中医医院

江西中医药大学

辽宁中医药大学附属第三医院

盐城市中医院

河南省人民医院

云南中医药大学

常务编委单位
（按首字拼音排序）

安钢职工总医院

安徽中医药大学第二附属医院

安阳市中西医结合医院

安阳市中医院

安阳市肿瘤医院

百色市中医医院

北海市中医医院

北京市昌平区中西医结合医院

北京市平谷区中医医院

北京中医药大学第三附属医院

澄迈县中医院

赤水市中医医院

重庆市北碚区中医院

重庆市中医院

重庆医科大学中医药学院

重庆医药高等专科学校

重庆中医药学院第一临床学院

德江县民族中医医院

防城港市中医医院

福建中医药大学附属康复医院

广西中医药大学

广西中医药大学第一附属医院（仙葫院区）

广元市中医医院

桂林市中医医院

海口市中医医院

河南省骨科医院　　　　　　　　　　　宁波市中医院

河南省洛阳正骨医院　　　　　　　　　宁夏回族自治区中医医院暨中医研究院

河南省中西医结合儿童医院　　　　　　宁夏医科大学附属银川市中医医院

河南省中医药研究院　　　　　　　　　平顶山市第二人民医院

河南省中医院　　　　　　　　　　　　平顶山市中医医院

河南中医药大学第二附属医院　　　　　钦州市中医医院

河南中医药大学第三附属医院　　　　　青海大学医学院

南昌市洪都中医院　　　　　　　　　　山西中医药大学

南京市中医院　　　　　　　　　　　　陕西省中医药研究院

黑龙江省中医医院　　　　　　　　　　陕西省中医医院

湖北省妇幼保健院　　　　　　　　　　陕西中医药大学第二附属医院

湖北省中医院　　　　　　　　　　　　上海市浦东新区光明中医医院

湖南中医药大学第一附属医院　　　　　上海中医药大学附属岳阳中西医结合

黄河科技学院附属医院　　　　　　　　医院

江苏省中西医结合医院　　　　　　　　上海中医药大学附属上海市中西医结

焦作市中医院　　　　　　　　　　　　合医院

开封市第二中医院　　　　　　　　　　上海中医药大学针灸推拿学院

开封市儿童医院　　　　　　　　　　　深圳市中医院

开封市光明医院　　　　　　　　　　　沈阳市第二中医医院

开封市中心医院　　　　　　　　　　　苏州市中西医结合医院

来宾市中医医院　　　　　　　　　　　天津市中医药研究院附属医院

兰州市西固区中医院　　　　　　　　　天津武清泉达医院

梨树县中医院　　　　　　　　　　　　天津医科大学总医院

辽宁省肛肠医院　　　　　　　　　　　田东县中医医院

聊城市中医医院　　　　　　　　　　　温州市中西医结合医院

洛阳市中医院　　　　　　　　　　　　梧州市中医医院

南京市溧水区中医院　　　　　　　　　武穴市中医医院

南京中医药大学苏州附属医院　　　　　徐州市中医院

南阳市骨科医院　　　　　　　　　　　义乌市中医医院

南阳张仲景健康养生研究院　　　　　　银川市中医医院

南阳仲景书院　　　　　　　　　　　　英山县人民医院

内蒙古医科大学　　　　　　　　　　　张家港市中医医院

长春中医药大学附属医院

浙江省中医药研究院基础研究所

镇江市中医院

郑州大学第二附属医院

郑州大学第三附属医院

郑州大学第一附属医院

郑州市中医院

中国疾病预防控制中心传染病预防控制所

中国中医科学院针灸研究所

编委单位

（按首字拼音排序）

安阳市人民医院

鞍山市中医院

白城中医院

北海市人民医院

北京市海淀区医疗资源统筹服务中心

重庆两江新区中医院

重庆市江津区中医院

东港市中医院

福建省立医院

福建中医药大学附属第三人民医院

福建中医药大学附属人民医院

福建中医药大学国医堂

福建中医药大学中医学院

广西中医药大学第一附属医院仁爱分院

广西中医药大学附属国际壮医医院

贵州省第二人民医院

合浦县中医医院

河南科技大学第一附属医院

河南省立眼科医院

河南省眼科研究所

河南省职业病医院

河南医药健康技师学院

鹤壁职业技术学院医学院

滑县中医院

滑县第三人民医院

焦作市儿童医院

焦作市妇女儿童医院

焦作市妇幼保健院

开封市妇幼保健院

开封市苹果园卫生服务中心

开封市中医肛肠病医院

林州市中医院

灵山县中医医院

隆安县中医医院

那坡县中医医院

南乐县中医院

南乐益民医院

南乐中医肛肠医院

南宁市武鸣区中医医院

南阳名仁中医院

南阳市中医院

宁夏回族自治区中医医院

平顶山市第一人民医院

平南县中医医院

濮阳市第五人民医院

濮阳市中医医院

日照市中医医院

融安县中医医院

三门峡市中医院　　　　　　　　邢台市中医院

厦门市中医院　　　　　　　　　兴安界首骨伤医院

陕西省中医药研究院　　　　　　兴化市人民医院

商水县中医院　　　　　　　　　沂源县中医医院

上海仁爱医院　　　　　　　　　长治市上党区中医院

石家庄市中医院　　　　　　　　昭通市中医医院

天门市中医医院　　　　　　　　郑州大学第五附属医院

尉氏县中医院　　　　　　　　　郑州市金水区总医院

温县中医院　　　　　　　　　　郑州澍青医学高等专科学校

温州市中医院　　　　　　　　　中国人民解放军陆军第83集团军医院

湘潭市中医医院　　　　　　　　中国中医科学院中医临床基础医学研究所

新乡市中医院　　　　　　　　　珠海市中西医结合医院

新乡医学院第三附属医院